国家卫生健康委员会"十三五"规划教材

专科医师核心能力提升导引丛书

供超声医学专业临床型研究生及专科医师用

腹部超声诊断学

主 编 王金锐 周 翔

副主编 孙洪军 郑荣琴 杨 斌 王学梅

编 者（以姓氏笔画为序）

丁 红（复旦大学附属中山医院） 杨 斌（东部战区总医院）

于晓玲（中国人民解放军总医院） 吴长君（哈尔滨医科大学附属第一医院）

王金锐（北京大学第三医院） 苗立英（北京大学第三医院）

王学梅（中国医科大学附属第一医院） 罗 燕（四川大学华西医院）

王淑敏（内蒙古鄂尔多斯市中心医院） 罗渝昆（中国人民解放军总医院）

叶新华（江苏省人民医院） 周 平（中南大学湘雅三医院）

史秋生（上海交通大学附属第一人民医院） 周 翔（中国医学科学院肿瘤医院）

任 杰（中山大学附属第三医院） 周建华（中山大学附属肿瘤医院）

庄 华（四川大学华西医院） 郑荣琴（中山大学附属第三医院）

刘方义（中国人民解放军总医院） 胡 兵（上海市第六人民医院）

孙洪军（山东省千佛山医院） 蒋天安（浙江大学医学院附属第一医院）

孙德胜（北京大学深圳医院） 程 文（哈尔滨医科大学附属肿瘤医院）

严 昆（北京大学临床医学院肿瘤医院） 廖锦堂（中南大学湘雅医院）

杜联芳（上海交通大学附属第一人民医院）

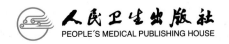

人民卫生出版社

PEOPLE'S MEDICAL PUBLISHING HOUSE

图书在版编目（CIP）数据

腹部超声诊断学 / 王金锐, 周翔主编. —北京：
人民卫生出版社, 2019
ISBN 978-7-117-27425-8

Ⅰ. ①腹… Ⅱ. ①王…②周… Ⅲ. ①腹腔疾病－超
声波诊断－研究生－教材 Ⅳ. ①R572.04

中国版本图书馆 CIP 数据核字（2019）第 015765 号

| 人卫智网 | www.ipmph.com | 医学教育、学术、考试、健康，购书智慧智能综合服务平台 |
| 人卫官网 | www.pmph.com | 人卫官方资讯发布平台 |

腹部超声诊断学

主　　编：王金锐　周　翔
出版发行：人民卫生出版社（中继线 010-59780011）
地　　址：北京市朝阳区潘家园南里 19 号
邮　　编：100021
E - mail：pmph @ pmph.com
购书热线：010-59787592　010-59787584　010-65264830
印　　刷：三河市潮河印业有限公司
经　　销：新华书店
开　　本：889×1194　1/16　印张：23
字　　数：696 千字
版　　次：2019 年 8 月第 1 版　2019 年 8 月第 1 版第 1 次印刷
标准书号：ISBN 978-7-117-27425-8
定　　价：168.00 元
打击盗版举报电话：010-59787491　E-mail：WQ @ pmph.com
（凡属印装质量问题请与本社市场营销中心联系退换）

主 编 简 介

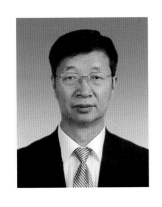

王金锐 北京大学第三医院主任医师、教授、博士生导师，国家有突出贡献中青年专家。享受国务院政府特殊津贴。

主要研究方向为超声造影和介入超声。作为课题负责人完成国家自然科学基金面上项目三项，作为主要研究者参与国家自然科学基金重点项目、国家"十二五""十三五"重点研发项目多项，发表论文100余篇，主编或主译《临床腹部超声诊断学》《肌肉骨骼系统超声影像学》等专著11部，参编专著21部。在多个超声医学学术组织中任职，现兼任北京大学医学部影像医学与核医学超声学组组长、北京大学医学部住院医师规范化培训超声学科组组长。国家卫生健康委能力建设和继续教育中心超声学科专家委员会常务副主任委员；全国高等学校超声医学专业国家卫生健康委员会"十三五"研究生规划教材评审委员会副主任委员；国家医师考试审题、命题专家等。

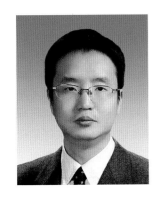

周翔 教授、主任医师、博士生导师。国家癌症中心、北京协和医学院／中国医学科学院肿瘤医院介入科副主任。

具备扎实的肿瘤放射及超声介入临床能力和临床科研开发能力，获颁多项国家发明专利，涉及制药和医疗器械等多方面。主持两项国家自然科学基金面上项目。发表数十篇SCI论文，其中多篇发表于医学影像学顶级期刊，在国际上产生相当影响。具备较强的综合介入治疗能力，擅长肝脏肿瘤的肝动脉灌注化疗栓塞（TACE）治疗、肝脏肿瘤的消融治疗、甲状腺肿瘤消融、子宫肌瘤的导管栓塞与消融治疗、多模态精准经皮经肝胆管引流术（PTCD）；肝脏大尺寸（＞5cm）肿瘤TACE联合消融治疗；肺部肿瘤支气管动脉的超选栓塞及消融治疗、胸腹部肿瘤的粒子植入治疗；胆道支架、食管支架植入术。科技部国家重点研发计划数字诊疗装备研发专项评审专家。国家药品监督管理局医疗器械技术创新医疗器械特别审批专家。北京肿瘤学会理事，北京肿瘤学会介入委员会常务委员，北京市乳腺病防治学会肿瘤免疫治疗专业委员会常务委员，中国医学装备协会超声装备技术分会常务委员，中国超声医学工程学会青年委员会副主任委员。

副主编简介

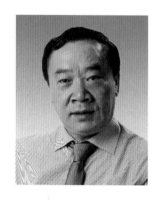

孙洪军 山东大学教授、博士生导师。山东省千佛山医院原院长兼党委书记，中国医师协会副会长，山东医师协会会长，中华医学会超声医学分会委员，山东省医学会超声医学分会主任委员等。获得国家科学技术进步奖三等奖1项，主持在研课题3项。

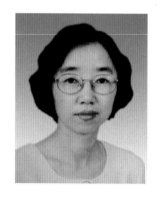

郑荣琴 教授、主任医师、博士生导师。现任中山大学附属第三医院超声科主任。中国医学影像技术研究会超声分会腹部超声专业委员会主任委员、超声分会副主任委员。中国研究型医院学会肿瘤介入专业委员会副主任委员，广东省医学会超声医学分会副主任委员，中华医学会超声医学分会委员兼介入学组委员，中国超声医学工程学会介入超声专业委员会常务委员，广东省医师协会超声医师分会常务委员。《中华医学超声杂志（电子版）》《中国临床医学影像杂志》《中国医学影像技术》《中华超声影像学杂志》《影像诊断与介入放射学杂志》《临床超声医学杂志》《器官移植》等编委。主要从事超声诊断及介入性超声治疗工作，特别是在超声造影新技术的临床应用、肝移植超声、肝脏纤维化超声评价、肝胆肿瘤早期诊断、超声引导肝癌射频消融、超声分子影像等领域进行了深入的研究，积累了丰富的经验。2014年获得首届"中山大学名医"称号。在国内外专业杂志上发表学术论文300余篇，其中SCI论文70余篇；先后主持国家自然科学基金重点项目、仪器项目及面上项目、教育部及广东省科研课题17项；主编专著4部，参与编写专著20余部；申请国家发明专利6项；第一完成人获得广东省科学技术奖二等奖及三等奖各1项，以主要参与者获得广东省科学技术奖一等奖3项、教育部科学技术进步推广类一等奖1项、二等奖1项（第二完成人）、广州市科学技术奖三等奖1项。

副主编简介

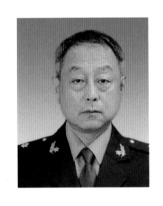

杨斌 医学博士、主任医师、教授。南京大学医学院和南京医科大学博士生导师、博士后联系导师。东部战区总医院超声诊断科主任，江苏省医学会超声医学分会前任主任委员，江苏省医师协会超声医师分会主任委员，中华医学会超声医学分会委员，中国医学影像技术研究会超声分会腹部超声专业委员会副主任委员，解放军超声医学和介入医学专业委员会常务委员，中国超声医学工程学会常务委员。《中华超声影像学杂志》《中华医学超声杂志（电子版）》《临床超声医学杂志》《中华男科学杂志》《中国医学影像学杂志》《医学研究生学报》等编委。发表论文160余篇（其中SCI论文28篇），主编和参编专著18部，主持国家科学自然基金面上项目2项，军区重点项目2项，江苏省社会发展项目1项。获省部级一等奖和二等奖共4项。

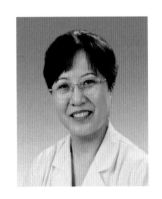

王学梅 教授、主任医师、博士生导师。中国医科大学附属第一医院超声科主任。1985年毕业于中国医科大学医疗系，1996年于日本自治医科大学获得博士学位，从事超声工作30余年，承担腹部、小器官、妇科等疑难病例诊断与会诊，擅长超声引导下全身各部位介入行诊断与治疗。现任中国超声医学工程学会副会长，中国医师协会超声医师分会常务委员，中华医学会超声医学分会委员，中华医学会超声医学分会腹部脏器超声学组委员，辽宁省超声医学工程学会会长，辽宁省医学会超声医学分会副主任委员等；担任《中国超声医学杂志》《中国医学影像技术》《中华超声影像学杂志》《中国临床医学影像杂志》等编委。承担国家级和省级、市级课题16项；荣获辽宁省科学技术进步奖二等奖2项；辽宁省自然科学学术成果二等奖2项、三等奖1项；发表SCI及国内核心杂志论文200余篇（SCI收录28篇），主编专著6部，培养研究生80余人。

出 版 说 明

　　为了进一步贯彻《国务院办公厅关于深化医教协同进一步推进医学教育改革与发展的意见》（国办发〔2017〕63 号）的文件精神，推动新时期创新型人才培养。人民卫生出版社在全面分析其他专业研究生教材、系统调研超声医学专业研究生及专科医师核心需求的基础上，及时组织编写全国第一套超声医学专业研究生规划教材暨专科医师核心能力提升导引丛书。

　　全套教材共包括 10 种，全面覆盖了超声医学专业各学科领域。来自全国知名院校的 200 多位超声医学的专家以"解决读者临床中实际遇到的问题"为立足点，以"回顾、现状、展望"为线索，以培养和启发读者创新思维为编写原则，对超声医学在临床应用的历史变迁进行了点评，对当前诊疗中的困惑、局限与不足进行了剖析，对相应领域的研究热点及发展趋势进行深入探讨。

　　该套教材适用于超声医学专业临床型研究生及专科医师。

全国高等学校超声医学专业研究生规划教材评审委员会名单

顾　　问

张　运

主 任 委 员

王新房　陈敏华　姜玉新

副主任委员

王金锐　何　文　谢明星　梁　萍

委　　员（以姓氏笔画为序）

田家玮　吕国荣　朱　强　朱家安　任芸芸　李　杰

邱　逦　周　翔　姚克纯　夏　焙　柴艳芬　唐　杰

黄国英　黄品同　董晓秋　谢晓燕

全国高等学校超声医学专业研究生规划教材
目　　录

序

经过数十年的发展,超声医学已从单一的影像诊断工具发展成一门广泛渗透入临床的重要学科。其中,腹部超声诊断因涉及多个系统的诊疗,显得尤为基础和重要。这就为本教材的编写提出了更高的要求。超声诊断具有高度的操作者依赖性,正确的超声诊断需要具备较全面的临床知识和诊断思路。否则面对困难患者和复杂图像时,超声医师往往难以获得能准确反映病变特征的切面。因此,对于专业研究生和专科医师,需要一本紧密结合临床和声像图分析的权威教材以应对越来越广泛而深入的临床实践。

纵览全书,无论是基础还是病种阐述,都引人入胜。它将大量精美的示意图和声像图穿插于临床病理、流行病学以及临床关切点等诸多要素中,使全书图文并茂、深入浅出。总体而言,此教材编撰独到,既体现了高度实用性又体现了教材的权威性。我相信,此书的出版将对培养超声专业研究生和专科医师独立分析问题、解决问题的能力起到积极作用。我也由衷地向各位做出辛勤编写工作的编委们表达敬意,是大家的共同努力为超声医学又呈现了一部权威著作。

姜玉新

2019 年 5 月

前　言

　　医学研究生教育是我国医学教育体系的重要组成部分，历来受到高等医学教育界的重视。但是，我国研究生培养水平不平衡，导师素质参差不齐，而且各学科没有可供参考的研究生基础教材，这些都不同程度地影响了研究生获取知识的准确性和有效性。鉴于此，人民卫生出版社组织编写了全国高等学校医学专业研究生规划教材。研究生规划教材的核心目的是提升研究生主动、科学获取新知识的能力；培养发现、分析、解决问题的能力。

　　超声医学近年来发展迅速。不仅成为临床使用频度最高、既安全又便捷的高效能视诊工具，而且已经渗透到生物医学的诸多前沿研究领域。然而，超声不同于其他医学影像技术，其诊断能力既要求诊断医师对图像信息正确理解，又高度依赖操作者获取高品质图像的技能。这就要求超声专业研究生既要熟悉超声相关的物理学知识，又要具备宽泛的临床医学基础知识和扎实的专业技能。为此，本书在编撰过程中，力图从解剖、疾病阐述等多个方面进行了创新编排。我们将超声图像与CT 或 MRI 图像对照描述，以利于读者既不失对超声图像的理解又不失宏观的断面解剖概念。对于每个病种，我们从临床病理、流行病学、发病特征出发，引申出对应超声成像的阐述和分析，最后对该病的临床关切点进行了客观综述，使读者思路产生从病理到声像图再到临床实践的回归。我们希望通过这种分层撰写，使本书不局限于单纯的声像图描述，尽可能增加相关临床知识的阐述，努力强化临床诊疗的思辨过程。本书包含了更多横向和纵向的临床经验及指南性知识点，希望这样的编排能促进超声专业的研究生和专科医师掌握更多临床实践知识，提升临床诊断能力。

　　作为人民卫生出版社出版的研究生教材，本书由全国医学院校的知名教授撰写，体现了较高的知识水平。在内容上，我们力争全面、细致、图文并茂地展现临床应用技术和经验，对读者起到启迪、引领、开拓的作用。但因首次编写研究生教材，涉及知识面广，加之编者对教材特质理解的差别，缺乏经验，不免有以偏概全之虞，书中或有疏漏和错误，请广大读者及时指正，以利于再版提高。

王金锐　周　翔

2019 年 5 月

目　　录

第一章　腹部超声解剖要点

第一节　通用体位、探头方位、屏幕呈现的标准定义

超声图像的入门相对于CT切面而言难度更大，特别对于初学者或临床医师，往往看着图像不知所以。问题的关键是超声图像的变化是由超声探头的自由移动形成的，这种自由变换使超声图像在初学者面前显得难以捉摸。因此，定义通用的标准体位、探头方位、屏幕呈现的标准对于入门尤为重要。总体上有两个原则：

1. 任何横切面上，读图视线方向是从足侧看向头侧。仰卧位横切面上屏幕的左侧是患者的右侧，屏幕的右侧是患者的左侧。俯卧位横切面上屏幕的右侧是患者的右侧，屏幕的左侧是患者的左侧。

2. 纵切面上，仰卧位读图视线方向一般是从患者右侧看向左侧。俯卧位视线方向是从患者的左侧看向右侧。屏幕的左侧是患者的头侧，屏幕的右侧是患者的足侧。

一、标准体位

定义：根据离床面最近的身体那一侧作为方位确定的。

（一）卧位

1. **仰卧位**　见图1-1-1。
2. **俯卧位**　见图1-1-2。

（二）侧位

1. **左侧卧位**　身体左侧边离床面最近，见图1-1-3。
2. **右侧卧位**　身体右侧边离床面最近，见图1-1-4。

（三）斜位

1. **左后斜位**　身体左后侧离床面最近，见图1-1-5。
2. **左前斜位**　身体左前侧离床面最近，见图1-1-6。
3. **右后斜位**　身体右后侧离床面最近，见图1-1-7。
4. **右前斜位**　身体右前侧离床面最近，见图1-1-8。

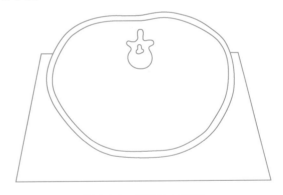

图1-1-2　俯卧位示意图

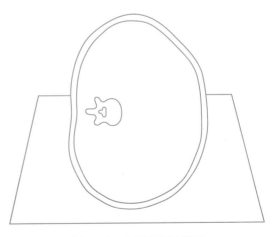

图1-1-3　左侧卧位示意图

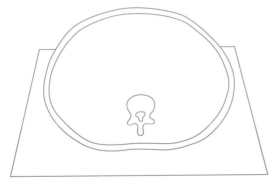

图1-1-1　仰卧位示意图

1

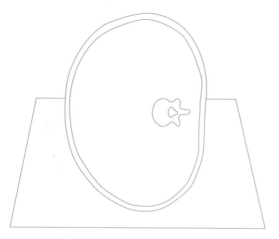

图 1-1-4 右侧卧位示意图

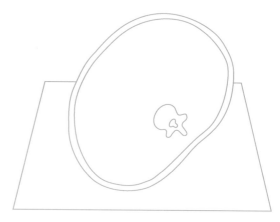

图 1-1-7 右后斜位示意图

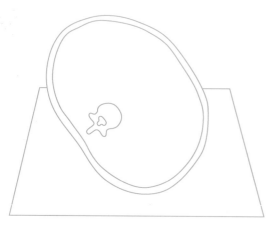

图 1-1-5 左后斜位示意图

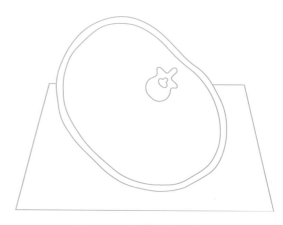

图 1-1-8 右前斜位示意图

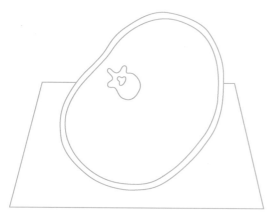

图 1-1-6 左前斜位示意图

二、人体标准切面

（一）矢状面（sagittal plane）

沿身体前后径所作的与地面垂直的切面。此面将人体分为左右两部分。沿身体正中线所做的矢状面，称正中面（图 1-1-9）。

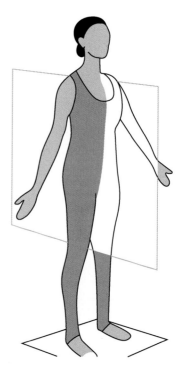

图 1-1-9 矢状面示意图

（二）水平面或横切面（horizontal plane or transverse plane）

垂直人体纵轴，与地面平行的切面，亦称横切面。此面将人体分为上、下两部分（图 1-1-10）。

（三）冠状面或额状面（coronal plane or frontal plane）

沿身体左右径所作的与地面垂直的切面，亦称冠状面。此面将人体分为前、后两部分（图 1-1-11）。

三、腹部超声图像的屏幕呈现

（一）原则

1. 屏幕的顶部显示的是探头接触位置的浅表结构。

2. 屏幕的左侧显示探头侧边指示点所在的那一侧结构。

这两个原则是独立于患者体位的，也就是无论哪种体位，屏幕的图像呈现原则保持不变。超声图像的屏幕呈现依据探头在人体的位置和方向分为纵切面（包括矢状面和冠状面）和横切面两种。探头方向一般由探头上的指示标记确定，这种指示标记在探头生产的时候被制作成容易被手感受的凹陷、凹槽、突起或容易被识别的亮点。对应的超声图像在屏幕一侧呈现对应的屏幕指示标记，比如一个圆点、箭头或生产商的标识等。

（二）纵切面

矢状面/前后。超声的纵切面可以在任何体位获得。矢状面的屏幕呈现是一种纵切面的扫查呈现。探头上的指示标识指向扫查位置的 12 点方向，此侧在屏幕上位于左侧即头侧，无论患者体位处于什么状态。患者采用仰卧位、俯卧位、斜位等的图像显示见后述内容。

1. 仰卧位的纵切面 探头放置于身体前腹侧，探头侧边指示标记（箭头）指向扫查处的头侧 12 点（图 1-1-12A）；视线从患者右侧看向左侧（箭头示探头侧边标识始终指向头侧 12 点，图 1-1-12B）。

仰卧位纵切面的屏幕呈现（图 1-1-13）：黑圆点是对应探头的指示标记的方向，屏幕的顶部是探头接触体表的表面，实际是患者的前表面，屏幕的深面代表患者的深面；屏幕左侧代表患者的头侧，屏幕的右侧代表足侧。

2. 俯卧位的纵切面：矢状面/后前 患者体位是俯卧位，探头接触的是患者的后背表面，探头的指示标记指向 12 点。此侧在屏幕上位于左侧即头侧（图 1-1-14）。

探头位于身体后背侧，探头侧边指示标记（箭

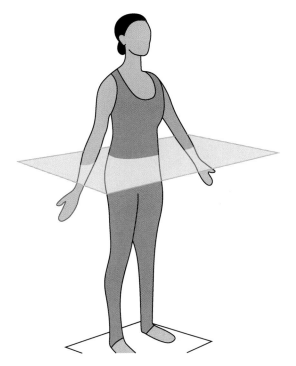

图 1-1-10 横切面示意图

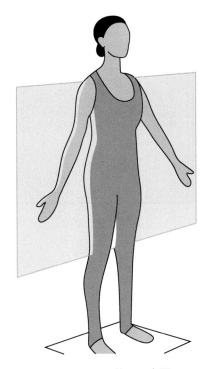

图 1-1-11 冠状面示意图

头）指向扫查处的 12 点；视线从患者左侧看向右侧（箭头示探头侧边标识始终指向头侧 12 点）。

俯卧位纵切面的屏幕呈现：黑圆点是对应探头的指示标记的方向，屏幕的顶部是探头接触身体的后面体表的表面，实际是患者的后表面，屏幕的深

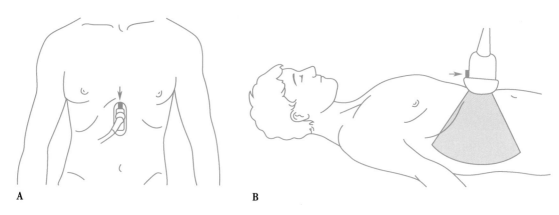

图 1-1-12 仰卧前腹纵切面探头位置和切面示意图

A. 仰卧前腹纵切面探头纵向放置；B. 切面视线从右侧看向左侧

面代表患者的身体的前面；屏幕左侧代表患者的头侧，屏幕的右侧代表足侧（图 1-1-15）。

3. 左侧卧位的纵切面：冠状面 / 右左方向 探头位于身体右侧面做冠状面，探头侧边指示标记（箭头）指向扫查处的 12 点；视线从患者背面看向前面（箭头示探头侧边标识始终指向头侧 12 点）。

探头首先接触的是患者的右侧表面，图像的深面是代表患者的左侧（图 1-1-16）。屏幕左侧是头侧，屏幕右侧是足侧。

4. 右侧卧位的纵切面：冠状面 / 左右方向 探头位于身体左侧表面做冠状面，探头侧边指示标记（箭头）指向扫查处的 12 点；视线从患者前面看向后

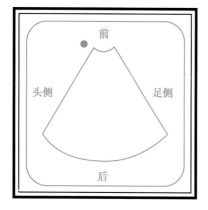

图 1-1-13 仰卧前腹纵切面屏幕呈现示意图

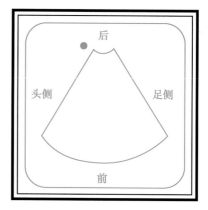

图 1-1-15 俯卧背侧纵切面屏幕呈现示意图

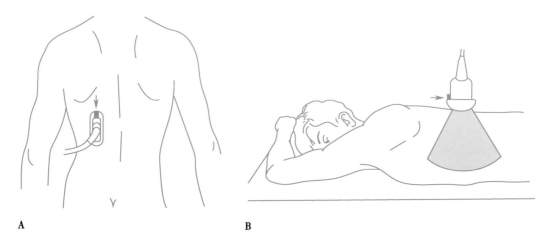

图 1-1-14 俯卧纵切面探头位置和切面示意图

A. 俯卧背部纵切面探头纵向放置；B. 切面视线从患者左侧看向右侧

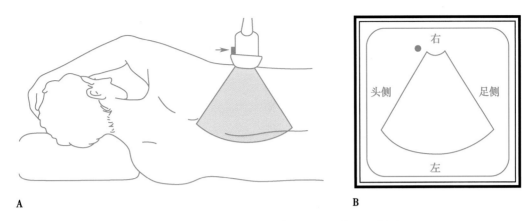

图 1-1-16　左侧卧位纵切面探头位置和断面示意图

A. 左侧卧位纵切面探头纵向放置；B. 屏幕呈现图，视线从背侧看向前侧

面（箭头示探头侧边标识始终指向头侧 12 点）。探头首先接触的是患者的左侧表面，图像的深面是代表患者的右侧（图 1-1-17）。屏幕左侧是头侧，屏幕右侧是足侧。

（三）横切面

1. 前腹表面的横切面　可以在仰卧位、斜位等多个体位上使用。手持探头，探头放在身体前腹

面，将探头侧边指示标记始终指向患者右侧。视线从患者足侧看向头侧（图 1-1-18）。

2. 背部后表面的横切面　探头位于身体的后背表面，探头侧边指示点指向 9 点方向，始终指向患者的左侧。视线从患者足侧看向头侧（图 1-1-19）。屏幕左侧代表患者左侧，屏幕右侧代表患者右侧。屏幕前方代表患者后表面，屏幕后方代表患者的前方。

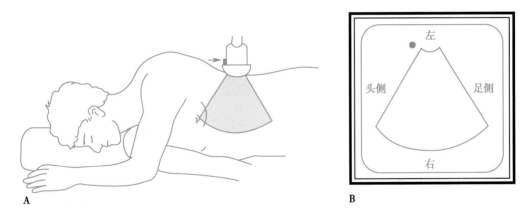

图 1-1-17　右侧卧位纵切面探头位置和切面示意图

A. 右侧卧位纵切面探头纵向放置；B. 屏幕呈现图，视线从前侧看向背侧

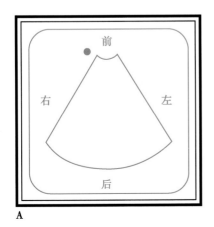

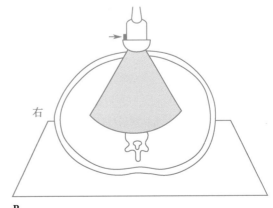

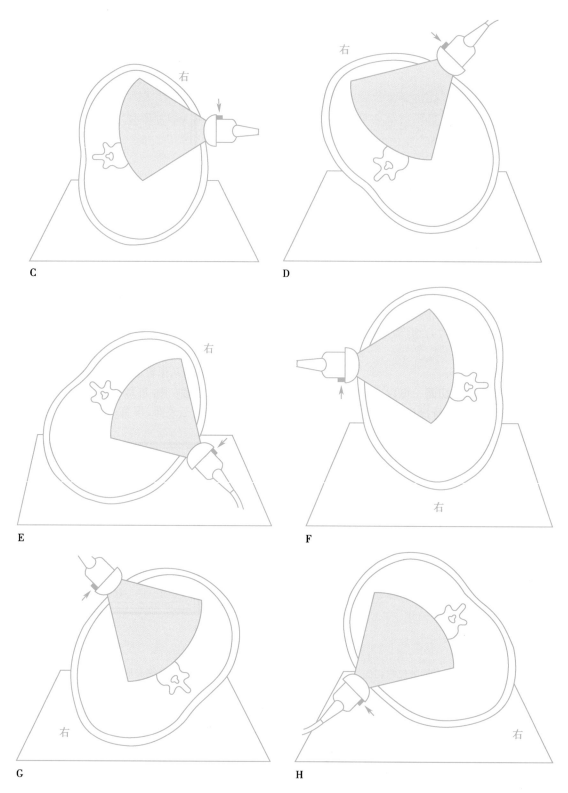

图 1-1-18　前腹横切面,多体位对应同一屏幕呈现图

屏幕前方是前腹浅层结构,后方是腹部后层结构,屏幕右侧是患者左侧,屏幕左侧是患者右侧。探头置于身体前腹表面屏幕呈现。A. 前腹部横切面屏幕呈现;B. 仰卧位(箭头示探头侧边指示标记始终指向身体右侧);C. 左侧卧位前腹横切面(箭头示探头侧边指示标记始终指向身体右侧);D. 左后斜位(前腹横切面箭头示探头侧边指示标记始终指向身体右侧);E. 左前斜位前腹横切面(箭头示探头侧边指示标记始终指向身体右侧);F. 右侧卧位前腹横切面(箭头示探头侧边指示标记始终指向身体右侧);G. 右后斜位前腹横切面(箭头示探头侧边指示标记始终指向身体右侧);H. 右前斜位前腹横切面(箭头示探头侧边指示标记始终指向身体右侧)

3. 身体右侧面的横切面 探头位于身体右侧的横切面。探头侧边指示标记始终指向背侧。屏幕左侧代表身体后方，屏幕右侧代表身体前方。屏幕上方代表患者的右侧边，下方代表患者的左侧方（图 1-1-20）。

4. 身体左侧面的横切面 探头位于身体左侧的横切面。探头侧边指示标记始终指向身体前侧。屏幕左侧代表身体前方，屏幕右侧代表身体后方。屏幕上方代表患者的左侧边，下方代表患者的右侧方（图 1-1-21）。

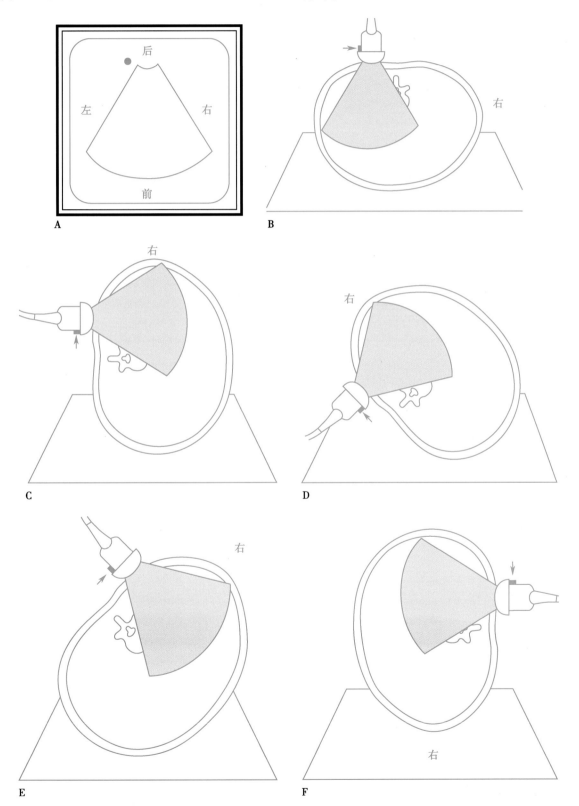

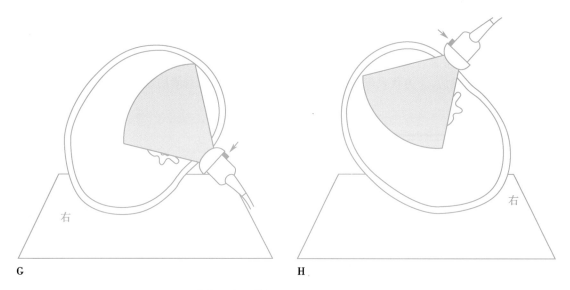

图 1-1-19　背部后表面横切面，多体位对应同一屏幕呈现图

A. 探头置于身体背侧横切面屏幕呈现图；B. 俯卧位背部横切面（箭头示探头侧边指示标记始终指向身体左侧）；C. 左侧卧位背部横切面（箭头示探头侧边指示标记始终指向身体左侧）；D. 左后斜位背部横切面（箭头示探头侧边指示标记始终指向身体左侧）；E. 左前斜位背部横切面（箭头示探头侧边指示标记始终指向身体左侧）；F. 右侧卧位背部横切面（箭头示探头侧边指示标记始终指向身体左侧）；G. 右后斜位背部横切面（箭头示探头侧边指示标记始终指向身体左侧）；H. 右前斜位背部横切面（箭头示探头侧边指示标记始终指向身体左侧）

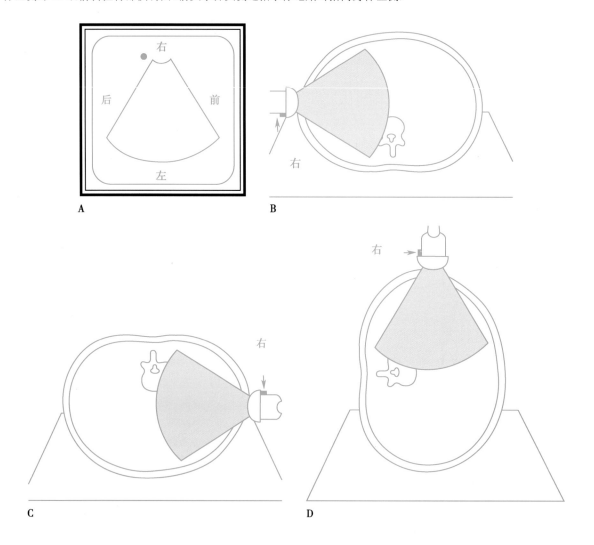

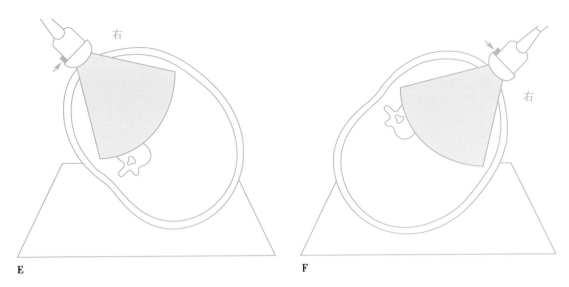

图 1-1-20 身体右侧面的横切面，多体位对应同一屏幕呈现图

A. 探头置于身体右侧横切面屏幕呈现图；B. 仰卧位右侧横切面（箭头示探头侧边指示标记始终指向背侧）；C. 俯卧位右侧横切面（箭头示探头侧边指示标记始终指向背侧）；D. 左侧卧位右侧横切面（箭头示探头侧边指示标记始终指向背侧）；E. 左后斜位右侧横切面（箭头示探头侧边指示标记始终指向背侧）；F. 左前斜位右侧横切面（箭头示探头侧边指示标记始终指向背侧）

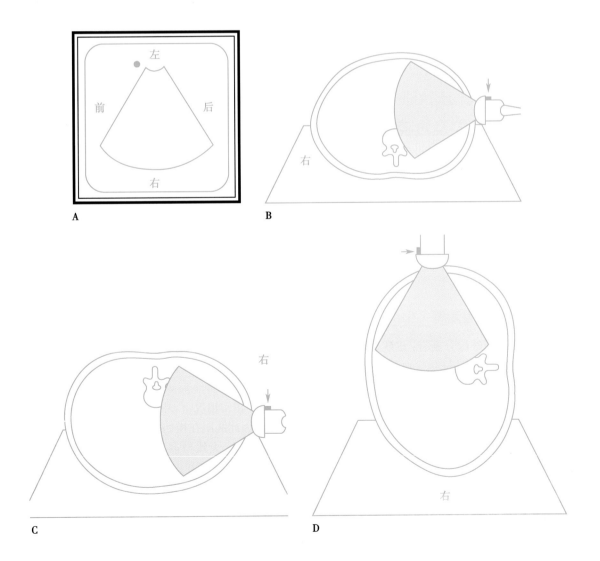

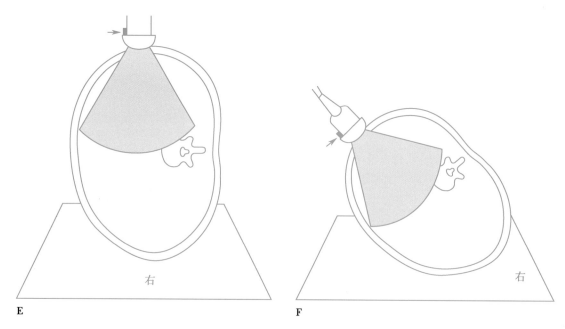

图 1-1-21 身体左侧面的横切面示意图，多体位对应同一屏幕呈现图

A. 探头置于身体左侧横切面屏幕呈现图；B. 仰卧位左侧横切面（箭头示探头侧边指示标记始终指向前腹侧）；C. 俯卧位左侧横切面（箭头示探头侧边指示标记始终指向前腹侧）；D. 右侧卧位左侧横切面（箭头示探头侧边指示标记始终指向前腹侧）；E. 右后斜位左侧横切面（箭头示探头侧边指示标记指向前腹侧）；F. 右前斜位左侧横切面（箭头示探头侧边指示标记指向前腹侧）

（周　翔）

第二节　腹腔及腹腔内脏器超声解剖

腹腔（abdominal cavity）是腹壁所围成的内腔，其上界为膈，下界为骨盆上口，向下通至盆腔，四周由腹壁围成。腹腔内有脏器、血管、神经、淋巴、腹膜等结构，因膈穹窿位置可达第 4、5 肋间水平，肠腔等脏器可低达盆腔，所以腹腔的实际范围远大于腹部体表范围。

一、腹壁、腹股沟管

腹壁由浅及深结构分别有：皮肤、浅筋膜（皮下组织）、深筋膜、肌肉层（包含血管、神经）、腹横筋膜、腹膜外筋膜（腹膜外脂肪）、腹膜壁层 7 层结构。

腹股沟管（inguinal canal）是位于腹股沟韧带内侧 1/2 上方约 1.5cm 处的由肌与筋膜间形成的潜在性裂隙，长约 4～5cm，与腹股沟韧带平行。男性有精索，女性有子宫圆韧带通过。腹股沟管是腹前外侧壁的重要薄弱部位，有两口（内口、外口）及四壁（前壁、后壁、上壁、下壁）。

二、膈肌、膈肌脚

膈肌（diaphram）是由颈部的肌节迁移至胸腹腔之间、向上膨隆的扁薄阔肌。在应用高分辨率超声探头进行检查时，部分膈肌可表现为分层样结构：肝 - 膈界面表现为强回声，中间膈肌呈条样低回声，其后方的线样强回声代表膈 - 充气肺底界面。膈肌是一个大的圆顶状肌肉，不完全地将胸腔和腹腔分开。膈肌纤维的前方起自胸骨，前侧起自下段肋骨的内侧面，后方起自上位腰椎的椎体。它们向内上方汇入中心腱腱膜，这是膈肌最薄的部分。中心腱的定点在下腔静脉的前方；它的分支向后外侧下行，在右侧封闭下腔静脉，在左侧位于食管裂孔前方。通过食管裂孔疝（如腹水或胰源性积液），可以延伸至后纵隔内。膈肌前方的纤维相对较短。正常情况下，中心腱通常位于剑突上方 2～3cm，因此膈肌在横切面影像中表现为细的条带状软组织影，大致与前体壁平行。膈肌的腰部或后部，起自膈肌脚和内侧、外侧的弓状韧带。右侧和左侧膈肌脚分别起自右侧 3 个、左侧前 2 个腰椎椎体的前外侧面（图 1-2-1）。它们向前方汇合形成内侧弓状韧带，在腹腔干的上方包绕主动脉。此韧带成像可为不明显的低回声或稍高回声条带,跨越主动脉。右侧膈肌脚较大,起始部位比左侧低。它可跨越中线至左侧。

比较重要的是两个膈肌脚在上位腰椎的椎体前面包绕形成膈肌脚后间隙(图 1-2-2)。在进行腹腔神经节毁损时是一个重要的介入靶区。主动脉是这个间隙内的主要结构,胸导管和奇静脉 / 半奇静脉也位于此间隙内。乳糜池通常表现为球状结构,位于膈肌脚后间隙的右侧。偶尔可被超声显示,需注意识别。膈肌脚后间隙与腹膜后腔相连通。此间隙内的病理过程上方通常被限制在膈肌脚附近,但在内侧弓状韧带以下,可向前进入大血管前间隙。在内侧弓状韧带以下,膈肌脚在椎体的

起始处呈梭形软组织回声,位于椎体的侧面和腰大肌前方。在更低的层面,右侧膈肌脚可呈结节样表现,类似主动脉旁淋巴结。

三、腹膜内器官

(一)腹膜及腹膜腔胚胎发育过程

腹膜为覆盖于腹、盆腔壁内和腹、盆腔脏器表面的一层薄而光滑的浆膜,呈半透明状。衬于腹、盆腔壁内的腹膜称为壁腹膜或腹膜壁层,向上移行为膈下腹膜,向下延续为盆腔的腹膜。由壁腹膜返折并覆盖于腹、盆腔脏器表面的腹膜称为脏腹膜或腹膜脏层。壁腹膜和脏腹膜互相延续、移行,共同围成不规则的潜在性腔隙,称为腹膜腔,腔内仅有

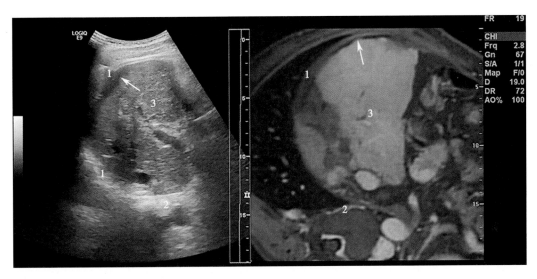

图 1-2-1　1:膈肌;2:膈肌脚;3:肝脏;箭头所指为肝前积液

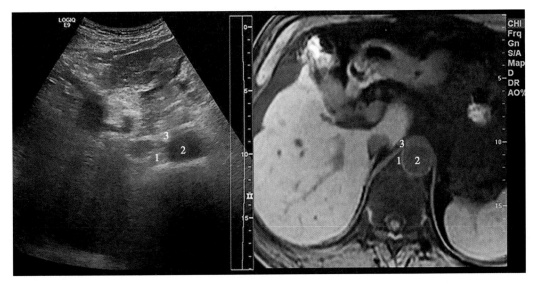

图 1-2-2　1:膈肌脚后间隙;2:腹主动脉;3:膈肌

少量浆液。男性腹膜腔为一封闭的腔隙;女性腹膜腔则借输卵管腹腔口,经输卵管、子宫、阴道与外界相通。

（二）腹膜腔

肠系膜结构在胚胎时期的复杂旋转和融合,改变了腹膜的解剖。而肠系膜内生长的器官,尤其是肝脏,外形也会进一步发生变化。成人的左侧腹膜腔可分为4个部分(全部互相沟通):两个肝周间隙,前部与后部;两个膈下间隙,前部与后部(图1-2-3)。左前肝周间隙的右侧为镰状韧带。左后肝周间隙沿肝左叶外侧端的下表面,一直到静脉韧带的深部。左前膈下间隙与前肝周间隙相通。它位于左半膈肌前侧的后方和胃底之前。左侧腹腔的大量积液可通过膈肌向上进入纵隔,或向后外侧进入后

膈下(脾周)间隙。此间隙位于脾的上方与下外侧,但内侧被脾肾韧带和脾脏裸区所限制。膈结肠韧带在脾以下的位置,将脾周间隙和腹腔的其他部分隔开。

右腹膜腔主要有两个分区:肝周间隙和小网膜囊(网膜囊)(图1-2-4)。右侧肝周间隙占据肝右叶前、侧面和右半膈之间的宽阔范围。它的左侧和前方被镰状韧带所限制,后方被右冠状韧带所限制,冠状韧带也是肝裸区的外侧界。在由上至下的连续扫描中,随着肝裸区的变小,侧方的腹膜隐窝越来越向内侧延伸。在右肾上极水平,它转向前,占据了肝后表面与肾前筋膜之间的间隙。此后隐窝就是肝肾隐窝。在胆囊窝以下的层面,肝周间隙完全包绕右肝。

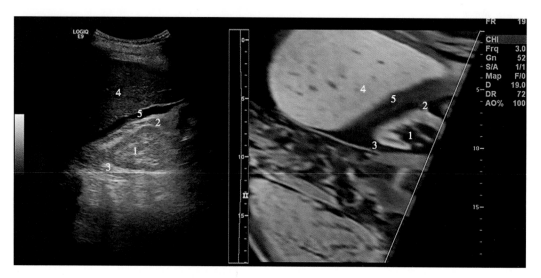

图1-2-3　1:右肾;2:右肾前间隙;3:右肾后间隙;4:肝右叶;5:肝周间隙(积液)

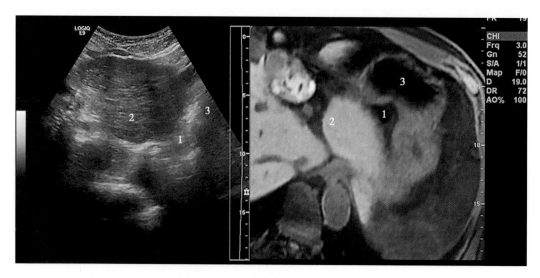

图1-2-4　1:小网膜囊;2:肝左叶;3:胃

小网膜囊的解剖有着复杂的胚胎学起源。它是右腹膜腔的一部分，在肝脏生长充满右上腹时发生移位。右侧腹膜腔向内侧移动，位于肝胃韧带和胃的后方，并被胃脾韧带所包绕。因此，经皮穿刺小网膜囊内的液体时常较困难。此间隙完全被肠系膜和肠系膜内的器官所包绕。成人的小网膜囊，存在两个主要隐窝。上隐窝完全包绕肝尾叶的内侧面。在肝门水平，上隐窝位于门静脉后方；在较高层面，它位于静脉韧带裂深部的小网膜后方，并且随肝尾叶表面向后行至右侧，几乎延伸至下腔静脉。在膈肌附近，此间隙的后部临近右膈肌脚，正好位于腹段食管的下方。小网膜下隐窝位于肝、胰和脾脏的内脏表面之间。在较低层面，它将胃与胰腺、横结肠分开。此间隙的一部分可延伸至两层大网膜之间。

腹膜腔是壁腹膜与脏腹膜之间的潜在腔隙，腹内脏器按腹膜覆盖程度可分为三类：

1. 腹膜内位脏器　器官表面几乎完全被腹膜覆盖，如：胃、十二指肠上部、空肠、回肠、盲肠、阑尾、乙状结肠、脾脏、卵巢、输卵管等。

2. 腹膜间位脏器　器官大部分被腹膜覆盖包裹，如：肝脏、胆囊、升结肠、降结肠、直肠上段、膀胱、子宫等。

3. 腹膜外位脏器　器官位于腹膜后方，仅器官一面有腹膜覆盖，如：胰腺、肾脏、肾上腺、输尿管、十二指肠降部、水平部、直肠中段、直肠下段等。

（三）腹膜的后隐窝

腹膜后隐窝位于腹后壁前方，上及腹肌，下至骶骨、髂嵴，该隐窝内有部分十二指肠、胰腺、肾、肾上腺、输尿管、腹主动脉、下腔静脉、腹腔内神经等结构，检查时最好在空腹条件下进行，为了减少胃肠气影响，必要时检查前行肠道准备或大量饮水。

腹腔后隐窝的内容物分布，取决于背侧肠系膜和后腹膜的融合情况。当融合不完全时，腹膜可向后延伸至任何一侧肾的边缘。因为腹腔内的移动结构，可占据腹腔的任何部位，这样结肠或脾就可能位于肾后或胃后的位置。对这种变异的识别，有助于防范经皮肾穿刺的严重并发症的发生。

四、胃正常超声解剖

正常胃壁厚约3～5mm，扩张时变薄，因胃内含气影响，在行胃超声扫查前需饮水，排空胃内气体。如肝左叶萎缩可出现胃位于肝左叶前方（图1-2-5）。扫查胃部时可出现三种声像图表现，分别是：正常胃壁结构实质性回声、胃内容物呈现非均质性回声、胃腔内含有部分气体呈现的强回声。

胃壁回声：胃壁组织结构可呈现五层实质性回声，由胃腔内至外第一、三、五层为高回声，第二、四层为低回声。第一层是腔内液体与黏膜表层构成的界面回声，所以为高回声；第二层是黏膜层；第三层为黏膜下层，是回声最显著的一层；第四层为肌层；第五层为浆膜及浆膜下脂肪层。

五、十二指肠正常超声解剖

十二指肠第一段位于胆囊的后方，与胆总管毗邻，内含气体，呈强回声，肠壁结构显示不清（图1-2-6）。十二指肠第二段位于下腔静脉前方，门静脉右侧，两者可作为解剖标记。第三段和第四段一般不显

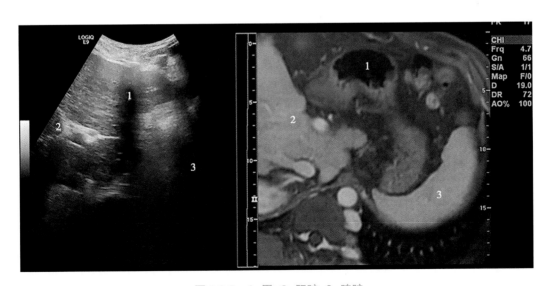

图1-2-5　1：胃；2：肝脏；3：脾脏

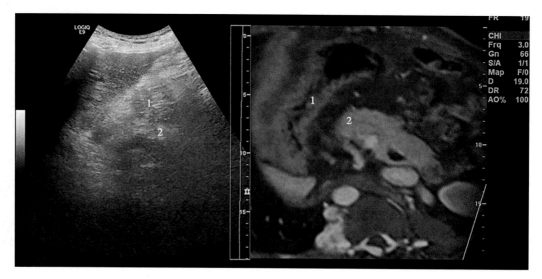

图 1-2-6 1:十二指肠;2:胰头

示,十二指肠动脉沿十二指肠下行部内侧凹缘向下后方,至胆总管左侧。

六、结直肠正常超声解剖

盲肠的位置各异:在大部分患者中,它临近髂肌的前表面。它的内侧壁有附于回肠的回盲瓣。在它的后内侧表面,通常可见到蚯蚓状的阑尾。升结肠位于右侧腹部,下部位于肾后间隙的前方,然后转向前,在十二指肠水平部的外侧,胆囊内侧或下方成为横结肠。此段充气的结肠,可向内侧移至肝脏右叶,或者少数情况下可至右肾门。在后者时,肾脏可向外侧移位。在个别情况时,同侧的肾后筋膜可在后方与肾前筋膜融合,这样可造成升结肠或降结肠位于肾后的位置。

降结肠起始于降结肠韧带,临近脾尖前端或大网膜。在下降的过程中,它通过胰尾和肾前筋膜的前外侧,并位于空肠的外侧。在下面的位置,肠系膜下血管的分支向内侧走行。结肠静脉回流至肠系膜下静脉,后者在输尿管和腰大肌间隙的前方走行。肠系膜下静脉依次向头侧走行,与脾静脉汇合。在盆腔边缘,降结肠转向前方,与后方的髂腰肌保持一定的间隙。右侧向后转弯,在髂外血管的内侧形成乙状结肠。

结肠肝区:右肋间切面或右肋缘下切面可显示结肠肝区,周围正常结构有肝、胆、右肾、肾上腺等。结肠肝区易受周围正常结构的挤压,而且受呼吸运动影响较明显。横结肠游离度较大,扫查横结肠时常由结肠肝曲或脾曲延续追踪,横结肠走行一般呈凹面向头侧的弧形,中间部分较低,最低可达

脐下。结肠脾曲的扫查位置一般在左侧肋间或左侧肋缘下,周围有脾脏、左肾、胰腺尾部等。乙状结肠扫查时探头置于左侧腹股沟韧带上方或近中线,扫查切面为矢状切面,可较清晰地显示出"S"形乙状结肠。可见螺旋状或车轮状黏膜皱襞,乙状结肠与直肠移行处管腔变细,最细处内径可达 2～3cm。周围临近膀胱、子宫、左侧输尿管等结构。直肠扫查切面是耻骨联合矢状切面,在膀胱适当充盈前提下,直肠呈现"L"形管状无回声结构。直肠前方结构:男性为膀胱、前列腺及精囊腺,女性为子宫、宫颈、阴道(图 1-2-7)。

七、肝脏的超声解剖

(一)大体解剖

正常肝脏呈楔形,位于右侧上腹部,上方与膈肌紧邻,外侧紧靠腹壁,内侧与食管、胃、十二指肠、胰腺等器官毗邻,下方与结肠肝曲及横结肠起始段相邻(图 1-2-8)。肝脏右叶厚而大,左叶薄而小。正常肝脏前后径为 8～10cm,最大斜径 10～14cm,CT 和磁共振成像可计算肝脏体积,现有三维可视化系统在二维 CT 或磁共振成像基础上经计算机处理呈现出三维立体图像,可更加精准地计算肝脏体积。

(二)肝段解剖

为了外科临床需要,更加精确地定位肝脏内病灶位置及肝切除手术,现在通用 Couinaud 分段方法将肝脏分为 8 段,该方法是基于肝裂、门静脉及肝静脉走行(图 1-2-9～图 1-2-11)。每一肝段接受格利森(Glisson)系统的相应一个分支的供血,可

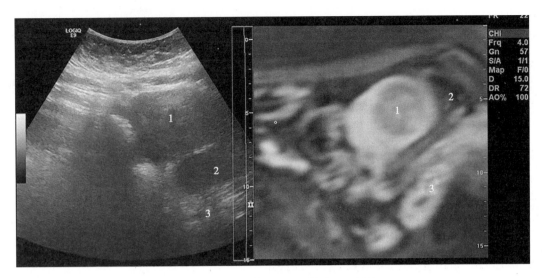

图 1-2-7 1: 子宫肌瘤; 2: 膀胱; 3: 直肠

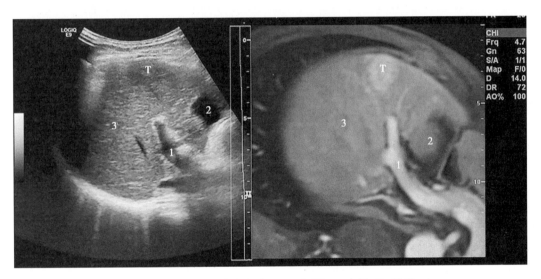

图 1-2-8 1: 门静脉右支主干; 2: 胆囊; 3: 右肝; T: 肿瘤

作为外科切除单位,临床上可以根据病变做最小范围的切除。

(三)血管解剖

第一肝门:即横沟处上述管道和神经的出入口,也就是平时所说的肝门。在肝门部,肝左管和肝右管通常在前,而且汇合点最高,左右门静脉分支在后,分叉稍低,肝固有动脉的左右分支居中,但分叉点最低、最远。

第二肝门:为肝脏膈面下腔静脉沟,上部的肝静脉与下腔静脉汇合处,在第一肝门上方约 5cm(图 1-2-12、图 1-2-13)。

第三肝门:系肝右后静脉和尾状叶的小静脉出肝的部位,这些静脉出肝后直接汇入下腔静脉。一般情况下超声图像不易显示,但在 Budd-Chiari 综合征观测此部位有重要意义。

(四)解剖变异和异常

肝动脉的变异:肝左动脉发自胃左动脉;肝总动脉、肝右动脉或是其后支发自肠系膜上动脉等。这些变异从外科的角度来看也是非常重要的。另外,也有仅仅是右前支发自肠系膜上动脉的情况(这种情况极少见)。

肝动脉走行方式的变异主要有:肝左动脉走行于门静脉左支矢状部的右侧;右后支走行于门静脉右支的头侧。在决定胆管癌的肝切除手术方式时,这些变异是十分重要的。

右侧门静脉矢状部是常见的门静脉变异。在

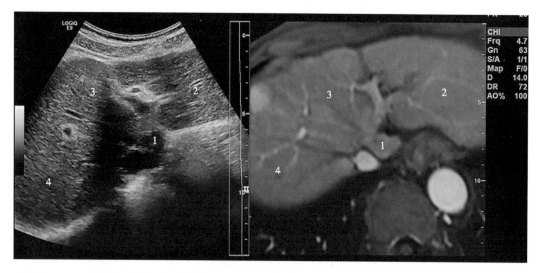

图 1-2-9　1：肝尾叶，S1 段；2：肝左外叶，S2、S3 交界；3：肝左内叶，S4 段；4：肝右前叶上段，S8 段

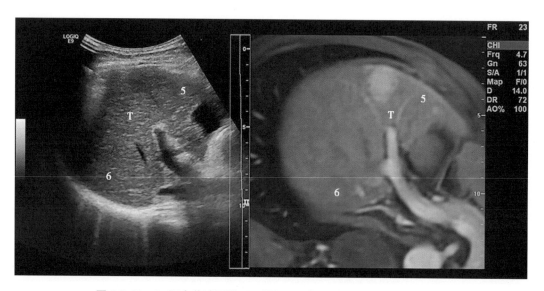

图 1-2-10　5：肝右前叶下段，S5 段；6：肝右后叶上段，S7 段；T：肿瘤

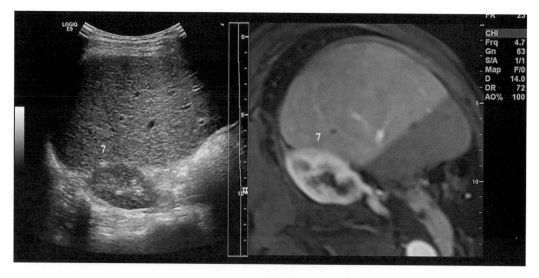

图 1-2-11　7：肝右后叶下段，S6 段

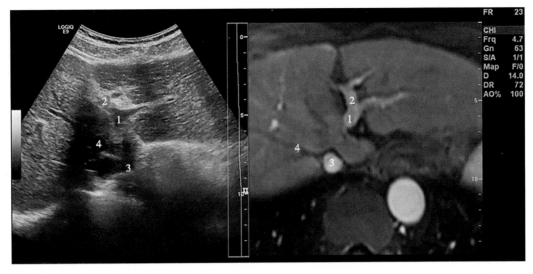

图 1-2-12 1: 门静脉左支横部; 2: 门静脉左支矢状部; 3: 第二肝门(下腔静脉); 4: 肝中静脉

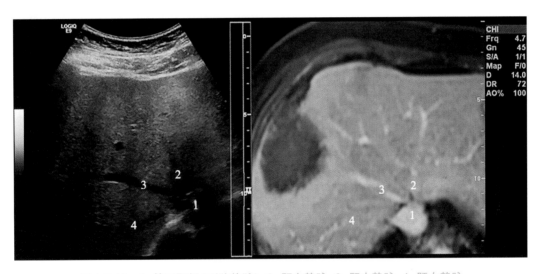

图 1-2-13 1: 第二肝门(下腔静脉); 2: 肝左静脉; 3: 肝中静脉; 4: 肝右静脉

该变异中,从矢状部分叉出来的右前叶支的分叉方式各种各样,而且此时 S4 支也来自矢状部。其他的变异主要是从门静脉左支的矢状部发出右前叶支和 S4 支的共干,这时需要注意右前叶支走行在肝中静脉的腹侧。十分特殊的变异是门静脉左右分叉部的缺如。

(五)肝叶切除术后的表现

肝为双重血供,血流丰富,术后创面易渗出,创面可发生一系列病理变化,从而引起声像图表现多样,另外,声像图还因手术方式、切除范围大小及残腔处填塞物不同而表现各异。

1. 肝叶切除术后相应部位的缺损;

2. 手术部位未经填塞,其周边表现为不规则高回声,内呈无回声区,可有点状、条状高回声,为液体渗出伴少许血液所致,易误诊为血肿、脓肿;

3. 手术部位因可溶性填塞物呈不规则团状高回声,随时间推移,术后肝残腔创面由于肉芽组织增生、纤维化或钙化,使残腔壁逐渐增厚,回声增强,残腔内可溶性填塞物溶解及部分渗出液的重吸收而表现为实质性的低回声或等回声病灶。

八、胆道的超声解剖

胆道系统是输送肝内胆汁至肠腔内的管道,根据是否在肝内走行可分为肝内和肝外部分,肝内部分可分为毛细胆管、小叶间胆管、段胆管和左右肝管。左右肝管虽然在解剖学上亦属于肝外胆道,但习惯上肝外胆道是指左右肝管的汇合以下至胆总管的末端,包括肝总管、胆囊、胆囊管、胆总管几个部分。

胆囊位于胆囊窝内,呈梨形,长约 7～10cm,

宽约 3～4cm，前后径约 4cm，可分为胆囊底、胆囊体、胆囊颈和胆囊管。胆囊的检查需做好检查前准备：①禁食至少 8h；②腹胀者需服用消胀药物，减小肠道气体干扰，肠气较重者可行灌肠；③如需行钡餐或胆道造影检查，在此之前行超声检查。检查时患者体位：因胆囊位置可变，根据情况可选择仰卧位、左侧卧位或半坐位进行检查。检查切面的选择：①右侧肋间斜切：一般置于第 6～9 肋间，可清晰显示胆囊结构；②右侧肋缘下斜切：此切面可显示门静脉左右支和相伴行的左右肝管。剑突下横切：可显示门静脉左支分支及相伴行的胆管。

由于胆囊管汇入肝总管的位置变化较大，超声很难显示其汇合部位，因此，通常胆管的肝外部分通称为肝外胆管。在解剖学上，左、右肝管也属于肝外胆管。正常人肝外胆管内径为 4～7mm，不超过 8mm，否则提示扩张，一般大于 9mm，有诊断意义。但是在老年人可以超过 10mm，特别是胆囊切除术后，常常内径更大，只要是无胆道梗阻的临床和实验室检查证据，都是正常的。

超声成像将肝外胆管分为上下两段，上段指与门静脉伴行并位于其前壁的胆管，超声易于显示；下段为肝外胆管离开门静脉向下走行直到汇入十二指肠的部分（图 1-2-14）。肝外胆管下段因肠气影响，超声显示欠佳时，必要时需采用饮水方法进行超声显示。

九、脾脏的超声解剖

脾位于左季肋区的深面，左肋膈窦下方，前后范围在腋前线至腋中线之间，上下范围大致在 9～11 肋间，整体呈楔形或长椭圆形。正常成人脾脏长约 10～12cm，宽约 6～8cm，厚约 3～4cm。正常脾脏可有膈面与脏面、上极与下极、前缘与后缘，脾脏的膈面与膈肌相贴，继而与胸膜腔和左肺毗邻。脏面呈凹陷状，前脏面与胃底相邻，后脏面与左肾及肾上腺前面毗邻，脾下方与结肠脾曲毗邻，中部为脾门，是脾动脉、脾静脉、淋巴和神经出入的结构，胰尾常达脾门附近。

（一）正常声像图

扫查脾脏常采用左肋间斜切扫查，脾呈倾斜的半月形，上部较下部更靠近中线，长轴常与左侧第 10 肋间平行（图 1-2-15）。正常脾脏轮廓清晰，表面光滑规整，实质回声均匀，回声强度稍低于正常肝脏组织。脾脏外侧缘上方易受肺气干扰，脾门处可探及数条管状结构进出，脾静脉正常内径一般 <9mm，脾动脉相对较细，内径一般 2～3mm，彩色多普勒超声能显示动脉及静脉血流及流速。

（二）游走脾、副脾、多脾

游走脾：即脾异位，一般同时伴有脾蒂及韧带先天性过长。因受重力牵引，多位于腹腔左侧向下至盆腔，并且游走脾活动度较大，可随体位变动，部分可还纳于脾窝，也可因各种原因导致粘连不能复位。超声扫查时，正常脾区未探及脾脏，其附近探及实性均匀结构并有脾切迹和动脉及静脉，可诊断为游走脾。

副脾：较常见，是由于胚胎发育时部分脾组织胚芽未融合导致，可单发或多发，常位于脾内侧缘、近脾门区、胰尾部，偶见脾结肠韧带及左肾周围。扫查时可探及一枚或多枚圆形或椭圆形脾脏回声

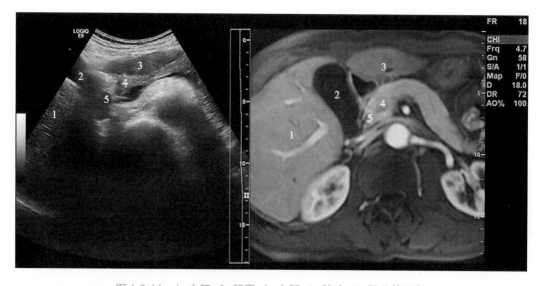

图 1-2-14　1: 右肝；2: 胆囊；3: 左肝；4: 胰头；5: 胆总管下段

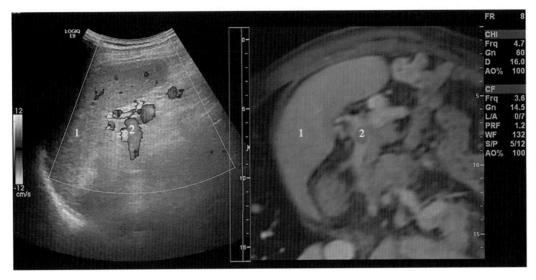

图 1-2-15　1:脾脏;2:脾静脉

结节,诊断时需与肿大淋巴结或肿瘤相鉴别,特别是在副脾增生时更需结合病史诊断。

多脾:极罕见,系指可探及大小不等或相近的脾回声,部分合并先天性心脏病。

第三节　盆腔解剖(超声-CT图像融合解剖)

一、概述

盆部(pelvis)位于躯干的下部,由骨盆、盆壁、盆膈肌、盆腔脏器等组成。耻骨联合上缘、耻骨结节、耻骨嵴、耻骨梳、弓状线、骶翼前缘和骶岬连成的环形界线为骨盆上口,是盆部的上界。尾骨尖、耻骨联合下缘和两侧的骶结节韧带、坐骨结节、坐骨支、耻骨下支围成骨盆下口,是盆部的下界。骨盆上口向上开放,腹腔与盆腔相通,小肠常降入盆腔。骨盆下口由盆膈封闭,盆膈以下的所有软组织为会阴,围成骨盆下口的结构为会阴的周界。

盆腔(pelvic cavity)是盆壁所围成的内腔,借骨盆上口与腹腔相通连,消化、泌尿和生殖系统的部分器官,以及血管、神经、淋巴结等位于盆腔内。

(一)重要肌肉、骨骼标志

1. 髂骨　体表能触及髂嵴全长,两侧髂嵴最高点连线中点的隆起为第 4 腰椎棘突。沿髂嵴内侧向后可扪及髂后上棘,沿髂嵴外侧向前可触及髂前上棘。

2. 耻骨　腹前正中线的下端可触到耻骨联合上缘,腹股沟深处的腹股沟韧带及其前端附着部的

耻骨结节也能触及。耻骨联合上缘与耻骨结节之间的锐缘为耻骨嵴。

3. 坐骨　肛门两侧的稍前方,用力能触摸到的骨性隆起为坐骨结节。循坐骨结节向前面触到的骨性结构为坐骨支、耻骨下支,两骨下支组成耻骨弓。两侧耻骨弓的夹角称为耻骨下角。

(二)神经解剖

闭孔神经沿盆侧壁经闭膜管至股部。腰骶干和第 1~4 骶神经前支组成骶丛,其分支经梨状肌上、下孔出盆,分布于臀部、会阴及下肢;第 4、5 骶神经前支和尾神经合成小的尾丛,位于尾骨肌的上面,主要发出肛尾神经,穿骶结节韧带后,分布于邻近的皮肤。

盆部的内脏神经有:①骶交感干,沿骶前孔内侧下降,在尾骨前方,两侧骶交感干连接于单一的奇神经节。②上腹下丛(又称骶前神经),向下发出左、右腹下神经,行至第 3 骶椎高度,与盆内脏神经和骶交感节的节后纤维共同组成左、右下腹下丛(又称盆丛)。盆丛位于直肠、精囊和前列腺(女性为子宫颈和阴道穹)的两侧,其纤维随髂内动脉的分支到达盆内脏器。③盆内脏神经(又称盆神经),有 3 支,由第 2~4 骶神经前支中的副交感神经节前纤维组成(图 1-3-1)。

(三)血管解剖

1. 髂总动脉　腹主动脉在第 4 腰椎水平分为左、右髂总动脉,循腰大肌内侧行向外下,至骶髂关节前方分为髂内、外动脉(图 1-3-2)。

2. 髂外动脉　沿腰大肌内侧缘下行,经腹股沟韧带中点深面至股前部,移行为股动脉。右侧输尿

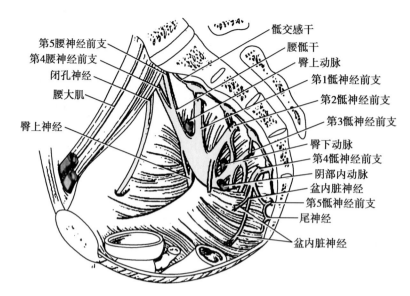

第5腰神经前支
第4腰神经前支
闭孔神经
腰大肌
臀上神经

骶交感干
腰骶干
臀上动脉
第1骶神经前支
第2骶神经前支
第3骶神经前支
臀下动脉
第4骶神经前支
阴部内动脉
盆内脏神经
第5骶神经前支
尾神经
盆内脏神经

图 1-3-1 盆部神经解剖图

管跨过髂外血管起始部的前方入骨盆腔；睾丸血管及生殖股神经行于其外侧；输精管则在绕过腹壁下血管后，越髂外血管末端的前方入盆腔。在女性，卵巢血管和子宫圆韧带跨过其前方。髂外动脉在靠近腹股沟韧带处，发出旋髂深动脉和腹壁下动脉（图 1-3-2）。

3. 髂内动脉 长约 4cm，向下越过骨盆上口入盆腔，沿盆后外侧壁下行，至梨状肌上缘处分成前、后两干，前干分为壁支和脏支，后干则全属壁支（图 1-3-2）。

髂内动脉前干的壁支有：闭孔动脉：沿盆侧壁行向前下，穿闭膜管至股部，有同名静脉、神经和淋巴管伴行。闭孔动脉的耻骨支常与腹壁下动脉的耻骨支吻合，有时吻合支很粗，而闭孔动脉则很细，

有时闭孔动脉缺如，由该吻合支取代。此时，闭孔动脉则发自腹壁下动脉，这种异常的闭孔动脉恰位于腔隙（陷窝）韧带的深面，当嵌顿性股疝时，如切开腔隙韧带，应警惕存在异常闭孔动脉，切勿伤及。臀下动脉：经梨状肌下孔出盆腔至臀部。前干脏支有：脐动脉：生后其远侧段闭锁，形成脐内侧韧带，近侧段仍然畅通，自此段发出膀胱上动脉，有时可有数支。膀胱下动脉：可有 1～2 支，或缺如。还有子宫动脉和直肠下动脉。阴部内动脉穿梨状肌下孔，出盆腔进入臀部，再经坐骨小孔入会阴。

髂内动脉后干的分支有髂腰动脉、骶外侧动脉和臀上动脉，其中臀上动脉经梨状肌上孔出盆腔至臀部。

4. 骶正中动脉 在腹主动脉分叉后壁发起，

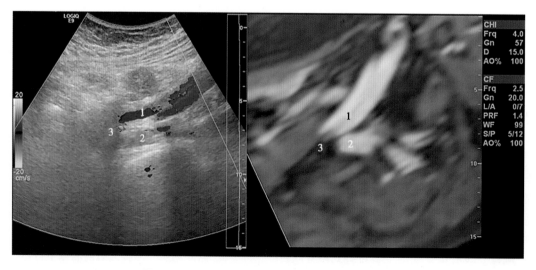

图 1-3-2 1：髂外动脉；2：髂内动脉；3：髂总动脉

跨第 4、5 腰椎体前面下行入盆腔,在骶骨前面的骶前筋膜后下行,分支与骶外侧动脉吻合,并常发支至直肠壁(图 1-3-3、图 1-3-4)。

5. 髂内静脉 由盆腔内静脉会聚而成,在骶髂关节前方与髂外静脉汇合成髂总静脉。髂内静脉的属支分为脏支和壁支。壁支和同名动脉伴行,收集动脉分布区的静脉血,脏支起自盆内脏器周围的静脉丛。男性的前列腺静脉丛包埋于前列腺鞘的前面和两侧,膀胱静脉丛位于膀胱下部周围;女

性的子宫静脉丛和阴道静脉丛位于子宫和阴道的两侧,它们各自汇合成干注入髂内静脉。卵巢静脉丛位于卵巢周围和输卵管附近的子宫阔韧带内,该丛汇集为卵巢静脉,伴随同名动脉上行,左、右侧分别注入左肾静脉和下腔静脉。

6. 直肠静脉丛 可分为内、外两部分:内静脉丛位于黏膜上皮的外面;外静脉丛位于肌层的外面。直肠静脉丛的上部主要汇入直肠上静脉,经肠系膜下静脉注入肝门静脉;直肠静脉丛的下部主要

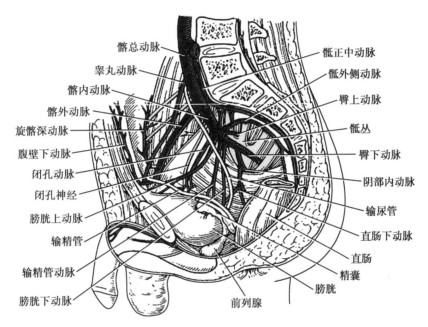

图 1-3-3 髂动脉解剖结构图(一)

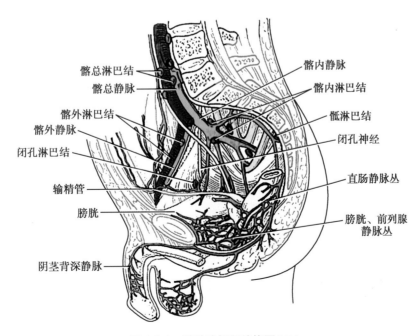

图 1-3-4 髂动脉解剖结构图(二)

经直肠下静脉和肛静脉回流入髂内静脉。内、外静脉丛之间有广泛的吻合，为肝门静脉系和腔静脉系之间的交通之一。

7. 骶前静脉丛 位于骶骨前方与骶前筋膜之间，属椎外静脉丛的最低部分，收纳骶骨血液，两侧连接与骶外侧动脉伴行的骶外侧静脉，血液经骶外侧静脉回流至髂内静脉。手术中一旦损伤（如直肠手术）则出血严重，难以控制。

8. 盆腔内静脉丛 腔内无瓣膜，各丛之间的吻合丰富，有利于血液的回流。骶静脉丛可经椎内外静脉丛与颅内静脉交通。某些盆腔的肿瘤（如前列腺癌、卵巢癌）可经此路径，而不经肺循环扩散至颅内。

二、盆腔腹膜间隙

盆壁筋膜、盆脏筋膜与覆盖盆腔的腹膜之间的疏松结缔组织，构成潜在的盆筋膜间隙。这些筋膜间隙有利于手术时分离脏器，脓血和渗液等也易在间隙内聚集。

（一）耻骨后隙

也称膀胱前隙，前界为耻骨联合、耻骨上支及闭孔内肌筋膜；后界在男性为膀胱和前列腺，女性为膀胱；两侧界为脐内侧韧带；上界为壁腹膜至膀胱上面的返折部；下界在男性为盆膈和耻骨前列腺韧带（连结前列腺至耻骨联合下缘），在女性为盆膈和耻骨膀胱韧带（连结膀胱颈至耻骨联合下缘）。隙内为疏松结缔组织和静脉丛等。

（二）直肠系膜

直肠周围存在大量疏松结缔组织、脂肪、血管、神经、淋巴管和淋巴结，这些组织和结构被称为直肠系膜。直肠系膜呈圆柱状，上达直肠与乙状结肠交界处，下达盆膈上表面。以直肠与骶骨之间的量最大，直肠两侧的次之，直肠前方的量最小。直肠系膜内有直肠上动脉及其分支、直肠上静脉及其属支、沿直肠上动脉行走和排列的淋巴管和淋巴结。

三、腹膜外间隙

耻骨联合和骶骨间盆腔腹膜与盆壁筋膜之间由盆内筋膜、韧带分隔的含疏松结缔组织和脂肪组织的间隙。此间隙有利于盆内中空脏器的扩张及缓冲外力的损伤，是积液的空间（图1-3-5）。

男性：①直肠膀胱陷凹：位于直肠与膀胱之间的腹膜转折处，是男性腹膜腔最低的部位。②膀胱旁窝：位于膀胱与盆侧壁之间的腹膜延续处，其大小、深浅随膀胱充盈程度而变化。

女性：①直肠子宫陷凹：临床上称 Douglas 腔，位于直肠与子宫之间的腹膜转折处，凹底与阴道后穹之间仅隔以阴道壁。该陷凹是女性腹膜腔最低处。②膀胱子宫陷凹：膀胱与子宫之间的腹膜返折处，也是女性腹膜腔较低的位置。③膀胱旁窝：位置同男性，女性此窝腹膜深面常有较多脂肪积聚。

四、男性盆腔的特征表现

（一）前列腺、精囊和输精管

1. 前列腺 由腺体和纤维肌肉组成的腺肌性器官。形如栗，质坚实。上部为前列腺底，与膀胱颈邻接，前部有尿道穿入，后部则由双侧射精管向前下穿入，下端尖细，为前列腺尖，与尿生殖膈上

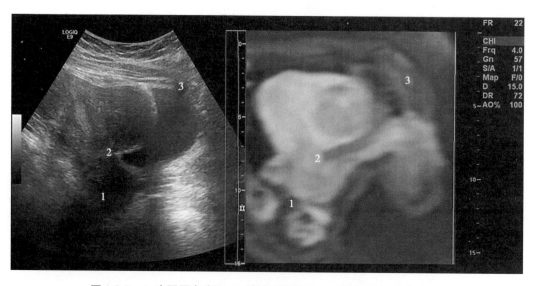

图1-3-5　1：直肠子宫陷凹；2：膀胱子宫陷凹；3：耻骨后隙（膀胱前隙）

面接触,两侧有前列腺提肌绕过,尿道从尖穿出。尖与底之间为前列腺体。前列腺有前面、后面和两侧面。前面有耻骨前列腺韧带使前列腺筋膜与耻骨后面相连。后面平坦,正中有一纵行的前列腺沟,借直肠膀胱膈与直肠壶腹相隔。

前列腺分区:传统的分区方法包括内腺和外腺两部分。内腺包括尿道周围组织和移行区;外腺包括外周区和中央区。新近的分区方法将前列腺分为四个带区,即:移行区、中央区、外周区和纤维肌质区。

移行区:位于精阜之上、尿道周围的两侧,左右对称,在前列腺各区中所占区域最小,约占前列腺的5%,此区是前列腺增生的好发部位(图1-3-6)。

中央区:两个射精管和尿道内口至精阜之间的前列腺组织为中央区,呈圆锥状,约占前列腺体积的25%,与外周区合占95%。此区一般不发生前列腺癌和前列腺增生。

外周区:位于前列腺后方、左右两侧及尖部,呈蛋卷状包绕移行区、中央区和尿道前列腺部的远端(精阜以下尿道),约占70%,此区是前列腺炎和前列腺癌最好发的部位(图1-3-7)。

纤维肌质区:呈盾形薄板状,位于腺体及尿道的前面。肌性成分有上方来自膀胱壁的平滑肌纤维和下方来自位于会阴深隙尿道括约肌的骨骼肌纤维,原发性病变较少见。

2. **精囊**　左右各一,长40～50mm,宽5～15mm,为一对前后扁平的梭形囊体。位于前列腺后上方、膀胱底部与直肠壁之间。精囊腺的位置和

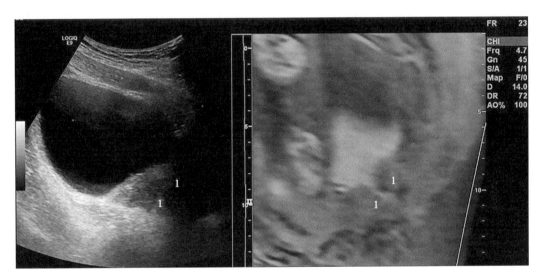

图 1-3-6　1:移行区

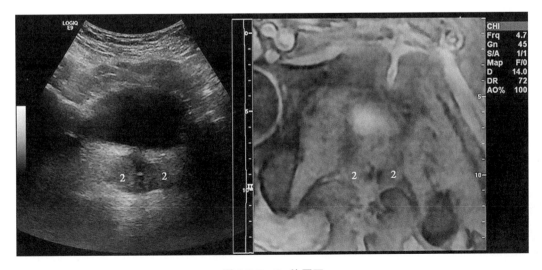

图 1-3-7　2:外周区

形态多随膀胱、直肠的充盈程度而改变。输精管壶腹部位于其内侧，两侧精囊的排泄管与输精管壶腹部汇合成射精管，自前列腺后上方穿过腺组织并开口于精阜。

3. 输精管　盆部自腹股沟深环处接腹股沟管部，从外侧绕腹壁下动脉的起始部急转向内下方，越过髂外动、静脉前方进入盆腔。沿盆侧壁行向后下，跨过膀胱上血管和闭孔血管，从前内侧与输尿管交叉，继而转至膀胱底。在精囊上端平面以下，输精管膨大为壶腹，其末端逐渐变细，与对侧者靠近，并与精囊管以锐角的形式汇合成射精管。射精管长约 2cm，向前下穿前列腺底后部，开口于尿道前列腺部。

（二）男性会阴

会阴是指两股内侧之间、盆膈以下封闭骨盆下口的全部软组织。前为耻骨联合下缘及耻骨弓状韧带，两侧角为耻骨弓、坐骨结节和骶结节韧带，后为尾骨尖。两侧坐骨结节之间的连线将会阴分为前后两个三角区，前方为尿生殖区，后方为肛区。

1. 肛区　又称肛门三角，其表面皮肤下有肛管和坐骨肛门窝。

（1）肛管：长约 4cm，上续直肠，向下绕尾骨尖终于肛门。肛门位于尾骨尖 4cm 处，会阴中心体的稍后方，肛门周围皮肤形成辐射状皱褶。

肛门内括约肌为肛管壁内环形肌层增厚形成，属不随意肌，协助排便。

肛门外括约肌为环绕肛门内括约肌周围的横纹肌，按其纤维的位置可分皮下部、浅部和深部。

（2）坐骨肛门窝：也称坐骨直肠窝，位于肛管两侧，为尖朝上、底朝下的锥形间隙。其内侧壁下部为肛门外括约肌，上部为肛提肌、尾骨肌及盆膈下筋膜；外侧壁的下部为坐骨结节内侧面，上部为闭孔内肌及其筋膜；前壁为会阴浅横肌及尿生殖膈；后壁为臀大肌下缘及其筋膜和深部的骶结节韧带。窝尖由盆膈下筋膜与闭孔筋膜汇合而成，窝底为肛门两侧的浅筋膜及皮肤。窝内的主要血管、神经包括阴部内动脉、阴部内静脉和阴部神经。

2. 尿生殖区　又称尿生殖三角。

（1）阴囊：容纳睾丸、附睾和精索下部的囊，悬于耻骨联合下方，两侧大腿前内侧之间。浅筋膜为肉膜，含平滑肌纤维，与皮肤组成阴囊壁，并在正中线上发出阴囊中隔，将阴囊分成左、右两部。肉膜深面由外向内依次为：精索外筋膜、提睾肌、精索内筋膜、睾丸鞘膜。睾丸鞘膜不包裹精索，可分为脏层和壁层，脏层贴于睾丸和附睾的表面，在附

睾后缘与壁层相移行，两层之间为鞘膜腔。

（2）阴茎：由外及内依次由皮肤、阴茎浅筋膜、阴茎深筋膜和白膜组成。阴茎浅筋膜疏松无脂肪，内有阴茎背浅静脉及淋巴管；阴茎深筋膜包裹阴茎的三条海绵体，前端始于冠状沟，后续于腹白线，在耻骨联合前面有弹性纤维参加形成阴茎悬韧带；白膜分别包裹三条海绵体，阴茎海绵体部略厚，尿道海绵体部较薄，左、右阴茎海绵体之间形成阴茎中隔。

（3）尿道：分前列腺部、膜部和海绵体部，分别穿过前列腺、尿生殖膈和尿道海绵体。临床上将海绵体部称前尿道，膜部和前列腺部称为后尿道。

（女性盆腔解剖见本套教材《妇产科超声诊断学》详述）。

第四节　腹膜外器官、间隙的解剖（超声 -CT 融合解剖）

一、概述

腹膜后间隙（retroperitoneal space）是腹后壁腹膜与腹内筋膜和脊柱腰段之间区域的统称。此间隙上至膈并经腰肋三角与后纵隔相通，向下在骶岬平面与盆腔腹膜后壁相延续，两侧向前连于腹前外侧壁的腹膜外组织。其内容物包括腹膜外器官；诸如肾上腺、肾、输尿管、十二指肠、胰腺、升结肠、降结肠、腹部大血管、神经、淋巴结疏松结缔组织。以深筋膜分区（1972 年，Meyers），分为肾（旁）前间隙、肾周间隙、肾（旁）后间隙等。腹膜外间隙，包括所有位于腹横筋膜和腹膜以外的结构。腹膜外间隙有两个主要成分：腹部的腹膜后腔和盆腔的膀胱周围间隙。对应腹部的腹膜后间隙并没有统一的定义。最普遍的被接受的定义，腹膜后腔是指壁腹膜和腹横筋膜之间充满脂肪的间隙。但腹膜后腔并不是一个完全分隔的间隙，而是与部分前腹壁、盆腔的膀胱周围腹膜外间隙相通。当存在急性胰腺炎的快速进展的积液，可由起源部位撕开并进入邻近的肠系膜，或分布于腹膜后腔的筋膜面，形成范围从腹膜后腔上至膈肌，下至盆腔膀胱外间隙的广泛联系。

二、大血管间隙

大血管间隙，主要指主动脉和它的主要内脏分支、下腔静脉和它的属支，走行于椎体前方不清晰的组织间隙内。此间隙上方和后纵隔相连，但由于

没有明确分隔的筋膜面,内部的病变也可累及腹膜后腔的其他部分。主动脉旁和腔静脉旁淋巴结,与整个腹主动脉和腔静脉相伴行。膈肌脚封闭了腹主动脉的上部,止于内侧弓状韧带的纤维弓,刚好位于腹腔干的上部。肠系膜上动脉的起始部在下方1～2cm,两侧的肾动脉从主动脉侧方或后侧发出,进入肾门。右肾动脉的走行经过下腔静脉的后方。在主动脉分叉上方1～2cm处,肠系膜下动脉从主动脉的左前侧发出,并分支为左结肠、乙状结肠、直肠上动脉。

腹主动脉(abdominal aorta)在第12胸椎下缘前方略偏左侧,经膈的主动脉裂孔进入腹膜后间隙,沿脊柱的左前方下行,至第4腰椎下缘水平分为左、右髂总动脉。腹主动脉全长14～15cm,周径2.9～3.0cm。前面为胰、十二指肠水平部及肠系膜根部等;后面为第1～4腰椎及椎间盘;右侧为下腔静脉;左侧为左交感干腰部。腹主动脉周围还有腰淋巴结、腹腔淋巴结和神经丛等。

下腔静脉(inferior vena cava)由左、右髂总静脉汇合而成,汇合部位多平第5腰椎(68.2%),少数平第4腰椎(31.8%)。下腔静脉在膈肌中心腱的裂孔通过膈肌。稍低的位置,它接受3支主要肝静脉回流,后者也是4个肝段的分界标志。向下,下腔静脉位于肝尾叶后表面的沟内,二者间很少有脂肪。向下出肝内段后,下腔静脉刚好位于右肾上腺的前方,在它与膈肌脚间有脂肪平面分隔。此间隙内有腹腔神经节右侧部分的分支。在肝内段的下方,下腔静脉还临近门静脉;两者间的脂肪称为门腔静脉间隙。此间隙内含肝组淋巴结,位于肝十二

指肠韧带内。在更低的位置,下腔静脉与肠系膜上静脉之间为胰腺钩突。

下腔静脉和主动脉前方,都有十二指肠水平部通过。在此位置下面,下腔静脉与小肠系膜根部关系密切。下腔静脉约在主动脉分叉后向下1～2cm处分开。随后左髂总静脉经右髂总动脉的后方,走行至左髂总动脉的后内侧(图1-4-1)。

下腔静脉收集下肢、盆部和腹部的静脉血。下腔静脉在脊柱的右前方,沿腹主动脉的右侧上行,经肝的腔静脉沟,穿膈的腔静脉孔,最后开口于右心房。前面为肝、胰头、十二指肠水平部以及右睾丸(卵巢)动脉和肠系膜根部;后面为右膈肌脚、第1～4腰椎、右交感干和腹主动脉的壁支;右侧与腰大肌、右肾和右肾上腺相邻;左侧为腹主动脉(图1-4-2)。

三、腰大肌间隙

腰大肌间隙为一扁平肌间隙,婴幼儿为0.1～0.2cm,成人为0.3～0.4cm。前面为腰大肌及其筋膜;后面内侧为腰椎横突和横突尖韧带,后面外侧为腰方肌;内侧面为腰椎椎体;外侧面为腰大肌和腰方肌的联合筋膜。腰大肌与腰方肌位于腹横筋膜的后方,因此,它们位于经典的腹膜后腔的后方。但是,即使如此,起源于腹膜后腔的病变常可累及腰大肌间隙。

腰大肌周围的筋膜形成一个锥形的间隙,是纵隔至下肢的潜在连接腔隙,在内侧弓韧带下方穿过膈肌脚后方。它的前方和侧面有筋膜鞘包绕。覆盖于肾门和肾下极的肾后筋膜加入腰大肌筋膜,形

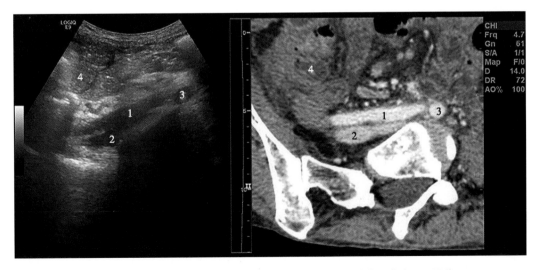

图1-4-1　1:右侧髂总动脉;2:右侧髂总静脉;3:左侧髂总动脉;4:肠道

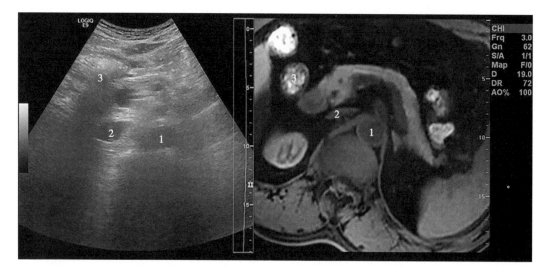

图 1-4-2 1：腹主动脉；2：下腔静脉；3：十二指肠

成肾周与腰大肌间隙的潜在交通。在肾门上方，肾后筋膜从侧方进入腰大肌，因此这两个间隙在此平面及其以上的位置是分开的。

在腰大肌的内侧面，有腱弓通过椎体内侧的狭窄部分。这些腱弓的内侧是腰静脉、腰动脉和交感神经干。腰大肌在后外侧方覆盖椎间孔，这样构成髂腰丛的腰神经就在肌肉下方走行。然后这些神经转向前外侧，形成周围神经。生殖股神经位于腰大肌前方，临近输尿管；股外侧皮神经位于腰大肌后外侧（肾后间隙内）；股神经位于腰大肌后方，在它与髂肌之间的沟内走行；闭孔神经在腰大肌的后内侧面，髂动脉和髂静脉的后外侧。因此，腰大肌间隙的病变可引起所有下肢神经分布区的症状。在丛状神经纤维瘤病时，这些神经的增大也可引起腰大肌的变形。

腰大肌间隙的内侧部分也含淋巴系统，在肿瘤或炎症性的淋巴结增大时，此间隙可引起腰大肌纤维向外侧和前方移位（图 1-4-3）。

四、肾上腺、肾、输尿管和肾周间隙

（一）肾上腺

一对腹膜后的内分泌器官，位于肾脏上方，并包绕在肾周筋膜内。右肾上腺通常位于右肾上极的正上方，下腔静脉正后方，夹在肝右叶和右膈肌脚之间。左肾上腺位于左肾上极的前内侧，主动脉和左膈肌脚的侧方，左肾静脉上方。在新生儿，肾上腺约为肾脏的 1/3，在超声上相对容易看到。而在成年人，肾上腺的比例小得多，且不易探及。

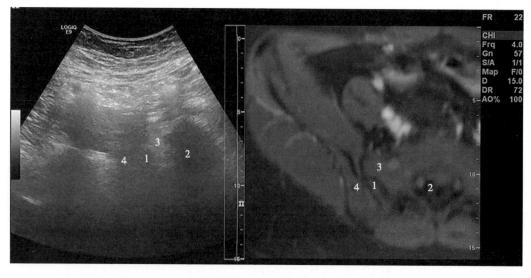

图 1-4-3 1：腰大肌间隙；2：腰椎；3：腰大肌；4：腰方肌

正常肾上腺的表面光滑，两支的厚度应一致，尽管没有严格的测量标准，任何区域厚度超过10mm可认为存在异常。CT平扫中，肾上腺呈软组织密度，与肝脏密度相近。如果进行非常早期的强化扫描，可见明显强化，它快速消退为中度强化，强化程度稍低于肝脏。MRI检查中，肾上腺在T₁WI呈中等信号，与肝脏相似，稍高于膈肌脚，但远低于周围的脂肪。在常规T₂WI中，肾上腺的信号低于脂肪，与肝脏等信号，但相对于膈肌脚呈高信号。在脂肪抑制T₂WI中，正常肾上腺的信号高于肝脏，并且明显高于被抑制的脂肪，因此T₁WI和脂肪抑制T₂WI能够最佳地显示正常肾上腺和小肿物。

（二）肾

肾脏位于T₁₀~L₂椎体水平。左肾的位置通常比右肾稍靠上方。双肾的大小和形态通常对称，但左肾也可以比右肾稍长。男性的肾脏通常较大，在20岁前达到最大值。根据个体的身高，肾脏的大小可以有所不同，中位长度为11cm，大多数人范围在9.8~12.3cm。超声检查中肾皮质的平均厚度约为10mm。

CT平扫中，肾髓质与肾皮质的密度非常接近，都类似肝脏的密度，肾窦由于含有脂肪密度，无需注射对比剂也很容易与肾实质相区分。MR检查中，平扫T₁WI图像中，正常肾脏的信号强度类似于肝脏。无脂肪抑制时，肾窦具有典型的脂肪信号，表现为高T₁信号、中等T₂信号（图1-4-4、图1-4-5）。

（三）输尿管

左右各一，全长20~30cm，外径4~6mm，管腔2~8mm，起始于肾盂，下连膀胱，行于腹膜后，沿腰大肌内侧的前方，向前穿过髂总动、静脉，进

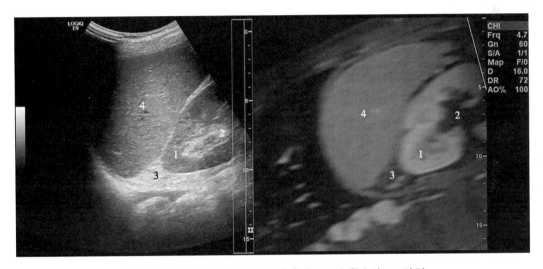

图1-4-4　1：左肾肾实质；2：左肾肾窦；3：左肾上腺；4：脾脏

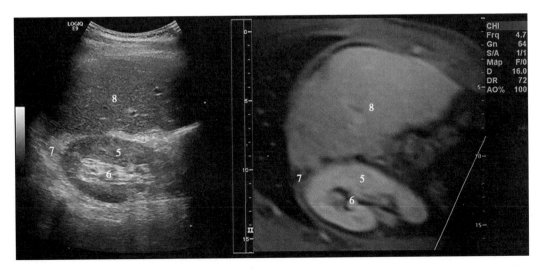

图1-4-5　5：右肾肾实质；6：右肾肾窦；7：右肾上腺；8：右肝

入盆腔，沿盆腔壁下降，跨越骶髂关节前上方，在坐骨棘转折向内，斜行穿膀胱壁，开口于膀胱。按其走行位置，可分为 3 段：腹部（腰段）、盆部（盆段）、壁内部（膀胱壁段）。输尿管有 3 个狭窄部：肾盂与输尿管移行处（输尿管起始处），越过小骨盆入口处；进入膀胱壁的内部。这 3 处狭窄是结石、血块及坏死组织容易停留的部位。女性输尿管则越过子宫颈外侧至膀胱（图 1-4-6）。

肾脏和输尿管的解剖学变异很常见，大约见于 10% 的婴儿。其原因可能与该部位复杂的组织发生学有关。泌尿生殖系统发生于后腹壁的泌尿生殖嵴。3 对肾脏结构形成于胚胎早期，于胚胎第 5 周时前肾和中肾消失而后肾开始发育并最终形成肾脏，胚胎第 11 周时可以分泌尿液。由于后肾管发生和融合的过程异常而产生大量的解剖学变异，后肾管最终形成肾脏集合系统和输尿管，而后肾的间叶细胞发育成肾单位。肾脏最先位于盆腔，但是由于躯干长度增长的速度不同从而使得肾脏上升入腹腔。肾门最开始朝向前方，然后在肾脏上升的过程中逐渐向内侧旋转。在位于盆腔时，肾脏的血供来源于骶部和髂血管，而进入腹腔后则接受主动脉供血。这种血供来源的变化使得变异的发生率增高，1/4 的人群有 3 根以上的肾动脉。

（四）肾周间隙

位于肾前筋膜与肾后筋膜之间。肾筋膜在上方与膈筋膜、侧方与侧锥筋膜、下方与髂筋膜融合，内侧肾后筋膜与腰大肌筋膜融合，肾前筋膜与主动脉、下腔静脉和系膜根周围的致密连接组织汇合。肾周间隙下角与髂窝相通。中、下部肾前、后筋膜在输尿管周围融合，此处为肾周间隙最弱点，肾周积液最易自此溢出。两侧肾周间隙可在下腔静脉前方跨中线相互交通。肾间隙内有肾上腺、肾脏、肾集合系统近段、肾血管及脂肪等。

肾脏和邻近的肾上腺被肾周的脂肪所包绕，而后被封闭于肾筋膜鞘内。肾后筋膜与侧锥筋膜相延续。在升结肠与降结肠旁向前延伸。肾前筋膜较薄，边界欠清，以锐角加入肾后筋膜。肾前、后筋膜都为层状，积液可将它们分开并向外侧延伸，类似肾后间隙受累。

在胚胎发育期，当结肠的背侧系膜发生旋转并融入肾前筋膜时，形成潜在的肾前间隙。融合线向两侧延续，并形成了两侧的侧锥筋膜。不同来源的积液可以在这些筋膜层内交通，进入腹膜后腔的其他部分。由于此融合的筋膜面与胰腺和十二指肠后的筋膜面相延续，共同形成肾前间隙的一部分，腹膜后腔的积液可经此通路由筋膜的一侧到达另一侧。

肾周间隙包含肾、肾上腺、肾门血管、肾盂、输尿管近端和数量不同的脂肪。这些内容物被包绕在肾筋膜层内；在内侧，肾周间隙通过肾门血管与大血管间隙相通。肾周间隙的大量脂肪，积聚于肾下极的内侧；脓肿、血肿和尿性囊肿易在此位置积聚。肾周间隙的脂肪有许多分隔，可以局限肾周的积液。分隔也有助于肾周间隙快速将积液排除，进入周围的筋膜面。此外，有压力的积液（一般是胰腺炎）同样可沿这些间隔进入肾周间隙，表现类似于肾脏的包膜下积液。

肾上腺位于同侧肾脏的上内侧；右肾上腺临近

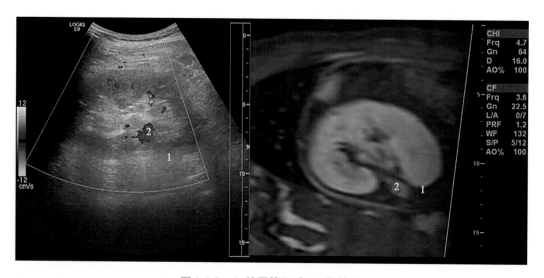

图 1-4-6　1：输尿管区域；2：肾静脉

下腔静脉的后表面,它的外侧支临近右膈肌脚;在它与右膈肌脚之间有腹腔神经节。左肾上腺紧邻胰尾及其血管、脾动静脉和脾静脉。它的内侧面与左膈肌脚相邻。胰周血管扩张可发生于左侧肾上腺区,表现类似肾上腺病变。

输尿管位于肾门下方的肾周间隙内。在肾下极水平,它进入大血管周围间隙,与腰大肌前缘伴行进入盆腔。肾盂输尿管结合部的输尿管损伤可与肾周间隙相通;而下方的输尿管轻度破裂可在腰大肌的前外侧表面形成包裹性积液。

1. 肾后间隙　肾后间隙位于侧锥筋膜的外侧,肾筋膜的后方,腹横筋膜以内的范围。肾后筋膜、侧锥筋膜和腹内筋膜之间内容物有肾旁脂体。肾后间隙位于肾后筋膜与横筋膜之间。内侧横筋膜与腰大肌筋膜融合,外侧与腹膜外脂肪相连续。两侧肾后旁间隙无交通,向下在髂窝处与盆腔腹膜外组织相通。肾后旁间隙内有肾旁脂体、血管和淋巴结等。

它与腹膜的肋腹线相连,内部不含脏器,但紧邻升结肠和降结肠的后表面。起自这些结肠的炎性病变(阑尾炎等),都可累及此间隙。由于肾后间隙的脂肪临近肾前和肾后筋膜的结合部,因此这些筋膜内的积液可进入肾后间隙。十二指肠穿孔和胰腺炎都可通过上述途径累及此解剖区。

在肾门以上水平,肾后间隙非常小并且位置靠后。在连续向下的层面中,肾后间隙向前延伸并变厚。与肾后间隙关系最密切的第二脂肪垫,它位于腰方肌的前方,与肾后间隙相分离。两层脂肪垫之间有筋膜面,腹膜后腔深部的液体可由此向后外侧溢出,到达表浅的腹横筋膜。此通路位于下腰三角(Petit 三角)的外侧界。在肾周间隙以下的层面,肾后的脂肪位于髂肌的前方,升结肠或降结肠的后方。

2. 肾前间隙　肾前间隙位于腹后壁腹膜与肾前筋膜之间,侧缘为侧腹筋膜,上缘右起自肝后上裸区,肾前、后间隙间有潜在的交通。肾前间隙内有胰腺、十二指肠和升、降结肠。十二指肠降段在胰头外侧向下达右肾前方,升结肠斜行走向右肾下极,降结肠在左肾前筋膜前方,胰腺横越中线。肾前筋膜与后腹膜之间的间隙,是由胃(胰尾和脾肾韧带)、十二指肠(十二指肠系膜和胰头)、升结肠和降结肠的背侧系膜所融合形成的复杂区域。此间隙内包括大部分十二指肠、升结肠、降结肠和胰腺;起自这些器官的任何病变可累及肾前间隙的其他器官。同样,此间隙也可与胚胎学邻近起源的韧带相通,例如小肠系膜根部、横结肠系膜根部、膈结肠韧带、十二指肠结肠韧带和脾肾韧带,以及小网膜。

急性暴发性胰腺炎的积液可充满上腹部的系膜,中度胰腺炎的渗出可在肠系膜后平面内向后到达胰尾,在肾后平面内包绕肾周,并在侧锥平面内向前外侧走行至降结肠。

五、胰腺、十二指肠和肠系膜根部

(一)胰腺

位于网膜囊后面,横过第1、2腰椎前方。其右侧端较低,被十二指肠环绕,左侧端较高,靠近脾门。分头、颈、体、尾四部分。胰头前面有横结肠系膜根部越过,与空肠毗邻;后面有下腔静脉、右肾静脉及胆总管下行;上方右侧份与胃幽门和十二指肠上部毗邻,左侧份由前向后依次与肝固有动脉、肝门静脉、门静脉淋巴结毗邻。胰颈是胰头与胰体之间较窄的部分,后面有肠系膜上静脉通过,并与脾静脉在此汇合成肝门静脉。胰体后面有腹主动脉、左肾上腺、左肾及脾静脉。大多数人的主胰管由背侧导管和腹侧导管融合而成,开口于十二指肠大乳头。约 1/3 正常人可分开引流,背侧胰管可开口于十二指肠内侧壁的大乳头近端,称为小乳头。

胰腺有两个起源:大的背侧胰腺起自十二指肠背侧系膜,而腹侧胰腺起自十二指肠腹侧系膜。背侧胰腺向后,向头侧生长,这样胰尾逐渐位于胃系膜内,再发育在脾的后方。此段肠系膜最终在左侧与腹后壁融合。同时,胰头与十二指肠及十二指肠背侧系膜一起,也在右侧与腹后壁融合。腹侧胰腺绕肠系膜上血管旋转 270°,位于肠系膜上静脉的后内方,这是胰腺最靠下的部分,形成钩突。

胰腺很少能在一个横切面内全部显示。通过它的胚胎学发育可以知道,脾门位置的层面通常可显示胰尾。胰腺组织的特征是呈分叶轮廓,它表面的沟内含腹膜后脂肪。脾动脉和脾静脉位于胰腺的后方。年轻患者,两条血管比较直,与胰腺轮廓平行,并通过薄的脂肪层与之分开。脾动脉通常位于脾静脉的头侧与略前方。随着年龄的增长,脾动脉变迁曲,在向脾门走行过程中可能会向任何方向弯曲。而脾静脉的走行一般没有变化。部分人胰尾间断卷曲可位于脾血管的后方。

十二指肠与胃背侧系膜的旋转和融合,造成胰体的后表面位于(融合)右肾前筋膜的内侧部分。这样封闭了部分圆顶形的脂肪组织,此脂肪解剖学上是肠系膜根部的一部分。所形成的间隙后方为主动脉和膈肌脚、前侧方为胰腺和脾血管。肠系膜上动脉的起始部位于其内。胰腺炎容易累及邻近的十二指肠与胃系膜，而不累及肠系膜上动脉周围的脂肪。但是胰腺癌常浸润此间隙，并且包绕肠系膜上动脉。

虽然肠系膜上动脉与胰腺之间有主动脉周围的脂肪分隔，并不直接相邻；但肠系膜上静脉位于胰腺头颈部结合部的凹陷内，几乎没有脂肪分隔。在此结合部的下方，钩突与肠系膜上静脉的后外侧和后表面相邻。钩突最后面的部分位于下腔静脉的前方；两者之间常有一层脂肪平面，但是消失并不一定为病理改变，部分消瘦者可缺乏。在钩突最下面的层面中，有时可显示左肾静脉，它在主动脉前方和肠系膜上动脉后方走行，汇入下腔静脉。在胰头与钩突部的前方和后方，有胰十二指肠静脉，它是评价胰腺癌的重要解剖标志。胃十二指肠动脉位于胰头和上段十二指肠之间，是声像图中重要的解剖标志。

胰腺旋转和融合的个体差异，可造成横切面图像中的混淆。在个别患者中，整个胰腺可位于脊柱的左侧，即便如此，它与肠系膜根部血管的关系仍可保持正常。网膜结节是正常胰腺的一部分，突入肝胃韧带内，类似此区内的结节或肿块。

（二）十二指肠

上端始于胃的幽门，下端至十二指肠空肠曲分为上部、降部、水平部和升部。十二指肠直接起自幽门远端；第一部分（或球部）通常向胃窦的后外侧走行。此段临近胆囊体部或颈部，以及肝脏的方叶。而后，十二指肠继续向后进入腹膜后腔，在胆总管出肝十二指肠韧带的外侧走行。然后十二指肠折向下走行，经胰腺的外侧和肝脏的内侧向下走行。在包括壶腹乳头的十二指肠降段，十二指肠的内侧壁与胰腺之间常没有脂肪平面。下方与胰头、胰颈毗邻，后方有胆总管、胃十二指肠动脉、肝门静脉及下腔静脉走行；降部前方有横结肠及其系膜跨过；后方与右肾门、右肾血管及右输尿管相邻；内侧有胰头、胰管及胆总管；外侧有结肠右曲。水平部上方邻胰头及钩突，后方有右输尿管、下腔静脉和腹主动脉，左侧有肠系膜上动、静脉跨过。当肠系膜上动脉起点过低时，可能会压迫水平部引起肠腔淤积，甚至梗阻，称十二指肠上动脉压迫综合征（Wilkie 综合征）。十二指肠降部常走行于右肾盂的前方。在钩突部下方，十二指肠转向左侧，经下腔静脉、主动脉的前方，于肠系膜上动脉、静脉的后方走行。最后，十二指肠在 Treitz 韧带处向前、向左，出腹膜后腔。

小肠系膜腹侧在胚胎发育的早期已经吸收。背侧半的肠系膜持续存在，并延长供应快速发育和卷曲的小肠。在成人，小肠系膜根部由左上腹的十二指肠空肠结合部，向右下腹的回盲部走行。此结构主要成分是肠系膜上动脉及其分支、肠系膜上静脉及其属支、血管周围的肠系膜脂肪和不同数目的淋巴结。因此肠系膜上静脉接受大的中结肠静脉的回流，这样就形成了一个能够使小肠病变向横结肠系膜传播的通路。同样，胰腺附近的腹腔神经节、神经丛也可沿肠系膜上动脉延伸，形成一个胰腺炎或胰腺癌累及小肠新的途径（图 1-4-7）。

（三）肠系膜根部

肠系膜是将空、回肠连系于后腹壁的双层腹膜返折。固定于后腹壁处的部分称肠系膜根部，自

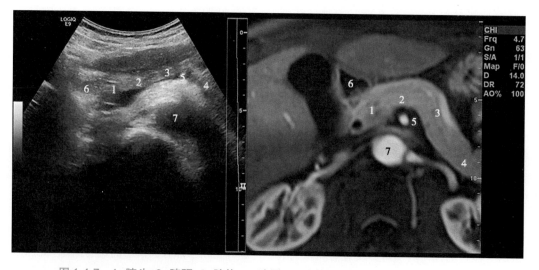

图 1-4-7　1: 胰头；2: 胰颈；3: 胰体；4: 胰尾；5: 脾静脉；6: 十二指肠；7: 腹主动脉

十二指肠空肠曲向下斜行止于回盲区,全长15cm,含两个重要的血管,即肠系膜上动脉和肠系膜上静脉。与肠系膜根部相邻接的重要结构有肝十二指肠韧带、结肠系膜、胰头区神经丛及淋巴组织。

六、升结肠和降结肠

(一)升结肠

续于盲肠,长约15cm。其后面紧邻右肾及腰方肌,内侧与十二指肠、肝右叶和胆囊相邻。右肾周围脓肿或肝脓肿偶可破溃入结肠。

(二)降结肠

在脾前端下方续于结肠左曲,长约25~30cm。其外侧为左结肠旁沟,内侧邻左肠系膜窦和空肠襻(图1-4-8、图1-4-9)。

七、肾前间隙和腹膜后平面内的液体分布

胰腺炎是评价胰十二指肠渗出最常见的临床病例。早期或轻度的胰源性积液,仅占据炎性胰腺周围的腹膜后脂肪。当胰腺炎较重时,可产生大量积液,它们会按照腹膜和腹膜后潜在间隙扩展。胰源性渗出主要通过两种解剖途径扩展至腹膜后其他部位:一种是通过筋膜间平面途径,另一种是沿肠系膜途径。当液体再次进入胚胎期背侧系膜与肾前筋膜所融合形成的平面内时,会沿筋膜间平面进行扩展。液体可由此撕开进入肾后通路或侧锥筋膜。这些积液也可在邻近膈肌脚的胃后上行。这些筋膜间平面,向下与盆腔相通,主要沿腰大肌

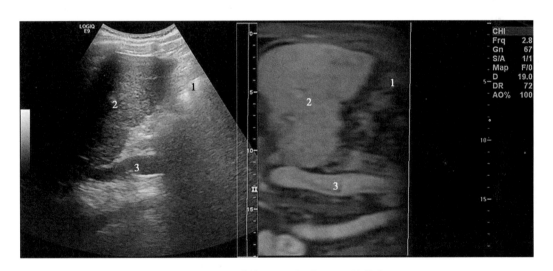

图1-4-8　1:升结肠;2:肝脏;3:下腔静脉

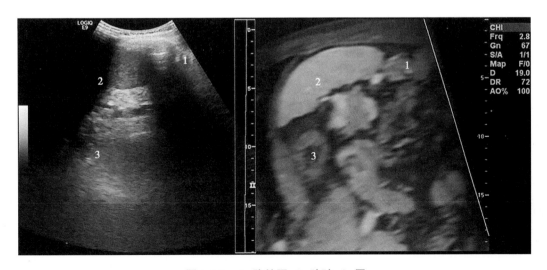

图1-4-9　1:降结肠;2:脾脏;3:胃

的前外侧面走行。在少数患者,胰源性积液可通过此途径引起股部肿块。在髂前上棘上缘,这些间隙内积液可通过肾后脂肪或腰方肌的脂肪线之间的通路,与腹横筋膜相沟通。积液可通过此途径到达腹壁表现为 Grey-Turner 征(肋腹瘀斑)和 Cullen 征(脐周瘀斑)。

通过肠系膜的扩展,理论上是沿胚胎发育过程中胰腺的附属结构进行。在胎儿发育中,胰腺前方是胃脾韧带,它在成人时形成横结肠系膜的一部分和全部的大网膜。因此,积液时常见于上述 3 个系膜内。胰腺后方是脾肾韧带。累及胰尾的胰腺炎,可通过此通路扩展至脾门。在腹侧胰腺旋转至小肠系膜根部后方的成人位置以前,胰头还附着于腹侧肠系膜。此胚胎性附着提示胰腺炎可向肝十二指肠韧带内扩展。

(于晓玲 刘方义 周 翔)

第二章　胃　与　肠　道

第一节　胃肠道疾病超声
检查应用进展

迄今为止，纤维内镜和 X 线造影仍为胃肠道疾病的首选检查方法。纤维内镜能够清晰显示胃肠道黏膜的细微改变，有助于早期诊断胃肠黏膜病变，但对黏膜下肿物、肿瘤的内部结构以及血流灌注特征、浸润深度和分期等仍有局限性。此外，X 线造影或 CT 成像还有一定的放射性剂量危害的顾虑。

20 世纪 70～80 年代，超声因快捷、无创、无痛苦、无放射性、性价比高等优势，成为腹部疾病的主要筛选方法。但胃肠道受到气体和内容物的遮挡，被视为超声检查的盲区。1976 年 Walls 和 lutz 首先报道采用超声成像诊断胃癌，之后 Mascatello 与 Bluth 提出了"假肾征"（pseudokidney sign）、"面包圈征"（doughnut sign）、"靶环征"（target sign）等胃部占位性病变的常见超声诊断征象。使超声在胃肠疾病中的应用逐渐扩展。随着超声仪器分辨力的提高、检查技术的改进、不同种类造影剂的研制、超声内镜的问世以及诊断经验的逐步积累，使其在胃肠道疾病的应用尤其是急腹症中的应用越来越广泛。Zdenek Kala 等对 1994—2005 年 96 名小肠肿瘤患者进行研究，发现随着超声的普及和技术的改进，在 2002—2005 年由超声首先确诊的小肠肿瘤比例达到 70%～80%。而 Limberg B 在 1992 年用当时的超声仪器就可以发现直径 0.5cm 的肠道息肉样病变。

与纤维内镜和 X 线造影相比，二维超声可以准确测量胃肠道管壁的厚度，确定增厚的范围是弥漫性还是局限性的；了解胃肠道壁的层次是否清晰，借此判断增厚的壁是炎症性的还是肿瘤性的；还可用于判断新生物来源于胃肠壁的哪个层次，生长方式是膨胀性、外生性还是浸润性生长；肿物是实性、囊性或囊实性；对周围组织有无侵犯，淋巴结及邻近和远隔脏器有无转移等。超声还可通过胃肠道充盈程度、胃肠蠕动、逆蠕动及排空的情况

来判断肠道有无梗阻，根据梗阻部位的局部结构和回声特点判断梗阻原因如套叠、扭转抑或占位等；通过深呼吸及加压扫查观察肠管的运动情况，判断肠管与肿物的关系、肠管间及肠管与腹膜间有无粘连等。采用饮水或服用胃肠充盈剂以及灌肠等手段制造胃窗或肠窗，可减少或消除胃肠道气体所造成的伪像，使图像显示更清晰，增加胃肠道病变的检出率。特别是高频超声对显示胃肠道管壁的层次或病变对层次的侵及和破坏更有优势。

彩色和能量多普勒超声可显示胃肠壁以及胃肠肿瘤的血流动力学变化，可用于诊断因肠系膜血管阻塞或供血不全引起的缺血性肠病，或用于显示增厚胃肠壁或新生物内部有无血流信号，判断炎症性肠病病情是否活跃或复发，从而指导治疗。采用超声造影检查能够清晰显示胃肠病变内部的微血管灌注，从而增强了病变与周围正常组织的对比，使病变边界更清晰，更准确地显示了病变的大小以及对周围的侵犯程度，提高了对病灶定位（来源于胃肠道壁的哪个层次）和定性（对良、恶性的甄别）诊断的能力。超声造影还可更清晰地显示病变表面溃疡及内部液化坏死的边界和范围，提高溃疡的检出率等。

目前，超声已被作为胃肠道疾病初筛及随访的可选影像学方法，弥补了胃肠纤维内镜以及 X 线造影检查的不足，三种方法互相配合，有助于做出更为全面的诊断。

第二节　胃肠道超声检查
方法与技巧

一、仪器条件

高分辨力实时超声诊断仪。凸阵、线阵式探头较好。经腹超声频率一般用 3～5MHz，小儿、瘦长体型或浅表区域可选用 5～7MHz 或更高频率探头。消化道内镜超声（endosonography）需要特殊设备和探头（限于篇幅，这里不做介绍）。

二、检查前准备

（一）禁食 8～12h

必要时服用缓泻剂清理胃肠道。X 线胃肠造影宜在超声检查之后进行。急腹症患者不必受以上限制。

（二）胃超声扫查

经腹壁胃充盈扫查，需空腹饮水 500～800ml，或服用胃肠口服声学造影剂 400～600ml。临床怀疑胃肠梗阻、穿孔、胰腺炎者禁忌口服造影。

胃肠口服声学造影剂的选择：

1. 无回声型 饮用水是最方便、实用而且效果良好的口服超声造影剂。此外，还有超声快速显像液等。必要时，在检查前肌注山莨菪碱（654-2）可减慢液体排空。婴幼儿可用母乳、牛奶代替。曾有学者报告采用口服甘露醇，系统观察肠道及其病变，但尚不普遍。

2. 等回声型 口服胃肠造影剂。它们是食品型，具有口感好、消除气体伪像、能增强胃壁低回声病变的对比分辨力。口服胃肠造影剂具有使左上腹胃深方器官如胰、脾、左肾等病变显示更为清楚的优点。

3. 回声增强型 中药海螵蛸混悬液、汽水等，比较少用。

（三）结肠超声检查（经腹壁/结肠充盈扫查）

1. 检查前排便。

2. 乙状结肠及直肠上段检查需嘱受检者充盈膀胱。

3. 保留灌肠者，前一日晚餐进流食，睡前服轻泻剂，晨起排便，清洁灌肠。

4. 灌肠用 38℃生理盐水 800～1500ml，或采用按比例稀释的胃肠声学造影，液体量可根据病变部位、体型、梗阻程度增减。

三、胃肠超声检查步骤和扫查技巧

1. 空腹常规筛选检查 按照胃肠在腹壁的体表投影，采用 3.5～5MHz 探头经腹壁对胃、小肠和大肠区域作空腹常规扫查。扫查时可按解剖分区行往复"割草坪"式扫查，然后对可疑区域进行重点检查。

2. 细致扫查 根据临床具体要求，或根据患者腹痛、腹部肿物的位置（感兴趣区），做进一步细致扫查，包括采用 7～10MHz 探头放大观察。

经腹壁胃肠超声扫查的技巧：

（1）采用"间断适当加压"的胃肠扫查技巧。根据正常胃肠具有管壁柔软、层次结构清晰、管腔张力低（含气液）和可压闭而无压痛的诸多特点，采用这种特殊技巧，缩短探头与病变距离，比较容易发现胃肠道包括阑尾炎、肿瘤、梗阻等许多种病变或异常。

（2）注意对肠管长轴和短轴两个不同方向进行扫查，避免遗漏局部较小病变。

（3）不时地嘱患者吸气鼓腹配合，目的在于判断该段肠腔内气液流动、肠管之间或肠管与腹膜间有无粘连，鉴别肿物位于腹膜腔内或腹膜后（腹膜后肿物出现"越峰征"）。

四、几种胃肠特殊检查法

（一）胃肠充盈检查

嘱患者饮水或口服超声造影剂 500～600ml。然后，依次采用左侧卧位、仰卧位、坐位（或站立位）、右前斜位、右侧卧位，对贲门、胃底、胃体、胃窦、幽门和十二指肠做系统观察（图 2-2-1）。如继续作小肠观察时，应每隔 10～15min 检查一次，直至液体到达回盲区。

（二）结肠灌肠经腹超声检查（少用）

清洁灌肠后，患者取右侧卧位，经肛门置管，然后患者取仰卧位，灌注 37.5～38℃生理盐水 1500ml。沿直肠、乙状结肠向上直至盲肠按逆行顺序作结肠的经腹超声检查。液体量可根据部位、体型适当增减。

（三）直肠扫查法

1. 旋转式直肠内超声检查 采用旋转式带水囊的直肠探头，自上而下地进行直肠腔内扫查，主要适用于整个直肠和肛管的黏膜、黏膜下组织及其周围结构，可用于观察直肠癌和肿瘤对直肠壁的浸润程度，准确判断肿瘤侵犯的部位及大小。

2. 端扫式直肠探头和双平面直肠探头 也可用于直肠壁及直肠周围结构扫查，但观察范围不够全面，一般重点用于前列腺检查。

3. 直肠 360° 环阵超声探头检查 是目前国际公认的肛管直肠结构检查的最好方式之一，将探头引入肛管和直肠腔内采用环形扫查，可 360° 显示其形态变化，因频率高，明显提高图像的分辨率，大大提高了对细小病灶的识别能力，对肛周脓肿、高位复杂性瘘管、直肠癌等疾病的诊断有突出优势。

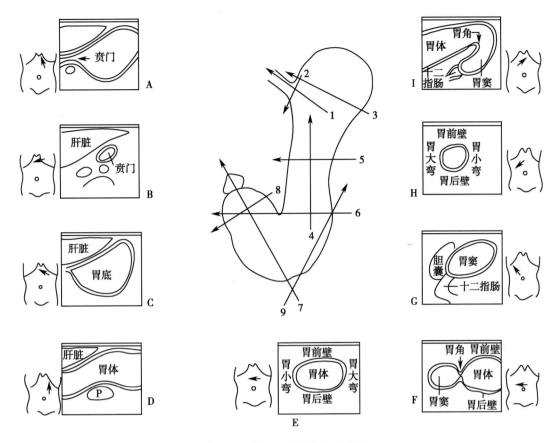

图 2-2-1　正常胃充盈扫查示意图

A（1）：食管下段及贲门长轴切面；B（2）：食管下段及贲门短轴切面；C（3）：胃底切面；D（4）：胃体长轴切面；
E（5）：胃体短轴切面；F（6）：胃角部切面；G（7）：胃窦长轴切面；H（8）：胃窦短轴切面；I（9）：胃冠状斜切面

第三节　胃 溃 疡

一、临床病理、流行病学及发病特征

胃溃疡是消化道最常见的疾病之一。据统计，10% 以上的西方人曾罹患此病，国内认为总患病率可能占人口的 10%～20%。

胃溃疡多位于胃小弯或胃窦部，愈近幽门处愈为多见。胃的前后壁较少见，胃底或大弯侧十分罕见。有时较大的溃疡可发生在小弯上部或贲门区。溃疡通常只有一个，呈圆形或椭圆形缺损，约有 5%～10% 的患者可以有 2～3 个，称多发性溃疡。溃疡直径多在 2cm 以内；亦有文献报道直径大于 2.5cm 的溃疡占 33.2%。溃疡边缘整齐、规则，底部常可穿越黏膜下层，深达肌层甚至浆膜层，使黏膜下层至肌层完全被侵蚀破坏，代之以肉芽组织及瘢痕组织。此外，在溃疡边缘常见到黏膜肌层与肌层粘连，周围发生慢性炎性改变。由于消化性溃疡具有慢性穿透性的病理特点，故往往易损害胃壁内的较大血管，引起出血。部分溃疡穿孔后，常与邻近器官，包括胰腺、肝脏、横结肠、脾脏等器官发生粘连，甚至继发感染。反复活动与修复的慢性巨大溃疡易产生大量瘢痕组织，导致胃形态畸变或发生幽门梗阻现象。

胃溃疡患者多见于 20～50 岁，临床表现有进食后上腹部疼痛、反酸、嗳气等症状。病情呈慢性经过，易反复发作，可并发呕血、便血、幽门梗阻及急性胃穿孔等病变。

二、超声诊断

胃壁局限性轻度增厚，厚度一般不超过 1.0cm，最大直径小于 5.0cm。其黏膜面局限性中断，出现凹陷，形态规则，底部光滑，呈"火山口"样（图 2-3-1A）。除凹陷处局部层次可消失外，其余胃壁层次清晰（图 2-3-1B）。

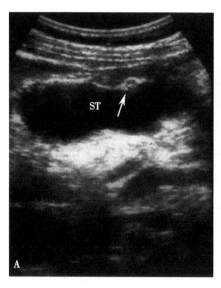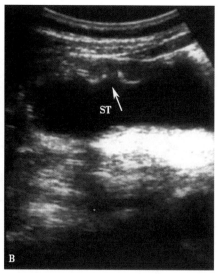

图 2-3-1　胃溃疡

胃壁局限性增厚，表面不光滑，呈"火山口"样。ST：胃腔，箭头示溃疡面

　　增厚的胃壁呈低回声，表面或凹陷内可附着点状固定气体样强回声（图 2-3-2），不随蠕动波影响而消失。

　　较大溃疡的凹陷可突出胃壁。部分凹陷边缘可见黏膜皱襞隆起聚集，称"黏膜纠集征"，此征具有诊断意义。

　　胃蠕动多较正常，仅在巨型溃疡时局部胃壁蠕动减弱。

　　当超声动态观察发现溃疡凹陷不规则扩大，进展迅速，或凹陷缩小，而周围隆起明显增厚、范围扩大、形态不规则时，应高度警惕溃疡恶变（图 2-3-3）。

三、技术局限性与诊断难点

　　1. 超声虽可显示胃壁五层结构及其溃疡数目、大小、深度等切面征象，但由于胃及周围肠管的内容物、残胃及肥胖等因素影响了胃的超声检查，致使超声诊断胃溃疡的敏感性较低，对于表浅或较小溃疡容易漏诊，导致诊断的假阴性或假阳性。因此，超声诊断胃溃疡的临床价值受到限制。

　　2. 超声对于良恶性胃溃疡，除了非常典型的病例外，明确的鉴别诊断或找到胃溃疡早期恶变的可靠依据，目前还存在一定难度。虽然超声造影对部分胃肠壁增厚性病变有一定诊断价值，比如，增厚胃壁是否能够顺序强化，胃壁的"梳齿状"强化分布是否均匀等，但其诊断经验尚在积累过程中，需大样本、多中心以及随机对照的深入研究，故常规内镜检查和 X 线钡餐造影仍为胃溃疡确诊的首选方法。

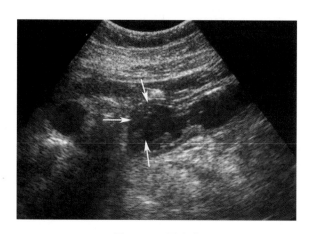

图 2-3-2　胃溃疡

胃壁局限性增厚，增厚胃壁处层次不清（箭头），邻近胃壁层次清晰

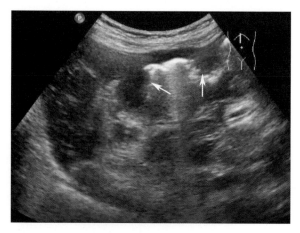

图 2-3-3　胃溃疡恶变

溃疡增大且周围隆起明显（箭头示）

3. 目前,超声作为一种辅助手段,可为接受内科治疗的患者提供极好的随诊检查,了解溃疡的进展和愈合情况,并可作为判断疗效的客观依据。对于胃镜和病理确诊的胃溃疡伴发非典型性增生,利用超声可了解局部胃壁的增厚程度,配合临床进行密切随访观察。因此,超声可作为胃溃疡初筛及随访的影像学方法。

鉴别诊断:

(1) 胃溃疡需与溃疡型胃癌鉴别:声像图鉴别未必可靠,因为即使声像图典型,也难以除外胃溃疡恶变。本病诊断需要结合患者年龄、病史、体征、X 线造影,最终鉴别仍取决于胃镜结合活检和病理组织学诊断(表 2-3-1)。

表 2-3-1 良性溃疡与溃疡型胃癌的超声鉴别

	良性溃疡	溃疡型胃癌
溃疡形状	陷坑状	火山口状
溃疡特点	腔外型、规则	腔内型、不规则
溃疡口	光滑、口底一致	口小、底大
溃疡底部	回声强、平滑	回声低、不平整
周缘形态	城墙状、匀称	堤坡状、不匀称
周缘壁厚	一般 <10mm	多数 >15mm
隆起壁回声	较强、均质	较低、不均质
黏膜纠集征	有	无
桥征	有	无
蠕动跳跃	一般没有	均有
周围浸润	少	多见
远处转移	无	有

(2) 胃溃疡与糜烂性胃炎鉴别:前者胃壁局限性增厚,黏膜面不完整、凹陷,呈"火山口"样;后者病变广泛,胃壁结构完整,故容易鉴别。

四、临床关切点

二维超声可用于显示溃疡处增厚胃壁的厚度与层次结构,显示胃溃疡的数目、大小及深度,显示周围是否存在肿大淋巴结,局部蠕动、逆蠕动以及排空情况,还对溃疡的良恶性具有一定的鉴别价值;饮水或服用胃肠充盈剂可减少或消除胃腔内气体所造成的伪像,增加溃疡的检出率;高频超声对显示溃疡处增厚胃壁的层次更有优势;彩色多普勒超声和能量多普勒超声可显示增厚胃壁的血流信息,用于判断局部炎症病情的轻重;超声造影可用于显示增厚胃壁的微血管灌注,观察增厚胃壁的强化顺序、"梳齿状"的强化特点以及强化是否均匀

等,提高溃疡的检出率。目前,超声可作为辅助手段,弥补胃肠纤维内镜以及 X 线造影检查的不足。

第四节 胃 癌

一、临床病理、流行病学及发病特征

胃癌起源于胃黏膜上皮,是最常见的恶性肿瘤之一,其发病率在全部癌症中占第三位,在我国消化道恶性肿瘤中占第一位。胃癌可发生于胃的任何部位,好发部位依次为胃窦(包括幽门前区)、胃小弯、贲门、胃底和胃体。胃癌绝大多数为腺癌。此外,较常见的还有黏液癌(包括印戒细胞癌)和低分化癌(包括髓样癌和硬癌)。胃的转移性肿瘤罕见。

病理可分为早期胃癌和进展期胃癌。

早期胃癌是指病变仅侵及黏膜与黏膜下层,可分隆起型(似息肉)、浅表型(平坦)和凹陷型(excalated type)。内镜超声对于发现和诊断早期胃癌有重要作用。我国根据胃镜所见提出小胃癌(癌灶直径为 5～10mm)和微小胃癌(癌灶直径小于 5mm)的概念,而临床超声检查对评价小胃癌和微小胃癌意义有限。

进展期胃癌又称中晚期胃癌,指癌变侵犯深度已超越黏膜下层,达到固有肌层或更深。根据病变的形态特征,通常可分三型:

1. **肿块型** 即 Borrmann Ⅰ型,癌变向腔内隆起,呈不规则结节状、蕈伞状或菜花状,表面常有糜烂和小溃疡。病变较局限,肿瘤的基底常不超过 4cm。主要位于胃体或胃底,一般为分化型腺癌。

2. **溃疡型** 肿瘤中央坏死,有大的溃疡形成。溃疡底部不平整,边缘隆起、质硬,当病变隆起较明显时,形成环堤状的局限性溃疡向胃腔凸起,相当于 Borrmann Ⅱ型;如癌肿向周围胃壁小范围浸润,中心部溃疡的边缘可发生部分或完全崩溃,导致溃疡的形态不规则,相当于 Borrmann Ⅲ型。此型胃癌主要分布于幽门区,常为腺癌,其分化程度低,早期即可侵犯浆膜层及胃壁内淋巴管。

3. **弥漫型** 即 Borrmann Ⅳ型,癌肿沿胃壁各层的组织间隙向四周扩散,累及范围广泛。病变胃壁增厚、僵直,甚至可浸润全胃壁,形成革袋状胃。此型胃癌分化程度最差,淋巴转移发生较早。

胃癌早期病变较小且往往无明显临床症状,超声检出相对困难。随着病情发展,可逐渐影响胃功能,出现不同程度的上腹不适症状,如上腹钝痛、

隐痛、食欲减退、恶心、呕吐、反酸、嗳气等。当形成溃疡或发生梗阻时症状明显，可出现呕血、黑便或吞咽困难。其中，呕血与黑便提示胃癌伴出血。当胃癌浸润穿透浆膜侵犯胰腺或横结肠系膜时，可出现持续性剧烈疼痛，并向腰背部放射。极少数癌性溃疡穿孔的患者也可出现腹部剧痛和腹膜刺激征象。此外，晚期胃癌患者可有恶病质、腹部肿块、腹水以及左锁骨上和左腋下淋巴结肿大等现象。

二、超声诊断与鉴别诊断

胃癌声像图表现较复杂。为了与临床和病理分期统一，尽可能依据其声像图所见的大小、形态、范围和侵及壁的深度，进行客观描述和分期。

1. 早期胃癌 经腹超声检查相当困难且仅限于隆起型，敏感性约 15%。由于无症状，早期胃癌诊断主要依赖纤维胃镜检查，包括对高危人群的定期筛查。纤维胃镜结合超声内镜的检查，对早期胃癌的进一步诊断和明确临床分期极有帮助，有待普及。

2. 进展期胃癌 癌变侵及固有肌层是进展期胃癌的特征，同时胃壁层次紊乱、中断，局部蠕动消失。当癌肿累及浆膜层时，则胃壁浆膜回声线不规则或中断（图 2-4-1），甚至穿透浆膜，向胃外生长。

声像图表现为：

（1）胃壁局限性或弥漫性增厚、隆起，厚度一般超过 1.0cm，形状不规则，通常呈不均质低回声。声像图类型有：结节/肿块型、溃疡型、局部/弥漫浸润型（局部/弥漫增厚型）等多种表现，少数胃癌呈外生性生长。①肿块型胃癌：胃壁局限性隆起凸向胃腔，表面不光整者可形成类似菜花状或蕈伞状低回声或杂乱回声肿块，周围胃壁也有程度不等的增厚。有时可见癌肿破坏浆膜向胃外生长，形成外生型肿块，并且有与周围脏器粘连或直接转移蔓延的征象（图 2-4-2A、B）。②溃疡型胃癌：隆起胃壁表面形成不规则凹陷，呈"火山口征"，凹陷底部不光滑，可见小结节状回声，凹陷周缘隆起不规则，厚度不均匀，凹陷口僵直。周围胃壁也可呈不规则增厚、隆起（图 2-4-2C）。③弥漫或局部增厚型胃癌：胃壁部分增厚或弥漫增厚、隆起，其厚度常大于 15mm，黏膜面不规则破溃或糜烂时局部呈固定气体样强回声，重者胃长轴切面呈"线状"胃腔（图 2-4-2D），空腹短轴切面呈"假肾征"，饮水后增厚的胃壁更为清楚（图 2-4-2D）。

（2）增厚胃壁层次不清晰、紊乱、中断，黏膜面不光滑，表面可附着点状固定气体样强回声，局部胃壁僵硬。

（3）局部蠕动消失。胃窦幽门部肿物可导致排空减慢甚至胃潴留。

（4）胃癌转移征象：胃癌除直接扩散外，常发生淋巴转移、血行转移、腹膜种植转移。

1）淋巴转移：淋巴结肿大，多见于胃周（小弯侧、大弯侧）、腹腔动脉旁、主动脉旁，可以单发和多发，也可相互融合。

2）血行转移：多发生在胃癌晚期，常转移至肝脏、肺、骨骼与脑等处。肝转移癌常为多发性，边界较清晰，多呈类圆形的低回声结节或较强回声，典型病例呈"靶环征"。

3）腹膜种植转移：胃癌细胞，特别是黏液癌细

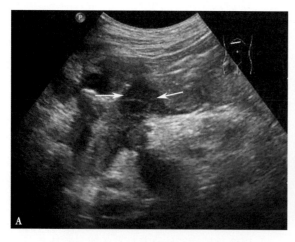
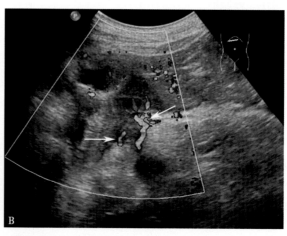

图 2-4-1 进展期胃癌

A. 二维超声显示胃壁不规则增厚，并突破浆膜层，向周围浸润（箭头）；B. 彩色多普勒显示增厚胃壁内血流信号丰富，由外周向内部供血（箭头）

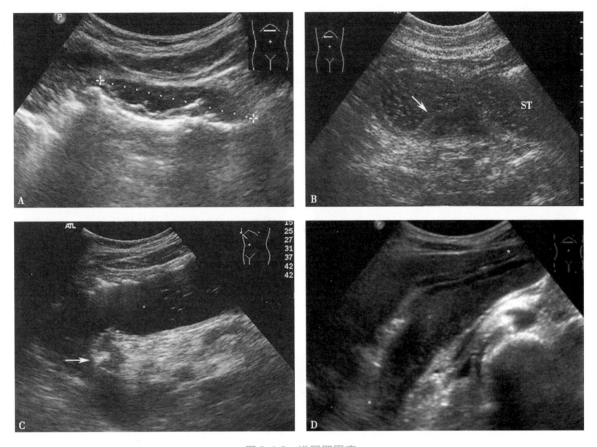

图 2-4-2 进展期胃癌

A. 胃壁增厚型：胃前壁低回声性不规则增厚，黏膜面呈明显不规则强回声；B. 肿块型：胃窦部后壁可见团块状低回声（箭头所示），向胃腔内隆起；C. 溃疡型：胃窦部后壁不规则隆起，其内可见龛影（箭头所示），边缘呈"火山口征"，酷似胃溃疡；D. 弥漫增厚型：胃壁弥漫性增厚、僵硬，胃腔明显变窄

胞浸润至浆膜层，可脱落到腹膜腔，种植于腹膜、腹壁、盆腔器官，发生转移瘤。声像图表现为胃浆膜层回声连续性中断、腹腔积液，可合并肠粘连。此外，女性胃癌患者可转移至卵巢，为双侧或单侧性实性肿瘤，称 Krukenberg 瘤。对于女性卵巢肿物合并腹水者，应注意寻找胃或其他部位有无原发癌。

三、技术局限性与诊断难点

因患者无症状、病变较小、部位隐蔽、气体干扰、仪器性能或检查者技术等因素，二维超声对早期胃癌的诊断较为困难，敏感性亦较低，仅约 15%，多数情况下与胃炎及部分活动性胃溃疡难以鉴别，故不能作为胃癌的早期筛选手段。超声对于典型的进展期胃癌诊断难度通常不大，但对胃周淋巴结转移的敏感性较低，仅为 60%，这与淋巴结的大小、部位、仪器性能和检查者技术有关。关于残胃癌的超声检查，因位置深在，受干扰因素多，尤其残胃与空肠吻合者更难以显示。

超声在检查胃肿瘤时，应注意观察胃壁的浸润层次，必要时采用 5~8MHz 较高频率探头，仔细观察有无浆膜层及浆膜外其他器官组织浸润，且需常规全面扫查网膜组织及壁腹膜。对女性患者还应常规扫查盆腔。

鉴别诊断：

（1）胃良性肿瘤：少见，仅占胃肿瘤的 3%。可分为两类：一类来自胃黏膜上皮组织，为息肉样腺瘤，比较少见，一般不超过 2cm，有蒂，乳头状，向表面隆起，与基底宽的息肉样腺癌不同；另一类比较多见的是胃间质瘤。过去学者们认为它是"胃平滑肌瘤"，大多数为良性肿瘤，有 2% 的患者为"平滑肌肉瘤"。

（2）胃恶性淋巴瘤：发生在黏膜下，有息肉样、结节 / 肿物型、弥漫增厚等多种类型，尽管有低回声、黏膜保持完好的特点，有时与腺癌也很难鉴别。此时，病理组织学检查显得极为重要，因为它涉及了本病治疗方案的制定及预后的判断。

（3）胃炎及良性溃疡：胃癌的局部胃壁层次破坏，而胃炎多为弥漫性均匀增厚，层次完整。部分非典型的溃疡型胃癌需与良性溃疡相鉴别（见胃溃疡章节）。

此外，肿块型胃癌须与胃息肉、胃腺瘤、胃间质瘤、胃肉瘤等相鉴别。仅根据病变的形态、内部回声及其侵犯分布特征进行鉴别往往不可靠，准确诊断尚需依靠胃镜活检。

四、临床关切点

作为一种无创性的诊断方法，胃超声检查的优点不仅在于它可以显示胃壁层次的切面结构，还可清晰显示胃癌的部位、大小、形态及其侵犯范围和深度，对邻近器官及胃周淋巴结有无转移亦有较大价值，可以弥补胃镜和X线检查的不足，为临床选择治疗方案提供一定依据。

近年来用于临床的超声内镜，结合了胃镜和超声检查的优点，有助于确定早期胃癌和进展期胃癌分期（图2-4-3），与胃癌的病理分型有很高的一致性，对提高胃癌的诊断水平具有重要价值。根据国际癌症学会TNM分期标准，超声内镜结合体表超声扫查，可以对消化道恶性肿瘤进行如下方面的临床分期评估：

1. 浸润深度的评估　内镜超声和体表超声都可用于对浸润深度的判断。但后者准确性较差。在食管癌、胃癌患者，观察第三层高回声线的连续性是否完好，对估计早期或进展期肿瘤特别重要。若仅第一、第二层结构连续中断，第三层高回声线完好，表明病变局限于黏膜层，则为早期；若第三层高回声线中断，则表明已穿入黏膜下层，为进展期。

2. 周围组织浸润的评估　最外层高回声线的连续中断、不平滑，病变突出胃肠道轮廓，内部血

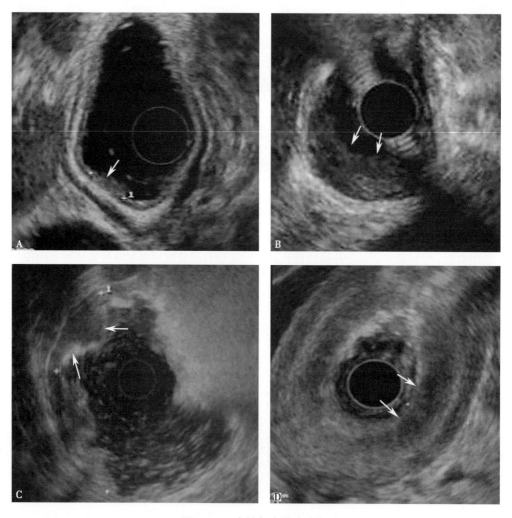

图2-4-3　内镜超声胃癌分期

A. 早期胃癌，病变局限于黏膜层及黏膜肌层；B～D. 胃癌Borrmann Ⅰ、Ⅲ、Ⅳ型（消化内科李渊馈赠，2014年）

流信号超出外层高回声线,都是肿瘤已侵及周围邻近组织的佐证。由于肠壁较薄,超声很难分辨肠壁的组织层次,所以,对肠道肿瘤浸润深度难以判断。仅能显示其是否侵及周围组织。

3. 淋巴结转移的判断 胃肠道不同部位的引流淋巴结分布不同,胃底贲门癌多转移到胰腺旁、贲门旁和胃上淋巴结;胃窦部癌常转移到腹腔动脉旁和胃下淋巴结。此外,对胃小弯侧、肝门、脾门、腹主动脉旁淋巴结也必须仔细扫查。结肠和直肠癌开始转移到肠管旁淋巴结(第一站),继而至肠系膜血管旁淋巴结(第二站),至腹腔血管旁淋巴结(第三站)。经内镜超声对肠管旁淋巴结有较高的检出率,而对腹腔血管旁淋巴结,经体表超声扫查可能更有效。一般认为,病灶附近直径大于1cm的弱回声淋巴结常为转移淋巴结,而且淋巴结越大,转移的可能性就越大。

4. 远处器官转移的判断 胃肠道恶性肿瘤最常转移于肝脏,女性卵巢也是易被累及的器官,此外,对胰腺、脾脏、腹膜等也应该仔细扫查。同时,还应注意有无胸水、腹水。

超声造影可通过观察增厚胃壁或胃肿块内部微血管灌注的异常,观察造影剂开始增强和廓清的时间,观察强化的顺序和层次的紊乱等,为胃癌的诊断提供进一步血流动力学的佐证,提高其诊断的准确性。但目前其最终诊断仍主要依赖纤维胃镜和病理组织学检查确诊。所以当超声检出病变时,应嘱患者及时接受胃镜活检,在排除胃癌后,可进行超声跟踪观察,监视其发展。

第五节 肠 套 叠

一、临床病理、流行病学及发病特征

一段肠管套入相连接的另一段肠管内称为肠套叠。本病是常见的小儿外科急诊,占儿童肠梗阻首位,80%在2岁之内发生,95%原因不明,成人较少见,常继发于肠壁病变如息肉、憩室或肿瘤(小肠黏膜下脂肪瘤、结肠腺癌等),可以是慢性复发性肠梗阻。一般为近侧肠管套入远侧肠管,远侧套入近侧者罕见。套叠处形成三层肠壁:外壁称为鞘部;套入部由反折壁与最内壁组成。鞘部的开口处为颈部,套入部前端为顶部。套入的肠管常因血管受压而发生充血、水肿、肠壁增厚,甚至坏死。

肠套叠的类型最多见的是回盲型(约90%);其次为回结型;回回型、结结型较少,无论哪种类型,

几乎都导致肠梗阻,占各类肠梗阻的4%。

腹痛、呕吐、血便、腹部包块是肠套叠的主要临床表现。腹痛为突然发生,间歇性反复发作,发作时常呕吐。发作数小时内多数排果酱样黏液便。体检时腹部可扪及活动性包块。肠套叠发病一天后多数出现完全性肠梗阻的表现。

二、超声诊断

1. 肠套叠部位显示边界清楚的包块 套叠部沿肠管短轴的横切面呈大环套小环的特征表现,即"同心圆征"或"靶环征"(图2-5-1A)。外圆呈均匀的低回声环带,系鞘部肠壁回声,低回声带系水肿增厚的反折壁及其与鞘部之间的少量肠内液体形成。在大的外圆内,又有一个小低回声环带,形成内圆。内、外圆间为高回声环,中心部为高回声团,其边缘欠光整;套叠部沿肠管长轴的纵切面呈多层低和中等回声相间的结构即"套筒征"(图2-5-1B)或"假肾征"。有时可能显示套叠的顶部和颈部,顶部呈指头状盲端。"假肾征"通常是在套叠时间较长,肠壁发生严重水肿时出现,或是成人患者存在肠管肿瘤或息肉时出现(图2-5-2、图2-5-3),彩色多普勒有助于显示套叠肠管壁和系膜的血流信号及其改变。完全缺乏血流信号提示肠壁缺血坏死。

2. 肠梗阻表现 声像图显示肠管扩张,内容物积聚,蠕动亢进或显著减弱。

三、技术局限性与诊断难点

二维超声对套叠部位的显示成功率较高,但易受患儿哭闹或胀气的肠管干扰,检查时应尽量在患儿平静时进行,加压力度宜轻柔、适度,必要时可改变患儿体位、采用5~8MHz较高频率探头,以提高套叠部位的显示率。对于成人肠套叠不能排除是否合并肠道肿瘤时,尚需进一步做病因学检查。

鉴别诊断:肠套叠主要应与肠道肿瘤鉴别。后者起病慢,病程相对较长,声像图多数表现为"假肾征",边缘欠规整,很少有"同心圆征"。对成人肠套叠,要特别注意同时有肿瘤存在。此外,有时排空的胃窦部也可呈现为"同心圆征",但是这种征象多为暂时性,不固定,动态观察可随蠕动消失。

四、临床关切点

超声诊断肠套叠的敏感性和特异性很高,其准确率在92%以上。与传统采用的X线空气或钡剂灌肠检查相比,方法简便、迅速,结果准确、可靠。在超声监视下,对小儿单纯性套叠利用加温生理盐

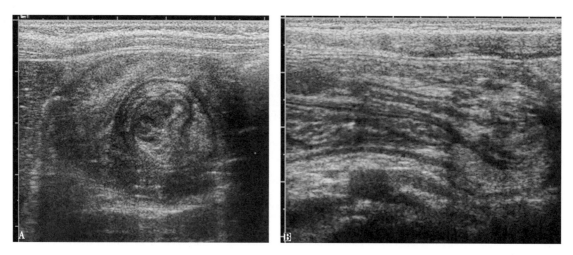

图 2-5-1　肠套叠

A. 套叠肠管横切面呈"同心圆征"; B. 纵切面呈"套筒征"

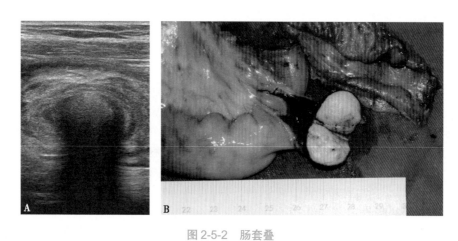

图 2-5-2　肠套叠

A. 套叠中心部可见结节样中强回声伴明显衰减,周缘为"同心圆征"; B. 大体标本显示套叠中心部结节剖面为白色,包膜完整,病理提示肠壁纤维瘤病

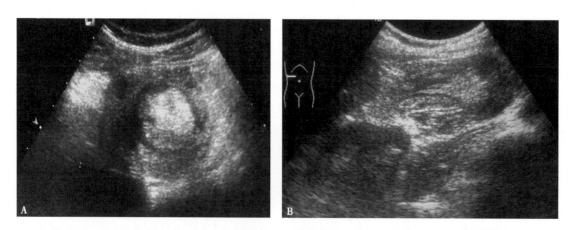

图 2-5-3　肠套叠

A. 短轴示增厚肠壁呈偏心"同心圆征",增厚肠壁层次不清; B. 长轴示"套筒征",病理提示为肠腺癌伴套叠

水灌肠复位治疗，效果良好，与国内报道的 X 线下空气灌肠复位成功率相近，且无 X 线照射的缺陷，为治疗肠套叠开辟了新途径。

第六节　肠　梗　阻

一、临床病理、流行病学及发病特征

肠梗阻是指肠腔内容物由于病理因素不能正常运行或通过肠道时发生障碍，是常见而严重的急腹症之一。肠粘连是小肠梗阻最常见的原因，肿瘤是导致结肠梗阻最常见的原因。本病可分为完全性肠梗阻和不完全性肠梗阻，还可分为机械性肠梗阻（非绞窄性、绞窄性）和麻痹性肠梗阻两类，其中绞窄性肠梗阻常伴有严重并发症，甚至引起死亡。

肠梗阻发生早期可因不同病因或位置而发生不同的病理改变，但全部存在肠管扩张、积液和积气，最终可发生穿孔和坏死。机械性肠梗阻时，近端肠管蠕动亢进。麻痹性肠梗阻时无明显的狭窄部位，蠕动波消失。典型的临床表现为腹痛、呕吐、腹胀、停止排气排便。通常腹痛是肠梗阻最先出现和最常见的症状，多为间歇性发作性绞痛，伴有肠鸣音亢进。麻痹性肠梗阻可以无腹痛。由发作性转为持续性腹痛，应考虑为绞窄性。持续性疼痛多为血管因素所致，由持续性转为"缓解"应考虑肠坏死。完全性肠梗阻时则无排气和排便。梗阻晚期可表现为口渴、乏力、两眼下陷、呼吸快而深、血压下降以及水电解质紊乱和休克等。

二、超声诊断与鉴别诊断

由于肠梗阻的病因、梗阻部位、病程长短以及有无绞窄等，其声像图可有多种表现：

1. 梗阻近端肠管显著扩张，其内大量液体充盈。小肠梗阻时，小肠内径多 >3.0cm；结肠梗阻时，结肠内径多 >5.0cm。立位或坐位纵行扫查时可见气液分层征。

2. 梗阻近端肠管蠕动频繁、亢进，蠕动波幅度增大，伴有肠内液体往复流动以及"气过水"征。梗阻局部肠蠕动减弱或消失。麻痹性肠梗阻肠蠕动亦减弱或消失。

3. 肠壁改变：肠袢纵切面黏膜皱襞清晰，可伴有水肿增厚，表现为"琴键征"或"鱼刺征"（图 2-6-1）。肠袢弯曲扭转可形成"咖啡豆征"。

4. 绞窄性肠梗阻的动态变化

（1）肠蠕动由增强迅速减弱，蠕动波幅度由大变小，以致完全消失；

（2）肠间无或少量积液征象，逐渐转为腹腔大量积液。

5. 提示肠梗阻原因的特殊声像图征象

（1）梗阻末端强回声团提示巨大结石、粪石引起的梗阻或蛔虫性肠梗阻。

（2）梗阻末端低回声团块提示肠管病变，如肿瘤、克罗恩病等。

（3）沿肠管长轴呈多层低和中等回声相间的结构即"套袖征"，短轴切面呈"同心圆征"，为肠套叠。

（4）肠壁均匀性显著增厚，回声减低，内部血流信号明显减低且发病急速者，提示肠系膜血管阻塞。

（5）阴囊内、腹壁内见到肠管回声是肠管嵌顿的佐证。

（6）腹腔内见到闭袢状肠管扩张时，提示肠扭转或粘连。

三、技术局限性与诊断难点

超声检查一般不易诊断肠梗阻的病因，但肠套叠、粪石或结石、肠肿瘤等引起梗阻时有特殊征象。例如，肠套叠时横切面声像图呈"同心圆征"，纵切面呈"套筒征"；粪石或结石梗阻时，肠腔内可见团块状强回声伴声影；蛔虫如扭结成团可以堵塞肠腔，患者以少年和儿童居多，有蛔虫病史，声像图上小肠扩张可不严重，但可显示线团状的蛔虫征象；当肿瘤导致梗阻时，可见肠壁增厚，肠腔回声偏离中心或呈"假肾征"。超声检查时如注意到上述声像图特征，再结合临床表现，一般不难与其他急腹症鉴别。

四、临床关切点

发生肠梗阻时，一般依据临床表现"痛、呕、胀、闭"即可确诊。超声检查诊断肠梗阻的意义在于：

梗阻早期扩张的肠管内尚无明显气体，因缺乏气体对比，X 线检查可无阳性发现。但超声扫查不难发现肠管扩张积液，肠腔内的气液平面以及肠蠕动的增强，从而能早于 X 线检查提示肠梗阻的诊断。

如发现短期内腹水量明显增多或肠蠕动由强变弱，即说明肠壁血供发生障碍，虽此时阵发性绞痛的剧烈程度有所减轻，在腹膜炎症状出现之前，容易误认为病情好转，但超声征象却可明确提示病情恶化，临床上应采取积极主动的治疗措施或立即手术。

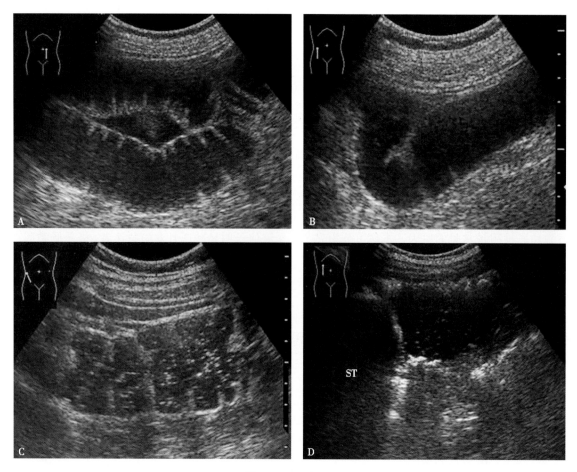

图 2-6-1 肠梗阻

A. 空肠下段肠腔明显增宽，腔内充满无回声。肠壁无增厚，黏膜层呈"琴键征"。肠间可见积液。B. 回肠中段管腔增宽，腔内充满无回声。C. 升结肠明显扩张，肠腔里充满液体。D. 升结肠远端管腔内可见团状强回声伴声影，近端管腔扩张。ST: 粪石

另外，对妊娠女性疑有肠梗阻者，因 X 线有伤害，超声检查可作首选。

第七节 阑 尾 炎

一、临床病理、流行病学及发病特征

急性阑尾炎是外科最常见的急腹症之一。诊断主要依靠临床症状（发热、转移性右下腹痛、呕吐等）、体征（右下腹 / 麦氏点压痛、肌紧张、反跳痛）及实验室检查（白细胞计数、中性粒细胞增高）。依据其病理改变分为单纯性阑尾炎、化脓性阑尾炎和坏疽性阑尾炎。

二、超声诊断与鉴别诊断

正常阑尾超声不易显示，国内外报道其显示率为 50%～60%。正常阑尾纵切面呈盲管状结构，横切面呈同心圆形，管壁层次清晰，柔软并可压缩。外径小于 7mm（平均 4.5 mm±1.0mm）。

阑尾炎声像图表现（图 2-7-1A～F）：

1. 阑尾肿胀，外径：成人≥7mm，儿童≥6mm，阑尾壁厚≥3mm。加压时管腔不可压缩，局部压痛明显。

2. 纵切面呈盲管状结构，盲管另一端与盲肠相连，横切面呈圆形或同心圆形，中央无回声区代表积液或积脓。

3. 单纯性阑尾炎时，阑尾层次结构比较清晰完整；黏膜界面回声或其他层次中断或消失、阑尾形状不规则、不对称代表溃疡、坏死甚至穿孔；阑尾周围可以伴有低回声区代表积液或积脓。

4. 阑尾腔内可伴有粪石样强回声，后方伴声影。粪石嵌顿于阑尾根部时阑尾根部增粗伴有腔内积液（脓）征象。偶见阑尾腔内积气。

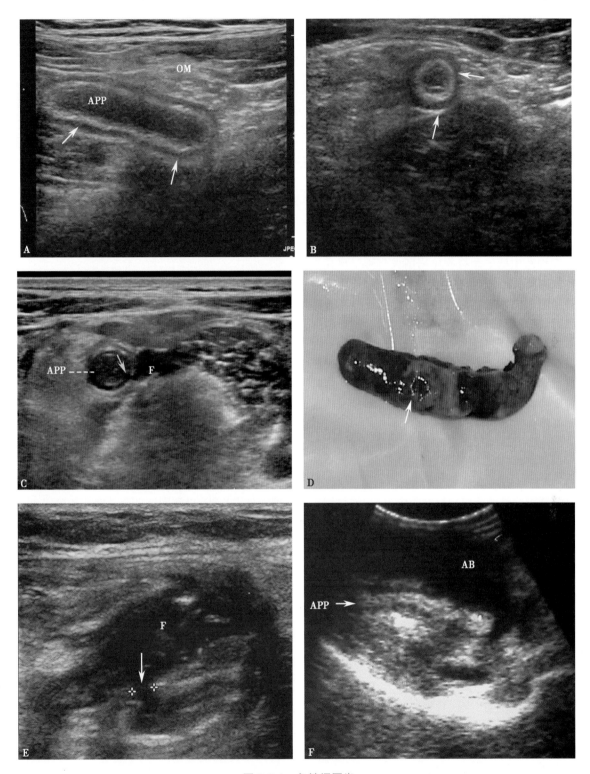

图 2-7-1　急性阑尾炎

A. 急性单纯性阑尾炎长轴：阑尾轻度肿胀（APP），网膜（OM）包绕；B. 急性单纯性阑尾炎短轴：阑尾轻度肿胀（↑）；
C. 急性阑尾炎伴局部穿孔：阑尾短轴显示管腔明显肿胀，局部黏膜面中断（↑），并可见周围少量积液（F）；D. 急性阑
尾炎伴局部穿孔（↑）的大体标本；E. 急性坏疽性阑尾炎伴阑尾穿孔：阑尾高度肿胀，阑尾盲端管壁连续性中断（↑），阑
尾周围可见较多积液（F）；F. 阑尾周围胀肿：右下腹探及混合回声包块，其内阑尾（APP）呈不规则盲管状结构，周围
可见低回声的积液区（AB）和高回声代表软组织肿胀

5. 间接征象

（1）阑尾系膜脂肪增厚或阑尾周围覆盖厚层网膜脂肪组织，不可压缩并伴有压痛，为感染引起的炎性脂肪组织。

（2）患儿常伴有肠系膜淋巴结肿大。

（3）相邻回肠/盲肠黏膜增厚。

6. 彩色多普勒：多普勒能量图可能发现位于浅表的阑尾炎和炎性脂肪血流信号增加而有助于诊断，腔内张力过高、坏疽性阑尾炎和深部阑尾炎可无血流信号出现。

三、技术局限性与诊断难点

在诊断中应注意将阑尾周围炎与阑尾穿孔形成的周围脓肿相区别，前者为包绕在阑尾周围的无回声带，而后者系阑尾旁较大的局限性不规则无回声区。还应将发炎的阑尾与含液的肠管进行鉴别，肠管管腔内径较大，可压闭，动态观察可见蠕动及环状皱襞，并与上下端肠管连通。当出现阑尾腔内积液、阑尾区及阑尾周围混合回声病变时，应特别注意与阑尾黏液性囊肿及黏液癌鉴别（图 2-7-2、图 2-7-3）。

阑尾穿孔时，还须与各种急腹症鉴别：

1. 右侧宫外孕或黄体囊肿破裂 患者为育龄女性，宫外孕者多有停经史，无转移性右下腹痛。无回声或混合性回声包块以盆腔内为主，液体较多时无回声区出现在右结肠外侧沟及其他部位。穿刺可吸出不凝血液。

2. 胆囊或上消化道穿孔 主要表现为穿孔部位有不规则的囊性或囊实性包块，压痛明显。而阑

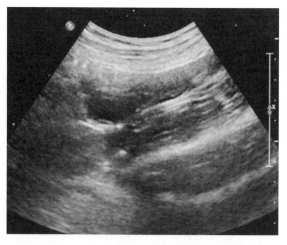

图 2-7-2 阑尾黏液性囊肿
阑尾管腔增宽，阑尾腔内少量积液，内透声不佳

尾部位无明显包块。前者有胆囊结石病史，后者超声检查或立位 X 线透视均可见右膈下游离气体。

3. 其他 还应与卵巢肿物扭转、输尿管结石、回盲部肿瘤、回盲部结核、肠套叠、克罗恩病、局限性肠梗阻、脓肿等相鉴别。

四、临床关切点

据国外报道，临床拟诊阑尾炎而手术的患者中阴性者竟占 20%～40%。另外，由于患者症状不典型而延误诊断，以致阑尾炎合并穿孔和腹膜炎者也并非少见。传统影像技术如腹部 X 线、钡剂灌肠等阳性率较低，通常无助于临床诊断。CT 虽然具有重要价值，但有放射性辐射和设备昂贵的缺点。自从 1985 年 Puylaert 首次描述"靶环征"为多数急

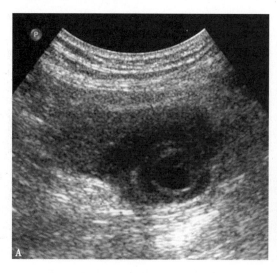
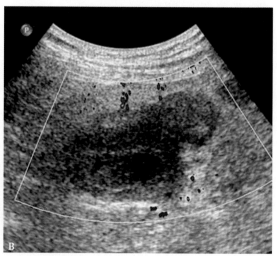

图 2-7-3 阑尾黏液性囊腺癌
A. 阑尾管腔增宽，管壁不完整，腔内积液；B. 阑尾周围可见含液性病变包绕

性阑尾炎的声像图特征以来，超声因其方便快捷、敏感性和特异性较高、无电离辐射等优点，应用比较广泛。20余年的临床研究和经验证明，超声诊断急性阑尾炎有以下优点：

1. 高分辨力超声对急性阑尾炎的检出率较高，可提供许多客观的影像学依据，并可确定阑尾的变异位置，对指导手术、确定切口位置有一定帮助。

2. 超声能准确提示阑尾有无穿孔、周围有无渗出、粘连以及阑尾周围有无脓肿形成等重要信息，有利于选择合理的治疗方法。

3. 方法简便，无创伤，便于重复，对疑有阑尾炎的儿科患者、孕妇等常作为首选。

但是，对于体型肥胖、腹部胀气显著的患者，超声检查是困难的。由于超声仪器和技术条件的限制，部分超声检查结果模棱两可，有必要进一步行CT检查。

（葛辉玉　苗立英）

第八节　胃肠良性肿瘤的临床与超声诊断

胃肠道的良性肿瘤及类肿瘤性病变主要包括上皮源性的、间叶源性的及肿瘤样增生性疾病。

一、胃肠上皮源性良性肿瘤：胃息肉、腺瘤

（一）临床病理、流行病学、发病特征及超声表现

胃息肉是胃黏膜上皮向腔内形成的局限性隆起病变，多无明显临床症状，常常在体检时通过内镜检查或者口服造影剂检查后发现，属于癌前病变。其中检出率最高的是腺息肉或者增生性息肉。腺息肉好发于胃底部，更多见于女性，胃幽门螺杆菌感染检查结果往往为阴性；增生性息肉好发于胃窦部，更多见于男性，胃幽门螺杆菌感染检查结果往往为炎性。一般为单发，需要与胃黑斑息肉综合征等错构瘤性病变相互鉴别。临床上因为是癌前病变，一般需要在内镜下切除。其超声影像表现主要是胃腔内黏膜层的局灶性隆起，鉴别困难，主要依赖活检。

腺瘤为发生于肠道上皮源性的最常见的良性真性肿瘤，临床上多因肿瘤出血、肿瘤引起肠梗阻、肠套叠而被发现。肠道腺瘤的组织学类型可以分为管状腺瘤、绒毛状腺瘤和管状绒毛状腺瘤三种。其腺上皮可呈现不同程度的异型增生。有的腺瘤可以见到杯状细胞、潘氏细胞及神经内分泌细胞分化，有时还可出现鳞状化生。肠道腺瘤可以发生癌变，癌变的概率与肿瘤大小、有蒂与否及组织学类型有关。瘤体大、广基底以及绒毛状腺瘤的癌变概率较高。发生于十二指肠的腺瘤癌变的概率较高。腺瘤病或家族性腺瘤性息肉病是常染色体显性遗传性疾病，主要表现为肠道的多发性腺瘤，容易发生癌变。

（二）超声诊断与鉴别诊断

经腹壁的直接超声检查对于没有临床表现的直径小的腺瘤及腺瘤性息肉病诊断效能不高。当肿瘤增大，或出现肠套叠时，超声容易发现。灌肠后检查和（或）采用造影剂灌肠后，可以提高肿瘤的检出率。发生于直肠的腺瘤必须通过腔内超声扫查才能够发现。其常见的超声表现为肠腔内的球形或者分叶状的占位，局限于黏膜层，部分肿瘤可见蒂（图2-8-1）。腺瘤基底部变宽、侵犯黏膜层深面的肠壁层次、肿瘤形态由局灶隆起变为肠壁节段性增厚以及肠周淋巴结肿大提示腺瘤发生癌变。双重超声造影可以提高肿瘤与周围结构的对比，将肿瘤境界显示得更清楚。

二、胃肠间叶源性良性肿瘤

（一）临床病理、流行病学及发病特征

胃肠道间叶源性的肿瘤种类繁多，包括间质瘤、神经鞘瘤、神经纤维瘤、淋巴管瘤、血管瘤、脂肪瘤等。这些肿瘤在内镜下均表现为黏膜层完整的胃肠道病变，可以向腔内隆起，也可以向腔外生长。这些肿瘤有些是检查中偶然发现，有些是因为合并肠套叠、肠梗阻就诊被发现，临床上几乎不出现便血。超声声像图中可见肿瘤表面的黏膜层光滑完整，肿瘤可以位于黏膜下层、肌层、浆膜下或者肠外。

（二）超声诊断与鉴别诊断

不同类型的胃肠道间叶源性肿瘤具有各自不同的一些特点。比如淋巴管瘤多见于肠系膜内，超声表现为单房或者多房囊性的团块，囊壁薄，光滑，囊内没有血流信号。脂肪瘤一般位于黏膜下或浆膜下，当位于黏膜下时一般向腔内生长，典型的脂肪瘤的超声表现是黏膜下的回声均匀的稍强回声团块，其边界清楚，形态规则，肿瘤较大时可以合并肠套叠（图2-8-2）。

炎性纤维性息肉（inflammatory fibrotic polyposis，IFP）是一种良性间叶组织肿瘤，发病率低，多发生在40～60岁成年人，女性略占优势，可发生于患者消化道的任何部位。病理上其组织形态学特征是

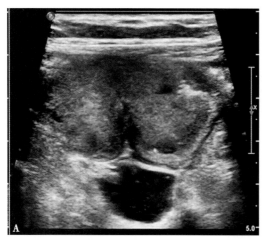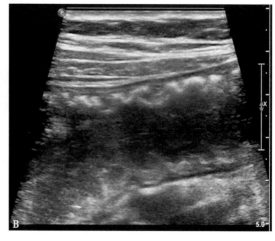

图 2-8-1 小肠腺瘤

A. 肠腔内查见实质性弱回声团块，基底部较宽；B. 近端小肠腔扩张，小肠壁稍增厚。超声提示为小肠肿瘤伴肠梗阻。术后证实为小肠腺瘤

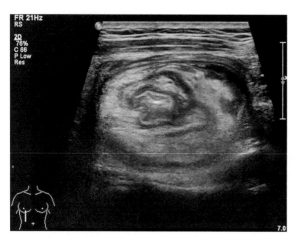

图 2-8-2 结肠脂肪瘤

右半结肠肠套叠，肠腔内查见实性稍强回声团块，手术证实为脂肪瘤

肿瘤表面覆盖完整上皮，上皮下可见梭形纤维血管增生，且围绕血管形成"洋葱皮样"排列，多伴有嗜酸性粒细胞浸润。超声声像图中典型的炎性纤维性息肉表现为黏膜下的弱回声团块，需要与间质瘤等疾病鉴别，缺乏特征性。合并肠套叠时可以在套叠的肠腔内发现肿瘤（图 2-8-3）。病理上 IFP 主要依赖免疫组化染色和其他胃肠道间叶源性肿瘤相区别而确诊。

三、胃肠道错构瘤

（一）临床病理、流行病学、发病特征

胃肠道的错构瘤并非真正的肿瘤，而是一大类由于胃肠道组织发育畸形引起的瘤样增生性疾病。

胃肠道错构瘤性疾病、黑斑息肉综合征、Cronkhite Canada 综合征、幼年性息肉病多具有发展为消化道恶性肿瘤和（或）合并其他恶性肿瘤的可能。胃肠道的错构瘤性疾病早期可以没有临床表现，部分病例因为息肉的增长引起肠套叠和肠梗阻、消化道出血，表现为严重腹痛、肠梗阻或贫血而得以被发现。黑斑息肉综合征（Peutz-Jeghers syndrome, PJS）是一种较罕见的常染色体显性遗传疾病，临床上以消化道多发错构瘤性息肉合并在面部、口唇周围、颊黏膜、指和趾以及手掌和足底部皮肤等处出现色素斑为特征，大部分患者有阳性家族史。PJS 的息肉往往为多发，息肉可以出现在整个消化道，多见于小肠。息肉大小不等，蒂大多粗短，或广基，表面呈粗大分叶，难以与真性腺瘤区别。PJS 病理学镜下特点是息肉内以腺管上皮细胞增生为主，可见腺管延长、扭曲、分支和轻度出芽，黏膜下平滑肌层增殖，可见分化良好的平滑肌束和间质呈分支样网状伸入息肉内，导致息肉上皮组织被推到黏膜肌层以下，形成上皮错位现象。而幼年性息肉病中幼年性息肉（juvenile polyps, JPS）又称黏液性或潴留性息肉，属于肠道错构瘤性息肉，好发于小儿，常因便血而就诊。与 PJS 不同，幼年性息肉病好发于结肠，是小儿下消化道出血的常见病因之一。幼年性息肉常有蒂，表面光滑，切面可见大小不等囊腔，内充满黏液，镜下见息肉内腺体大多分化成熟是其特点，但位于深部的腺体可略呈异型性，与管状腺瘤的腺体相似。部分腺体扩张呈囊状，内衬上皮扁平或消失，囊内为黏液，混以多少不等的炎症细胞。

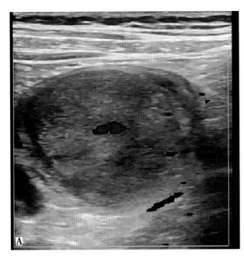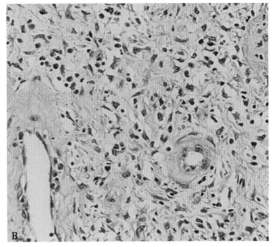

图 2-8-3 小肠炎性纤维性息肉

A. 患者,男,36 岁,因为反复腹痛 2 个月余,加重 3 天入院。右侧腹肠腔内查见大小约 4.9cm×3.5cm 弱回声团伴肠套叠。入院后行剖腹探查手术,术中见距 Treitz 韧带 29cm 处可见腊肠样小肠 - 小肠套叠肠管,近端小肠扩张,积气积液,远端小肠塌陷,还纳套叠肠管见小肠血供、颜色未见改变,小肠内见一大小约 5cm×4cm 肿瘤,小肠系膜淋巴结未见肿大。B. HE 染色显示肿瘤内梭形纤维血管增生,嗜酸性粒细胞浸润,病理诊断为梭形细胞病变。经需免疫组织化学染色后发现肿瘤内梭形细胞 CD34 部分(+)、PCK(-)、S-100(-)、SMA(-)、desmin(-)、CD117(-)、DOG-1(-)、ALK-1(-);背景浆细胞 CD11(+),结合组织学形态和免疫表型,支持炎性纤维性息肉

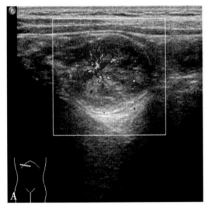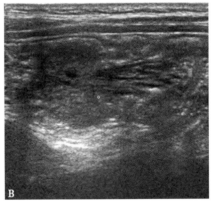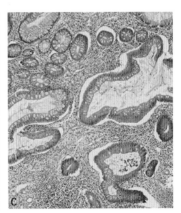

图 2-8-4 小肠幼年性息肉

A. 右上腹肠道套叠,肠腔内查见实性团块,团块内有自中心向外周的轮辐状血流。B. 团块有一长蒂。C. 团块内囊性扩张的腺体衬有高的柱状上皮。固有层增生并有多种炎症细胞浸润,上皮细胞多数发育好。手术后病理诊断为小肠内错构瘤,考虑多系幼年性息肉

(二)超声诊断与鉴别诊断

胃肠道错构瘤性疾病典型的超声表现为胃肠腔内局限性隆起样病变,呈椭圆、分叶状或者蘑菇形,多数可见基底部蒂状结构相连,彩色多普勒往往能够显示为以蒂部条束状血流信号为主干进入肿块,进入肿块内部后血流分布由中心向外部辐射;当合并肠套叠时出现肠道团块回声,具备典型的肠套叠、肠梗阻的超声征象,容易在超声检查中被发现,即横切面呈"面包圈征"、纵切面呈"套筒征",近端肠腔扩张;在梗阻节段的肠腔内能够发现肿块,彩色多普勒超声检查能够发现肿块内血供丰富(图 2-8-4);肿瘤没有恶变时不伴有肠系膜淋巴结的肿大。PJS 与其他的错构瘤性的胃肠道息肉的声像图表现类似,缺乏特异性,故鉴别还是需要临床表现及实验室检查。

(庄 华)

第九节 炎症性肠病的临床与超声诊断

一、临床病理、流行病学及发病特征

炎症性肠病(inflammatory bowel disease,IBD)是一类由多种病因引起的、异常免疫介导的慢性炎性疾病,具有反复发作和缓解的特点,主要包括克罗恩病(Crohn disease,CD)和溃疡性结肠炎(ulcerative colitis,UC)。其病因不明,认为与由环境、遗传、感染以及免疫等多种因素相关。过去IBD在我国发病率不高,近年来随着人民生活水平的提高,饮食结构、生活习惯的改变,诊疗技术也明显提高,我国IBD的发病率也逐年增高。根据2015年由世界胃肠组织(World Gastroenterology Organization,WGO)更新发布的IBD全球指南,我们可以看到全球的IBD的发病持续增加,其发病情况如表2-9-1所示。亚洲的IBD患者仍然以UC居多。

表 2-9-1 炎症性肠病最高每年新发病率及最高年患病率

	最高每年新发病率 (每10万人·年)		最高年患病率 (每10万人)	
	UC	CD	UC	CD
欧洲	24.3	12.7	505	322
亚洲/中东	6.3	5.0	114	29
北美	19.2	20.2	249	319
澳洲	11.2	17.4	145	155

二、超声诊断与鉴别诊断

经腹肠道超声和内镜超声在IBD中的应用报道较多。经腹肠道超声主要包括传统肠道超声、口服对比剂肠道超声、静脉注射对比剂超声造影、能量多普勒超声等。超声检查可以观察肠壁厚度、肠壁的层次、肠壁可压缩性、肠壁血流及其系膜脂肪增厚程度等情况。超声检查能够协助判断IBD患者是否处于活动期,对疾病活跃程度及疾病并发症发生的情况进行详细记录,为临床制定治疗方案、随访病情提供依据。

CD和UC二者具有一些超声表现的共同点,如肠壁增厚,肠壁层次的模糊,溃疡形成,肠壁微血管增多而致血流信号增加,肠腔狭窄或扩张,结肠袋消失,肠蠕动改变,肠系膜回声增强,肠周淋巴结肿大等。IBD中,肠壁增厚、肠壁僵硬是由于

IBD中肠壁炎症水肿及纤维化所致。肠壁厚度是最容易观察进而评价的超声表现,其可操作性及客观性强,是易于被超声诊断医师掌握的最常用的诊断指标。近年来学者们逐步建立IBD诊断的量化指标系统。较常用的指标为肠壁厚度大于3mm,部分学者认为将肠壁增厚大于4mm作为分界点,可以得到更好的特异性,认为在初次诊断时用4mm作为参考值比较敏感,而随诊病例则应以3mm作为疾病复发的界限。但由于UC及CD病理特点的不同,在超声上两种疾病也有其不同点。除肠壁增厚外,CD的其他一些主要征象包括:①肠壁层次改变或消失:急性期CD由于水肿及炎症浸润而肠壁层次消失,回声减低;慢性期,肠壁回声增强,层次模糊,提示纤维化。②深溃疡形成:黏膜凹陷形成,强回声黏膜下层可以出现中断。③肠壁灌注增加:由于肠壁内的微血管增多,在能量多普勒和超声造影上能观察到肠壁血流分级增加,或者超声增强信号较正常肠壁增强。④肠蠕动改变及结肠袋消失:急性期肠蠕动亢进,慢性期则减弱,慢性期纤维组织增生使结肠袋消失。⑤肠系膜脂肪炎:肠系膜因纤维脂肪组织增生而增厚,回声增强,肠壁外缘不规则,肠系膜脂肪内可以查见反应性增生的肿大的淋巴结。⑥肠腔狭窄:急性期和慢性期均可出现狭窄,超声表现为狭窄近端肠腔扩张。⑦肠道周围的脓肿及瘘管形成,累及腹腔内及腹壁的软组织。超声可以确定脓肿的位置,包括肠壁内的脓肿、肠周系膜脂肪内的脓肿、腹腔脓肿及腹壁脓肿等;超声可以发现肠壁连续性的中断,可以清楚显示不同空腔脏器间的异常通道,根据瘘道的走行可以将瘘管分为肠-肠瘘、肠-膀胱瘘、肠皮瘘等。⑧肛周瘘管及脓肿形成:需要在经会阴部超声检查或者在经肛管直肠超声检查中观察(图2-9-1~图2-9-5)。

UC最常见的超声表现也是肠壁增厚,但是与CD是透壁性炎症不同,CD肠壁厚度可以超过6mm,而UC肠壁增厚很少超过6mm。其他的CD与UC的鉴别点还包括:①因为UC的病理改变主要是表浅黏膜的炎症,而不是跨肠壁的,故病变肠壁的层次在超声图像中常常仍然可见。②肠管周围的脂肪组织增厚,没有CD那么明显,这与CD患者促结缔组织生长因子增多有关。③CD的肠壁血流信号增多,较UC更丰富。④CD患者肠系膜淋巴结肿大更多更常见。⑤UC患者较CD来讲,不容易出现肠瘘。UC和CD的超声鉴别要点如表2-9-2所示。

超声检查也有一定局限性,如十二指肠和空肠病变因为肠内容物及气体的干扰,有时会漏诊;肥

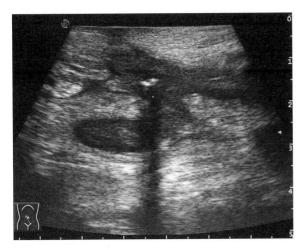

图 2-9-1　CD横结肠肠壁瘘

CD患者的横结肠位于脐周,中段横结肠肠壁连续性中断,累及腹壁

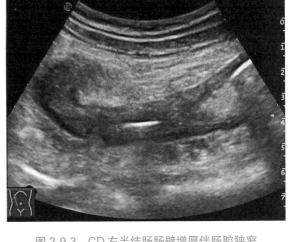

图 2-9-3　CD右半结肠肠壁增厚伴肠腔狭窄

CD患者升结肠及结肠肝曲增厚的肠壁,肠壁的增厚呈节段性,局部肠腔狭窄,肠内容物无法通过,肠周系膜脂肪层增厚,回声增强

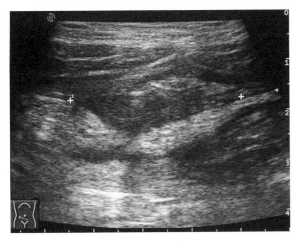

图 2-9-2　CD肠瘘引起腹膜外脂肪层脓肿

CD患者发生肠瘘后累及腹膜外脂肪,超声检查发现呈菱形的腹膜外脂肪层增厚,其内回声减低不均匀,提示腹膜外脂肪内液化不全的脓腔

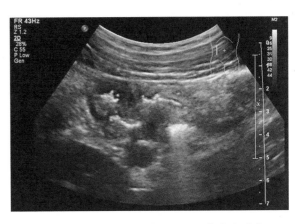

图 2-9-4　溃疡性结肠炎升结肠深大溃疡形成

溃疡性结肠炎患者升结肠肠壁增厚,黏膜不完整,表面凹凸不平,形成深大的溃疡

胖的患者的乙状结肠则由于其本身的解剖位置较深,探头穿透力不够,很难对位于腹腔深面的肠管进行观察;直肠、肛管因其特殊的解剖位置,只有通过经直肠、肛管的腔内超声检查进行观察,但合并肛瘘及肛周脓肿时患者因疼痛有可能无法耐受。

三、临床关切点

UC及CD都可以出现腹泻、腹痛、血便等临床表现,在诊断上缺乏金标准,确切诊断需综合病史、体检、实验室检查、内镜以及影像学的检查进行分析,在排除感染性和其他非感染性结肠炎的基础上作出诊断。其鉴别诊断包括肠结核、肠道感

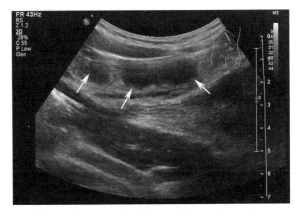

图 2-9-5　炎症性肠病患者系膜淋巴结肿大

炎症性肠病患者系膜内淋巴结肿大,呈卵圆形串珠状改变

表 2-9-2　UC 及 CD 超声鉴别要点

超声表现	UC	CD
肠壁		
厚度	5～7mm	5～14mm
轮廓		
肠管僵硬、肠腔狭窄	不会出现	经常出现
结肠袋	消失	消失
肠蠕动	减弱或消失	肠蠕动减弱或消失
分布及范围		
位置	直肠、乙状结肠、结肠	回肠、结肠
病变受累类型	连续分布	常常呈节段性分布
肠外表现		
肠系膜脂肪炎	少见	常见
局部淋巴结肿大	少见	常见
瘘管及脓肿	少见	常见

染、过敏性疾病或原发性免疫缺陷病等疾病。病理学上,CD 是一种节段性或跳跃性分布的肠黏膜透壁性炎性病变;而 UC 主要累及大肠黏膜及黏膜下层,病变呈环形对称、形态统一、分布连续。UC 和 CD 的临床、病理及内镜下特点有一定交叉,需要鉴别,它们的鉴别要点如表 2-9-3 所示。

表 2-9-3　UC 及 CD 鉴别要点

	UC 典型特征	CD 典型特征
临床特点	少量腹泻,便急明显血便	腹泻、腹痛、营养不良 口腔溃疡 腹块 肛周病变
内镜下特点	弥漫的结肠的浅表炎症 直肠受累,可以是片状侧浅的糜烂及溃疡自发的出血	不连续的、透壁的、不对称的病变主要影响回肠及右半结肠 铺路石样改变 纵行溃疡 深大的裂隙
组织学特点	黏膜层及黏膜下层的弥漫性炎症 隐窝结构的破坏扭曲	肉芽肿性炎 裂隙或阿弗他溃疡可见,透壁的炎症
血清学标志物	抗中性粒细胞胞浆抗体	抗酿酒酵母抗体

无论是 UC 还是 CD,确诊后,需要进行全面检查,以便临床医生全面估计病情和预后,制定治疗方案。治疗后,临床经常需要影像学随访,以便评估治疗效果。在疾病的缓解及复发反复交替的过程中,影像学检查具有重要的评估价值,评估内容包括疾病的范围、分型、活跃度、并发症等。影像学技术可显示肠腔、肠壁及肠外的病变情况,甚至包括腹壁、腹腔内软组织及其血供等,对正确评估 IBD 病情、病变范围、早期发现癌前病变、指导临床治疗等具有较好的参考价值,尤其适用于不能耐受内镜检查的患者。

现在较常用的 UC 及 CD 的病变范围及临床分型的分类是蒙特利尔分类,其分类方法分别如表 2-9-4、表 2-9-5 所示。

表 2-9-4　UC 的蒙特利尔分类

分类	分布	肠镜下所见炎性病变累及的最大范围
E1	直肠	局限于直肠,未达乙状结肠
E2	左半结肠	累及左半结肠(脾曲以远)
E3	广泛结肠	广泛病变累及脾曲以近乃至全结肠

表 2-9-5　CD 的蒙特利尔分类

项目		内容
确诊年龄(A)		
	A1	≤16 岁
	A2	17～40 岁
	A3	>40 岁
病变部位(L)		
	L1	回肠末段
	L2	结肠
	L3	回结肠
	L4	上消化道
疾病行为(B)		
	B1	非狭窄非穿透
	B2	狭窄
	B3	穿透

(庄　华)

第十节　胃肠道先天性疾病

一、胃肠道重复畸形

临床病理、流行病学、发病特征及超声诊断

消化道重复畸形是一种先天性畸形,可发生于从口腔到肛门的任何部位,以肠重复畸形最为常见,是因为胚胎早期消化道再管化障碍所致。肠重复畸形在病理上可以分为囊肿型和管状型。囊肿呈圆形,多与肠腔不相连,而管状型呈管状,并与主肠管平行走行,在远端有共同开口。肠重复畸形大多数在婴幼儿期就出现症状,可以出现腹痛、肠套叠及肠梗阻等临床表现。典型的囊肿型肠重复畸形的超声表现为腹腔内与肠道关系密切的囊性团块(图2-10-1),两端为盲端,用高频探头观察可以发现的囊壁多层结构,与正常肠壁一致,囊壁可见血流信号,囊液清晰;在超声检查中偶尔可以见到团块有蠕动。而管状型重复畸形因内容物与肠腔内容物相同,极易漏诊。肠重复畸形需要与肠系膜囊肿及肠道憩室等疾病鉴别。肠系膜囊肿是来源于肠系膜的淋巴管瘤,囊内可以有分隔,囊壁较肠重复畸形薄,看不到肠壁的分层结构。肠憩室合并炎症时囊壁增厚,肠壁层次模糊,合并出血时,囊内可见不均质的回声沉积,有时候两者鉴别较困难。

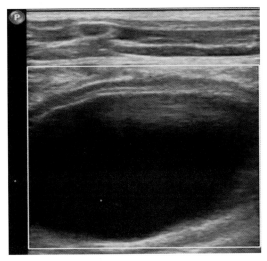

图2-10-1 空肠肠重复畸形
右上腹囊性占位,囊壁可见肠壁的分层,囊壁光滑,肠壁血流信号不丰富。手术证实为空肠肠重复畸形

二、胃肠道憩室

临床病理、流行病学、发病特征及超声诊断

消化道憩室是指局部消化道壁的病理性囊袋样膨出,胃肠道较常见的憩室包括十二指肠憩室和Meckel憩室。根据憩室壁是否含有膨出的肌层,憩室可以被分为真性憩室和假性憩室。部分消化道憩室内存在异位的消化腺。典型的消化道憩室在超声影像中表现为消化道周围的囊性团块,消化道憩室需要与消化道重复畸形进行鉴别。十二指

肠先天性憩室少见,后天性憩室多发生于十二指肠降段,一般没有临床症状。憩室壁内不含有肌层。当憩室内含有异位的消化腺时,十二指肠憩室可以出现炎症、溃疡、出血、穿孔等并发症。超声表现为十二指肠周围的囊袋状突起,与十二指肠肠腔相通连。当肠内容物通过十二指肠时,可见囊袋状突起进出肠腔。当十二指肠憩室位于降段时需要与胰腺占位进行鉴别。饮水后或者服用口服造影剂连续动态观察病变,有助于鉴别。

Meckel憩室(Meckel diverticulum,MD)又称先天性回肠末端憩室,是一种少见的卵黄管肠端未闭导致的肠道发育畸形所形成的真性憩室,由Johann Friedrich Meckel发现并命名。约90%的MD位于距回盲瓣10～100cm的位置。其脐端闭合,而肠端未闭合,可以同时合并其他的卵黄管发育异常的疾病。据统计,人群中约1.5%～4%存在此种畸形。大多无症状,部分患者因为其内含有异位的胃黏膜或者胰腺组织而出现多种并发症,其中28%的患者出现消化道出血,13%的患者因憩室内翻出现肠套叠;11%的患者出现肠梗阻,11%的患者出现憩室穿孔,另外,患者还可以出现肠绞窄(脐肠束带引起)、憩室炎、肠扭转、继发Littre疝以及肿瘤。多以急腹症就诊,临床容易发生误诊,术前确诊比较困难。其超声影像表现特征与其合并的并发症密切相关。MD的常见超声影像表现为脐旁的囊性团块,与末段回肠相连,因为异位黏膜的分泌刺激引起憩室炎后可见囊壁较厚(图2-10-2),穿孔后可以出现囊壁连续性中断,周围软组织肿胀、积液;当网膜包裹穿孔的MD后,可见囊性团块周围的棉团状的稍强回声(图2-10-3),炎症在腹腔内扩散时也可以引起腹肌紧张。当MD内翻后容易出现肠套叠、肠梗阻,在套叠部位的肠腔内可以探及有盲端的憩室的回声(图2-10-4)。

急诊超声诊断MD时需要与下列疾病鉴别:

(1)阑尾炎:阑尾炎与MD炎常常并发,采用超声高频探头扫查,阑尾直径不大于2cm,肿大的阑尾壁通常也不超过1cm,而MD横切面较阑尾宽,壁较阑尾厚,MD开口于小肠,阑尾开口于盲肠。熟悉回盲部解剖结构,包括回盲瓣及阑尾孔的识别,可以减少误诊。

(2)腹腔的淋巴管瘤:腹腔淋巴管瘤的壁薄,常位于系膜区或腹膜后,囊壁薄,看不到肠壁的层次,多数内有分隔。

(3)阑尾黏液性囊肿:阑尾病变一般位置偏右,可见阑尾根部与盲肠相通,鉴别上需要明确回盲瓣

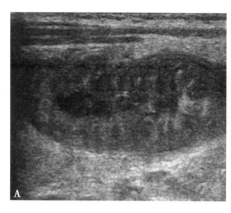
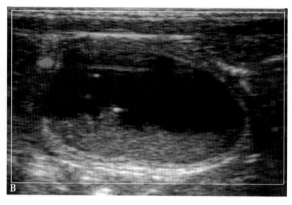

图 2-10-2　Meckel 憩室炎

A. 脐旁囊性团块，大小约 3cm×4cm，囊壁较厚，与末段回肠相连，提示 MD 炎，手术证实为 MD 炎。
B. 囊性团块内部有絮状稍强回声沉积物，囊壁隐约可见肠壁的层次

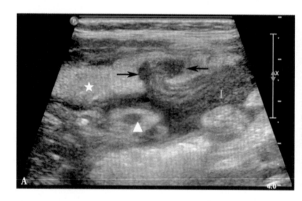
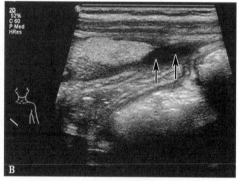

图 2-10-3　Meckel 憩室炎伴肠穿孔

A. 与末段回肠（I）相连的囊袋状结构（黑色箭号），周围可见面团状的稍强回声的网膜包裹（星号），系膜
内淋巴结肿大（三角）；B. 右下腹肠间隙内弱回声区，为肠间隙积脓，提示 MD 穿孔

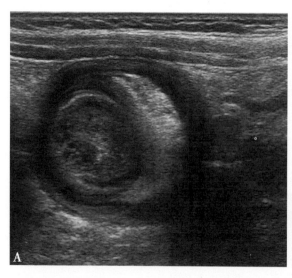
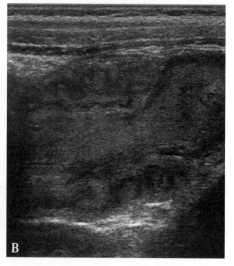

图 2-10-4　MD 内翻

A. 右下腹肠梗阻声像图，套叠的肠管的横切面呈“面包圈征”；B. 套叠的肠管的纵切面，肠腔内有一
盲管状结构（为内翻的 MD），未见息肉或其他肿瘤性的团块

及末段回肠位置。

（4）附件肿块：附件肿块位置偏低，团块与子宫关系密切。

（5）其他肠道疾患所致的肠穿孔：如果不能发现团块内残留憩室结构或其与小肠的关系，那么超声鉴别极为困难。

（6）肠重复畸形：二者的临床表现相似，MD 位于肠系膜对侧缘，而肠重复畸形位于肠系膜同侧缘。

（庄 华）

第十一节　直肠肛管疾病超声诊断

一、直肠肛管应用解剖

（一）直肠

消化管的下段是直肠和肛管，位于盆腔内。直肠为结肠延续，为结直肠的终末部分，长 12～15cm，直肠在第 3 骶椎前方，起自乙状结肠，下端在齿状线处与肛管相连。

（二）肛管

肛管的划分有两种提法，一为解剖学肛管，较常用，长 3～4cm，上自齿状线，下至肛缘；另一种为外科肛管，较少用，长 4.20cm±0.04cm，上自肛管直肠环上缘（齿状线上方约 1.5cm），下至肛缘。解剖学肛管根据组织的来源（来自外胚层）和形态学而定，即肛管上段的表层是柱状上皮和移行上皮，下段为移行上皮和鳞状上皮，解剖学肛管外只有部分括约肌包绕。外科肛管从临床角度提出，其范围较大，包括直肠末端。齿状线是直肠与肛管的交界线，又称梳状线，由肛瓣和肛柱下端组成，呈锯齿状。齿状线距肛缘约 2.5cm，位于内括约肌中部或稍低。齿状线上下的组织胚胎来源、血供、神经支配来源、淋巴引流方向均不同。肛柱又称直肠柱，为齿状线以上直肠黏膜纵行的条状皱襞，长 1～2cm，有 6～14 个，是肛门括约肌收缩的结果，当直肠扩张时肛柱可消失。各肛柱下端之间借半月形的膜皱襞相连，这些半月形的膜皱襞称肛瓣。肛窦是两直肠柱下端与肛瓣相连形成的许多袋状小隐窝，有 6～8 个。肛窦开口向上，深 0.3～0.5cm，其底部有肛腺的开口。肛窦有储存黏液的作用，黏液可使大便润滑而排出体外。肛腺开口于肛窦底部，有 4～8 个，多集中在肛管后壁。肛腺感染是肛旁感染和肛瘘形成的重要原因（图 2-11-1）。

（三）直肠肛管周围的间隙

在直肠和肛管周围有数个充满脂肪的间隙，又

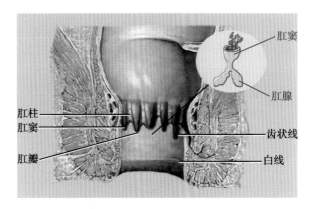

图 2-11-1　肛管解剖示意图

称为外科解剖间隙。分肛提肌上下两组。肛提肌上方的间隙有骨盆直肠间隙和直肠后间隙，肛提肌下方的间隙有坐骨直肠间隙和肛门周围间隙。

直肠肛管周围间隙相互交通，因此当一个间隙的感染不能得到有效控制常引起其他间隙的感染。

（四）直肠肛管肌肉

直肠和肛管肌肉分为随意肌和非随意肌。随意肌位于肛管之外，即肛管外括约肌和肛提肌；非随意肌位于肛门壁内，即肛管内括约肌，中间肌为联合纵肌。

（五）直肠肛管正常声像图表现

1. 直肠壁　直肠壁厚为 2～3mm，一般不超 5mm。声像图上显示为"三明两暗"相互交错的五层结构，由内向外依次排列。目前多数学者认为，第一层较弱的高回声，为腔内液体与肠黏膜表面构成的界面回声；第二层低回声为肠黏膜层；第三层高回声为黏膜下层，是五层中回声最明显的一层；第四层低回声为固有肌层；第五层高回声，为浆膜层或肠壁外纤维脂肪组织（图 2-11-2）。

2. 肛管　正常人肛管由上皮组织及周围包绕的括约肌组成，呈五层结构，声像图自内至外分别为：①皮肤层，呈弱回声；②内括约肌层，呈低回声层；③纵行肌层与内括约肌之间的高回声层；④联合纵肌层，呈低回声层；⑤外括约肌层，呈较高回声层（图 2-11-3、图 2-11-4）。

3. 内括约肌　内括约肌属平滑肌，是直肠环肌层的延续，超声图像呈均质低回声带。

4. 联合纵肌　可与相对高回声的肛管外括约肌相区分，呈带状低回声。

5. 外括约肌　外括约肌属横纹肌，它由两种肌纤维组成，呈略高回声带，从超声图像上难以区分其皮下、浅、深三层之间的界限。

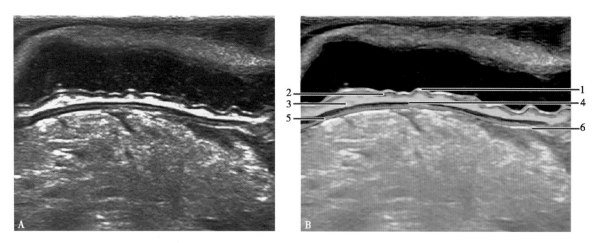

图 2-11-2 正常人直肠壁腔内超声图像

1. 液体与黏膜界面（高回声）；2. 黏膜层（低回声）；3. 黏膜下层（高回声）；4. 内环肌（低回声）；5. 外纵肌（低回声）；
6. 浆膜层

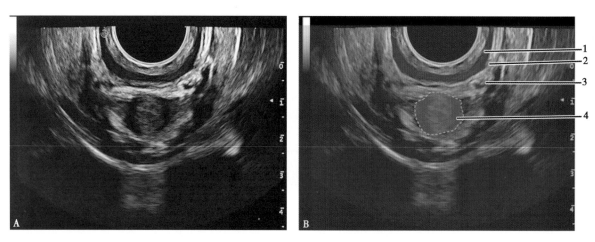

图 2-11-3 正常人肛管腔内超声图像（横切面）

1. 肛门内括约肌；2. 联合纵肌；3. 肛门外括约肌；4. 尿道

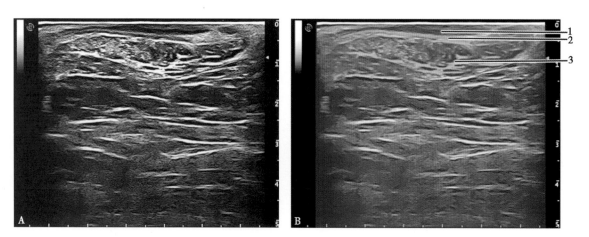

图 2-11-4 正常人肛管腔内超声图像（纵切面）

1. 肛门内括约肌；2. 联合纵肌；3. 肛门外括约肌

6. 肛提肌 肛提肌呈低回声,在胸膝卧位 5 点或 7 点方向扫查时显示清晰,并可见上下分层重叠样肌纤维样回声。

二、肛周脓肿

(一)临床病理、流行病学及发病特征

在解剖学上,由于肛腺开口位于肛窦,而且肛窦开口向上,当发生腹泻、便秘时易引起肛窦炎,感染延及肛腺后引起肛腺感染。由于肛腺的解剖分布特点和直肠肛管周围间隙内疏松结缔组织的存在,感染极易蔓延、扩散形成肛周脓肿。这种脓肿可通过自发引流路径流入肛管而痊愈,而感染后如脓液引流不畅则可形成肛瘘。任何年龄均可发病,但以 20～40 岁青壮年居多,婴幼儿也时有发生,男性多于女性。

1. 病因 肛周脓肿是肛腺受细菌感染后在肛管直肠周围软组织内引起的化脓性疾患,病因主要如下:

(1)粪便感染:粪便内细菌较多,如大肠埃希菌、厌氧杆菌、链球菌、变形杆菌、葡萄球菌、乳酸杆菌等,这些细菌随粪便排出体外时大部分已死亡,剩余的活菌通过肛门时可引起感染。

(2)肠道疾病继发感染:常见肠道疾病主要有肠炎、细菌性痢疾、阿米巴痢疾、溃疡性结肠炎等,患有上述基础性疾病者易继发感染。肉芽肿性结肠炎、肠结核、肠放线菌病、憩室炎、性病直肠淋巴肉芽肿等肠道疾病细菌通过肛门时亦可继发感染。

(3)肛门皮肤感染:肛门周围皮肤及皱襞内易隐藏各种细菌和病毒,且皮内毛囊、汗腺、皮脂腺亦很丰富,分泌腺液较多,当腺体分泌受阻,腺液不能正常排出时,隐藏的细菌生长繁殖便可引发感染。

(4)血行感染:患菌血症、脓毒败血症、播散性结核等疾病时,细菌随血液循环到达肛周可引起感染。

2. 临床表现 根据发病过程和发病部位不同,临床表现也不完全相同。

(1)全身症状:低位浅部脓肿全身无明显症状,有时便秘。高位深部脓肿全身症状较明显,全身不适,倦怠无力,便秘。结核性脓肿则有午后低热、夜间盗汗等结核病症状。

(2)局部症状:肛门末梢神经丰富,当炎症浸润时,常有肿胀、发热、疼痛,化脓时可出现跳跃性疼痛、不敢端坐及排便,脓肿自然破溃脓液流出后疼痛可减轻。

3. 脓肿的分类

(1)根据病变发生的解剖位置,将肛周脓肿分为七型:

1)肛周皮下脓肿:脓肿位于坐骨肛管横隔以下的肛周皮下软组织内,脓肿范围多较小,外形不规则。

2)直肠黏膜下脓肿:脓肿位于直肠黏膜下,由于黏膜下间隙空间较小且黏膜层较薄,脓肿多短期内破溃,部分脓肿破溃后自愈。

3)括约肌间隙脓肿:脓肿位于肛门内外括约肌之间,即括约肌间隙,该间隙位于肌间,较紧密,脓肿多呈梭形。

4)坐骨直肠间隙脓肿:脓肿位于坐骨直肠间隙,该间隙较大,组织疏松脓肿范围多较大。

5)骨盆直肠间隙脓肿:脓肿位于骨盆直肠间隙,位置深在,多由坐骨直肠间隙蔓延而来。

6)直肠后间隙脓肿:直肠后间隙位于肛提肌以上,也称骶前间隙,发生于该区域的脓肿范围多较大,且位置深在,全身症状明显,其临床症状与骨盆直肠间隙脓肿类似。

7)肛管后间隙脓肿:肛管后间隙位于肛管后方,肛提肌以下,以肛尾韧带为界,可分为肛管后浅间隙和肛管后深间隙;该区域脓肿多数由肛管后壁的肛腺感染引起,肛管后深间隙脓肿临床症状与坐骨直肠间隙脓肿类似,而肛管后浅间隙脓肿与肛周皮下脓肿类似。

(2)按脓肿的结局分类:可将脓肿分为瘘管性脓肿和非瘘管性脓肿。

1)瘘管性脓肿:为肛腺感染所致,最终遗留肛瘘。瘘管性脓肿超声图像中多可显示瘘管,沿瘘管向肛管和直肠黏膜方向寻找,多可发现内口。处理内口是该型脓肿手术治疗的重要环节,对于降低术后复发率至关重要。

2)非瘘管性脓肿:与肛腺感染无关,切开引流后不形成肛瘘。

(二)超声诊断与鉴别诊断

1. 超声诊断 肛门直肠周围脓肿病理过程不同,其声像图表现各异。

(1)脓肿形成前期(炎症期):脓肿形成前病灶多表现为低回声区,外形不规则,边界不清,内部回声多均匀。病灶周围有时可见高回声的晕环样结构,与周围软组织水肿有关。触诊病灶表现为伴有压痛的硬性包块。彩色多普勒血流显像(CDFI):病灶内血供丰富(图 2-11-5)。

(2)脓肿形成期:炎性病灶发生液化后形成脓

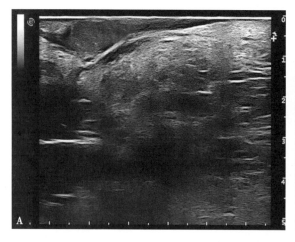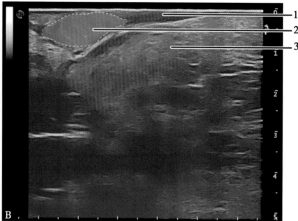

图 2-11-5　脓肿形成前期声像图
1. 肛门内括约肌；2. 炎性病灶；3. 肛门外括约肌

肿，声像图表现为混合回声区或无回声区，外形多不规则，脓肿内部可见弱点样或斑片样等回声或高回声，探头加压脓肿内部可见液体流动，脓肿后方回声增强，脓肿周围软组织肿胀，回声增强。CDFI：脓肿周围软组织血供丰富，脓肿内部无血流信号（图 2-11-6）。

（3）脓肿形成后期（慢性期）：肛周脓肿形成后期因脓肿自行破溃或切开引流，脓腔内脓液较少，张力较低，脓腔两侧可见一条或多条瘘管分别与肛管或直肠黏膜和肛周皮肤相通，CDFI：瘘管壁和脓肿周围软组织可见较丰富血流信号（图 2-11-7）。

2. 鉴别诊断

（1）急性坏死性筋膜炎：声像图表现为皮下筋膜层内可见少量不规则的液性回声，其中存在大量气体样回声，结合病史较易与肛周脓肿鉴别。

（2）肛周淋巴瘤：为恶性肿瘤，声像图表现为肛周不规则弱回声或低回声团块，其内可探及丰富的血流信号，可与肛周脓肿鉴别。

（3）肛周血肿：声像图表现为肛周皮下软组织肿胀，病变内可见不均匀的片状低回声或无回声区，边界不清晰，结合病史可与肛周皮下脓肿鉴别。

（三）临床关切点

经直肠超声在肛管脓肿诊断中具有独到的价值，其中超声引导下的介入治疗具有方便、快捷、有效的突出优势。在超声引导下，可以对肛周脓肿进行实时监测穿刺的全过程。在超声引导下行加压冲洗，有利于实时定位附壁脓屑，进行针对性的冲洗，使脓屑完全脱落和排出，可克服外科引流不彻底、时间长的缺点。对厚壁或液化不完全的脓肿，超声引导下可采取多点穿刺治疗，减少复发。

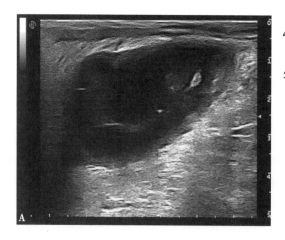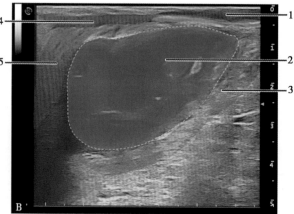

图 2-11-6　肛周脓肿形成期声像图
1. 肛门内括约肌；2. 脓肿；3. 肛门外括约肌；4. 肛门内括约肌；5. 肛提肌

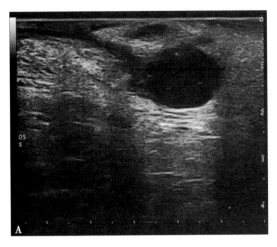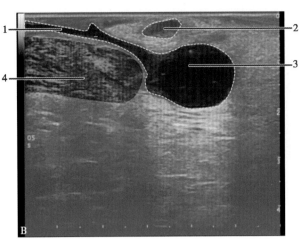

图 2-11-7　肛周脓肿慢性期声像图
1. 瘘管；2. 脓肿；3. 脓肿；4. 肛门外括约肌

三、肛瘘

肛瘘是指肛门周围肉芽肿性管道，典型肛瘘由内口、外口和连接内、外口的瘘管三部分构成。肛瘘的内口位于肛管齿状线附近或直肠下部，外口位于肛周皮肤上，内口多为一个，外口可为多个。脓肿是肛周炎性病变的急性期表现，而肛瘘则为其慢性期表现。

（一）临床病理、流行病学及发病特征

多数肛瘘由肛周脓肿引起，因此内口多在齿状线上肛窦处，脓肿自行破溃或切开引流处形成外口，位于肛周皮肤，由于外口生长较快，脓肿常假性愈合，导致脓肿反复发作，多次破溃或切开，形成多个瘘管和外口，于是单纯性肛瘘发展为复杂性肛瘘。瘘管由反应性的纤维组织包绕，近管腔处为炎性肉芽组织，后期腔内可上皮化。

结核、溃疡性结肠炎、克罗恩病等特异性炎症、恶性肿瘤、肛管外伤也可形成肛瘘，但较少见。

肛瘘发作期表现为外口区皮下触及硬性肿块，伴疼痛，继而破溃流脓流血；间歇期多无症状，仅表现为皮下硬结和条索，伴轻压痛。经久不愈或间歇性反复发作是肛瘘的临床特点。

肛瘘分类方法如下：

1. 肛瘘国内分类法　根据瘘管位置的高低和瘘管的多少，分为高位和低位以及单纯性和复杂性肛瘘。1975 年全国中西医结合防治肛肠疾病协作组制定的肛瘘统一分类标准如下：

（1）低位肛瘘：指瘘管在肛门外括约肌深部以下。

1）低位单纯性肛瘘：只有一个瘘管、一个内口和一个外口（图 2-11-8）。

2）低位复杂性肛瘘：有多个瘘口和瘘管（图 2-11-9）。

（2）高位肛瘘：指瘘管在肛门外括约肌深部以上。

1）高位单纯性肛瘘：只有一个瘘管、一个内口和一个外口（图 2-11-10）。

2）高位复杂性肛瘘：有多个瘘口和瘘管（图 2-11-11）。

2. Parks 实用分类法　根据瘘管与括约肌的关系将肛瘘分为四类。

（1）括约肌间型：最常见，约占 70.0%，多为低位肛瘘。瘘管走行于括约肌间隙，仅穿过内括约肌，内口位于齿状线附近，外口位于肛缘附近，为低位肛瘘，手术根治性切除瘘管，肛门功能不受影响。

（2）经括约肌型：较常见，约占 25.0%，肛瘘在耻骨直肠肌平面以下穿过外括约肌达坐骨直肠间隙，再由该间隙下行至肛缘皮肤，可为低位或高位。瘘管穿过内、外括约肌。

（3）括约肌上型：为高位肛瘘，少见，约占 4.0%，瘘管在括约肌间向上延伸，越过肛提肌，向下经坐骨直肠间隙达肛周皮肤。瘘管累及肛管直肠环，故治疗较困难。

（4）括约肌外型肛瘘：为高位肛瘘，最少见，约占 1%。多为骨盆直肠间隙脓肿合并坐骨直肠间隙脓肿的后果。瘘管自肛周皮肤向上经坐骨直肠间隙和肛提肌，然后穿入盆腔和直肠。这类肛瘘常因外伤、肠道恶性肿瘤和克罗恩病引起，治疗较困难。

（二）超声诊断与鉴别诊断

1. 超声诊断

（1）肛瘘的声像图表现：肛瘘的发作期超声表现为管道样低回声，瘘管内可见液性无回声，为

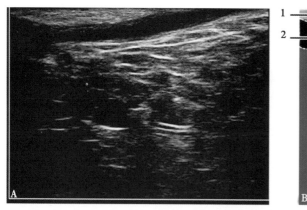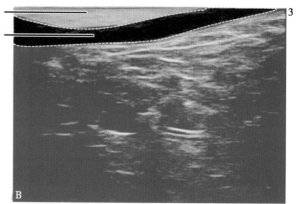

图 2-11-8　低位单纯性肛瘘声像图
1. 皮肤层；2. 单纯性瘘管；3. 外口

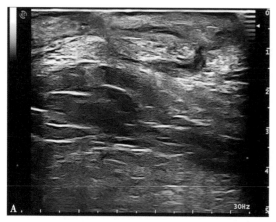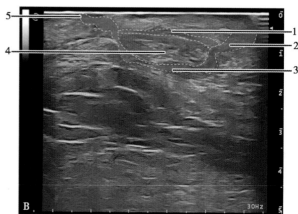

图 2-11-9　低位复杂性肛瘘声像图
1. 支管；2. 主管；3. 支管；4. 肛门外括约肌；5. 内口

脓液；间歇期则表现为管道样等回声或高回声；瘘管内可见气体样强回声。沿瘘管向直肠肛管内追踪，瘘管末端可见其内口，即直肠下段或肛管齿状线区黏膜的缺损处，表现为黏膜的连续性中断或局部隆起或凹陷，沿瘘管向肛门外追踪，肛周皮肤可见外口，表现为肛周皮肤的局限性中断或隆起或凹陷。瘘管可为一条或者数条，粗细不等，内口多为一个，而外口可为多个。CDFI：发作期，瘘管管壁血流信号较丰富。

（2）超声造影检查：沿肛瘘外口注入造影剂（如过氧化氢或六氟化硫微泡等），可见瘘管内呈强回声，与周围组织对比明显，瘘管的走行和分布一目了然，明显增加了部分等回声隐匿性瘘管和内口的显示率。其缺点是操作相对烦琐，注射过程患者有一定的疼痛感，部分间歇期肛瘘，由于瘘管已愈合，注射造影剂有一定困难。

（3）三维超声检查：三维超声是在二维超声的基础上发展起来的新技术，可同时从 6 个不同角度获取病变部位三维立体模块，显示感兴趣区的立体形态、内部结构、表面特征和空间位置关系，可精确测量体积，可直观显示肛瘘的内口、窦道走行以及与括约肌的关系。

2. 鉴别诊断

（1）藏毛窦：藏毛窦发生在骶尾部臀间裂区域的炎性窦道，内多有毛发，不与肛管或直肠相通。

（2）肛管癌：部分病程超过 10 年的肛瘘可以发生癌变，超声表现为瘘管内出现实性团块样回声或多条分隔呈蜂巢样改变，CDFI：团块内和分隔内可见丰富血流信号。

（三）临床关切点

超声诊断肛瘘具有实时、定位准确等优势。相比而言，临床其他检查方法也各有千秋。

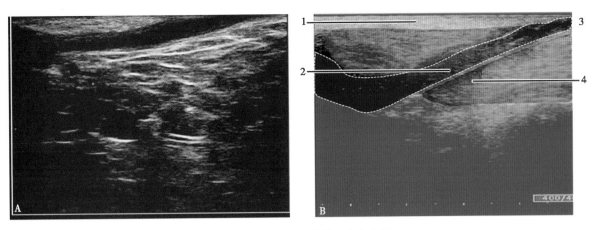

图 2-11-10 高位单纯性肛瘘声像图
1. 皮肤；2. 瘘管；3. 外口；4. 肛门外括约肌

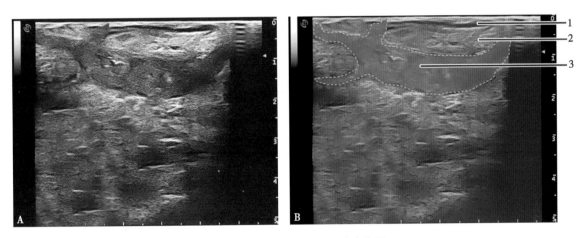

图 2-11-11 高位复杂性肛瘘声像图
1. 肛门内括约肌；2. 肛门外括约肌；3. 高位肛瘘瘘管（主管及多个支管）

1. 瘘管 X 线造影 将稀释的造影剂经导管注入瘘管，在 X 线下观察瘘管走行。由于临床上复杂性瘘管多数伴有狭窄或堵塞，使得造影剂通过受阻，对于显示瘘管的全程、走行及与周围括约肌的关系有一定的局限性。

2. MRI MRI 对软组织具有较高的分辨率，在肛肠病变检查中有很大的优越性，有助于准确显示内口位置和瘘管走行，但其成像需要特殊的直肠线圈，价格较高，尚未普及。

3. 直肠指诊 对于低位浅表瘘管可触及瘘管和内口，但对于高位深部瘘管准确性较低，且受个人经验影响较大。

4. 肛镜检查 肛瘘发作期内口区多可见黏膜充血、水肿、凹陷或凸起瘢痕，加压后，有时可见脓液从内口溢出。

四、肛管癌

肛管癌指起源于肛管（齿状线以下至肛缘之间区域）的恶性肿瘤，临床少见，发病率约为 1/10 万，通常发生于老年人，男性略多于女性。肛管癌在下消化道肿瘤中占 4%。

（一）临床病理、流行病学及发病特征

1. 病因及发病特征 肛管癌的病因尚不完全清楚，既往研究发现长期慢性刺激（如肛瘘、湿疣）和免疫性疾病（如克罗恩病）与肛管癌的发生有关。近年发现人乳头瘤病毒（HPV）与肛管癌亦有密切关系，特别是 HPV-16，据统计约 50%～80% 的肛管癌细胞中有 HPV-16。性行为异常及免疫抑制与本病也有一定的关系，男性同性恋患者肛管癌发病危险系数是有正常异性配偶患者的 12.4 倍。免疫

抑制（如肾移植术后）患者肛管癌的发病率比正常人群高100倍。

2. 病理 因肛管处于内外胚层交界处，其肿瘤组织学来源较为复杂。按肿瘤组织学来源大致可分为三类：上皮细胞肿瘤（如鳞状上皮癌、基底细胞癌、腺癌等）、非上皮细胞肿瘤（如淋巴瘤、肉瘤等）和恶性黑色素瘤。75%～80% 为鳞状细胞癌，约 15% 为腺癌，而淋巴瘤、肉瘤及恶性黑色素瘤在肛管区少见。

肛管癌早期病灶局限，呈小结节状突起，增大后可发生溃烂，形成中央凹陷而周边隆起的环堤状溃疡，基底高低不平，伴有污秽的坏死组织，触之易出血，有时肿瘤外翻而突出于肛门外呈菜花样。肛管癌可发生局部浸润，向上累及直肠，并侵及周围括约肌和会阴组织。常伴淋巴结转移，最先转移至腹股沟淋巴结，亦可转移至直肠周围、肠系膜下动脉及髂血管周围的淋巴结。偶见血行转移，主要转移至肝、肺、脑、骨、腹膜等。晚期可直接扩展至膀胱、阴道壁或前列腺等。

3. 发病特征 出血、疼痛、肿物是肛管癌最常见的临床症状，其中肛门疼痛是肛管癌的主要特征，初时肛门不适，逐渐加重以致持续疼痛，便后更明显。另外，还可出现大便习惯的改变和粪便性状改变，如排便次数增加，常伴里急后重或排便不尽感，粪条变细、变形或带有黏液、脓血等。肿瘤较大的患者，临床上可出现肛门失禁等肛管括约肌受累的情况，有淋巴结转移者可在一侧或双侧腹股沟触及肿大淋巴结，质韧，可有疼痛。许多患者早期症状不明显或出现的症状与一些良性疾病无差别，在临床上常常被延误诊断。另外，约有 1/4 的患者合并存在会阴部其他慢性疾病，如肛瘘、湿疹、肛周脓肿等。

4. TNM 分期 目前肛管癌的临床病理分期种类较多、较杂，目前国际抗癌联盟（UICC）的 TNM 分类应用最多（表 2-11-1）。与肠道系统其他原发肿瘤的分期不同，肛管癌分期中 T 采用的是肿瘤的大小而非肿瘤的侵犯深度。肛管癌临床病理分期种类较多、较杂，目前以国际抗癌联盟（UICC）的 TNM 分类法（1997）应用最多。与肠道系统其他原发肿瘤的 T 分期不同，肛管癌分期中 T 采用肿瘤大小而非肿瘤的侵犯深度。

分期标准：

T 原发肿瘤

T_x 原发肿瘤未能确定

T_0 无原发肿瘤

Tis 原位癌

T_1 肿瘤最大径≤2cm

T_2 肿瘤最大径>2cm，≤5cm

T_3 肿瘤最大径>5cm

T_4 肿瘤无论大小，但已经侵犯邻近器官如阴道、尿道、膀胱（仅侵犯括约肌不属于 T_4）

N 区域淋巴结

N_x 区域淋巴结未能确定

N_0 无区域淋巴结转移

N_1 直肠周围淋巴结转移

N_2 单侧髂内和（或）腹股沟淋巴结转移

N_3 直肠周围淋巴结和腹股沟淋巴结转移，和（或）双侧髂内和（或）双侧腹股沟淋巴结转移

M 远处转移

M_x 远处转移未能确定

M_0 无远处转移

M_1 有远处转移

表 2-11-1 UICC 的 TNM 分期

分期	Tis	N_0	M_0
Ⅰ期	T_1	N_0	M_0
Ⅱ期	T_2～T_3	N_0	M_0
ⅢA 期	T_1～T_3	N_1	M_0
	T_4	N_0	M_0
ⅢB 期	T_4	N_1	M_0
	T_1～T_3	N_2～N_3	M_0
Ⅳ期	任何 T	任何 N	M_1

（二）超声诊断与鉴别诊断

声像图表现为局限性向腔内或向肛管周围间隙隆起的实质性低回声肿块，形态不规整，周围无包膜，境界不清或尚清，内部回声均匀，伴有液化坏死时，内可见无回声区。侵及周围脏器或发生远处转移时局部可出现相应的改变。当发生淋巴结转移时，盆腔内和（或）腹股沟区出现孤立或多发肿大淋巴结。CDFI：可见肿块内部及周边血供丰富，脉冲多普勒（PW）可测及动脉血流频谱。经体表的超声检查，也可在肛管处发现低回声肿块，与腔内超声的表现相似（图 2-11-12、图 2-11-13）。

1. 诊断 对于肛管处触诊较硬的肿物，腔内超声发现血供丰富，并向腔内或肛管周围间隙隆起，生长速度快，可高度提示肛管癌的发生。可结合临床表现、实验室检查或穿刺活检进一步确诊。

2. 鉴别诊断 肛管癌的临床表现易与直肠癌、肛瘘、肛周皮肤癌、性病肉芽肿、肛管皮肤结核、肛

门缘皮肤 Paget 病等相混淆,应予鉴别。

（1）直肠癌：中下段直肠癌可同样出现血便、大便习惯改变（较频、里急后重等），有的肿瘤可侵犯齿状线，临床上难以区分。直肠癌肛门疼痛较少见，肿瘤中央位置在齿状线以上。

（2）肛瘘：临床上多见,一般以肛旁脓肿开始,局部疼痛明显,脓肿破溃后形成肛瘘,疼痛随之减轻。肛瘘有时形成硬结或条索状,指检时挤压可见肛瘘口流出脓性分泌物,往往在坐浴和抗感染后症状好转。

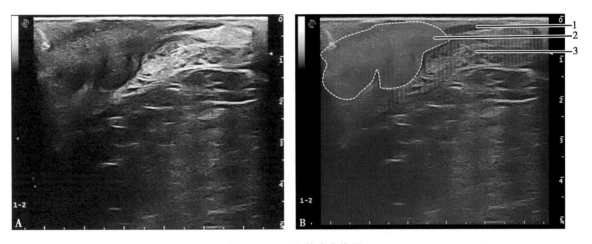

图 2-11-12 肛管癌声像图
1. 肛门内括约肌；2. 病灶；3. 肛门外括约肌

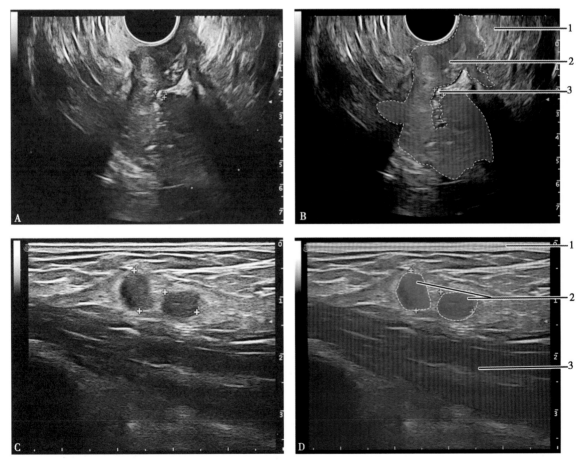

图 2-11-13 肛管癌合并腹股沟淋巴结转移声像图
A、B：1. 肛门外括约肌；2. 病灶；3. 肛管腔。C、D：1. 皮肤层；2. 腹股沟转移淋巴结；3. 肌层

（3）肛周皮肤癌：肛周皮肤癌时肛门缘有小肿物并逐渐增大，生长缓慢，疼痛较轻，检查时可发现肿瘤中心点在肛门缘以下。活检为分化较好的鳞状细胞癌，角化多，恶性程度低，不易发生转移，放射治疗效果良好。

（三）临床关切点

诊断肛管癌还需要参考其他检查方法。

1. 肛门指诊　齿状线附近可触及肿块，指套可染有腥臭分泌物。

2. 肛门镜检　可见肛管内肿块呈息肉样、蕈状或有溃疡和浸润，肛管缩窄。

3. 其他影像学检查　主要包括胸部的 X 线检查、腹部或盆腔的 CT、MRI 检查。影像学检查对于肿瘤的分期有很大帮助，进行检查的目的在于了解肿瘤对周围组织的侵犯情况，是否存在区域淋巴结的转移、是否存在远处转移。尤其是盆腔的 MRI 检查对于判断肛管癌侵犯深度和区域淋巴结的情况有很大帮助。腹部 CT 血管成像（CT angiography，CTA）和 CT 结肠成像（CT colonography，CTC）及融合图像也可以直观地显示病变的解剖部位和肿瘤供血血管，为肿瘤的定位诊断和术前风险评估提供可靠的信息。

4. 穿刺活检　对于肛管及其周围的可疑病变可进行活检，触及的腹股沟可疑淋巴结也可以用细针进行诊断性穿刺。

（吴长君）

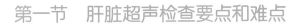

第三章 肝 脏

第一节 肝脏超声检查要点和难点

一、检查前准备

常规的肝脏超声检查不需特殊的准备。如同时需要对胆道系统进行检查或观察门静脉系统血流进餐前后的变化时，患者才需空腹。

二、检查手法

（一）体位

1. 仰卧位 为常规检查体位。患者仰卧，平稳呼吸，两手上举置于枕后。主要用于检查肝左叶、右前叶和部分右后叶。

2. 左侧卧位 患者向左侧 45°～90° 卧位，右臂上举置于头后，便于观察肝右叶，特别是对于右后叶的观察。

3. 半卧位、坐位和站立位 适用于肝脏位置较高的患者，用于了解肝脏的活动度。

4. 俯卧位 一般不用，仅在肝脏位置过高，肝右叶显著肿大或需与其他疾病如腹膜后肿块鉴别诊断时选用。

（二）探头部位

可置于剑突下、右肋弓下和右肋间三处。

三、扫查方法

肝脏超声扫查需系统、全面，按一定步骤有序地进行。每一个显示最清晰的切面都应以此清晰切面为轴进行扇形扫查，以尽可能多地显示此切面附近的结构。扫查习惯和方法因人而异。一般主要区域包括：剑突下、肋弓下、肋间三大区域（图 3-1-1）。检查顺序可从左外侧叶最外侧开始，分别以纵、横等多方向连续扫查。

四、肝脏局部超声解剖详解

肝脏超声解剖是腹部超声检查的难点。超声声窗狭窄且方向多变，使超声图像和解剖标志不易做到标准一一对应。

进行肝脏超声解剖定位时，需要确立肝脏解剖上、下（头、尾）的概念。明确超声探头及各个切面与肝脏的对应关系。以肋间、肋下斜切、横切面等顺序扫查时，思路上要掌握肝脏解剖标志的变化。无需硬记标准超声切面图，以肝脏解剖标志的变化为理解重点。

（一）肝脏大体解剖

肝脏被腹膜皱折形成的肝周韧带固定在上腹部，包括肝圆韧带、镰状韧带、冠状韧带和左右三角韧带等。肝圆韧带是脐静脉闭锁后形成的纤维索，自脐移行至脐切迹，经镰状韧带游离缘的两层腹膜之间到达门静脉左支的囊部与静脉韧带相连。静脉韧带位于门静脉左支和肝左静脉之间，为闭锁后的静脉导管。镰状韧带将肝脏的膈面分为右大左小两部分，是左叶间裂在肝脏表面的标志。韧带下端与脐切迹和静脉韧带相连，上端向后上方延伸与冠状韧带相移行。右冠状韧带的前后两页之间有较大的间隙为裸区，左冠状韧带两页之间距离很近。左右冠状韧带的前后页向外侧延伸，分别汇合成左右三角韧带。在右冠状韧带的中央部分为第二肝门，即肝左、肝中、肝右静脉的下腔静脉入口处。在外科游离肝脏时，要注意不能贴膈肌太近，以防损伤膈肌导致气胸。在离断右冠状韧带内侧时，要注意保护肝右静脉根部和下腔静脉，在离断左冠状韧带时，注意不要损伤肝左静脉（图 3-1-2）。

肝门的概念：第一肝门：肝横沟处，有门静脉、胆管、肝动脉（格利森系统）等出入。第二肝门：三支肝静脉与下腔静脉汇合处。第三肝门：4～15 支肝短静脉分别汇入肝后下腔静脉前壁及两侧，主要汇集尾状叶和右后叶的静脉血流。当门静脉高压时，可代偿性增加肝短静脉汇入下腔静脉的血流量。

（二）肝脏定位横切面

为便于理解后续实际扫查的常用标准切面，我们先根据探头位置的高低（头侧至尾侧）形成的横切面进行解剖定位分析。在不考虑扫查的方便性和肋骨遮挡的情况下，进行解剖分析。理解了这些

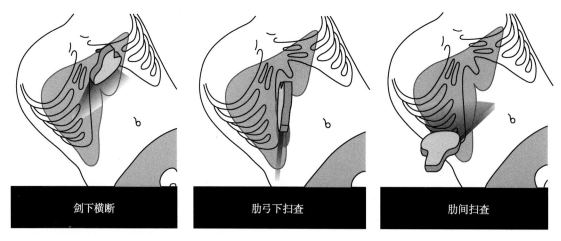

剑下横断　　　　　　肋弓下扫查　　　　　　肋间扫查

图 3-1-1　剑突下、肋弓下及肋间扫查探头位置

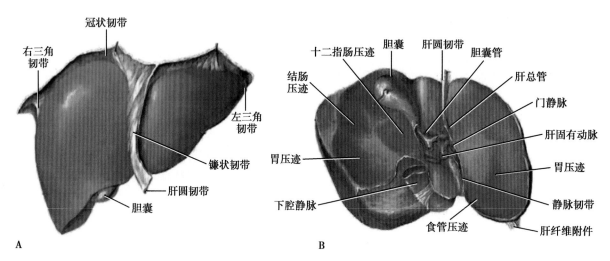

图 3-1-2　肝脏大体解剖
A. 肝脏前面观和韧带；B. 肝脏下面观

定位横切面，就有利于后续实际切面的掌握。在实际工作中的标准切面，多是上述横切面的倾斜或扇形扫查及避让肋骨形成的。

　　肝脏定位横切面：由头侧到尾侧（高 - 低）可获得了 4 个横切面（图 3-1-3～图 3-1-7）。

　　a. 通过肝中、右、左静脉（MHV、RHV、LHV），下腔静脉（IVC），尾状叶和静脉韧带（LV）。探头此时一般位于右侧季肋区高位第五至第六肋间，邻近胸骨。

　　b. 通过门静脉左支（LPV）末端，部分尾状叶和静脉韧带的肝裂。探头此时一般位于右侧第六至第七肋间。

　　c. 通过门静脉右支（RPV）和近端门静脉左支（LPV）的分叉。探头空间位置大致位于右侧第七至第八肋间。

　　d. 通过胆囊窝（GB）、门静脉主干（MPV）和肝

圆韧带（LT）。探头此时大致位于第八至第九肋间，靠近肋弓和肋缘下。

五、常用肝脏超声解剖切面

　　通过上述横切面的高低讲述，对肝脏切面的内容有了空间认识，有利于对日常工作中多变切面进行解剖识别。肝脏实际工作的切面主要是前述横切面的倾斜或扇形扫查形成的清晰切面，以下详述。

（一）剑突下左肋弓下斜切面

　　受检者仰卧位，探头在左肋弓下尽量显示肝左外叶外侧部分（图 3-1-8）。

（二）剑突下腹正中线纵切面

　　受检者仰卧位，延续剑突下左肋弓斜切面（图 3-1-9）。探头在剑突下旋转成纵断位置，自左向右，垂直滑行扫查获取多个断面。这些切面结合左右

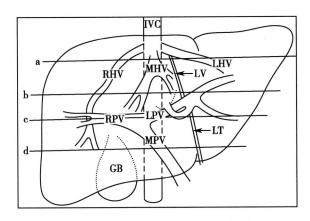

图 3-1-3　由肝脏的头侧到尾侧的四个横切面

a. 切面,是高位第二肝门横切;b. 切面,是通过门脉左支矢状部的横切;c. 切面,是通过门静脉左右分支平面,此平面以上的结构可以认为是肝脏分叶的上段,以下可以判断为下段;d. 切面,是肝脏的尾侧横切面,因末端血管细小,已不易作为分叶分段标志,以显示胆囊窝和韧带切面作为分叶分段标志。越靠近肝脏下边缘进行准确分叶分段的临床意义越小,因为已没有大血管和大胆管结构,手术的便利性和安全性提高(IVC:下腔静脉;RHV:肝右静脉;MHV:肝中静脉;LHV:肝左静脉;LV:静脉韧带;LT:肝圆韧带;RPV:门脉右支;LPV:门脉左支;MPV:门脉主干;GB:胆囊)

倾斜探头可更多显示相关结构:包括肝左外侧叶的纵切面,肝左外叶的血管。周邻可显示幽门及窦部短轴、胰体短轴、腹主动脉长轴、胰腺后方脾动静脉血管、腹腔干。此切面可测量肝脏左叶上下径(<9cm)和前后径(<6cm)。

（三）剑突下腹正中线右纵切面

续上述切面,探头在剑突下纵行放置,自左向右滑动和扇形倾斜探头主要显示肝脏左外叶和左内叶、门静脉矢状部及其肝圆韧带、肝脏尾叶、肝左静脉(图 3-1-10)。周邻脏器可显示:胃窦、幽门短轴、十二指肠球部和降部;胰头、胰颈部和钩突短轴、下腔静脉、门脉与肠系膜上静脉及肝总动脉。肝尾叶在此断面可以清晰显示。

（四）右肋弓下肝内门静脉切面

探头位置位于右肋弓下,与显示第二肝门切面相同,扇形扫查倾斜角度稍小(图 3-1-11)。主要显示结构:肝脏尾叶、左内叶、左外叶和右前、后叶,下腔静脉和肝静脉三个分支短轴,门静脉肝内左右分支和矢状部,门静脉左外上、左外下、左内分支。同时显示上述门静脉血管伴行的肝内胆管叶、段分支。此切面可测量门静脉左右支、矢状部内径、左右胆管。此断面结构和横切面 b(见图 3-1-5)显示内容类似,主要显示左叶间裂的中段。

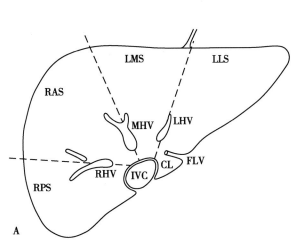

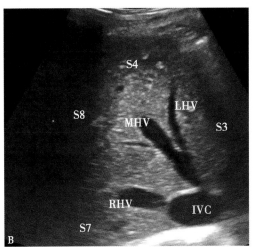

图 3-1-4　横切面 a

这是高位近膈顶部的横切面,显示的切面图可类似于肋缘下的第二肝门斜切面的三支肝静脉汇入下腔。但这个切面显示的第二肝门所邻肝段都是上段,没有下段。A. 水平 a 的示意图。RPS、RAS=右后叶和右前叶;LMS、LLS=左内叶和左外叶(S4、S3);MHV、RHV、LHV=肝中静脉、肝右静脉、肝左静脉;CL:尾叶;FLV:静脉韧带裂;IVC:下腔静脉。B. 横切超声检查经常可以显示汇聚于下腔静脉(IVC)的肝右静脉(RHV)、肝中静脉(MHV)和肝左静脉(LHV),此例肝左静脉先和肝中静脉先汇合,再入下腔静脉。肝左静脉此段为左叶间裂的上段。肝中静脉为肝主裂。肝右静脉为右叶间裂。S7:右后叶上段;S8:右前叶上段

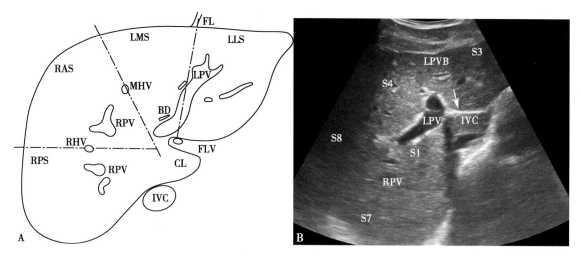

图 3-1-5　横切面 b

A. 水平 b 的示意图。RPS、RAS = 右叶后叶和前叶；LMS、LLS = 左叶内侧和外侧叶；FLV = 静脉韧带裂；RPV = 门静脉右支；RHV、MHV = 肝右静脉、肝中静脉；BD = 胆管。B. 横切面清晰显示左叶间裂中段（门脉左支矢状部 LPV）分隔左外叶（S3）和肝左内叶（S4）。左内叶也被称为方叶。门静脉左外叶下支（LPVB）供外侧段。左内叶和左外叶，箭头示静脉韧带。S7：右后叶上段；S8：右前叶上段

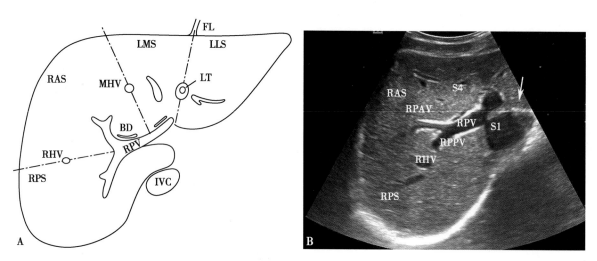

图 3-1-6　横切面 c

A. 水平 c 的示意图。IVC = 下腔静脉；RPS，左叶的 RAS 段；FL = 镰状韧带；LT = 肝圆韧带。B. 横切声像图显示门静脉右支（RPV）的分叉水平，分为门脉右前叶支（RPAV）和右后叶支（RPPV）。门静脉右支（RPV）供应右叶的前叶（RAS）和后叶（RPS）部分。肝右静脉（RHV）的横切面作为叶间边界。箭头示静脉韧带。S1 尾叶因有前方门脉左支相关韧带衰减而呈低弱回声

（五）右肋弓下第二肝门切面

受检者平卧位或稍向左侧卧位（图 3-1-12），探头位置同图 3-1-11，探头贴紧右肋弓斜放置，角度向右后上方倾斜，扇形扫查。显示的主要解剖结构：肝脏左内叶、左外叶、右前叶、右后叶、下腔静脉短轴、三支肝静脉、部分门静脉肝内分支短轴。此断面可用于测量杆右叶最大斜径（自右后叶下叶前下缘至膈稍后）。

（六）右肋弓下第一肝门长轴切面

患者平卧位或稍向左侧卧位，探头在右肋弓下斜纵向放置或沿右肋间向肋缘下延续扫查（图 3-1-13）。主要显示：左内叶、尾叶和右前下叶，胆囊，右肝管、肝外胆管上段（总肝管），门静脉与部分门静脉右支。倾斜滑动探头可进一步显示：肝外胆管中下段，胰头，下腔静脉。此位置通过多切面扫查可以显示所谓"飞鸟征"（探头在右腋中线附近，声束指

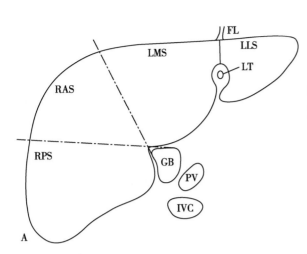
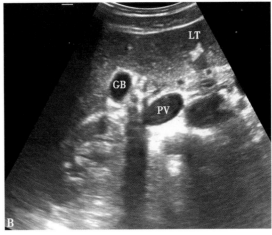

图 3-1-7　横切面 d

越靠近下缘分叶分段越不容易确定,因为离解剖定位的大血管较远。此切面都在肋弓附近成像。受肋弓的影响,不易取得满意的横切面。一般是右前下段和右后下段水平。A. 水平 d 的示意图。RAS、RPS = 肝右前叶和右后叶;LLS、LMS = 左外叶和左内叶;FL = 镰状韧带;PV = 门静脉;IVC = 下腔静脉;前虚线 = 主裂隙平面;后虚线 = 从右前叶分离的任意平面。后一平面将平分门静脉右前分支和门静脉右后分支,并将包括肝右静脉远心段或小属支。B. 横切面声像图显示胆囊(GB)、肝圆韧带(LT)。韧带因被脂肪包围而经常在左叶内表现为高度回声结构。肝圆韧带将左内叶(LMS)与左外叶(LLS)分开

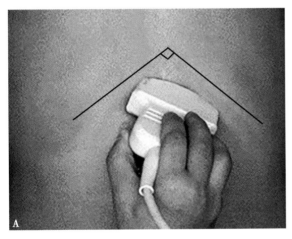
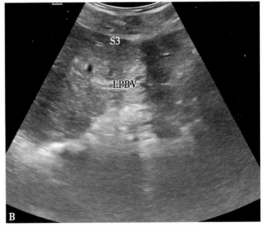

图 3-1-8　剑突下左肋弓下斜切面

A. 剑突下左肋弓下斜切面探头位置;B. 超声声像图主要显示肝左外叶部分。部分显示胃体和胃窦。上下倾斜探头可显示肝左静脉部分属支,门脉左外叶上下支的部分。此切面肝脏组织显示不多,但其边缘及左外叶上部分因被胃肠和胸骨下部遮挡,很容易遗漏。S3:肝左外叶下段;LPBV:门脉左外叶分支

向左肩、胆囊、门静脉、下腔静脉构成飞鸟样图像。其中门脉右支是鸟的头,门脉主干是鸟的身子,下腔静脉和胆囊是鸟的两个翅膀)。此切面可测量肝外胆管(正常 <0.5cm),门静脉主干前后径(1.0～1.4cm)。

（七）右上腹部斜切面(肝右叶系列斜断面)

受检者平卧位或稍向左侧卧位,探头在第六至第八肋间做扇形扫查,显示尽可能多的肝脏切面,同时配合患者的呼吸运动使肝脏位置下移,显示被肋骨遮挡的肝脏结构(图 3-1-14)。主要显示:肝脏右前叶、右后叶、下腔静脉长轴、肝右静脉长轴、门静脉右肝内分支、胆囊等。

（八）右腋前线肋弓下纵切面

受检者平卧或稍向左侧卧位,探头在右腋前线肋弓下纵切垂直平分放置(图 3-1-15)。通过呼吸使肝脏下移,显示肝脏右后叶和右肾结构。主要显示:肝右后叶下段、右前下角、右肾和肾周脂肪囊长轴。

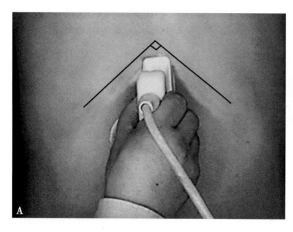
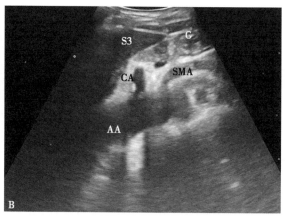

图 3-1-9 剑突下腹正中线纵切面

A. 剑突下腹正中线探头位置；B. 肝左外侧叶的纵切面，肝左外叶的血管、幽门及窦部短轴，胰体短轴，腹主动脉长轴，胰腺后方脾动静脉血管，腹腔干、肠系膜上动脉。S3：肝左外叶下段；G：胃窦；CA：腹腔干；SMA：肠系膜上动脉；AA：腹主动脉

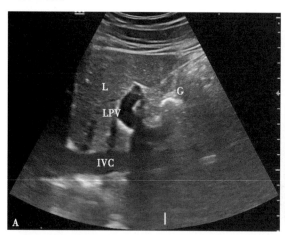
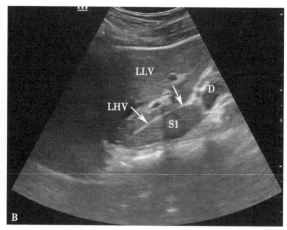

图 3-1-10 剑突下腹正中线右纵切面

A. 显示肝左内叶和左外叶部分、门脉矢状部、下腔静脉、胃窦、十二指肠短轴；IVC：下腔静脉；L：肝脏左叶；LPV：门脉左支；G：胃窦。B. 箭头示静脉韧带或静脉韧带裂将尾叶与左外叶分开。肝尾叶与下腔静脉相邻。此切面还可显示肝左外叶的肝左静脉；S1：尾叶；LLV：左外叶；D：十二指肠；LHV：肝左静脉

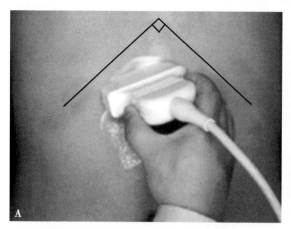
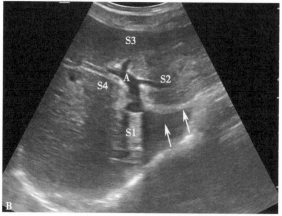

图 3-1-11 右肋弓下肝内门静脉切面

A. 探头位于右肋弓下。B. S2 段位于门静脉的左外上分支周围，S2 和 S3 段在左外叶中并且位于门静脉左支（A）的上升部分的左外上（S2）和左外下（S3）分支周围。S4 段位于左叶的中间节段中并且围绕门静脉左支的上行部分的右分支。尾状叶（S1）

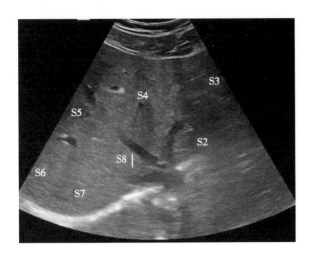

图 3-1-12　右肋弓下第二肝门切面

此切面可以显示最多的肝脏分叶分段：中部的肝中静脉位于左右肝主裂的头侧，将右前叶和左内叶分开。肝右静脉走行于右叶间裂中，将右叶分为前叶和后叶。肝左静脉是左叶间裂的头侧段，将左叶分为左内叶（S4）和左外叶（S2 和 S3）。右叶的上下分段，在肝静脉划分的肝叶区域内，由门脉右前分支、右后分支的横切面进行大略划分为 S5 和 S8、S6 和 S7

六、肝脏超声检查的难点

（一）扫查盲区

肝脏顶部近膈部区域因被右肺下叶遮挡，是超声检查的盲区。在常规超声扫查时，要注意指导患者采用深呼吸动作以及左侧卧位，调节肝脏的位置，有助于显示部分被肺气遮盖的病变。另一个肝脏盲区在左外叶，当左外叶位于剑突和左肋弓上缘内侧时，因骨性结构和胃肠气体的遮挡，左外叶及左内叶的上部往往显示不清。特别是左外叶边缘的病变有可能叠加胃肠道气体的干扰更容易漏诊。因此改变体位、多方向、多角度扫查，是避免这两处扫查难点区域漏诊的主要手段。同时积极询问病史，获取 CT 或 MRI 的影像资料进行对照检查，有助于减少错漏（图 3-1-16）。

（二）肝裂与 Couinaud 分叶分段的超声解剖

肝脏超声的断面虽有前述标准切面，但实际操作中因人而异，受检查者技术习惯依赖、患者体位、胖瘦、肋间隙宽窄、周邻胃肠气体以及右肺遮挡范围的差异而有显著不同。因遮挡方式千差万别，肝内有些部位并非标准切面能清晰显示，所以

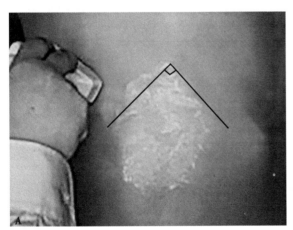

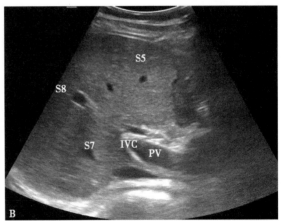

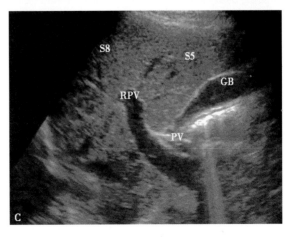

图 3-1-13　右肋弓下第一肝门长轴切面

A. 探头实际位置。B. 第一肝门区域。PV 门脉主干，S5 右前叶下段，S8 右后叶下段，S7 右后叶上段。C. "飞鸟征"，PV 门脉主干，RPV 门脉右支，GB 胆囊，S5 右前叶下段

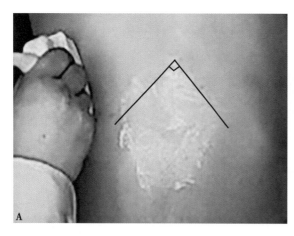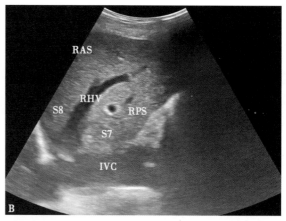

图 3-1-14　右上腹部斜切面（肝右叶系列斜切面）

A. 探头在右上腹斜切面的位置；B. 显示肝右静脉（RHV）将肝右叶分为前方的肝右前叶（RAS）和后方的肝右后叶（RPS），一般越邻近第二肝门，越定义为上段。IVC：下腔静脉；S7：右后叶上段，S8：右前叶上段

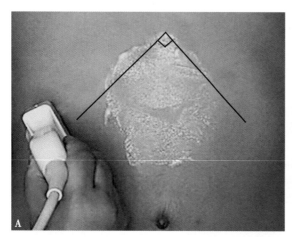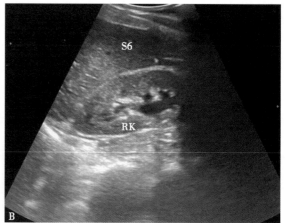

图 3-1-15　右腋前线肋弓下纵切面

A. 探头在右腋前线肋弓下的位置；B. 显示右肾和肝右后叶，S6：右后叶下段

在扫查中探头方位的多变使超声图像的呈现很不标准。

肝脏的五叶八段分别为：尾叶 S1，左外叶上段 S2，左外叶下段 S3，左内叶 S4（4a 左内叶上部，4b 左内叶下部），右前叶下段 S5，右后叶下段 S6，右后叶上段 S7，右前叶上段 S8。门静脉与韧带是肝脏分段的"标志"，肝静脉与韧带是肝脏分叶的"界标"（表 3-1-1）。三条主肝静脉所在的纵向平面将肝分成 4 部分。左右门静脉连线的水平面（横切面 c）将左外叶、右前叶及右后叶分为上下段，共分 8 段（图 3-1-17）。

各个叶间裂的头侧和尾侧切面因肋骨遮挡不能连续平滑扫查得到，因此不易形成实际空间概念。左右叶间裂（主裂）由肝中静脉将肝脏分为左、

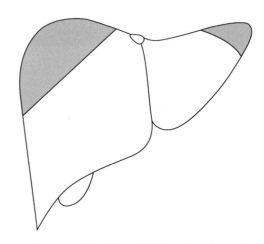

图 3-1-16　肝脏顶部近膈区域和肝左外叶外上缘区域是超声扫查的盲区（灰黑处）

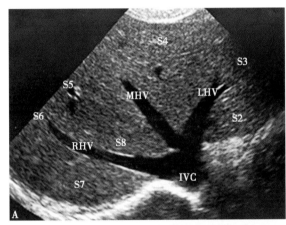

图 3-1-17　肝脏 Couinaud 分叶分段

右肝叶。因声窗、肋骨限制，一个超声切面不能将主裂完整显示。主裂在超声上可分为两部分：头侧段（上段）和尾侧段（下段）。头侧段是肝中静脉的大部分，尾侧段（下段）是胆囊窝。肝中静脉也将右前叶与左内叶分开。主裂尾侧段可以在横切面或斜切面上看到位于胆囊前方或头侧的高回声韧带样线性结构，并且在矢状或斜切面上显示位于门静脉右支和胆囊之间高回声线（图 3-1-18）。

左叶间裂将左内叶和左外叶分开。左叶间裂根据头尾可分为三段，头侧段是肝左静脉近心段，中段是门脉左支矢状部，尾侧段是肝圆韧带。肝左静脉形成左内叶和左外叶之间的分界。在中段上，门静脉左支矢状部作为叶间边界。多数肝左叶间裂的尾端下缘的叶间裂由脂肪包围的肝圆韧带部分组成（图 3-1-18、图 3-1-19，表 3-1-1）。

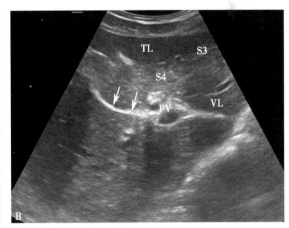

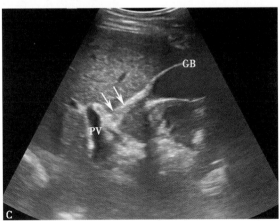

图 3-1-18　肝主裂及叶间裂

A. 肝中静脉在主裂的头侧行进，并且将右前叶与左内叶 S4 分开。肝右静脉通过段间裂将右叶分为前叶和后叶。肋下第二肝门斜切面示三个主要肝静脉。肝右静脉（RHV）、肝中静脉（MHV）和肝左静脉（LHV）以及三者汇入进下腔静脉（IVC）。肝左静脉和肝中静脉在进入下腔静脉之前有时会先连接在一起。肝右静脉分为右叶前叶和右叶后叶。肝左静脉将左叶的左内叶（S4）与左外叶（S2、S3）分开。B. 横切面上的主裂。主叶间裂是区分右叶和左叶的高回声线性结构（箭头）。TL：圆韧带，其显示为高回声结构；VL：静脉韧带；S4：左内叶。C. 右侧矢状斜切面显示主叶间裂（箭头）为门静脉右支（PV）和胆囊（GB）之间的线性高超声结构

右叶间裂将肝右叶分为右前叶和右后叶,右叶间裂主要由肝右静脉走行组成。在尾端处获得的横切面上,肝静脉不再是恒定的叶间分界线。门静脉右支前部和后部的分支之间的连线可用于划分叶间裂和段间裂。当通过肝脏中部获得横切面时,门静脉右支有小部分穿过主肝裂(图 3-1-18、图 3-1-19,表 3-1-1)。

肝段的定位和分界比叶的分界和定位难度更大。肝脏右叶上下段的实际定位可以参考以下信息:

表 3-1-1　肝内用于肝段定位的解剖结构

结构	解剖方位	定位作用
肝右静脉	右叶间裂	右叶头侧的前后分叶
肝中静脉	肝主裂	左右叶头侧分界
肝左静脉	左叶间裂	左叶头侧叶间分界:左内和左外
门脉右支前叶分支	右前叶	右前叶中央部位
门脉右支后叶分支	右后叶	右后叶中央部位
门脉左支横部	走行于尾叶前方	尾叶与左内叶分界
门脉左支矢状部	左叶间裂中段	左内叶、左外叶分界
胆囊窝	主裂	尾侧左右叶分界
圆韧带	左叶间裂	左内、左外叶的尾侧下段分界
静脉韧带裂	尾叶的左前缘	尾叶和左外叶的分界

①参考探头相对于肝脏的位置高低;②参考所显示的图像与图 3-1-6 横切面 c 的相对位置;③参考定位区域与第二肝门的邻近距离;④参考定位区域与胆囊的邻近距离;⑤参考定位区域与右肾的邻近距离。

一般离第二肝门或下腔静脉汇合口处越近,越倾向上段。离胆囊底部越邻近越倾向下段。对右后叶上下段定位时,离右肾越邻近越倾向下段。

通常情况,在肝右静脉矢状断面上,肝右静脉分右叶为前叶和后叶。肝右静脉的主要属支将右叶分为前段和后段。门静脉的右前(RPA)和后(RPP)分支通过右叶的前叶和后叶的中央区域(图 3-1-19)。门静脉和肝静脉走行的空间位置是垂直的,因此显示肝静脉长轴时,门静脉是短轴。

左叶通过左叶间裂隙分为左内叶和左外叶。左叶间裂可分为头侧、中间和尾侧三段。左叶间裂分为头段、中段和尾段。头段是左叶间裂的上 1/3,由肝左静脉汇入下腔静脉的主干组成(图 3-1-18A);中段是左叶间裂的中 1/3,是由门静脉左支的上升部分组成;尾段是左叶间裂的下 1/3,主要是圆韧带。镰状韧带也可显示在该裂缝的尾部 1/3 内。在横切面视图中,韧带束呈裂隙内的圆形,高回声结构(图 3-1-20)。

七、肝脏声像图观察内容

1. 肝脏大小、形态和边缘。
2. 肝实质回声的强度和均匀性。
3. 肝内是否存在局灶性异常回声区。

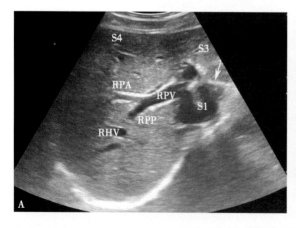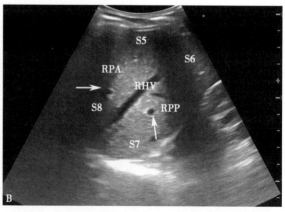

图 3-1-19　叶间裂

A. 门静脉右支分布的前分支和后分支分别在右前叶和右后叶的中心。肝右静脉的主干将右叶分为前叶和后叶。肝右静脉的分支划分为右叶前叶和右后叶之间的分界平面。RPV:门静脉右支;RPA:门静脉右前支;RPP:门静脉的右后支。箭头示静脉韧带。B. 矢状切面视图。肝右静脉(RHV)分界右叶的前叶和后叶。可以看到门静脉的右前(RPA 箭头)和后(RPP 箭头)分支通过右叶的前叶和后叶的中心位置

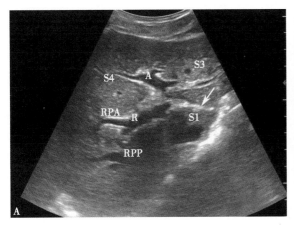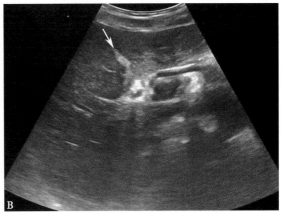

图 3-1-20　肋缘下斜切肝左静脉为左叶间裂的上 1/3（图 3-1-18）

A. 中 1/3 为门脉左支矢状部 A。R：门脉右支，RPA：门脉右前叶支，RPP：门脉右后叶支，S4：左内叶，S1：尾叶，箭头：静脉韧带。B. 下 1/3 为肝圆韧带（箭头）

4. 肝内管道结构，如胆管、门脉、肝静脉、肝动脉有无管壁回声异常。管腔有无狭窄或扩张，有无栓子形成。

5. 肝门部或腹腔内有无肿大的淋巴结。

6. 观察脾脏、胆囊情况。

7. 观察有无腹水。

八、肝脏病变声像图观察内容

1. 弥漫性病变或局灶性病变。

2. 局灶性病变是占位性或非占位性病变。

3. 占位性病变是单发或多发。

4. 占位性病变是囊性、实性或混合性。

5. 病灶是否引起肝脏形态变化：如边缘隆起、驼峰样隆起。

6. 病灶形态是否规则，边缘是否清楚，有无晕圈，病灶内回声强度，分布特点，是否有液化、钙化，后方回声有无变化，是否有侧方声影。

7. 病灶周围：周围组织有无被推挤、变形，血管、胆管是否被压变细、扩张、移位、消失等。是否压迫或浸润邻近脏器。

8. 病灶内部及周围血流动力学特点。同时观察其他脏器的图像变化：如脾脏有无异常，肿瘤有无转移征象，血管有无栓子，腹腔淋巴结有无肿大，有无腹水。

九、肝脏的测量方法

（一）肝右叶最大斜径

肝右静脉注入下腔静脉的右肋下缘切面声像图为标准切面。测量肝脏前后缘之间的最大距离。正常不超过 12～14cm。

（二）肝右叶前后径

在肋间切面声像图上测量得到的肝前后缘间的距离。正常值 8～10cm。

（三）肝右叶横径

自肝最右外侧缘至下腔静脉右侧壁间的距离。正常值不超过 10cm。

（四）左半肝厚度和长度

1. **测量标准切面**　以通过腹主动脉的肝左叶矢状纵切面为标准测量切面，向上尽可能显示膈肌。

2. **测量位置**　左叶厚度测量点分别置于肝左叶前后缘最宽处的肝包膜（包括尾状叶），测量其最大前后距离。

3. **正常参考值（cm）**　肝左叶厚径不超过 6cm，肝左叶长径不超过 9cm。

（五）肝右锁中线肋缘下厚度和长度

正常人肝脏在平稳呼吸时，超声在肋缘下常探测不到。当深呼吸时，长度可达肋缘下 0.5～1.5cm。对肺活量大者，肝上下移动度较大，深呼吸时，长度明显增加，与平稳呼吸的比较甚至可有 5～6cm 之差。

（六）门静脉的宽度

1. **测量标准切面**　以右肋缘下第一肝门纵切面为标准测量切面。

2. **测量位置**　门静脉测量要求在距第一肝门 1～2cm 处测量其宽径。

3. **正常参考值**　门静脉主干宽度（内径）1.0～1.4cm。

十、测量注意事项

1. 在肝脏超声检查中，应对上下、内外等部位进行连续性滑行扫查，在某一位置进行切面观察时,应做左右或上下方向最大范围的扫查。

2. 测量时要坚持标准体位和标准切面,避免因呼吸深度检查体位的不同带来误差。

3. 在右肋间观察右膈顶部肝脏结构时,应让患者尽可能吸气,使膈肌尽量上升后屏气,使膈顶部的肝脏显示清楚。同样,在肝脏其他部位检查中,让患者尽可能吸气,使膈肌尽量下降后再屏气,以避开肋骨和胃肠气体的遮挡获得最佳显示。

第二节 肝脏多普勒频谱分析原则与临床要点

一、概述

多普勒超声通常是评估肝脏固有血管和经颈静脉肝内门体分流术(transjugular intrahepatic porto-systemic shunt, TIPS)中血流情况的首选模式。彩色多普勒可以清晰显示肝脏各个主要血管(肝动脉、肝静脉和门静脉)的正常和异常频谱波形。每个频谱波形都能提供关于方向、速度和加速度的血流动力学特征信息。另外,根据是否存在频谱相位周期,我们可以将血流频谱分为:搏动波型(动脉)、波动波型(门静脉、肝静脉)、紊乱波型(有血流信号的病变血管)和无信号波型(无血流的病变血管)四类(图3-2-1)。

在进行标准的多普勒超声检查时,动脉具有低或高阻状态的血流动力学特点。根据血流阻力可以描述为低阻动脉和高阻动脉(图3-2-2)。动脉阻力历来使用三种不同的定量指标:阻力指数(RI)、收缩期速度/舒张期速度之比和搏动指数(PI)。动脉中的 $PI = V_1 - V_2/V_{mean}$,其中 $V_1 =$ 收缩期峰值速度,$V_2 =$ 舒张末期流速,$V_{mean} =$ 平均血流速度。动脉 PI 计算方法不同于门静脉的 PI,门静脉的 $PI = (V_2/V_1)$,其中 $V_1 =$ 收缩末期峰值速度,$V_2 =$ 舒张末期流速。肝动脉中最常用的指标是 RI,计算方法如下:

$$RI = \frac{(PSV - EDV)}{(PSV)} = \frac{(V_1 - V_2)}{V_1},$$

这里 PSV = 收缩峰值速度,EDV = 舒张末期流速。一般情况,肝动脉 RI 正常值范围为 0.55~0.70,

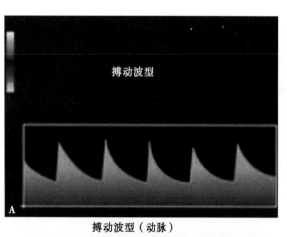

搏动波型(动脉)

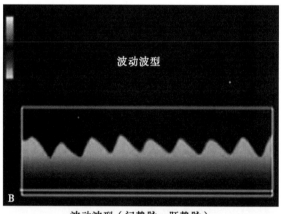

波动波型(门静脉、肝静脉)

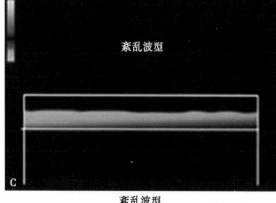

紊乱波型

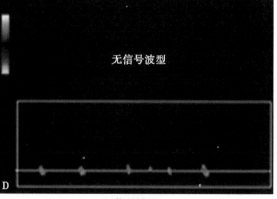

无信号波型

图 3-2-1 频谱波形的形态学分型

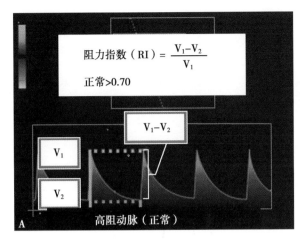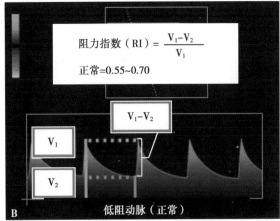

图 3-2-2　高阻或低阻动脉

A. 高阻动脉 RI 通常超过 0.70；B. 肝动脉正常 RI 值范围为 0.55～0.70。肝动脉为低阻动脉

属于低阻力血管。肝动脉的 RI 如果大于 0.70，或低于 0.55 均提示可能存在异常。

二、肝脏血管多普勒频谱

肝脏多普勒超声检查的三条主要血管分别是肝动脉、肝静脉和门静脉。每条血管的波形都有其自身的特点。

（一）肝动脉

正常的肝动脉波形可以描述为搏动波。其波峰对应于收缩期峰值速度（V_1），其谷底对应于舒张末期速度（V_2）（图 3-2-3）。肝动脉是低阻血管，RI 正常值范围从 0.55 到 0.70。

肝脏病变可引起肝动脉阻力指数的异常升高（RI > 0.70）或异常下降（RI < 0.55）（图 3-2-4）。高阻是一种非特异性表现，可以发生在餐后、高龄患

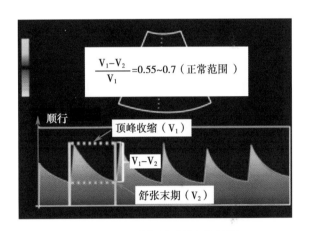

图 3-2-3　正常肝动脉流向和波形

肝动脉流向为顺行向肝（左），对应于频谱多普勒超声中基线以上波形（右）。肝动脉通常为低阻血管，RI 从 0.55 到 0.70

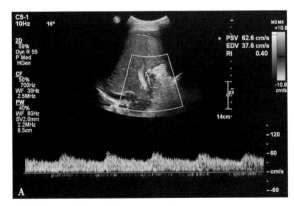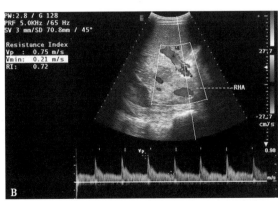

图 3-2-4　肝动脉阻力异常升高或下降的频谱

肝动脉通常为低阻力（RI = 0.55～0.70）。阻力低于这个范围（A）属于异常征象，此病例见于肝移植术后肝动脉吻合口狭窄后肝内动脉的低阻力（RI = 0.40）。类似地，阻力高于 0.55～0.7 范围（B）也可能是不正常的，B 图是一个肝动脉阻力指数 0.72 的肝硬化患者。但高阻力指数对疾病诊断的特异性不如阻力指数降低（丁红教授赠图）

者和弥漫性外周微血管（小动脉）受压，例如慢性肝细胞疾病（包括肝硬化）、肝静脉充血、冷缺血（移植后）和移植排斥的任何阶段。但肝动脉异常低阻对疾病判断更具特异性，可用于少数疾病的鉴别诊断，包括与近端动脉狭窄［相关的情况移植肝动脉狭窄（吻合术）、动脉粥样硬化疾病、弓状韧带综合征］和与远端血管短路（创伤后或医源性动静脉瘘、肝硬化门静脉高压和动静脉或肝动脉-门脉分流术、伴有动静脉瘘的 Osler-Weber-Rendu 综合征］等情况。但是肝硬化对肝动脉微循环的影响是复杂多变的，很多因素的综合作用可能影响阻力指数的测值，已有研究表明肝动脉阻力指数对于诊断肝硬化或预测严重程度没有参考价值。

（二）肝静脉

肝静脉波形是一种特别的波动波。肝静脉波型较复杂，为更好地理解这种复杂波形需要确定两个信息。首先，大部分肝静脉血流是前向的，这里的前向是指血流离肝向右心流动，背向是指背离右心，向肝静脉反向流动。尽管存在背向流动的情况，但是大部分血流必须前向以回到心脏。因此，大部分情况下，这种前向流动相对远离探头，因此显示在基线下方。其次，正如左心室的压力变化传递到全身动脉一样，右心房的压力变化将直接传递到肝静脉。

正常肝静脉波形有 4 个波（图 3-2-5）：a 波是波形中遇到的第一波。它由舒张末期心房收缩导致右心房压力增加而产生。S 波是波形中遇到的下一个波。其初始的向下部分由右心房压力下降产生。V 波是波形中遇到的第三波，其向上倾斜的部分由右心房压力增加而产生。D 波是波形中遇到的第四个波，也是最后一个波，其初始向下倾斜部分由右心室快速早期舒张导致心室充盈而引起的右心房压力下降产生。

异常的肝静脉血流可以显示为以下几种基本方式：

1. 波动增加（脉冲波形）　主要发生在：三尖瓣反流和无三尖瓣反流的右心衰竭（也与引起门静脉脉冲波形相关）（图 3-2-6、图 3-2-7）。通过仔细观察肝静脉波形可以区分这两种情况。a 波由舒张末期心房收缩导致右心房压力增加而产生。S 波初始的向下倾斜部分由右心房压力下降产生，V 波是波形中遇到的第三波。D 波是波形中遇到的最后一个波，由右心室充盈而引起的右心房压力下降产生。

2. 波动幅度减小（波动减少）和频谱扩宽　都是由于肝静脉压迫所致。包括肝硬化、肝静脉血栓

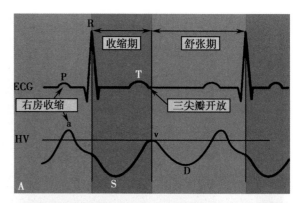

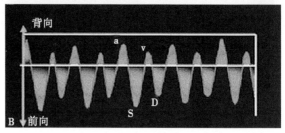

图 3-2-5　正常肝静脉波形

A. 与心电图（ECG）对应的肝静脉（HV）频谱形态变化：心电图 P 波代表右房收缩，传递压力使中心静脉（传递到肝静脉）的血流短暂背向，朝向肝方向，在频谱上显示为基线上方的短小 a 波。心电图 R 波的顶峰至 T 波的结束点，代表心室收缩期。右房内的压力降低，使更多的中心静脉内的血流回右房，在肝静脉频谱上形成基线下的 S 波。收缩末期，由右心房压力增加而产生 V 波。T 波末到下一 R 波峰，是舒张期，T 波末也是三尖瓣开放的起始，此时由右心室快速舒张导致心室充盈而引起的右心房压力下降产生肝静脉频谱的 D 波。B. 实际肝静脉波型图：正常肝静脉频谱图，前向为流向右房离肝方向，背向为朝向肝静脉向肝方向。a 波由舒张末期心房收缩导致右心房压力增加而产生。S 波初始的向下倾斜部分由右心房压力下降产生，V 波是波形中遇到的第三波。D 波是波形中遇到的最后一个波，由右心室充盈而引起的右心房压力下降产生

形成（Budd-Chiari 综合征）、肝静脉闭塞性疾病和任何原因引起的肝静脉流出道梗阻。随着疾病的进展，纤维化压缩肝静脉或肝实质水肿使静脉更加受压。频谱扩宽是由于受压的肝静脉变窄，例如肝硬化时。肝静脉足够大时，它们的波形通常为薄窄的频谱窗。图 3-2-8 显示了各种幅度减小时的频谱征象。

3. 肝静脉血流缺失（无信号）　常表现在静脉流出道阻塞时，即 Budd-Chiari 综合征。这种综合征也可能表现为：①不完全阻塞，幅度减小的频谱波形（例如，紊乱波型）；②在狭窄部位流速增加和

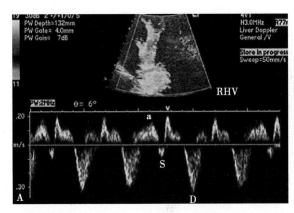
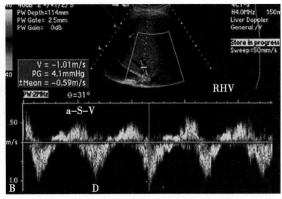

图 3-2-6 三尖瓣的反流及反转 S 波

A. 三尖瓣的反流。频谱多普勒图像清楚地描绘了增加的脉冲（即，峰和谷之间的变宽）。仔细观察显示特异性的三尖瓣反流的模式：V 波非常高，S 波不如 D 波深。后者也可以称为"减小 S 波"，是三尖瓣反流的特异性表现。当三尖瓣反流严重时，S 波将不再下降到基线以下，并且会有一个大的逆行 a-S-V 复合波或"反转的 S 波"；当这种情况发生时，D 波是顺流的唯一表现。B. 反转 S 波。频谱多普勒图像显示有反向 S 波的脉冲波形

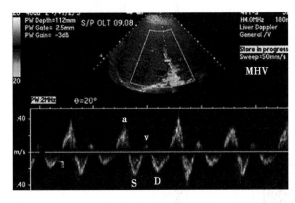

图 3-2-7 无三尖瓣反流的右心充血性心力衰竭（CFH）
无三尖瓣反流的右心充血性心力衰竭（CFH）。多普勒显示脉冲幅度明显增加。a 波峰高，S 波和 D 波之间保持正常关系 [S（收缩）比 D（舒张）更深]

湍流。另一个重要表现是与 Budd-Chiari 综合征相关的门静脉血栓。类似于门静脉、良性血栓和恶性肝静脉瘤栓在灰阶超声表现为回声管腔内充盈缺损。Budd-Chiari 综合征在彩色多普勒超声特征性的表现为双色的、弯曲肝静脉侧支血管。如果有恶性瘤栓，栓子内出现彩色血流信号具有确诊意义。良性血栓的频谱多普勒除了随机噪声频谱，不会出现持续规律性频谱波型。最近的临床应用表明，与常规灰阶、彩色多普勒和频谱多普勒超声相比，超声造影在肝和门静脉恶性瘤栓的诊断中更有优势。

（三）门静脉

门静脉频谱形态介于肝静脉和肝动脉之间。正常情况下为向肝流向，多普勒测量时均为朝向探头。肝静脉的波动性会通过肝窦传到门静脉，使门静脉的波型中可见心源性压力或波动变化。门静脉的流速一般较低，为 16～40cm/s。正常门静脉波形（图 3-2-9）应轻轻起伏，始终保持在基线的上方。门静脉峰值速度（V_1）对应于收缩期，波谷速度（V_2）对应于舒张末期。门静脉的 PI 计算不同于肝动脉 [PI=（V_1-V_2）/V_{mean}]。门静脉中，PI 计算为 V_2/V_1，V_1 通常大于 0.5（较低 PI 计算值对应于较高的波动）。

异常（病理性）门静脉血流通常表现为以下四种方式。

1. 搏动增加（脉冲波形）（图 3-2-10） 任何异常压力传递到肝窦将导致脉冲性门静脉波形。在肝静脉侧，三尖瓣反流和右侧 CFH 传递压力和增加搏动性。在动脉侧，动静脉分流（如严重肝硬化）或动静脉瘘（如遗传性出血性毛细血管扩张症）均可产生这种影响。

2. 门静脉缓流（图 3-2-11） 缓流是门静脉高压的一个诊断征象，当峰值速度小于 16cm/s 时，即可诊断。绝大多数门静脉高压由肝硬化引起。

3. 离肝（逆行）血流（图 3-2-12） 当肝内压力超过正向压力时，离肝血流发生，流动随后反转方向。这导致低于基线的波形。与缓流一样，这种表现可见于任意一种门静脉高压。

4. 门静脉血流缺失（图 3-2-13） 门静脉中无血流可能由于静脉血流停滞（门静脉高压）或闭塞性疾病导致，而后者通常由良性或恶性栓子引起。但并不是所有缺乏血流都代表闭塞性疾病。在严

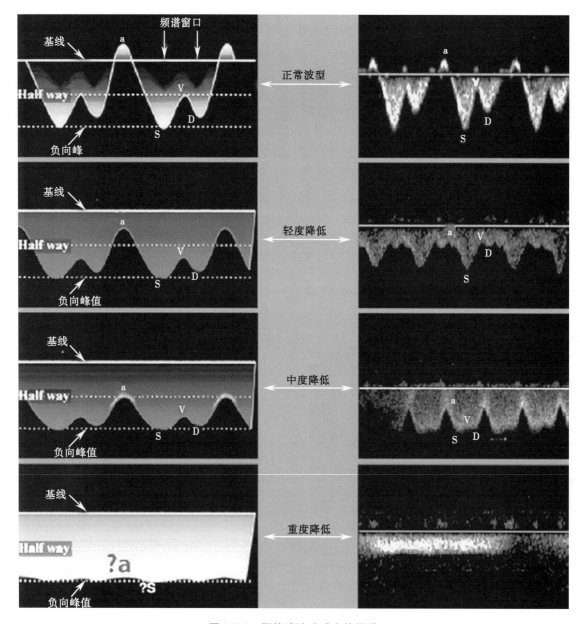

图 3-2-8　肝静脉波动减小的频谱

图示肝静脉中不同程度的波动减弱。肝静脉的波动性减弱主要见于肝硬化患者。理解这个模型的关键在于观察 a 波相对于基线的位置和负 S 波峰值偏移。当 a 波和负波峰值距离越减小，意味着波动性减弱的越明显。重度减低时已无法区分四个波型

重的门静脉高压中，可出现一段时间内血流既不是向肝的，也不是离肝的，而是停滞不前的。这导致门静脉无血流（多普勒超声检查），这将增加患者门静脉血栓形成的风险。需要鉴别的是血栓还是瘤栓。肝细胞癌是恶性瘤栓（肿瘤栓子）最常见的原因，其他可能的原因还包括胰腺癌、胆管癌、转移性疾病和原发性门静脉平滑肌肉瘤。在灰阶超声中区分恶性栓子最可靠的影像征象是彩色多普勒的充盈缺损和肝脏肿块。

如前所述，在闭塞性血栓形成中，彩色多普勒超声无法显示彩色血流信号。在一些恶性栓子病例中，栓子内可能出现彩色信号。当进行频谱检查时，这些彩色信号显示动脉（搏动）波形，是瘤栓的特征表现。超声造影更能对门脉栓子的性质做出准确的定性。一般而言，血栓在造影三期时相里均呈无增强表现（图 3-2-13），但需要注意的是新鲜血栓的周边有可能会有造影剂在门脉期和延迟期渗透进栓子周边和内部。而癌栓从动脉期开始即出

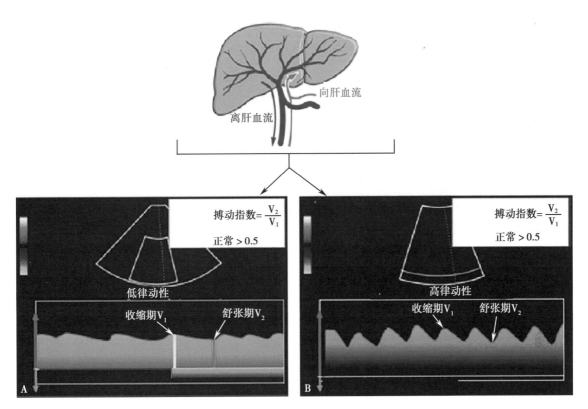

图 3-2-9　正常门静脉波形和频谱

图中显示了正常门静脉中的流向是向肝的,位于频谱多普勒超声基线上方的波形。正常的波动性可从低(A)到高(B)。异常的低幅波动形成平缓的低幅波型,而异常高的波动导致形成高幅的波动波型。PI 用于量化波动波型的搏动性。正常的波动波型的 PI 大于 0.5

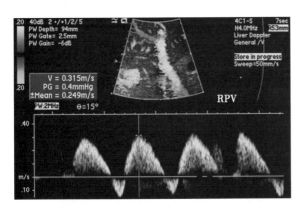

图 3-2-10　搏动性增加

频谱多普勒超声图像显示在门静脉右支中具有逆流的脉冲波形。波形可以系统性表征为向肝、脉冲、两相 - 双向和双峰值

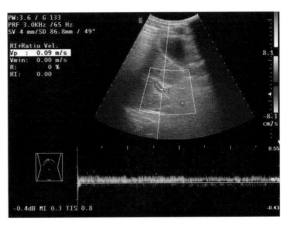

图 3-2-11　门静脉缓流

频谱多普勒超声图像显示门静脉主干血流缓慢。门静脉慢流是门静脉高压的结果。在这种情况下,峰值速度为 9.0cm/s,远远低于正常下限(16~40cm/s)。虽然门静脉高压可导致如本例所见的脉冲波形,但是慢流有助于区分这种情况与超脉冲高速状态,如 CHF 和三尖瓣反流(丁红教授赠图)

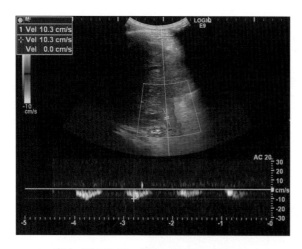

图 3-2-12 离肝（逆行）血流

频谱多普勒超声图像在门静脉主干显示逆行（离肝）血流。离肝血流是由于严重门静脉高压所致（丁红教授赠图）

现快速强化，到门脉期一般呈等增强或低增强。但延迟期位于门脉的瘤栓并不一定出现相对低增强表现，这有可能是因为门脉癌栓存在丰富的门脉血供（图 3-2-14）。闭塞性门静脉血栓（特别是非急性期）另一个特征是闭塞的门静脉内或周围侧支血管发育；这种情况称为门静脉海绵样变。海绵样变往往是良性血栓的标志。

（四）经颈静脉肝内门体分流术

经颈静脉肝内门体分流术（transjugular intrahepatic portosystemic shunt，TIPS）最常用于治疗严重门静脉高压伴有顽固性静脉曲张出血或腹水。其他适应证包括肝肾综合征和肝静脉阻塞（Budd-Chiari 综合征）。多普勒超声能够动态可靠地检测并记录经颈静脉肝内门体分流术支架功能障碍情况，超声造影为评估 TIPS 的通畅提供了强有力的技术支撑。支架功能检测的关键在于了解这些最常见分流部位以及分流位置对血液的影响（图 3-2-15、图 3-2-16）。基本思想是，与原生血管相比，分流是相对低阻力频谱。其原生血管具有病理性高阻频谱，最常见于肝硬化（小血管的压缩）。植入 TIPS 支架后，大部分患者的门脉血液优先流入低阻力支架通道。

标准 TIPS 检查采样于以下部位：①支架的三个部分，中间部位测量最不准确，因为此时采样角度太大；②支架连接的肝静脉段；③门静脉主干、右支和左支。分流障碍是由于内膜增生或原位血栓导致狭窄或闭塞的结果。狭窄或闭塞可发生在支架内的任何部位；但是，它最常见于头部。在造影模式下，可以清晰显示附壁的血栓或局部的内膜增生（图 3-2-17C）。此外，狭窄可发生在支架和下腔静脉之间的不同肝静脉段内。闭塞是最易检测的类型，因为它在彩色多普勒和超声造影上无血流信号或强化信号，并探测不到多普勒频谱波形。如果疾病类型是非闭塞性的（即狭窄），狭窄信号提示 TIPS 发生异常（图 3-2-17、图 3-2-18）。这些信号包括异常高（> 190cm/s）或异常低（< 90cm/s）的分流速度，其他证据包括与先前检查相比速度异常变化（增加或减少 > 50cm/s）。既往检查中肝内门静脉离肝血流变为向肝血流也是失败的证据。门静脉主干的低流速（< 30cm/s）或侧支血管（如脐静脉再通）再通或复发，也表明支架失败。灰阶超声显示的失败证据包括新的、复发的或恶化的腹水。

在进行支架的超声造影显示时，能量条件要高于平时的实质造影模式，即要提高造影成像的机械

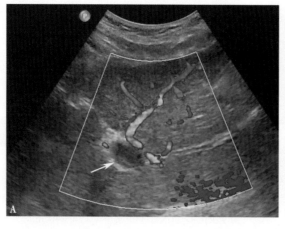
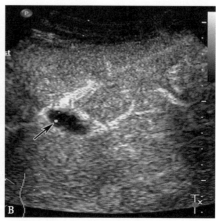

图 3-2-13 门静脉血栓（急性良性血栓）

在频谱多普勒超声图像和超声造影图中，图 A 采样区在门静脉主干中不显示颜色。表示不存在血流。频谱取到无相位的波形可由于阻塞性或非阻塞性疾病产生。图 B 箭头区域造影三期无增强

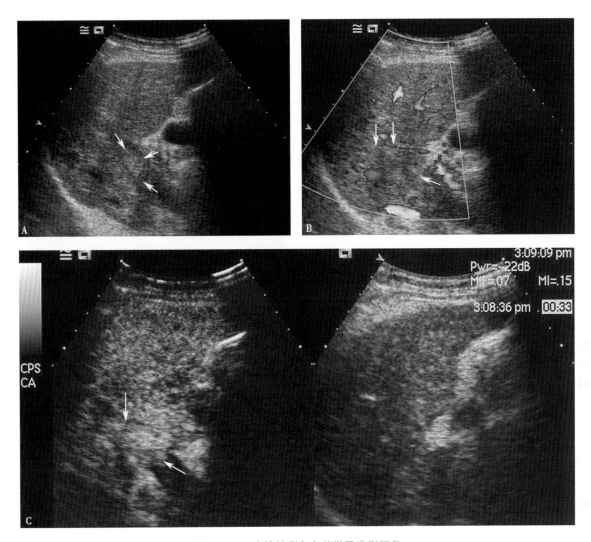

图 3-2-14　瘤栓的彩色多普勒及造影征象

瘤栓的二维、彩色多普勒及造影特点。A. 箭头示门静脉栓子（恶性肿瘤栓子）。B. 彩色多普勒图像显示扩张的门静脉右支内无正常彩色血流。肿瘤栓子倾向于扩张静脉；但是，急性血栓也可如此。C. 箭头示造影动脉期栓子有明显强化[超声增强造影（CEUS）分级：LR-5V]

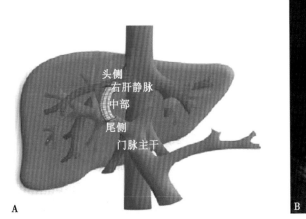

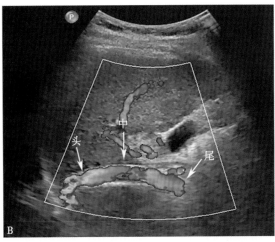

图 3-2-15　TIPS 血流模式

图 A 绘制了当 TIPS 处于最常见位置时 TIPS 和图 B 支架中的预期血流模式。注意，在 TIPS 尾部和门静脉分叉之间的门静脉任一部位中，其血流均为离肝的。图 B 说明 TIPS 头侧（左）和尾侧（右）血流表现

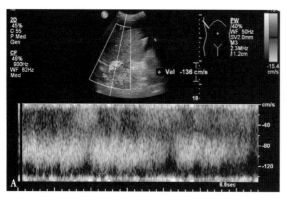
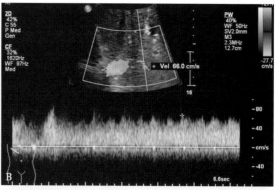
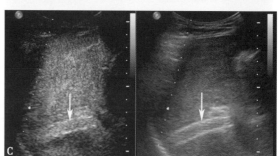

图 3-2-16　正常功能的 TIPS 的频谱和造影

A. 彩色多普勒图像显示 TIPS 头部为蓝色。波形低于基线，对应于顺流。流速 136cm/s。B. 频谱多普勒图像显示 TIPS 的尾端为红色。波形高于基线（朝向探头）流速 66cm/s。C. TIPS 支架的造影显示通畅

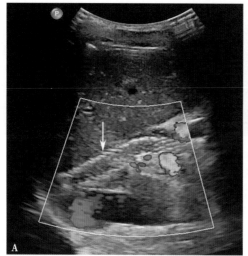
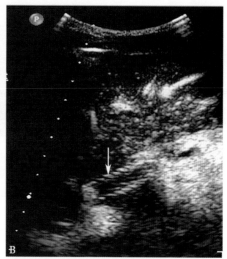
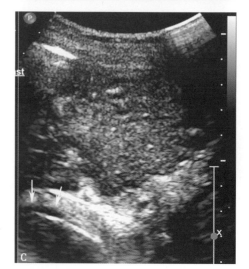

图 3-2-17　TIPS 功能障碍（闭塞）

A. 在纵向平面中获得的彩色多普勒超声图像显示没有颜色流动的 TIPS，这是 TIPS 功能障碍的直接证据表现。B. 造影模式 TIPS 内没有造影剂流动。C. 箭头示支架的头侧附壁血栓形成，局部形成负性造影增强区，支架其他部位流动通畅

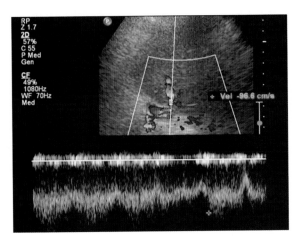

图 3-2-18　TIPS 功能障碍（肝静脉狭窄）

频谱多普勒超声图像显示高速流（96.6cm/s），这是肝静脉狭窄的证据。在彩色多普勒图像中，视觉上的变窄也是明显的（任杰教授赠图）

指数；同时造影剂的量要大于实质造影条件下的量。这是因为显示较粗大血管的走行及其血管内血流情况，需尽量通过高能量将肝实质内的造影剂微泡信号打破，从而摒除实质增强信号的影响，使血管管腔内壁显示得更为清晰。

第三节　肝脏超声造影分析原则与要点

在进行肝脏超声造影（contrast-enhanced ultrasound）图像分析时，"廓清（washout）"是进行准确诊断的重要概念。此术语专指肝脏造影的三期时相中，特别是门脉期及延迟期，肝实质呈相对高增强，肿瘤结节呈相对低弱增强的征象。有时，比较显著的廓清，在周围均匀一致的高增强肝实质背景下，看起来像打孔机在纸上打的孔一样明显（打孔征）。这是因为结节内的造影剂比周围肝窦内的造影剂更快地流出了组织或结节本身少血供，导致周围肝实质造影增强程度明显高于结节。廓清的出现对判断结节的良恶性具有重要临床意义。廓清发生的时间长短对诊断原发和继发肿瘤、粗略判断原发性肝癌的分化等级都有帮助。快速廓清多见于恶性肝脏肿瘤。大部分 CT/MRI 造影剂并非纯血池造影剂，造影剂可以渗透到血管外间隙。因此具有显著血管通透性的肝脏恶性肿瘤，CT/MRI 造影剂会渗透到肿瘤间质，使 CT、MRI 增强影像无典型的快速廓清征象，以致诊断不明。相反，超声造影剂是一种纯血池造影剂，无法渗透到血管外间隙，即使对高血管通透性的恶性肿瘤亦能确切显示其快速廓清征象。

超声增强对比剂（造影剂）的配制主料是含氟气体，最终代谢并非自肝肾排泄而是通过肺呼吸排出体外，因此没有肝肾毒性是超声造影剂与 CT、MRI 造影剂相比很大的一个优势。注射用六氟化硫微泡造影剂，一般一次注射 1.0～2.4ml，在形成首次循环峰值后，约需 5min 被循环系统稀释。造影成像需要在低机械指数的造影模式下应用，双分屏模式有利于感兴趣区的常规超声图像和造影灌注对比显示。

肝脏超声造影分为三个动态时相（图 3-3-1），时相之间有时间重叠：动脉期开始于经肝静脉注射造影剂后的 10～20s，一般持续到注射后的 30～45s（时长约 20～30s）；门脉期自注射后 20～30s 开

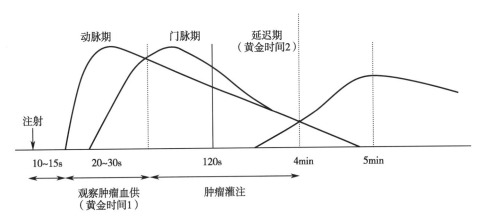

图 3-3-1　肝脏超声造影动态时相

肝脏超声造影分为三个动态时相：动脉期开始于经肝静脉注射造影剂后的 10～20s，一般持续到注射后的 30～45s（维持 20～30s 时间）；门脉期自注射后 20～30s 开始，持续约 1～2min，此时整个肝脏实质强化明显。此后，自注射造影剂 2min 左右进入延迟期

始（时长约 1min），此时整个肝脏实质强化明显。此后，自注射造影剂 90～120s 进入延迟期。进行造影成像分析时，需要重点观察两个黄金时间点：第一个黄金点是动脉期的早期，这个时期是判断是否肿瘤的关键时期，但不是确诊良性或恶性的时间点。第二个黄金点是延迟期，这个时期是否发生廓清是判断良恶性的关键点。在非肝硬化情况下，良性病变多表现为持续的造影强化，与周围肝实质相比呈高增强或等增强，相反恶性结节则呈快进快出的低增强结节。

进行超声造影操作时，每个结节的造影动态都应保存。当存在多发结节时，超声有时难以同时显示多个病灶。此时如需要对各个病变依次造影并记录时，一般要求下一个结节的造影需等待前次造影完成半小时后开始。在实际工作中，可以在前一次造影结束后，将成像模式调节到高机械指数或彩色多普勒模式，选取腹部或肝脏大血管区域对微泡进行连续超声照射打破微泡，以缩短再次造影的等待时间。对于恶性肿瘤患者，常规超声难以显示或显示不清晰的肝脏小转移灶，在造影延迟期往往能够得到清晰显示。但仍需明确鉴别是否常规检查容易遗漏的微小囊肿。此时，需在造影后找到对应可疑小结节进行常规二维成像，以确认是否囊肿。

第四节 肝脏恶性肿瘤的临床与超声诊断

一、概述

超声对肝脏恶性肿瘤的诊断是腹部超声诊断的一个重点。肝脏的恶性肿瘤分为原发和转移性两大类。原发的恶性肿瘤又可分为实性或囊性，或起源于上皮细胞（肝细胞、胆管上皮、神经内分泌细胞）或起源于间叶细胞（主要为内皮）。转移性肝癌以胃肠道恶性肿瘤经血行转移多见。

二、肝脏恶性肿瘤

来源于上皮组织的原发性肝脏肿瘤大部分是恶性的，上皮细胞性的良性肿瘤较少见（以胆管囊腺瘤为主，还包括肝细胞腺瘤和胆管细胞腺瘤）。原发性肝癌主要包括肝细胞肝癌、肝内胆管细胞癌等不同病理类型，它们在发病机制、生物学行为、组织学形态、临床表现、治疗方法以及预后等方面均有明显的不同。

（一）原发性肝细胞肝癌

中国是肝炎高发国家，因此原发性肝癌是临床上最常见的恶性肿瘤之一。

1. **临床病理、流行病学及发病特征** 我国肝癌发病人数约占全球的 55%，全球发病率居第 5 位，死亡率居第 3 位，在肿瘤相关死亡中仅次于肺癌，居于第 2 位。肝细胞肝癌（hepatic cell cancer, HCC）的诊断不同于其他恶性肿瘤，相当部分病例的确诊可以仅靠影像特征而不需组织学确诊。患者年龄、肝炎及肝硬化病史是诊断肝细胞肝癌的重要信息。比如，肝母细胞瘤、间叶性错构瘤及新生儿血管内皮瘤常见于儿童，其他例如胆管细胞癌在儿童中罕见。原发性肝细胞肝癌较少发生于正常肝脏，多继发于肝硬化等逐步发展的慢性肝病。慢性肝病 90% 以上是乙型肝炎病毒和丙型肝炎病毒引起。乙型肝炎病毒或丙型肝炎病毒的持续感染与肝癌的发生有着密切的关系。酒精性肝硬化也是肝细胞肝癌的潜在诱发因素。

联合肿瘤标志物甲胎蛋白的检测，对提高原发性肝癌的诊断信心具有较高的价值。在我国，60% 以上的肝癌病例的血清甲胎蛋白（AFP）>400ng/ml。美国肝病研究学会指南、亚太肝病研究学会指南均认为尽管甲胎蛋白特异性和敏感性较低，不建议单独作为诊断指标，但与其他诊断方法联合应用有助于肝癌的诊断。在中国，甲胎蛋白超过 400ng/ml 是诊断肝细胞肝癌的界值。在 100～200ng/ml 的时候，需认真鉴别是否肝炎引起的甲胎蛋白升高。此外，甲胎蛋白在高危人群中的持续升高征象，更需警惕肝细胞肝癌的发生。

较严格的肝细胞肝癌的临床诊断标准要求同时满足以下条件：

（1）具有肝硬化以及乙型肝炎病毒（HBV）和（或）丙型肝炎病毒（HCV）感染[即 HBV 和（或）HCV 抗原阳性]的证据；

（2）如果肝脏占位直径为 1～2cm，则需要 CT、MRI 及超声中两项影像学检查都显示肝脏占位具有肝癌的典型特征；

（3）血清 AFP≥400μg/L 持续 1 个月或≥200μg/L 持续 2 个月，并能排除其他原因引起的 AFP 升高，包括妊娠、生殖系胚胎源性肿瘤、活动性肝病及继发性肝癌等。典型的肝细胞癌影像学特征如下：

同期多排增强 CT 扫描和（或）动态对比增强 MRI 检查/超声造影检查显示肝脏占位在动脉期快速不均质血管强化而静脉期或延迟期快速廓清。

2. **超声诊断与鉴别诊断** 大体病理上肝细胞

肝癌分为单发、多发和弥漫浸润三型。肝细胞肝癌的超声表现多种多样。但回声特点与肿瘤大小有一定相关性。小肝癌（＜3cm）倾向低回声（图 3-4-1），不少也可表现为高回声结节（图 3-4-2）。肿瘤内部回声强度的增高与肿瘤内部的出血、纤维化以及坏死密切相关，因此近一半的大肝癌内部呈现高回声。部分高回声的小肝癌多系肿瘤内部的脂肪变性或窦性扩张。

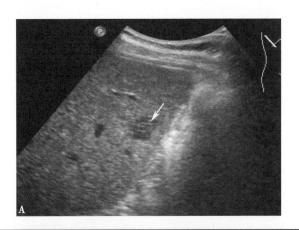

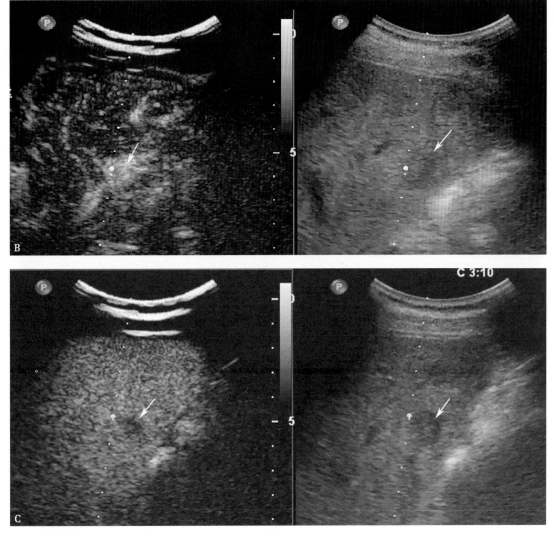

图 3-4-1　肝细胞肝癌低回声表现及超声造影 LI-RADS 分级

51 岁男性患者，肝硬化，肝癌术后 2 年。A. 肝右叶 1.4cm 低回声结节，边界清晰；B. 动脉期 20s 结节高增强；C. 延迟期 190s 结节强化廓清。肝脏影像报告和数据管理系统（LI-RADS）5 级

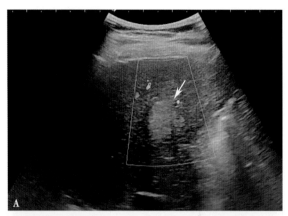

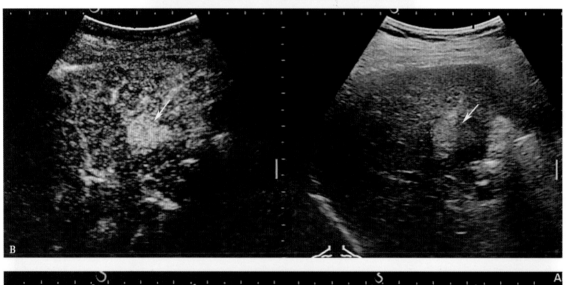

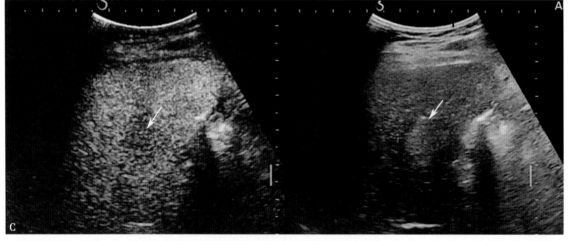

图 3-4-2　肝细胞肝癌高回声表现及超声造影 LI-RADS 分级

A. 56 岁男性患者,肝右叶 2.5cm 高回声结节,边界清晰; B. 动脉期 20s 高增强; C. 延迟期 143s 弱廓清。LI-RADS 5 级

杂乱回声(马赛克样)、低回声晕及侧边声影是肝细胞肝癌相对特异的超声征象。马赛克征一般认为是因为肿瘤内存在不同的组织类型导致的(图 3-4-3)。

低回声声晕和侧边声影则与肿瘤的纤维包膜相关。肝细胞肝癌对门脉或肝静脉的侵犯是晚期肝癌的特征表现,且预后不良。较大的肝细胞肝癌,如有明显的动静脉瘘,彩色多普勒及频谱多普勒可在肝细胞肝癌内及周边探及高速低阻的血流信号。大肝癌周边丰富血管的网篮征及肿瘤内部的

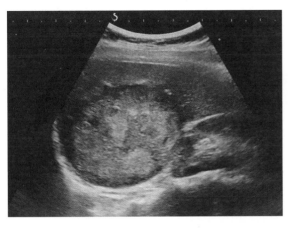

图 3-4-3　肝细胞肝癌杂乱回声呈马赛克样表现

60 岁男性患者，肝细胞肝癌，右叶 6cm 杂乱回声团，肿瘤回声不均匀，内见高回声、低回声不均分布，如马赛克样。术后证实肝细胞肝癌

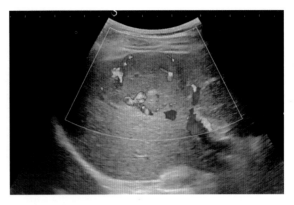

图 3-4-4　肝细胞肝癌呈网篮征彩色多普勒表现

63 岁男性患者，肝细胞肝癌，肝右叶 5.9cm 稍低回声团，彩色多普勒显示周边见网篮样血管和肿瘤内部的穿插血管征象

穿插血管征象也是一特征性的超声表现（图 3-4-4）。当肝细胞肝癌侵犯门脉主干及主要分支时，脉管内瘤栓的新生血管可被敏感的彩色多普勒显示，从而和脉管血栓相鉴别。弥漫浸润性的肝癌缺乏典型的肿块征象，有时仅脉管被实性组织充填，并富含新生血管，这是诊断弥漫性肝癌的一个重要图像特征。超声造影能有效区分脉管瘤栓和血栓，脉管瘤栓在造影动脉期呈现快速强化和廓清，血栓则表现为三期无增强。

　　肝细胞肝癌的造影典型征象为动脉期富血供高增强，门脉期及延迟期廓清（门脉期等 - 低增强，延迟期低增强）（见图 3-4-1）。一般肝细胞肝癌的廓清发生的时间较晚，多发生在注射造影剂后 60～90s。动脉期的快速高增强，在肝硬化或慢性乙肝背景下，是诊断恶性的一个较特异的征象。但在非肝硬化或非肝炎背景情况下，则不然。肝癌动脉期的快速强化可表现为弥漫均一强化，也可表现为杂乱不均的强化特征。外周的环形强化征象主要见于转移癌和肝内胆管细胞癌，在肝细胞癌中并不多见。在门脉期和延迟期出现低增强征象即快速廓清（washout）是诊断恶性的特异性征象之一。这种廓清发生的早晚与肝癌的分化程度有一定的关系。有研究表明缓慢的廓清（>240～300s）提示高分化等级。另外，在大尺寸的肝细胞肝癌内部可因出血坏死形成三期无增强区域。

　　超声造影对于不同大小的肝细胞肝癌，具有不同程度的诊断价值。对于大肝癌（>3cm），超声成像视野的局限性使其在对大肝癌分期的评估能力不及增强 CT 和 MRI。但超声成像的时间分辨率优于 MRI、CT，因此它对小肝癌或肝内小结节的性质判定具有相对高的临床意义。

　　肝硬化肝实质回声杂乱，结节形态和回声强度表现多样。结节既可表现为低回声，也可表现为高回声，或局部隆起的低 - 等回声（见图 3-4-1、图 3-4-2）。定期复查，如上述结节的大小或形态发生较大变化，则需进行超声造影确认。美国肝病研究学会指南及欧洲肝病研究学会指南对肝硬化患者肝内小于 1cm 的可疑结节推荐每 3～6 个月行一次的超声随访，对 1cm 或大于 1cm 或持续增大的结节，需行进一步的增强影像确诊。

　　肝硬化结节与肝细胞肝癌的发生：肝癌的发生是一个渐进的演变过程。以良性的再生结节（regenerative nodule，RN）起始，继而相继发展至低级别和高级别的退变结节（low-grade，high-grade dysplastic nodules，DN），直到形成恶性的高分化早期肝细胞肝癌。这个演变过程伴随着结节血供的动态变化，表现为正常门脉和肝动脉血供的逐渐减少，新生的异常肿瘤动脉成分逐渐增多。再生结节（RN）的回声强度没有固定的回声类型，可以相对于肝实质表现为低回声或高回声或等回声。再生结节一般维持有正常门脉和动脉血供成分和比例，因此造影增强呈现与周围肝实质相同的三期等增强（图 3-4-5）。退变结节依结构退变的程度表现出多样的强化特点。造影动脉期既可是高增强也可是等增强或低增强。

　　高级别退变结节和早期高分化肝癌血供特点互有交叉，使造影的鉴别诊断颇为棘手。总体上，约 33.3%～60% 的高级别退变结节呈动脉期高增强，40%～66.7% 呈低增强。但高级别退变结节很

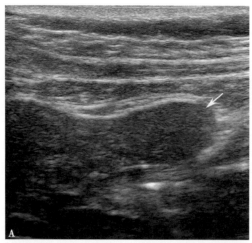

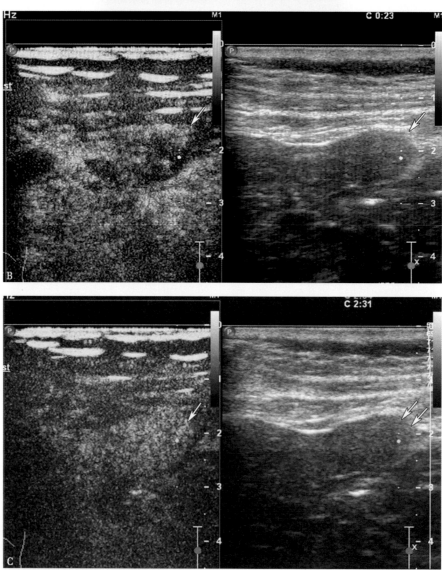

图 3-4-5 肝脏低回声结节及造影表现,超声造影 LI-RADS 分级

A. 58 岁女性乙肝患者,肝左叶包膜下 2cm 隆起样低回声疑似结节;B. 动脉期 23s 低 - 等增强;C. 延迟期 151s 等增强。LI-RADS 2 级

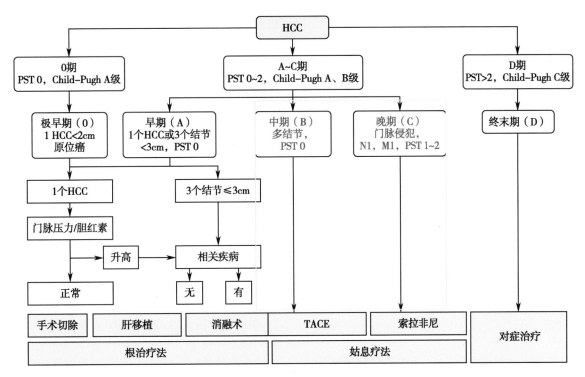

图 3-4-6 巴塞罗那分期
巴塞罗那分期同时包含三个能独立预测生存时间的因素：影像学肿瘤侵犯范围、肝功能、一般体力状况

少发生延迟期的廓清，早期肝癌则伴不同程度的延迟期廓清，有时廓清甚至可以发生在造影注射 5min 后。对应的，小于 2cm 的小肝癌也可表现为少血供，仅有部分呈现典型动脉期高增强。随着肿瘤的尺寸增大，血供越来越丰富。小于 1cm 的早期癌只有 24% 表现为典型的富血供高增强征象，1~2cm 的早期肝癌约 28% 呈富血供高增强，大于 2cm 的早期癌有 47% 的比例为富血供高增强。

因此从临床实践角度，超声造影区分高级别退变结节和早期典型高分化肝癌难度较大。对于没有明显延迟期廓清的动脉期高增强结节和没有明显动脉期强化的 1~2cm 的可疑早期肝癌，活检是确诊的最终选项。考虑到高危患者肝脏结节的多样性，2016 年美国放射学会发布的肝脏影像报告和数据管理系统（the liver imaging reporting and data system，LI-RADS），对高危患者的肝脏结节进行了危险性分级，该系统规范了术语、详细定义了危险性分级的标准和规范（见本节相关内容）。

3. 临床关切点 一旦确诊了肝细胞肝癌，临床治疗的前提是进行准确的临床分期。在分期中，临床要求影像学技术提供肿瘤大小、肿瘤数目及有无血管侵犯的信息。CT、MRI 是首选的分期工具，但超声亦能提供有价值的分期信息。美国肝病研究学会指南推荐采用巴塞罗那分期（图 3-4-6）。巴塞罗那分期是唯一同时包含三个能独立预测生存时间的因素：影像学上肿瘤侵犯范围、肝功能和一般体力状况。巴塞罗那分期评估肝功能采用 Child-Pugh 评分系统（图 3-4-7），将患者 5 个指标（包括肝性脑病、腹水、血清胆红素、血清白蛋白浓度及凝血酶原时间）的不同状态分为三个层次，分别计以 1 分、2 分和 3 分，并将 5 个指标计分进行相加，总和最低分为 5 分，最高分为 15 分。评分系统将肝脏储备功能分为 A、B、C 三级，预示着三种不同程度的肝脏损害（分数越高，肝脏储备功能越差）（图 3-4-7）。

其中，体力状况评分反映肿瘤患者生存质量，分为 5 级。0 级活动能力完全正常，与起病前活动能力无任何差异。1 级能自由走动及从事轻体力活动，包括一般家务或办公室工作，但不能从事较重的体力活动。2 级能自由走动及生活自理，但已丧失工作能力，日间不少于一半时间可以起床活动。3 级生活仅能部分自理，日间一半以上时间卧床或坐轮椅。4 级卧床不起，生活不能自理。5 级死亡。

上述评分系统中，肿瘤侵犯范围是依据肿瘤最大径线、病灶数目、血管侵犯证据及淋巴结转移、脏器转移状况进行评估的。我们仅从超声影像学

	1分	2分	3分
肝性脑病（级）	无	1~2度	3~4度
腹水	无	轻度	中重度
总胆红素（μmol/L）	<34	34~51	>51
白蛋白（g/L）	>35	28~35	<28
PT延长（s）	<4	4~6	>6

分级：A级5~6分；B级7~9分；C级10~15分

图 3-4-7 肝功能 Child-Pugh 评分系统

将患者 5 个指标（包括肝性脑病、腹水、血清胆红素、血清白蛋白浓度及凝血酶原时间）的不同状态分为三个层次，分别计以 1 分、2 分和 3 分，并将 5 个指标计分进行相加，总和最低分为 5 分，最高分为 15 分，从而根据总和分数将肝脏储备功能分为 A、B、C 三级，预示着三种不同严重程度的肝脏损害（分数越高，肝脏储备功能越差）

角度进行巴塞罗那分级分析，需要注意的是超声仅能提供部分信息进行粗略的评估，完整的影像学信息还要依赖 CT 或 MRI 的信息。为此，超声应尽可能提供以下信息与临床交流：①肿瘤的最大径线；②肿瘤的数目，可以通过超声造影的延迟期进行肿瘤数目的计数；③肿瘤对门脉的侵犯；④肝门及腹腔淋巴结肿大的情况；⑤门静脉高压征象：比如门静脉增宽程度、脾脏肿大程度等。以下是基于单一超声影像学证据的简略分级标准：

巴塞罗那 0 级：单发肿瘤，直径小于 2cm。无门静脉高压和高胆汁血症，则手术首选；如有门静脉高压和（或）高胆汁血症，首选肝移植；如伴有其他并发症，则局部消融首选。

巴塞罗那 A 级：单发肿瘤，直径大于 2cm，或最多 3 个肿瘤，最大径线小于 3cm。无门静脉高压和高胆汁血症，则首选手术；如有门静脉高压和（或）高胆汁血症，首选肝移植；如伴有其他并发症，则局部消融首选。

巴塞罗那 B 级：多病灶，至少一个病灶直径大于 3cm 或病灶数目大于 3 个。治疗首选经动脉栓塞化疗。

巴塞罗那 C 级：伴血管侵犯或淋巴结和其他部位转移。治疗首选索拉非尼、多激酶抑制剂。在这个级别确定中，门脉栓子性质的确定，超声造影可以起到重要的诊断作用。

（二）肝内胆管细胞癌

肝内胆管细胞癌可发生于胆管分支的任何部位。本节主要对肝内胆管癌、肝门胆管癌与肝外胆管癌在胆系肿瘤内进行讨论。

1. 临床病理、流行病学及发病特征　胆管细胞癌占原发性肝癌的 3%～5%，发病率比原发性肝细胞肝癌低。在亚洲和中东较为多见。肝内胆管癌起自肝内胆管上皮的腺癌，是肝内第二常见的原发恶性肿瘤，但发病率远低于肝细胞肝癌。诱因包括原发硬化性胆管炎、华支睾吸虫感染等。发病年龄常在 50～70 岁，肿瘤足够大时出现腹痛、不适、发热及体重减轻。有时患者以远处转移症状来就诊。男性女性均等受累。多数肝内胆管癌患者无易感条件，一般不伴甲胎蛋白的升高。肝内胆管细胞癌的危险因素包括：原发性硬化性胆管炎、胆道畸形（胰胆管异常交通、胆总管囊肿、Caroli 病）、寄生虫病（后睾吸虫病，华支睾吸虫病）、肝内胆管结石（复发化脓性胆管炎）、胆道引流术、病毒感染（人类免疫缺陷病毒、HBV、HCV、EB 病毒）、重度酒精肝及肝硬化。相比于肝外胆管细胞癌，肝内胆管细胞癌的预后更差，肝内胆管细胞癌 5 年生存率仅 15%。这可能是因为，肝内胆管细胞癌的起始症状比较隐匿，发现时就已相当晚期。并且，有 10% 左右的肝内胆管细胞癌是多发的。

临床上，也偶见肝细胞肝癌 - 肝内胆管细胞癌混合癌。胆管细胞癌预后更为凶险，发现时多已发生腹膜种植或远处转移或已经浸润到周围多个脏器，失去了手术时机。胆管细胞癌大体上是坚韧的乏血供肿瘤，一般有明显的纤维基质。分为三型（图 3-4-8）：①肿块形成型（肝实质内形成肿瘤团块），这类病变超声容易探测发现；②胆管浸润型（沿 Glisson 鞘浸润性进展而使胆管狭窄、闭塞）；

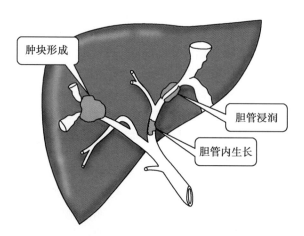

图 3-4-8 肝内胆管细胞癌分型示意图

①肿块形成型（肝实质内形成肿瘤团块）；②胆管浸润型（沿 Glisson 鞘浸润性进展而使胆管狭窄、闭塞）；③胆管内生长型（向胆管腔内乳头状或息肉样生长）

③胆管内生长型（向胆管腔内乳头状或息肉样生长）。胆管癌包绕门静脉，可造成肝段或肝叶的萎缩。在组织学上，区别肝内胆管细胞癌和转移性腺癌（特别是来自胆囊、胰腺、肝外胆管及乳腺的转移性腺癌）较为困难，需要借助临床病史、免疫组化及基因检测进一步确诊。

胆红素与碱性磷酸酶：超声诊断胆道肿瘤时，应参考碱性磷酸酶（ALP）、胆红素（Bil）等血清学指标，进行临床思辨。它们的正常参考值分别如下：总胆红素（total bilirubin，TBil）5.1～19.0μmol/L；直接胆红素（DBil）1.7～6.8μmol/L；血清间接胆红素（IBil）3.4～12μmol/L；ALP 40～150U/L。总胆红素是直接胆红素和间接胆红素的总和。

胆管癌发生的时候，无论是肝内胆管还是肝外胆管，都会产生不同程度的胆红素和碱性磷酸酶的变化。某些隐匿的或早期的肝内胆管细胞癌，局部的胆道扩张或段叶的胆汁淤积，均可不同程度反映在血清学检测指标上。对胆红素的代谢知识的掌握，有助于熟练应用血清学指标指导超声诊断。

衰老的红细胞经过脾脏处理而产生间接胆红素，间接胆红素是指未与葡糖醛酸结合的胆红素。间接胆红素难溶于水，不能通过肾随尿排出。间接胆红素在肝细胞内转化，与葡糖醛酸结合形成直接胆红素（结合胆红素），形成胆汁，排入胆管，进入十二指肠。直接胆红素溶于水，能通过肾随尿排出体外。肝脏对胆红素的代谢起着重要作用，包括肝细胞对血液中未结合胆红素的摄取、结合和排泄三个过程，其中任何一个过程发生障碍，均可引起胆红素在血液中积聚，出现黄疸。如果红细胞破坏过多，产生的IBil过多，肝脏不能完全把它转化为DBil，可以发生溶血性黄疸；当肝细胞发生病变时，或者因胆红素不能正常地转化成胆汁，或者因肝细胞肿胀，使肝内的胆管受压，排泄胆汁受阻，使血中的胆红素升高。这时就发生了肝细胞性黄疸；一旦肝外的胆道系统发生肿瘤或出现结石，将胆道阻塞，胆汁不能顺利排泄，则发生阻塞性黄疸。因此通过对直接胆红素、间接胆红素测值的对比，可以推断黄疸的类型。①溶血性黄疸：一般TBil＜85μmol/L。直接胆红素/总胆红素＜20%；溶血性黄疸是大量红细胞破坏，产生大量的间接胆红素形成的黄疸。血清总胆红素及间接胆红素升高为主，如溶血性贫血、溶血性输血反应、新生儿溶血病等。②肝细胞性黄疸：一般TBil＜200μmol/L。直接胆红素/总胆红素＞35%；肝炎情况下，肝细胞大量被破坏，未结合的直接胆红素直接入血，同

时肝细胞内已经结合的直接胆红素随着肝细胞的破裂坏死也大量进入血液。因此肝细胞性黄疸，直接和间接胆红素都升高。多见于急性肝炎、慢性肝炎、肝硬化、肝坏死等。③阻塞性黄疸：一般TBil＞3400μmol/L。直接胆红素/总胆红素＞60%。发生梗阻性黄疸的时候，肝细胞功能正常。间接胆红素在肝细胞内结合葡糖醛酸形成直接胆红素（结合胆红素），在梗阻情况下，胆道内压力明显增高，大量直接胆红素血清排入血液中。因此，总胆红素及直接胆红素升高见于梗阻性黄疸，如胆石症、胆管癌、肝癌、胰头癌等，其升高程度与病情呈正相关，且癌性梗阻高于良性梗阻。

除了胆红素，判断胆道梗阻或肝内胆汁淤积的一个经典酶学指标就是碱性磷酸酶（ALP）。正常人血清中的ALP主要来自于骨骼，由成骨细胞产生，经血液到肝脏，从胆道系统排泄。ALP几乎存在于机体的各个组织，但以骨骼、牙齿、肝脏、肾脏含量较多。ALP不是单一的酶，而是一组同工酶，主要来源于肝、骨、肠和胎盘，其中以肝源性和骨源性为主。因此出现ALP升高时，还要排除生理性的变化：30周后的妊娠和儿童期（高出3～4倍），B型血和分泌型人群（多为儿童）餐后可有一过性ALP血症（可高出成人正常值5倍以上）。但ALP值低于正常时，多数是采血误差错误。一般而言，不同肝病患者碱性磷酸酶升高的程度由高到低依次为：胆汁淤积、肝癌、肝细胞损伤。

（1）血清碱性磷酸酶的增高一般提示伴有淤胆的肝胆疾病或骨骼病变。血清碱性磷酸酶高于正常值的2.5倍，转氨酶不超过正常值的8倍，90%的可能为胆汁淤积。

（2）碱性磷酸酶的增高可先于黄疸出现，多与胆红素增加呈平行关系。如果血清学检查发现胆红素-ALP分离，可认为胆道有不完全梗阻。肝窦中的胆红素被摄入肝细胞后，转变成结合胆红素，排入毛细胆管。但当部分胆管发生梗阻，胆红素和ALP都可逆流入肝窦，但胆红素可被正常肝细胞重新摄取，分泌到胆汁中，导致血中胆红素不高；连于毛细胆管细胞膜的ALP不能进入肝细胞，其大部分经中心静脉回流入体循环，因此血中只有ALP升高，这种血清胆红素正常，而ALP升高的现象被称为胆红素-ALP分离。胆红素/碱性磷酸酶的比值增大，表示肝脏损害严重且不断发展；如比值减少，则应考虑局限性肝病（肝癌、肉芽肿、脓肿等引起肝内胆管闭塞）、胆管炎、不全胆道梗阻等。

（3）由于ALP升高是肝、胆细胞在胆汁诱导下

合成增加所致,需要一定时间,因此在急性化脓性胆管炎早期血清中该酶活性可不升高。

(4)肝癌和某些浸润性肝病时 ALP 升高,系局限性胆道梗阻诱导酶合成所致,但在霍奇金病、肾细胞癌等肿瘤时,虽无肝受累也可升高。

(5)败血症、艾滋病伴全身感染时 ALP 可显著升高,原因不明。

2. 超声诊断与鉴别诊断

(1)声像图分型

1)肿块形成型:此型最为常见。超声发现相应肿块,如伴随周边胆管扩张,需要警惕胆管细胞癌的可能。另外,比较典型的征象是邻近肝脏包膜的挛缩。这种征象往往是反复发生的胆管扩张引起局部肝叶肝段的纤维化导致局部肝组织的萎缩及包膜挛缩。肿块形成型的胆管细胞癌超声图像无特异性回声征象,低回声多见,但也可以是高回声或混合回声(图 3-4-9),呈边界不清的不规则结节。肿块形成型的二维超声图像特征与肝细胞肝癌及肝转移癌也相似。相对于肝细胞肝癌,肝内胆管细胞癌在彩色多普勒超声上一般表现为少血供。彩色多普勒的应用也有助于鉴别邻近肿瘤的管道结构是扩张的胆管还是邻近的血管。此外,彩色多普勒还能敏感提供更多肿瘤侵犯门静脉的信息。但超声对肝动脉侵犯、区域淋巴结转移、肝组织的转移以及腹膜转移的显示差强人意。

超声造影鉴别肝细胞肝癌和肝内胆管细胞肝癌的价值目前存在争议。与部分转移癌类似,肿块型胆管细胞癌的超声造影动脉期强化模式大略分为四种类型:边缘不规则环形强化、不均匀强化、均匀强化及不规则低增强,其中边缘不规则环绕强化较为多见(图 3-4-9)。在门脉期及延迟期,肿块型胆管细胞癌均呈低增强。相对于肝细胞肝癌,肝内胆管细胞癌廓清发生较早,多在 60s 内就发生。动脉期的不同强化模式,可以粗略推断肿瘤的组织构成。动脉期内部弱-无强化周边环绕形强化的病理基础,一般认为是肿瘤内部丰富的纤维间质或一定程度的内部坏死和边缘丰富的癌细胞所致。另外,均匀或不均匀的肿瘤实质强化,提示癌细胞在肿块内部与周边均有分布,纤维成分较少。

2)胆管浸润型:胆管浸润型癌倾向沿胆管壁蔓延,可一直蔓延到肝门部。此型肿瘤大体病理特点是胆管缩窄,但无典型瘤体征象。一般超声较难做出有信心的诊断。在常规超声上,通常显示为低回声的模糊边界、不规则病灶伴邻近胆管扩张(图 3-4-10)。超声造影动脉期呈杂乱的不均匀强

化,但强化程度较低。门脉期及延迟期呈低增强。

3)胆管内生长型:此型最少见,约占 8%~18%。通常这类肿瘤尺寸较小,或呈息肉样。沿黏膜表面蔓延,但多不侵犯到黏膜下层。预后比前两型要好。在常规超声显像上,显示为高回声结节,伴清晰的边界和局部的胆管扩张。超声造影时,动脉期肿瘤呈均匀的高增强,门脉期和延迟期呈低增强(图 3-4-11)。

(2)鉴别诊断:肝内胆管癌的鉴别诊断难度较大,肝内多种病变可以产生类似于胆管细胞癌的影像特征。其中以原发性硬化性胆管炎、复发性化脓性胆管炎等较难进行准确鉴别。

对照 CT 或 MRI 的图像,可以提供更多的鉴别诊断信息。胆管细胞癌的动态对比增强 CT 或 MRI 可发现典型的早期边缘增强和肿瘤强化的特征性延迟期持续增强。这些成像结果被认为是肝内胆管细胞癌的丰富纤维成分和造影剂缓慢扩散到肿瘤间质。

肝内胆管细胞癌与原发性硬化性胆管炎较难鉴别。原发性硬化性胆管炎是一种特发性慢性胆汁淤积性疾病,可能是自身免疫性疾病,其特征是弥漫性胆管炎和肝内外胆管的进行性纤维化。原发性硬化性胆管炎通常在 40~50 岁发病。主要发生在男性。60% 的原发性硬化性胆管炎患者伴有炎症性肠病,尤其是溃疡性结肠炎。原发性硬化性胆管炎也易诱发胆管细胞癌,这使原发性硬化性胆管炎的鉴别诊断更为棘手。因此诊断了原发性硬化性胆管炎后,应密切随访。约 10% 的原发性硬化性胆管炎患者会发展为胆管细胞癌。原发性硬化性胆管炎对肝内外胆管均可累及。75% 的患者同时累及大小胆管,15% 仅仅累及小胆管,10% 仅累及大胆管。诊断原发性硬化性胆管炎,超声并非首选,MR 胰胆管造影是优选手段。原发性硬化性胆管炎的典型影像学表现包括多灶性狭窄、节段性扩张、胆管管壁的增厚,以及肝内或肝外胆管的不规则串珠样改变。在一小部分患者中,胆管局灶性节段受累表现为缺乏典型征象的局灶性短小节段狭窄,使其难以与浸润型胆管癌区分开来。

复发性化脓性胆管炎患者的症状以腹痛、发热和黄疸为主。蛔虫、华支睾吸虫和肝吸虫都被认为是常见的病原体。慢性复发性感染易形成色素性结石、胆管脓肿和炎性狭窄。复发性化脓性胆管炎的影像学表现包括胆管狭窄,多继发于纤维化的导管壁增厚和导管内色素沉着的结石。复发性化脓性胆管炎具有节段分布的特点,以左叶的外侧节

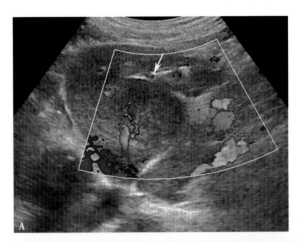

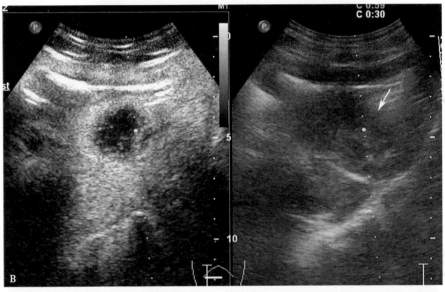

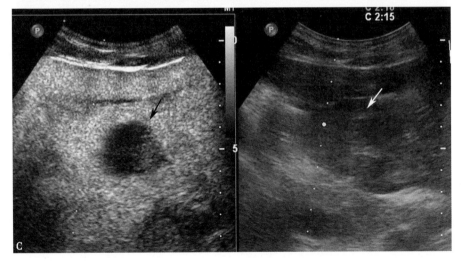

图 3-4-9　低回声肿块型胆管细胞癌及造影表现

55 岁男性，胆管细胞癌患者。A. 左外叶低回声团，边界不清；B. 动脉期 30s 环形强化；C. 延迟期显著打孔样廓清

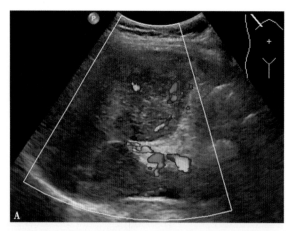

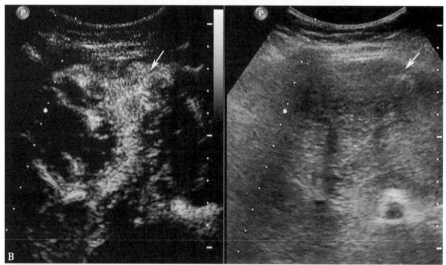

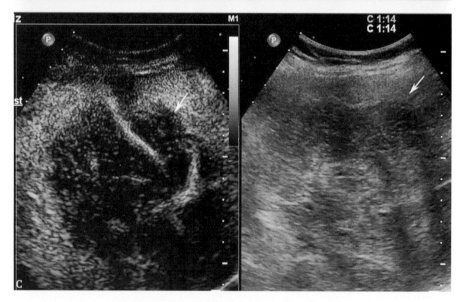

图 3-4-10　浸润型胆管细胞癌超声及造影表现

48 岁女性，浸润型胆管细胞癌患者。A. 肝内见一大小 13cm 的模糊边界的疑似团块；
B. 造影动脉期 13s，见强化不均匀，门脉及动脉穿插于疑似团块内；C. 延迟期呈不均匀
弱增强团块，大范围无增强

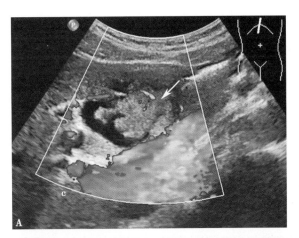

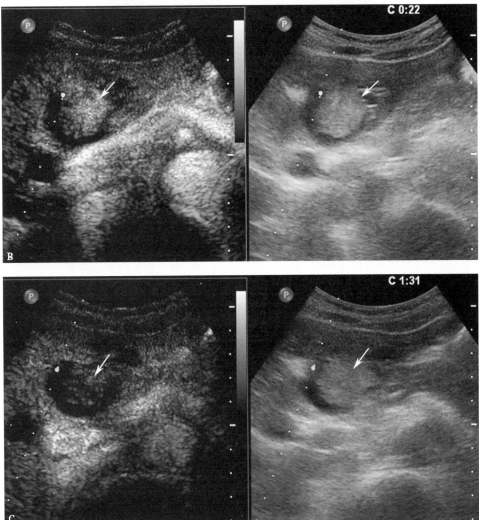

图 3-4-11　胆管内生长型胆管细胞癌超声表现及超声造影特点

48 岁男性，胆管内生长型胆管细胞癌。A. 左外叶下段扩张的胆管内探及 4～5cm 等 - 稍高回声团块，血流信号较丰富；B. 动脉期 22s 扩张胆管内结节呈高增强；C. 上述胆管内团块延迟期呈低增强

段、右叶的后段较常见。但仅通过影像学分析，该病的导管壁增厚和造影增强仍难与肝内胆管细胞癌区分。

3. 临床关切点　多数胆管细胞癌在发现时已经伴有肝内外多发转移（或者起始就是多灶性），其中淋巴结转移率约为 37.9%。MRI 对肝内胆管细胞癌的成像敏感度明显优于超声。肝内胆管细胞癌的转移不仅在肝门，还累及三角韧带、镰状韧带及肝静脉周围，可达纵隔、腹膜后、骨等。特别是左肝的肿瘤可经胃小弯转移到胃贲门部。因此术前进行肝细胞肝癌和胆管细胞癌的鉴别对于手术和预后具有临床意义。肝内胆管细胞癌，多数会引起肝内局部的淤胆或肝内局部的胆道扩张。虽然胆红素的变化不如肝外胆管梗阻引起的变化大，但结合碱性磷酸酶和肿瘤标志物的变化，有助于对肝内胆管病变进行综合判断。

肿瘤标志物：目前还没有发现胆道系统恶性肿瘤的特异性的标志物，经常使用的是 CA19-9 和更通用的癌胚抗原（CEA）。在实际工作中，肿瘤标志物参考价值需要注意：①几乎所有的恶性肿瘤标志物均非恶性肿瘤细胞独有产生，部分正常组织的细胞和良性病变的细胞也可产生。因此，在不少非癌病变中肿瘤标志物也呈阳性。CA19-9 在正常人的唾液腺、前列腺、胰腺、胆道、肠道、乳腺和支气管黏膜细胞的管腔侧细胞膜都有微量表达。因此，这些器官有炎症时，CA19-9 均可升高，一般来说，在良性病变中，CA19-9 多数在 100U/ml 以内。但是在胆管炎、胆囊炎或胰腺炎等伴有胆道内压明显升高的病变中，血清 CA19-9 可显著升高。特别是胆石症合并胆管炎，呈梗阻性黄疸时，CA19-9 常在 1000U/ml 以上。其原因是胆管或胆囊阻塞同时伴发炎症，胆管或胆囊黏膜上皮受到明显损伤，黏膜上皮上的 CA19-9 大量释放入血。在胰腺癌或胆道癌伴梗阻性黄疸的患者中，解除梗阻后 CA19-9 可有显著下降，但都不能降到正常范围。因此，在梗阻性黄疸患者中，CA19-9 的高低不能支持对病变的良恶性或肿瘤的早晚分期的判读。CA19-9 只有在梗阻性黄疸减黄后才有参考价值。②肿瘤标志物在代谢过程中就会发生浓度改变。CA19-9 是糖链抗原，其产生可受血糖浓度影响。在控制不良的糖尿病患者中，CA19-9 与血糖呈平行变化。③ CA19-9 对癌的早期发现价值不大，但对监测术后复发有价值。根治性切除大约 14h 后，CA19-9 值可降低一半左右。肿瘤切除后 CA19-9 再次升高时，代表发生复发的可能性较高。这种手术后的

CA19-9 升高往往在影像学检查发现肿瘤前数月就可敏感显示。

（三）转移癌

肝脏是第二常见的远隔转移部位，仅次于肺。肝转移瘤主要来自胃肠道、胰腺、乳腺和肺的原发肿瘤。

1. 临床病理、流行病学及发病特征　在 90%～95% 的病例中，肝转移瘤为多发、分散或融合，直径从不足 1mm 到数厘米。偶尔可见弥漫性侵犯转移，大范围替代肝实质的病例。这种情况下，影像学检查多难以识别确切结节。依据细胞类型以及出血坏死的程度不同，转移瘤的超声形态表现差异很大。结肠转移癌常形成较大的中心凹陷结节伴广泛坏死和纤维化，有时可见钙化。转移瘤内显著出血提示绒癌、血管肉瘤等。其他肿瘤如小细胞癌、肉瘤、精原细胞瘤等常呈鱼肉状。有时较大的转移癌在经过多个周期化疗后，形成转移灶的退变、实质塌陷及瘢痕收缩，仅内部见极少数残留的肿瘤细胞，这时候转移癌在影像上多与肝实质分界不清。病理上，转移灶常保留原发灶的组织学特征，包括间质反应程度（小细胞癌间质少；腺癌间质明显，尤其是来自乳腺、胰腺和胃的腺癌）。因而病理学上必须常规进行肝肿瘤与原发部位恶性肿瘤组织学特征的比较，才有助于确定病变的转移性。

2. 超声诊断与鉴别诊断　肝脏转移癌的声像图表现多种多样，与肝脏原发良恶性病灶的声像图表现有不少重叠。肝转移瘤的声像图特征与很多因素有关，譬如：原发病灶的组织学类型，转移灶的组织学形态、血供情况、大小以及病灶内是否存在坏死、纤维化、钙化或出血等。一般，肝转移瘤多发常见，但单发并不少见。有时即使没有原发灶的病史，伴低回声声晕的多发肝实性结节，也可提示转移。

高回声的转移癌可以来自胃肠道肿瘤、肾细胞癌、胰腺癌、绒癌或恶性神经内分泌肿瘤。转移灶的回声强度随肿瘤的血管成分的增多而增高。乳腺癌、肺癌、胰腺癌或食管癌的转移灶多为低回声结节（图 3-4-12）。有时来自黏液腺癌的转移瘤内部伴明显钙化而呈强回声团块，后伴声影。卵巢的囊腺癌、胰腺癌、结肠黏液癌在肝脏的转移癌也有表现为囊性的转移癌，但可通过不规则增厚的囊壁，囊壁上结节及内部杂乱分隔与良性单纯肝囊肿鉴别。有时呈囊性的转移癌是因为内部的大范围坏死形成，比如转移性肉瘤、恶性神经内分泌转移肿瘤及大的结直肠转移瘤。弥漫浸润性的转移瘤，

有可能与慢性肝病的肝实质背景声像图相混淆。这种弥漫性的转移多见于乳腺癌、肺癌及恶性黑色素瘤。经典的"牛眼征""靶环征"是指高回声或等回声转移结节的周边伴低回声晕。这种低回声晕可能是因为结节对周边肝实质的压迫或周边纤维化或周边肝实质含更丰富的血管成分形成的。临床上，这

种低回声晕是恶性的重要声像图特征（图3-4-13）。

超声造影在转移癌的诊断中有重要的临床意义。特别是造影延迟期对全肝微小病灶的显示高度敏感。在某些经过多周期化疗后的患者，常规超声无法显示清晰的发生退变的转移病灶，在超声造影的门脉期或延迟期可以得到清晰显示。整体上，

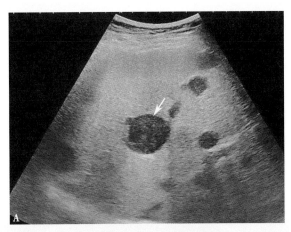

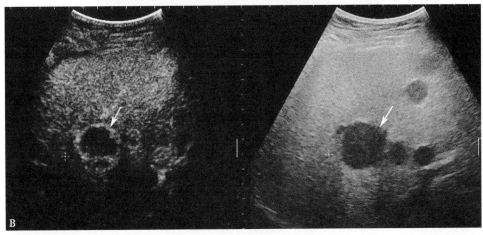

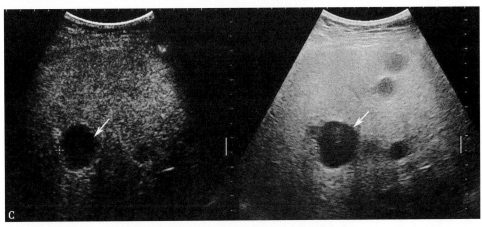

图 3-4-12 低血供肝脏转移瘤超声及造影表现

28 岁乳腺癌肝转移，造影显示低血供转移瘤。A. 肝内多发低回声结节；B. 低回声结节呈动脉期环形强化；C. 延迟期呈显著廓清，打孔征

肝脏转移瘤在超声造影情况下，根据其动脉期增强特点可分为低血供和富血供两类。

（1）低血供转移瘤：大部分肝脏转移瘤（胃肠道腺癌或鳞状细胞癌）一般在动脉期表现为少血供的周边环形弱增强。转移瘤超声造影的门脉期及延迟期均呈造影强化低弱或缺失（图3-4-12）。

（2）富血供转移瘤：自神经内分泌肿瘤、恶性黑色素瘤、肉瘤、肾癌、乳腺癌及甲状腺癌的肝转移癌多为富血供转移瘤。大部分神经内分泌的肝转移瘤呈现富血供结节，造影动脉期高增强，门脉期及延迟期低增强（图3-4-13）。富血供转移瘤的廓清快于原发性肝癌。典型的转移瘤，无论是富血供还

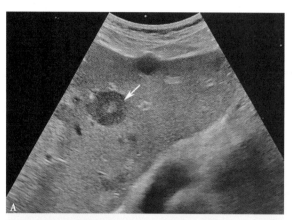

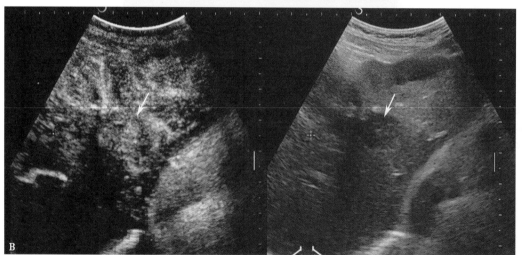

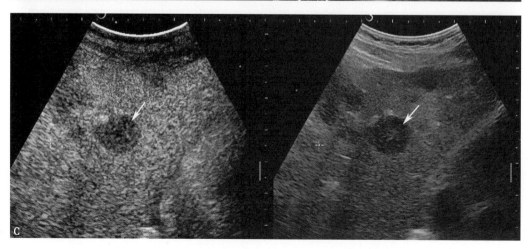

图3-4-13　富血供肝脏转移癌超声典型征象及造影表现

70岁男性肺癌肝转移患者。A. 典型"靶环征"或"牛眼征"；B. 动脉期呈高增强富血供；C. 延迟期廓清明显

是乏血供,因为无门脉血供,其在门脉期和延迟期(可长达注射造影剂后 5min)均呈现造影增强低弱。

3. 临床关切点　对于有确切原发恶性肿瘤病史的患者,肝脏转移瘤的超声诊断是进行原发肿瘤分期的重要依据。特别是超声造影的门脉期和延迟期的全肝范围的大面积扫查是确定隐匿性或微小转移灶的优选超声技术。

（四）罕见恶性肿瘤：胆管囊腺癌、血管肉瘤

胆管囊腺癌是胆管囊腺瘤对应的少见恶性肿瘤。胆管囊腺瘤也是少见良性肿瘤,有恶变倾向,是一种癌前病变。二者均好发于中年女性。大体上胆管囊腺瘤和囊腺癌多为较大的囊性肿物,常有分隔,也可为单房。囊腔内可含有黏液或浆液。可见乳头状突起或分隔的结节,恶性者尤其明显。位于肝门区的,可造成胆管梗阻。超声影像表现为边界清晰的无回声囊性肿物,超声造影可见囊壁或分隔结节及乳头状软组织突起强化明显。在肿瘤的软组织内,有时可见强回声的钙化灶。超声难以区分胆管囊腺瘤和胆管囊腺癌,临床上对两者的处理差别不大,均需及时手术,因为胆管囊腺瘤有恶变可能。

原发的肝脏血管肉瘤起自内皮细胞的恶性肿瘤。预后差,诊断后生存期小于 1 年,50%～60%的患者发现时已经转移。发病与二氧化钍、氯乙烯和砷的接触有关,也有研究显示与血色素沉着病和神经纤维瘤病相关。肿瘤的超声表现为多发的低回声或稍高回声的小结节,伴或不伴卫星结节的大肿瘤。大的肿物可含明显扩张的血窦,常伴有出血和坏死的高回声区。

三、肝脏超声造影基于肝脏影像报告和数据管理系统的分级详解

有基础肝病的患者,肝内结节具有多样性,超声造影表现多变。2016 年美国放射学会发布了基于肝脏影像报告和数据管理系统(the liver imaging reporting and data system,LI-RADS)分级方案(图 3-4-14),以下我们结合实际病例对此方案进行详细解读：

（一）超声造影的一般适应证

1. 用于超声筛查检测发现的肝内异常结节的定性。

2. 用于对 CT/MRI 及常规灰阶超声都确定存在的某一结节的定性。

3. 常规超声未显示但偶被超声造影延迟期显示的结节,可采用图像融合或固定解剖标志的方法

进行再次重复注射造影剂进行定性。这种情况尚未列入 2016 年版的 LI-RADS,预计 2020 年版可能加入。

（二）超声造影的优先适应证

1. 易患肝细胞肝癌的高危患者人群中,在常规超声检查中发现有确切的≥10mm 的结节。

2. 对增强 CT 或增强 MRI 分类为 LR-3、LR-4 或 LR-M 的结节。

3. 活检后仍难以做出组织学确诊的结节。

4. 当结节多发或存在不同的强化特征,超声造影确定活性部位进行活检。

5. 对某些没有诊断为肝细胞肝癌的结节进行动态监测,动态观察结节的强化特征的变化。

6. 鉴别血管内的栓子性质。

7. 评估治疗效果。

注：世界超声医学和生物学联合会指南综合了多个超声协会的专家意见,鼓励采用超声造影对肝硬化结节进行定性分析,以判断肝细胞肝癌的发生。但美国肝病研究学会指南因考虑到超声造影存在混淆肝内胆管癌和肝细胞肝癌的可能性,而未将超声造影纳入指南。

（三）超声造影操作技术要点建议

1. 造影时相与成像操作技术

(1) 造影前获取稳定有效的观察切面：造影前的常规成像是取得良好造影图像的基础,用于确定拟造影观察的结节和合适的切面。因为呼吸引起的脏器移动方向大致为纵向,因此对结节选取纵切面或斜切面,更有利于使被观察结节在呼吸动度的范围内稳定在一个观察切面内。

(2) 及时动态存储和准确记录廓清时间：肝脏的双重血供使肝脏的造影增强形成了三期之间的重叠。动脉期提供了结节的动脉血供信息。持续时间取决于个体的循环状态。此期造影特征可能快速转换,有时在数秒内完成。动脉期对图像观察要求实时高帧频电影存储,以获取动脉期全程特征。然后再回放视频研究强化灌注特点。准确地自肘静脉注射造影剂开始计时,一直到探及病灶初始强化廓清的时间。廓清时间是鉴别肝细胞肝癌和其他肝脏恶性肿瘤的重要参考参数。据相关研究,廓清小于 60s 倾向提示非肝细胞性恶性肿瘤,大于 60s 则肝细胞肝癌与非肝细胞性恶性肿瘤均有可能。

(3) 将造影模式和常规二维灰阶模式同屏显示的分屏成像有助于超声造影的实时解剖对照。这是因为造影模式中,因基波被过滤而无清晰的组织

结构的解剖特点。相反常规灰阶成像，则保留了常规清晰的解剖结构成像。造影成像模式，如能具备造影和常规图像之间的同时同步定位的分屏功能是最理想的分屏分析工具。

（4）一般对动脉期及门脉期的早期进行不间断持续观察（最长时间在造影剂注射 60s 后）。但在注射造影剂 1min 后，可间断成像，以减少微泡破裂。

（5）观察时间延至注射后 5～7min，有利于发现晚期程度轻微的廓清征象。延迟期应特别注意分辨超声能量破坏微泡造影剂形成的低弱强化区域和病灶自然形成的廓清区域。一般超声能量破坏微泡造影剂形成的低弱强化区域没有清晰边界，成片分布。而病灶形成的廓清区域形态，经仔细观察还具有与病灶类似的形态和微弱边界。

2. 注射技巧

（1）注射造影剂应采用不小于 20G 的静脉通路，以减少微泡的破裂。

（2）足够安全和无菌条件下，也可通过中心静脉通道和输液港注射造影剂。但这种情况下，造影剂到达肝脏时间会明显缩短。

（3）造影剂弹丸注射应该在 2～3s 内完成。应保持注射通路的通畅，尽量减少造影剂在注射器内受到的压力，以减少造影剂微泡的破坏。注射八氟丙烷脂质体微泡球（Definity）最好使用 1ml 注射器加延长管。注射六氟化硫微泡（声诺维）时，最好使用 5ml 注射器。

（4）造影剂弹丸注射后，应立即用 5～10ml 的生理盐水冲刷，速度 2ml/s。

（5）超声仪器计时应在造影剂注射结束时开始。

3. 可用造影剂 中国国内目前能在临床使用的是注射用六氟化硫微泡（声诺维）超声造影剂。美国以外，其他西方国家可以使用的造影剂有：八氟丙烷脂质体微泡球（Definity）、八氟丙烷白蛋白微泡球（Optison）、磷脂酰丝氨酸壳全氟丁烷（Sonazoid）。分别在日本、韩国和挪威等国批准临床应用。磷脂酰丝氨酸壳全氟丁烷造影剂能被肝脏 Kupffer 细胞吞噬，在肝脏的摄取停留时间更长。

4. 潜在的难点和挑战

（1）小于 10mm 的结节或感兴趣区。

（2）膈下结节或位置深在。

（3）肥胖或身体壮硕。

（4）脂肪肝。

（5）肝硬化实质回声明显增粗。

（6）患者配合差。

（7）胃肠道气体干扰。

（8）非线性传播伪像。

5. 超声造影的优势 实时成像：动脉期和门脉期采集帧频为 10～30 帧 /s。

（1）可对目标病变进行高时间分辨率的评估。

（2）对动脉期高增强和其他时相的廓清进行高时间分辨率的评估。

（3）对病灶强化 / 廓清的微小变化做出准确评估。

（4）通过重复注射造影剂，从不同角度，采取不同参数来评估增强类型，进而增加诊断的可靠性。相比于 CT/MRI 固定时间的间隔扫描，超声造影对肝脏的各个增强时相是实时观察，具有更高的时间分辨率。对于某些动脉期快速强化的结节，超声造影能准确获取早期出现的实时动脉期增强图。相对的，CT、MRI 是固定的采集时间，有时固定的动脉期开始采集时间超过了造影剂到达峰值的时间从而丢失了动脉期血供信息。

（5）高空间分辨率。超声可以提供比 CT 或 MRI 更高的平面内空间分辨率。它能发现 CT/MRI 上不可见的小的解剖或病理结构。

（6）可有效鉴别瘤栓（LR 5V）和血栓。

6. 超声造影的局限性

（1）一般单次注射仅能对单个病灶进行分类。

（2）一般一次检查仅能对少数病灶进行分类。

（3）超声造影因成像窗口狭窄，不适用于肿瘤分级。

（4）超声造影对 CT/MRI 所发现的病灶进行准确定位有时是个棘手的问题。

（四）廓清的价值

1. 所有恶性结节都显示为廓清：肝细胞肝癌、转移癌和肝内胆管细胞癌等都能不同时间长短内显示廓清征象。但 CT 或 MRI 采用细胞外造影剂（extracellular contrast agents，ECA）时，因造影剂会渗透入组织间隙，使肝内胆管细胞癌及其他纤维性肿瘤会呈现持续或渐进性向心强化。从而混淆廓清的时间，不利于做出特异性的恶性诊断。

2. 超声造影在鉴别肝细胞肝癌和肝内胆管细胞癌时，需要仔细地确定廓清时间的起始点和程度。但廓清有无只是提示恶性，无助于鉴别肝细胞肝癌和非肝细胞肝癌的恶性肿瘤。但廓清的时间长短（60s）有助于判断是否为肝细胞肝癌。

（五）超声造影 LI-RADS 分级

简言之，超声造影 LI-RADS 分级将高危患者肝脏结节的造影增强特点分成 LR-1～LR-5 五个级别（图 3-4-14）。另外，为确定血管内恶性病灶和非

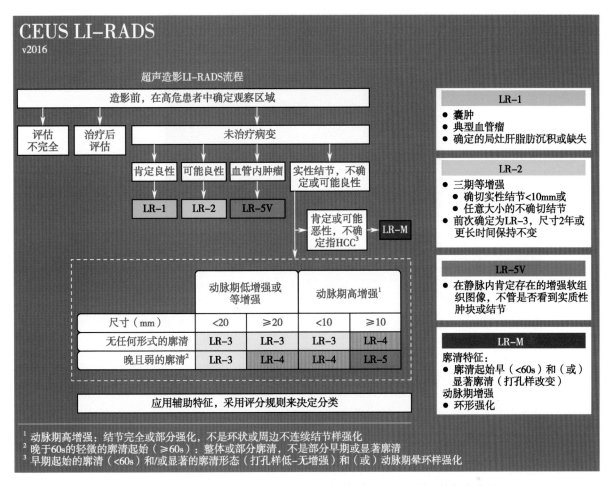

图 3-4-14　2016 年美国放射学会发布了基于超声造影对比增强的超声造影
LI-RADS（the liver imaging reporting and data system，肝脏影像报告和数据管理系统）分级流程图

肝细胞肝癌的恶性肝脏肿瘤级别，单列了 LR-5V 和 LR-M 两个恶性级别。分级的难点在于 LR-3 和 LR-4，这是因为高级别退变结节和早期小肝癌有很多重叠的征象。重点是掌握结节的大小和廓清的关系。相当部分的高级别退变结节存在较丰富动脉期血供，相反，早期小肝癌体积越小，动脉血供越不明显，有部分 <10mm 的小肝癌动脉期甚至可能是低增强的。LR-3 主要包括所有没有廓清的结节和小于 2cm 动脉期等 - 低增强伴轻度延迟廓清的结节。LR-4 主要包括所有有廓清的结节和大于 1cm 动脉期高增强，廓清不明显的结节。

1. LR-1　肯定是良性结节。比如血管瘤（图 3-4-15）、局灶性脂肪堆积（图 3-4-16）、低脂肪浸润区，囊肿。

2. LR-2　可能是良性结节。三期等增强的结节或类结节，包括实性结节直径小于 10mm 或无确切清晰形态的类结节（这种状况无大小限制）（图 3-4-5）；前期定义为 LR-3 后观察 2 年或 2 年以

上尺寸无变化。这多见于再生结节或低级别的退变结节。这类结节建议日常随诊。

3. LR-3　不确定。任意大小的确切实性结节伴动脉期低增强且无任一类型的廓清（图 3-4-17）；≥10mm 的确切实性结节伴动脉期等增强，无任一类型的廓清（图 3-4-18）；<20mm 的确切实性结节伴动脉期等增强或低增强及轻度延迟的廓清；<10mm 的确切实性结节伴动脉期强化（非环形强化、非周边结节样强化）和无任何形式的廓清。

4. LR-4　肝细胞肝癌可能。≥20mm 确切实性结节伴动脉期低增强或等增强及轻度的晚期廓清（图 3-4-19）；<10mm 确切实性结节伴动脉期实性强化（非环形强化、非周边结节样强化）和轻度的晚期廓清；≥10mm 伴动脉期实性强化（非环形强化、非周边结节样强化）和无任何形式的廓清。

5. LR-5　肯定是肝细胞肝癌。≥10mm 确切实性结节伴动脉期实性强化（非环形强化、非周边结节样强化）和轻度的晚期廓清（图 3-4-20～图 3-4-22）。

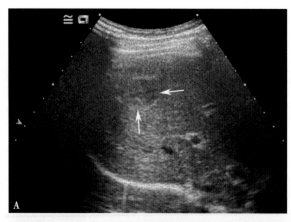

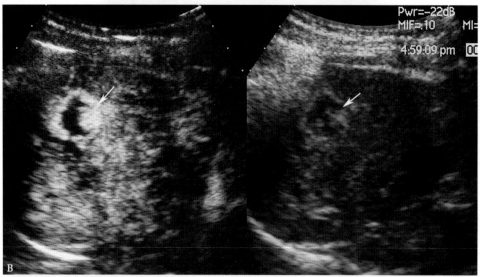

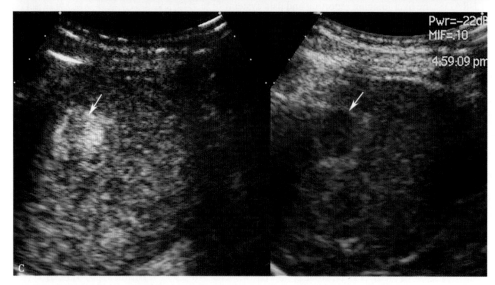

图 3-4-15　典型血管瘤的超声造影表现及 CEUS LI-RADS 分级：LR-1

40 岁女性患者，无乙肝及肝硬化。A. 肝前叶低回声团，边界清晰；B. 动脉期 11s 周边结节样强化；C. 延迟期 1min，周边强化向内延伸，呈高增强。典型血管瘤

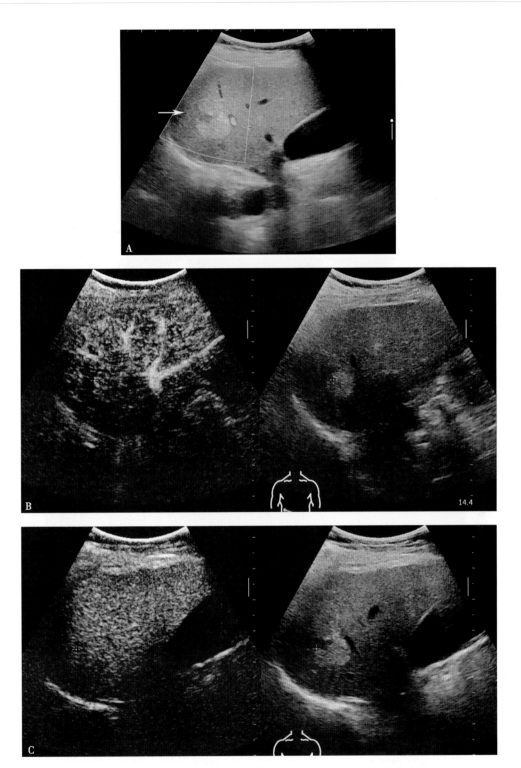

图 3-4-16　典型血管瘤的超声造影表现及 CEUS LI-RADS 分级：LR-1

61 岁男性，乙型肝炎病毒携带者。A. 肝右叶高回声团，边界清晰，内见小斑片低回声区（箭头）；B. 动脉期 25s 结节强化与周邻肝组织无差别；C. 延迟期 5min，结节与周边强化无差别。分级：LR-1，局灶性脂肪堆积

图 3-4-17　72 岁老年男性贲门癌术后 6 年半，酒精性肝硬化

A. 肝内见多发的不规则、边界不清晰的弱回声区；B. 造影 14s，右肝多发结节呈低增强；C. 造影 24s，近门脉期所有结节呈低增强；D. 造影 120s，延迟期所有结节与周邻肝组织呈等增强，无清晰结节勾画征象。排除转移癌，CEUS 分级 LR-3

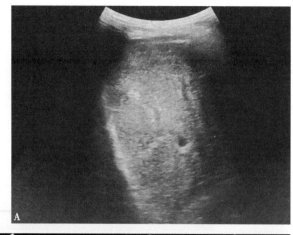

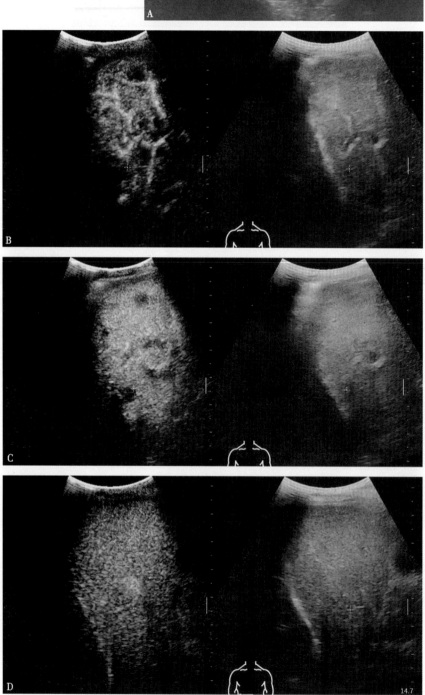

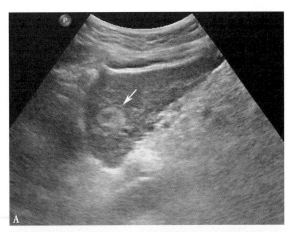

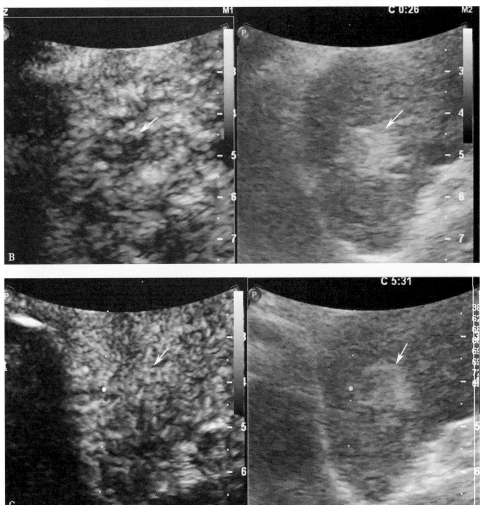

图 3-4-18　高回声肝脏结节超声造影及 CEUS LI-RADS 分级：LR-3

46 岁男性乙肝患者。A. 左外叶上段探及 1.5cm 高回声结节，边界清晰；B. 造影动脉期 26s 呈等增强；C. 造影延迟期 331s 呈等增强，无廓清。分级：LR-3

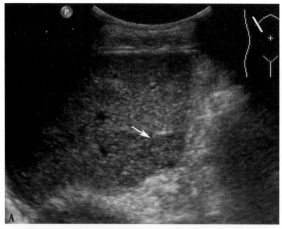

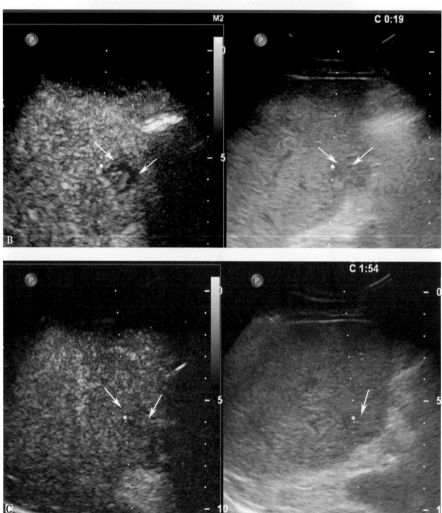

图 3-4-19　等 - 低肝脏结节超声造影及 CEUS LI-RADS 分级：LR-4

66 岁男性患者。A. 肝右叶 2.1cm 等 - 弱回声结节，边界不清晰；B. 动脉期 19s 低增强；
C. 延迟期 114s 等 - 稍低增强。分级：LR-4

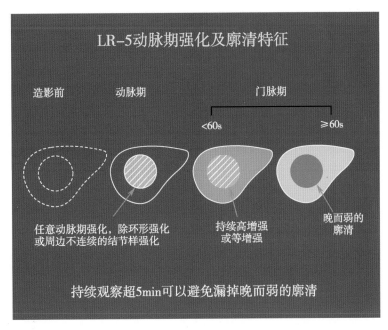

图 3-4-20　LR-5 分级的 CEUS LI-RADS 造影特征示意图

6. LR-5V　100% 确定静脉内肿瘤。这代表了大血管侵犯（图 3-2-14；见图 3-6-9）。只要超声造影能确定静脉内有软组织的动脉期增强和不同程度的廓清，就可分此级。此外，发现这种情况的患者，均可将患者归为局部进展期。采用静脉内肿瘤这一术语比瘤栓更合适，这是因为静脉内肿瘤涵盖了两种情况：栓子伴少量瘤细胞及实体肿瘤伴少量栓子。有时，尽管静脉内无明确的肿瘤图像，但以下征象提示检查者需警惕：

（1）静脉完全或部分梗阻，包括中等程度到显著的管腔膨胀；血管壁模糊不清或清晰的血管壁中断；与 LR-5 结节紧邻分界不清。

（2）非肿瘤性血栓栓子并不增强，血管壁保持连续。

7. LR-5V 分级的潜在陷阱和挑战

（1）超声造影鉴别静脉内完全梗阻性的血栓栓子和静脉内肿瘤是比较明确简单的。对于完全梗阻，如是血栓则造影三期无增强。但难点是鉴别部分梗阻性血栓栓子和静脉内肿瘤。未完全梗阻的血栓，静脉血流环绕在腔内血栓块或者血栓内再通的管腔都容易误认是动脉血供而诊断为血管内肿瘤。因此，为确切鉴别血管内肿瘤和部分性再通的血栓，需要小心认真评测静脉内的造影剂到达时间。

（2）造影剂到达静脉内组织团的时间提前，并且与肝动脉内的强化时间同时，提示肿瘤。

（3）造影剂到达静脉的时间晚于肝动脉强化时间约 10s，有助于诊断是静脉内非完全梗阻性血栓。

（4）肝脏外周边缘门静脉内的瘤栓可能会误认为是独立的肿瘤结节，而被错误地降期。此时，在造影门脉期认真多角度扫查显示肿瘤的管状形态以及与肝内门静脉的连续性有助于识别。

8. LR-M　结节可能或确定为恶性，但图像对诊断肝细胞肝癌没有特征性。有征象有助于诊断恶性非肝细胞肝癌肿瘤（图 3-4-23）。60s 内早期廓清或显著的清晰打孔样廓清征象（图 3-4-9、图 3-4-12、图 3-4-24）或动脉期环形增强伴任何形式、任何时相的廓清。LR-M 的患者后续可行穿刺活检确诊。但仍需警惕炎性病灶对分级的误诊影响（图 3-4-25）。

9. LR-M 分级潜在的陷阱和挑战

（1）炎性肿块，炎性假瘤一般也表现为动脉期高增强和早期显著廓清（图 3-4-25）。

（2）确切的实性结节伴动脉期任何形态和程度的强化及显著的早期廓清。

（3）确切的实性结节伴轻微及晚期的廓清可根据其他特征分类为 LR-3、LR-4、LR-5 或 LR-5V。这种廓清一般起始于 60s 后。

10. 辅助征象　定义：有些辅助征象具有修正肝细胞肝癌诊断的特点。但这些征象如果是独立存在，则不是可信的恶性诊断指标（图 3-4-26）。以下情况考虑结合辅助征象进行分级：①恶性辅助征象有助于提升恶性级别（一般不超过 LR-4）；②良性辅助征象有助于降低分级类别。

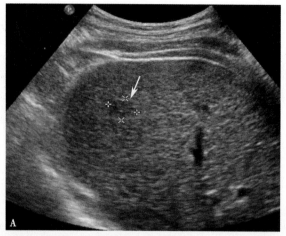

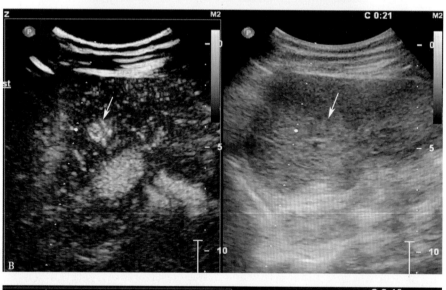

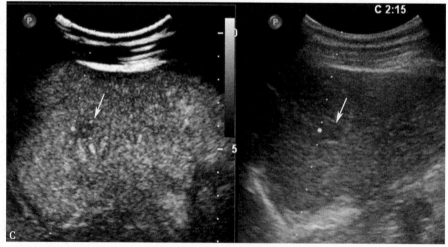

图 3-4-21　弱回声小肝癌的超声造影 LI-RADS 分级：LR-5

60 岁乙肝患者，肝硬化 5 年。CEUS LR-5。A. 右后叶 1.3cm 的弱回声结节（箭头示）；B. 造影动脉期 21s 高增强（箭头示）；C. 延迟期 135s 低增强（箭头示）。术后证实小肝癌

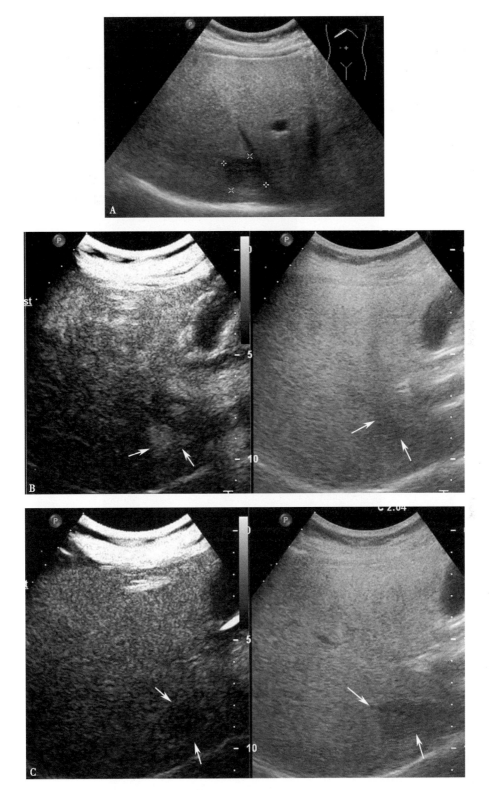

图 3-4-22 弱回声肝癌的超声造影 LI-RADS 分级：LR-5

47 岁男性患者，乙肝 10 年。A. 肝右后叶低回声结节，大小 2.9cm；B. 动脉期 22s 高增强；C. 延迟期 124s 廓清低增强。LR-5。术后证实肝细胞肝癌

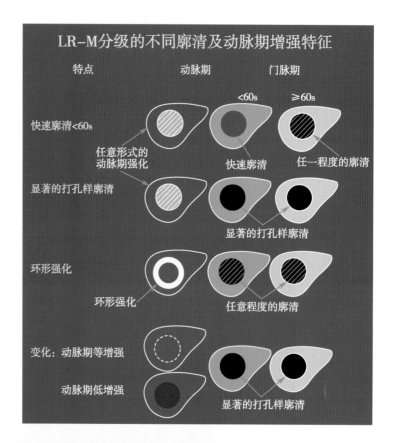

图 3-4-23　CEUS LI-RADS M 分级的造影表现示意图

结节可能或确定为恶性，但图像对诊断肝细胞肝癌没有特征性。有征象有助于诊断恶性非肝细胞肝癌的肿瘤。60s 内早期廓清或显著的清晰廓清如打孔征或动脉期环形增强伴无论何种形式何时发生的廓清

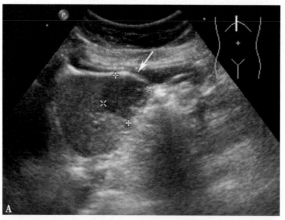

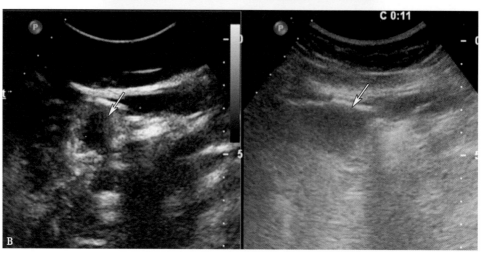

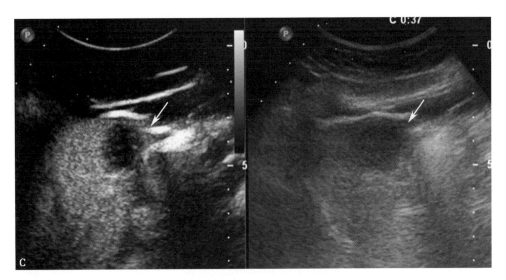

图 3-4-24　肝脏转移癌的 CEUS LI-RADS M 分级：LR-M

56 岁女性患者，直肠癌术后 2 年。A. 左外叶下段 2.7cm 大小的弱回声结节；B. 动脉期 11s，环形强化；C. 造影 37s 廓清，呈打孔征。LR-M。术后证实肝转移癌

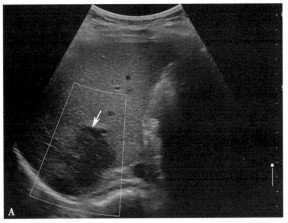

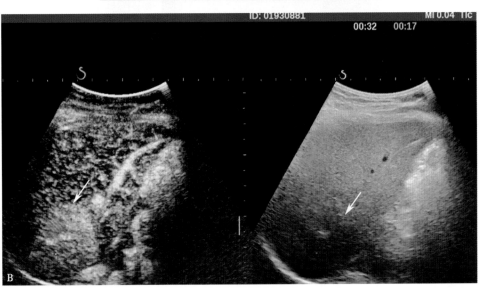

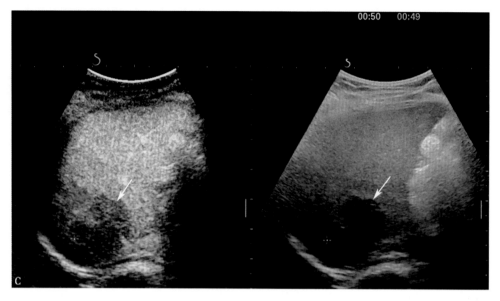

图 3-4-25 肝脏低回声团块 CEUS LI-RADS 分级

45 岁女性患者，无肝硬化肝炎病史。A. 肝右后叶上段探及弱回声团，边界清，与门脉右后叶支分界不清；B. 动脉期 15～17s 高增强；C. 延迟期 40～49s 低增强。误诊为 LR-M。术后证实炎性肌纤维母细胞病变

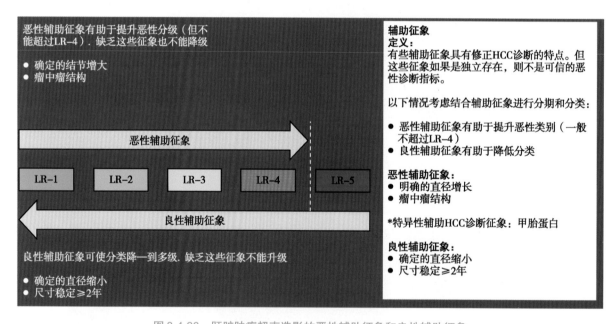

图 3-4-26 肝脏肿瘤超声造影的恶性辅助征象和良性辅助征象

有些辅助征象具有修正肝细胞肝癌诊断的特点。但这些征象如果是独立存在，则不能作为可信的恶性诊断指标

（1）恶性辅助征象

1）明确的直径增长；

2）瘤中瘤结构。

*特异性辅助 HCC 诊断征象：甲胎蛋白。

（2）良性辅助征象

1）确定的直径缩小；

2）尺寸稳定≥2年。

（周　翔）

第五节 肝脏良性病变的 临床与超声诊断

一、概述

肝脏良性肿瘤多无临床症状，多数在体检时经超声检查发现，临床无需处理，肿瘤较大具有临床症状时，需临床干预。囊性占位性病变包括单纯性囊肿、多囊肝、胆管周围囊肿、胆管错构瘤、肝包虫囊肿、肝脓肿等，以单纯性囊肿多见，实质性占位病变包括肝血管瘤、肝局灶性结节性增生、肝腺瘤及其他罕见的良性肿瘤（如脂肪瘤、血管平滑肌脂肪瘤、炎性假瘤等），以肝血管瘤多见。

二、临床病理特点及超声诊断

（一）囊肿

肝内囊肿分为单纯性囊肿、多囊肝、胆管周围囊肿、胆管错构瘤。

1. 临床病理、流行病学及发病特征

（1）单纯性肝囊肿（simple liver cyst，SLC）：为先天性、非遗传性肝内囊性病变，是由上皮细胞排列组成的闭合腔隙，内含液体，可为单发性或多发性。本病属于肝囊肿的一种主要类型，囊肿起源于肝内迷走胆管或肝内胆管和淋巴管的发育障碍，导致管腔内容物停滞潴留而成。近年来有人提出后天肝组织退行性改变的说法。

单纯性肝囊肿初发症状可始于任何年龄，多发生在 20～50 岁，发病率约 2.5%～4.25%，女性高于男性。肝囊肿生长缓慢，多数无明显症状，仅在体检时偶然发现，约 20% 患者有症状，最常见的首发症状为腹围增大。当囊肿增大并压迫胃、十二指肠和结肠时，可引起餐后饱胀、食欲减退、恶心和呕吐等症状。较大的囊肿可引起上腹膨胀不适、隐痛或轻度钝痛。突发剧痛或出现腹膜炎的症状体征时，提示有囊肿出血或破裂等并发症发生，并可出现畏寒、发热。肝门邻近的囊肿压迫肝管或胆总管可引起轻度黄疸，其发生率较低，仅在约 5% 的病例中出现。

（2）多囊肝（polycystic liver disease，PLD）：是一类罕见的常染色体基因病，常伴有多囊肾、多囊胰、多囊肺或多囊脾及其他形，如脑动脉瘤、憩室、双输尿管、马蹄肾或室间隔缺损等。多囊肝的发病率尚不清楚，其实际发病率可能被低估。多囊肝绝大多数累及全肝，肝脏增大变形，肝表面可见弥漫分布的大小不一的灰白色囊肿，肝切面呈蜂窝状。囊肿亦可密集于肝的一叶，以右叶受累较多见。囊肿大小可自针尖大小至 8～10cm，但极少超过 10cm。囊内含清亮的无胆汁的液体，囊液可多至 2000ml。当囊肿间隔破裂时，可融合成较大的囊肿。多囊肝患者的症状常因肝脏总体积增大而逐渐出现，肝脏广泛增大时，患者可出现上腹痛、腹胀、易饱、恶心、呕吐或呼吸困难等症状。严重肝肿大的患者可能出现腹壁疝或呼吸急促等症状；其他并发症包括感染、出血、囊肿破裂、下腔静脉受压、肝静脉受压以及胆管受压等。

（3）肝胆管周围囊肿（peri-hepatobiliary cyst）：是胆管壁外腺的囊状扩张，由于本病常并发成人多囊肾、肝硬化、门静脉高压、胆道感染及全身感染等疾病，故推测其发病机制可能与炎性、缺血、胆管周围血管丛异常及先天性因素等有关。病变局限于门脉分布区的 1～5 级比较粗大的胆管分支是本病的特点，病变大部分位于肝门区，多与门脉并行，少数情况下沿门脉分支呈树枝状分布，随着病灶数量的增加可连成串珠状甚至索状；严重的病变从肝门至末梢部门脉的两侧均可受累。囊肿直径 1～10mm，也可超过 20mm；病变数目在数个至数十个不等，而囊肿本身无其他特征性。胆管周围发生较大囊肿时，由于病变的推压使胆管和门静脉不能并行，二者分开或交叉，看起来似乎在门脉的两侧都有胆管和病变的存在。本病的尸检发现率为 20.20%，影像学检查发现本病合并肝硬化者占 9.09%，不合并肝硬化的发生率占 3.3%。

（4）胆管错构瘤（von Meyenburg complexes）：被认为是由于正常胆管的原始板（胚胎胆管）发育阻滞或异常所致的错构性病变，多位于汇管区，由不规则的导管构成，管腔扩张，管腔中含浓缩的胆汁；导管内衬立方或扁平上皮，缺乏分裂像，间质常纤维化，可透明样变。常多发，在肝内分布多种多样，可以局限于某一肝段也可累及多个肝段，最多见者是弥漫分布于所有肝段，形态多呈点状、菱形及多角形；直径 2～10mm，多小于 15mm，最大可达 30mm，边界清楚，无包膜，肉眼呈灰白色结节。有人提出胆管细胞癌可能发生在错构瘤的基础上。

胆管错构瘤为少见病，中老年男性多发。患者多无临床表现，常在体检行影像学检查、手术探查或尸检时偶然发现病灶，文献报道尸检发现率 0.15%～2.8%。病灶生长缓慢，临床症状和体征不典型，有的仅轻度右上腹疼痛，实验室检查无特异性,部分患者可出现转氨酶、胆红素异常,血 AFP、癌胚抗原(CEA)一般正常。

2. 超声诊断与鉴别诊断

(1)肝脏单纯性囊肿:囊肿直径数毫米至数厘米甚或数十厘米不等,囊壁薄,光滑,内部无回声,侧边回声失落,后方回声增强。较大囊肿容易出现囊壁出血而表现为内部密集点状回声(图 3-5-1),改变体位可移动。囊肿合并感染时内部可见斑片状回声区。彩色多普勒:囊内无血流信号显示。鉴别诊断中,小囊肿需要与肝内局部扩张的血管鉴别,肝内局部扩张的门静脉或肝静脉可表现为囊肿声像(图 3-5-2),通过彩色多普勒可以明确诊断。较大囊肿合并出血或感染时需要与肝脓肿鉴别,可观察囊壁厚度加以鉴别,囊肿壁薄,光滑,脓肿壁厚,毛糙。

(2)多囊肝:肝脏肿大,形态不规则,向表面突起,有时肝脏下缘可达脐下,甚至达到盆腔。肝内密集分布大小不等的无回声区,肝实质因囊肿受压

而变少,回声增强。有的患者可探及多囊肾、多囊脾或多囊胰等声像图。

(3)胆管周围囊肿:沿胆管走行分布的囊肿,大小在 10mm 内,较少超过 20mm,位于肝门区的胆

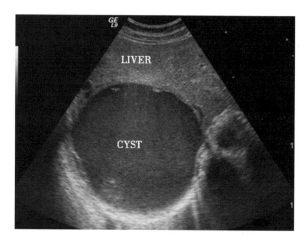

图 3-5-1　肝囊肿合并囊内出血图
囊肿内因出血而形成细密点状回声

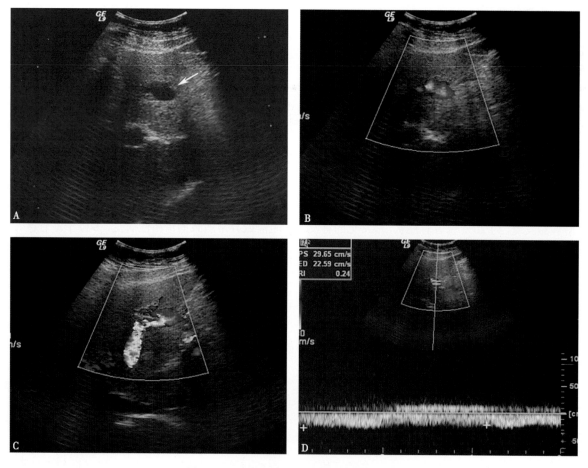

图 3-5-2　类似肝囊肿的局部扩张的门静脉

A. 左肝外叶无回声区;B. 彩色多普勒显示其内血流信号;C. 剑突下横切无回声区与左外叶门静脉相通;D. 频谱显示为门静脉血流

管周围多见，也可以发生在肝内多级胆管周围，囊肿声像图类似单纯性囊肿，大多合并肝硬化，本病与单纯性囊肿难以鉴别。

（4）胆管错构瘤：肝内多发囊性病变，直径 15mm 以内，形态不规则，囊壁厚，部分合并多发伴"彗星尾"征的点状强回声，部分合并肝内多发直径＜10mm 高回声结节（图 3-5-3）。有报道部分病例可以表现为单个低回声结节。本病超声诊断准确率较低，MRI 是诊断本病的重要手段。

3. 临床关切点 肝囊肿超声引导下经皮经肝穿刺硬化治疗，2000 年以前采用无水乙醇注射，取得良好疗效。近年来有使用聚桂醇注射治疗肝囊肿的研究报道，同样取得较好的疗效。注意在注射硬化剂之前一定判明囊肿与胆管的关系，确认囊肿与胆管不相通。采用的方法：穿刺成功后置管经导管行经皮经肝胆管造影（percutaneous transhepatic cholangiography，PTC）检查或注射超声造影剂观察囊肿是否与胆管相通。或者治疗前做 CT 检查或核磁胆道成像除外胆管来源囊肿。硬化治疗前穿刺抽液，如果为淡黄色或无色，可排除胆管来源，遂行硬化治疗；如果是绿色或草绿色，就不硬化治疗。

（二）肝脓肿

1. 临床病理、流行病学及发病特征 临床上肝脓肿分为细菌性和阿米巴性两大类。细菌性肝脓肿常以畏寒、高热、右上腹痛、肝肿大与压痛为主要症状和体征；脓肿可单发或多发，实验室检查血白细胞和中性粒细胞计数增高；阿米巴肝脓肿一般多在阿米巴痢疾 1~3 个月后发生，单发，肝右叶多见。脓肿形成后脓腔内充满坏死物质和未完全液化坏死的肝组织、血管和胆管等，因此，脓液一般较为黏稠。

2. 超声诊断与鉴别诊断 肝脓肿一般经历初期、脓肿形成期、恢复期等阶段。初期脓肿边界不清，边缘不规则，内部呈低回声，间以不规则无回声暗区，彩色多普勒可见其内动脉血流信号；脓肿形成期表现为类圆形或椭圆形肿块，边界清楚，有厚包膜，毛糙，内部呈低 - 中等回声，可见不规则无回声区及点状高回声，快速改变体位可见其内高回

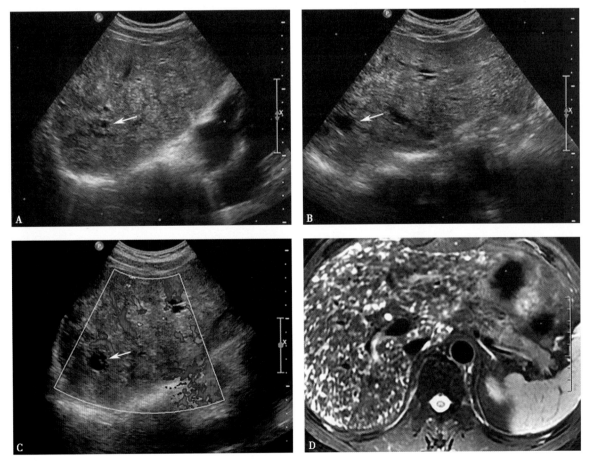

图 3-5-3 肝内胆管错构瘤声像图和 MRI 图
A～C. 肝硬化声像表现，肝内小囊肿（箭头）；D. T$_2$WI-MRI 示肝内密集分布小高信号灶

声移动,彩色多普勒无血流信号显示。恢复期脓肿声像图表现为边界不清的低 - 中等回声区,形态不规则,此时彩色多普勒又能探及血流信号。肝脓肿初期超声造影动脉期表现为分隔状高增强,门脉期及延迟期分隔上呈等或低增强(图 3-5-4)。脓肿形成期脓肿壁动脉期环形高增强,门脉期高或等增强,延迟期低增强,中央区三期无增强。多数脓肿所在肝段可形成动脉期的楔形强化,这种强化是一过性的段性强化,被称为肝脏灌注失调,在门脉期和延迟期这种楔形强化与周围肝组织相同,不形成局部的异常低或高的强化。这种灌注失调被认为与局部组织的充血、肝内血管的受压或炎症相关的动静脉瘘相关。

慢性肝脓肿的超声表现:由肝脓肿治疗不彻底或慢性迁延不愈演变而成,声像图上脓肿类圆形,边缘规整,壁薄钙化,呈强回声,伴侧边声影,内部回声中等或低,分布均匀,彩色多普勒内部无血流信号(图 3-5-5)。

肝脓肿初期需与肝脏恶性肿瘤特别是肝内胆管癌鉴别,两者二维声像上均表现为边界不清、形态不规则的低回声区,肝脓肿具有典型的临床表现,而肝内胆管癌多无临床症状,超声造影对鉴别两者具有一定价值,肝脓肿动脉期呈分隔样强化(见图 3-5-4),门脉期和延迟期廓清较慢,而肝内胆管癌门脉期和延迟期造影剂快速廓清。

3. 临床关切点　部分肝脓肿患者有长期胆管结石病史,在此基础上也易诱发肝内胆管癌,因此容易产生漏误诊。必要时可在超声引导下行实质部分穿刺活检以明确诊断。

(三)包虫病

1. 临床病理、流行病学及发病特征　肝包虫病(hepatic echinococcosis)又称棘球蚴病,是由棘球绦虫幼虫引起的一种人兽共患寄生虫病。我国肝包虫病主要好发于西北和西南等地区,人感染肝包虫病的概率约为 3.1%～31.5%,并呈上升趋势,而患病率大约为 0.5%～5.0%。根据致病源的不同,

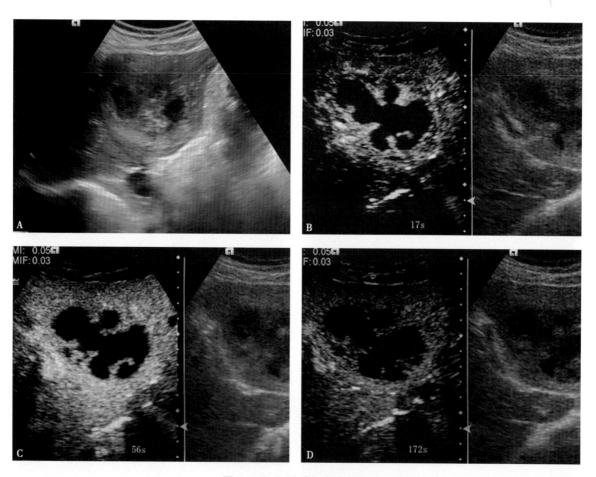

图 3-5-4　肝脓肿超声造影图

A. 二维声像上脓肿内见粗厚的分隔;B. 超声造影动脉期分隔上呈高增强;C、D. 门脉期及延迟期分隔呈等增强,脓液呈无增强区

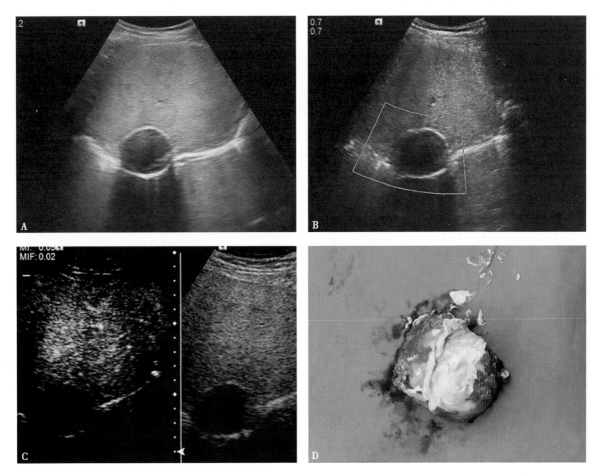

图 3-5-5 慢性肝脓肿图

A. 肝内圆形低回声病灶，包膜钙化，后方伴声影；B、C. 彩色多普勒和超声造影病变区无血流灌注；D. 手术切除标本其内为豆渣样脓性物

主要以肝囊型包虫病和肝泡型包虫病两种类型最为多见，且前者所占的比例较大。

2. 超声诊断与鉴别诊断 超声检查可明确囊肿病变的性质，表现出不同的声像图。单囊型包虫病囊内充满水样囊液，超声下为无回声区，边界清楚，后壁有增强效应，在其内外囊壁间可有潜在间隙界面，表现为"双壁征"，为特异性声像表现，此外，囊内还可见浮动的小回声点和强回声斑。多囊型包虫病，在一个大的囊腔内可见大小不一、数目不等的小囊，呈现"囊中囊"征象，还可以表现为花瓣形分隔的"车轮征"或"蜂房征"。包虫囊壁易发生钙化，钙化时呈现强回声，常伴有宽大声影及侧壁声影，钙化严重时可形成如鸡蛋壳状。肝包虫并发感染时，囊内回声增强，可见点状、团状或絮状回声；出现内囊破裂时可见囊液中弯曲折叠的回声带，囊壁漂浮在囊液中，表现为"飘带征""套囊征""天幕征"等特异性声像表现。成熟肝包虫逐渐

退化衰亡，囊液被吸收，继之坏死溶解发生实变，实变型超声下轮廓清楚，囊壁增厚，回声强弱不均匀，类似肿瘤图像，后壁可伴有声影，"脑回征"是其特征性表现。对具有上述特征表现的肝脏病变患者不难做出肝包虫病的诊断。

典型的肝包虫囊肿的诊断，依据患者来自牧区感染区，有明确牛、羊、犬接触史，根据症状、局部体征，生物学试验以及典型声像图表现，一般不难确定诊断，但须与下列病变鉴别：①单囊型与肝单纯性囊肿：从囊壁的厚度、双层及囊壁回声的强弱加以鉴别；②多囊型与多囊肝：多囊肝患者囊肿弥漫性分布，肝实质回声增强，常合并多囊肾，而多囊型肝包虫病肾脏受累者罕见；③囊肿实变型与肝癌：前者囊壁增厚，钙化，内部见不均匀强回声斑、强回声团，无血流信号，后者周边见声晕，内部有较丰富血流信号，结合流行病学、临床症状及血液化验结果不难鉴别。

（四）肝血管瘤

1. 临床病理、流行病学及发病特征　肝血管瘤（hepatic hemangioma，HH）是肝脏最常见的良性肿瘤，被认为是一种先天性疾病，由肝内大量的动静脉畸形血管团组成。大体标本上看，肝血管瘤是被周围肝组织包绕的呈紫红色、富血管的肿瘤。组织学显示肝血管瘤由密布排列的血管内皮细胞组成，中间被纤维隔板分隔。按病理可分为4型：①海绵状血管瘤；②硬化性血管瘤；③血管内皮细胞瘤；④毛细血管瘤。肝血管瘤的发病率约0.4%～7.3%，尸检的发现率约3%～20%。肝血管瘤可发生于任何年龄阶段，通常发生在30～50岁，约80%发生于女性。约20%肝血管瘤大于4cm，10%～29%表现为多发肝血管瘤。肝血管瘤被检查出后倾向处于静止或无进展状态，至今尚无肝血管瘤恶变的报道。肝血管瘤患者多无明显不适症状，当血管瘤增至5cm以上时，可出现下列症状：腹部包块、右上腹隐痛或不适、食欲减退、恶心、呕吐、嗳气、食后饱胀等。巨大的血管瘤可压迫食管下段，出现吞咽困难；压迫肝外胆道，出现阻塞性黄疸和胆囊肿大；压迫门静脉系统，出现脾大和腹水；压迫肺脏出现呼吸困难和肺不张；压迫胃和十二指肠，出现消化道症状。肝血管瘤破裂出血可出现上腹部剧痛，以及出血和休克症状。肝外生性带蒂血管瘤发生蒂扭转，可有坏死，出现腹部剧痛、发热等症状。个别患者因血管瘤巨大伴有动静脉瘘形成，回心血量增多，可致心力衰竭。

2. 超声诊断与鉴别诊断　肝血管瘤好发于肝表面或紧靠肝静脉旁，肿瘤边界清晰，形态规则，内部回声高、等或低，分布大致均匀，有的可见多个

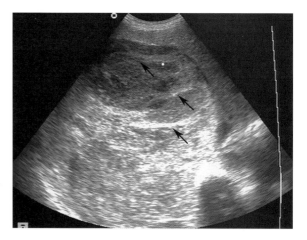

图3-5-6　巨大肝血管瘤图
瘤体内纤维条状高回声带（箭头）

细小无回声区，似"筛孔"状，较大血管瘤内部回声往往不均匀，因出血、血栓形成、机化而出现钙化强回声伴声影，巨大血管瘤内部可见纤维条索状回声（图3-5-6）。加压探头部分血管瘤可被压缩而前后径变小，释放探头压力后恢复到原状（图3-5-7）。血管瘤后方回声多无明显变化，少数海绵状肝血管瘤后方回声可轻度增强。

彩色多普勒检查：肝血管瘤内常探测不到血流信号，少数较大血管瘤内可探及静脉或动脉血流信号，RI<0.50。

超声造影检查：典型肝血管瘤表现为动脉期周边结节状高增强，向心性充填，延迟期为均匀高增强（图3-5-8），较大大血管瘤延迟期仍可表现为不均匀高增强。极少数血管瘤延迟期晚期可表现为均匀等增强或低增强，此时要结合造影早期的典型表现考虑血管瘤的诊断。

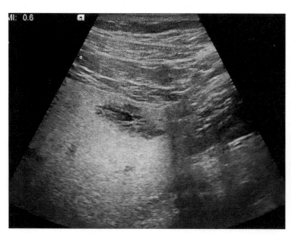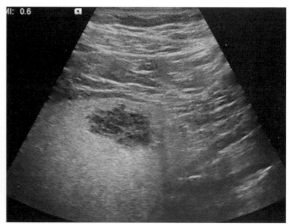

图3-5-7　可压缩的肝血管瘤
肝右叶见一低回声多房性团块，探头按压可形成形变（左图），释放探头压力后，团块恢复原有形态

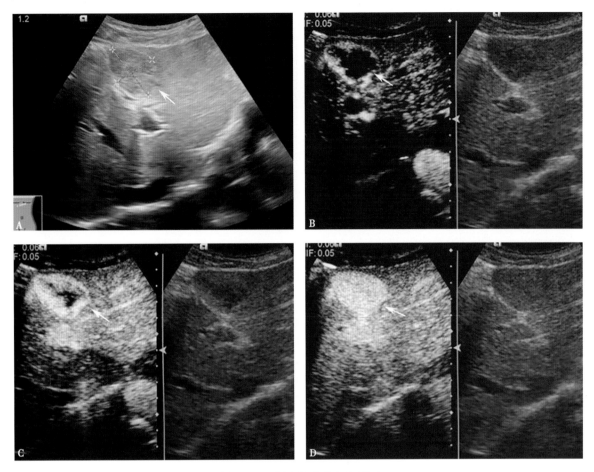

图 3-5-8　肝血管瘤超声造影图

A．二维超声上表现为中等回声（箭头）；B．动脉期周边结节样增强（箭头）；C．门脉期早期向心性强化（箭头）；D．门脉晚期均匀高增强（箭头）

鉴别诊断：根据典型表现，肝血管瘤诊断不难，但需与下列疾病鉴别：①与转移性肝癌鉴别。部分肝转移癌二维超声表现为边界清楚的高回声，与肝血管瘤表现类似，可根据以下特点加以鉴别：高回声肝转移癌内部或可探及动脉血流信号，超声造影见肿瘤动脉期呈厚环形或均匀高增强，动脉期晚期或门脉期快速廓清呈低增强，结合原发病病史或既往肝血管瘤病史不难鉴别。②脂肪肝背景下，肝内血管瘤表现往往不典型，原本高回声的血管瘤变为等回声而漏诊，或变为低回声类似恶性肿瘤，此时要结合超声造影加以鉴别（图 3-5-9）。

（五）肝脏局灶性结节增生

1. 临床病理、流行病学及发病特征　肝脏局灶性结节增生（focal nodular hyperplasia，FNH）在肝良性实质性占位病变中排第二位，是一种少见的肝脏良性肿瘤样病变，有文献报道其发病率约为 0.9%～3.0%。该病最早于 1958 年由 Edmondson 描述并报道，其病因不明确，多数认为口服避孕药或类固醇激素可诱发本病。FNH 发生可能与血管畸形或血管损伤有关，是肝细胞对血管发育异常或损伤产生的一种增殖性反应。病理上 FNH 由结构紊乱的肝细胞围绕起源于中心瘢痕的放射状纤维结缔组织间隔生长形成，间隔中有库普弗细胞等，其病理特征为中心星状瘢痕，纤维组织从中心向周围放射状伸展，星状瘢痕组织内通常包含 1 条或数条动脉，同时伴有胆管的增生，无包膜，边界清楚，为富血供病灶。

2. 超声诊断与鉴别诊断　结节单发，也可多发，大小数厘米至十几厘米不等，常位于肝右叶，声像图上，FNH 表现为边界清楚，边缘常不规则，内部低回声或中等回声，分布欠均匀，中央部分可见高回声斑点。彩色多普勒：结节内部常可探及丰富动脉血流信号，呈条状，放射状分布，RI 0.5～0.6。超声造影具有典型表现（图 3-5-10）：动脉期快速增强，由中心向周边离心性强化，可见轮辐状分布的血管显影，70%～75% 的结节门脉期及延迟期仍为

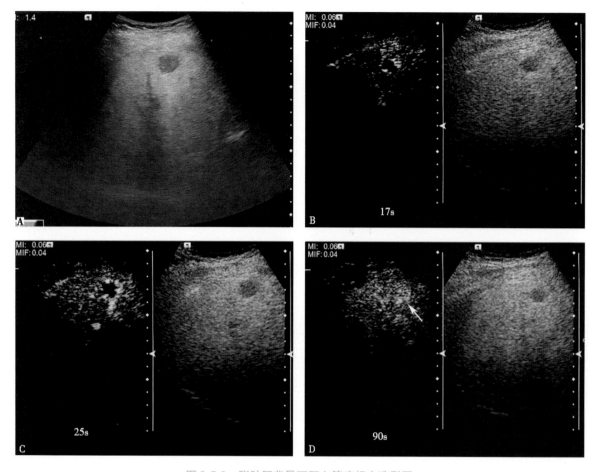

图 3-5-9 脂肪肝背景下肝血管瘤超声造影图

A. 二维图上呈低回声；B. 超声造影动脉期17s病灶周边结节样高增强；C. 25s高增强区扩大；D. 门脉期（90s）病灶区均匀高增强（箭头）

高或等增强，部分可见低或无增强的"中央瘢痕"。但FNH多呈现不典型表现，动脉期整体高增强，缺乏离心性强化特点，门脉期表现为等增强，延迟期中央瘢痕不明显。有报道直径＞3cm者多数有典型超声造影表现，＜3cm者表现不典型。

常规超声声像图上，FNH缺乏特征性，很难与肝细胞癌、肝细胞腺瘤、低回声血管瘤鉴别，彩色多普勒征象和超声造影在鉴别诊断方面能发挥重要作用。少数超声造影不典型的病例需结合病史、血液生化指标、肝实质回声改变及特殊方法等综合判断。

（六）肝细胞腺瘤

1. 临床病理、流行病学及发病特征 肝细胞腺瘤（hepatocellular adenoma，HCA）是一种罕见的肝脏良性肿瘤，原因不明，女性多发，多数认为与长期口服避孕药有关，年轻男性患者发病可能与服用合成类固醇药物有关，婴幼儿发病与肝糖原积累有一定关系。肿瘤大小不一，多有包膜，镜下肿瘤由

大致正常或轻度不典型的肝细胞层构成，其内库普弗细胞含量少或缺如。

2. 超声诊断与鉴别诊断 文献报道HCA多发生于肝右叶，肿瘤边界清楚，常可见包膜回声，内部呈均匀低回声，较大肝腺瘤内部回声不均匀，难与肝细胞癌鉴别。肿瘤后方回声无明显改变。彩色多普勒：肿瘤内部可探及较丰富动脉血流信号，RI＜0.50。超声造影：动脉期均匀高增强，可为向心性强化，有出血时可见无增强区，门脉期为高或等增强，延迟期表现为等或低增强。

超声声像图上HCA无特征性表现，很难与HCC、低回声血管瘤、FNH等鉴别，应用超声造影技术，结合肝脏基础病变去鉴别。一般HCA的肝脏是正常肝脏回声背景，HCA造影征象与不典型FNH比较类似。一般呈动脉期高增强，门脉期及延迟期相对于肝实质的高增强，即呈现典型快进慢出的征象。HCC有慢性肝炎、肝硬化病史，超声造影有典型"快进快出"表现。典型FNH超声造影典型表现

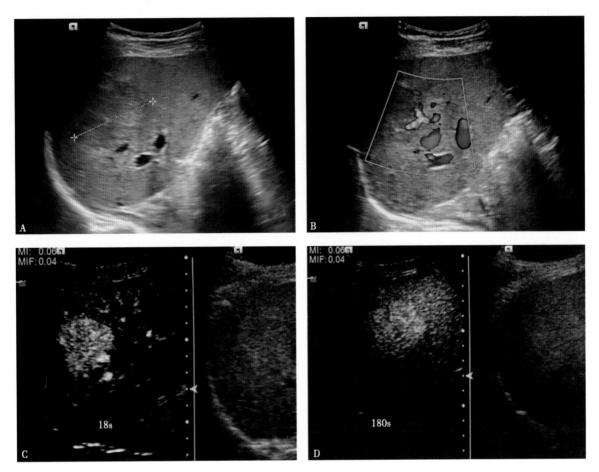

图 3-5-10 FNH 超声造影图

A. 二维超声示 S7 实质不均匀低回声结节；B. 彩色多普勒结节内血流信号丰富；C. 超声造影动脉期（18s）结节均匀高增强；D. 延迟期（180s）仍为高增强

为离心性强化，且三期呈高增强，部分 FNH 呈等增强的病例可以根据动脉期离心性强化，延迟期中央瘢痕低增强而做出鉴别。

（七）少见的良性肿瘤（错构瘤、炎性假瘤、脂肪瘤）

1. 肝错构瘤 又名肝血管平滑肌脂肪瘤（hepatic angiomyolipoma，HAML），分为婴幼儿型和成人型。

婴幼儿型：本病罕见，为发生在婴幼儿的先天性良性肿瘤，瘤体可长至很大，切面呈不规则囊状，充满浆液。声像图：肝脏明显增大，除病变区外，周围肝组织回声无异常；病变范围较大，圆形或椭圆形，境界清楚，有包膜，病变呈中 - 高回声，常为多个融合成片的高回声组成，间有多个圆形无回声区，无回声区内可见分隔带，彩色多普勒：肿瘤实质部分可见稀疏血流信号（图 3-5-11）。因本病主要发生在婴幼儿，故要与肝母细胞瘤鉴别。肝母细胞瘤为婴幼儿恶性肿瘤，声像图上以实质性回声为主，肝内血管瘤栓形成，肝门区淋巴结肿大，结合

其 AFP 升高，可以与错构瘤鉴别。

成人型：多见于中青年女性，是一种少见的良性间叶性肿瘤，由扭曲的血管、平滑肌及脂肪组织构成，男、女发病率约为 1∶3，60% 患者表现为上腹部不适，无肝功能改变。由于肿瘤组织成分较多，超声声像图上表现为高回声，分布不均匀，彩色多普勒可显示血流信号，超声造影动脉期均匀高增强，门脉期及延迟期等增强，为典型良性肿瘤造影表现（图 3-5-12）。由于肿瘤内部呈高回声，故需与血管瘤和某些来自胃肠道癌肝转移瘤鉴别。根据肿瘤边界、内部血流情况、超声造影表现可大致与血管瘤鉴别。肝转移癌有明确的原发病病史，超声造影典型的"快进快出"增强模式有助于区分 HAML。

2. 肝脏炎性假瘤 肝脏炎性假瘤（inflammatory pseudotumor of the liver，IPL）是一种肝脏炎性结节性病变，以纤维组织增殖同时伴随大量炎症细胞浸润为特征。1953 年由 Park 首次报道，其具体发病机制不明确，可能是与不明感染、自身免疫或全身

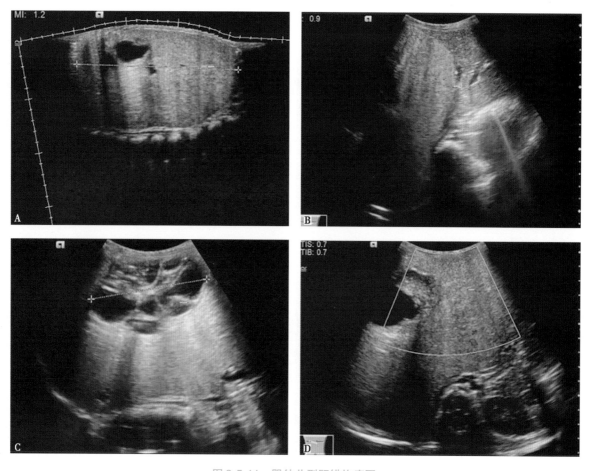

图 3-5-11　婴幼儿型肝错构瘤图

2 岁女孩。A. 右肝巨大肿瘤，几乎占据整个右肝；B. 肿瘤边界清楚；C. 部分区域为分隔的无回声暗区；D. 实质部分稀疏血流信号

免疫反应导致过度免疫反应有关，且有学者认为在肝脏良性病变的形成过程中，是由于胆汁，类固醇，石胆酸的异常代谢，导致了明显的炎症反应。

　　IPL 声像图：病变可有多种形态，类圆形、长条形、不规则形、花生壳样等，边界不清，内部回声低，分布欠均匀，彩色多普勒：大多数病变内可见血流信号，完全坏死者则无血流信号显示。超声造影：85% 以上动脉期呈高或等增强，增强区表现为均匀、不均匀或不规则周边环状增强，50%~70% 门脉期及延迟期呈低增强（图 3-5-13），此种造影表现

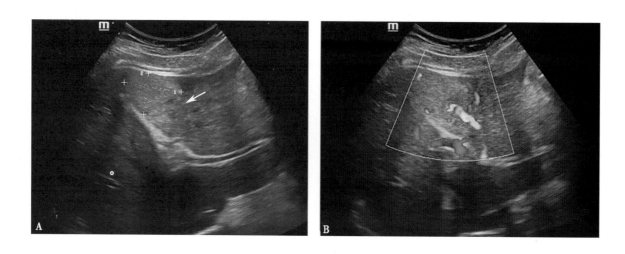

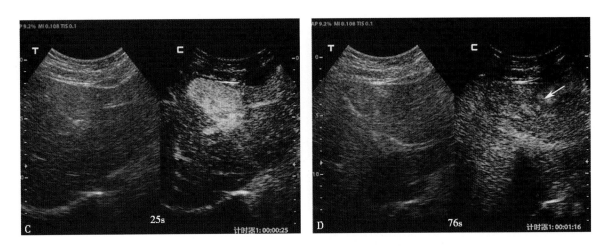

图 3-5-12 成人型肝错构瘤图

A. 二维图表现为高回声；B. 彩色多普勒显示粗大血管；C. 超声造影动脉期均匀高增强；D. 门脉期等增强

易与恶性病变相混淆。关注正常肝脏背景有利于形成鉴别诊断思路。伴大量坏死的 IPL 超声造影表现为三期无增强。

IPL 临床及影像学表现很难与肝内某些恶性肿瘤、局灶性结节增生、肝细胞腺瘤等鉴别，确切病理性质依靠超声引导下穿刺活检。

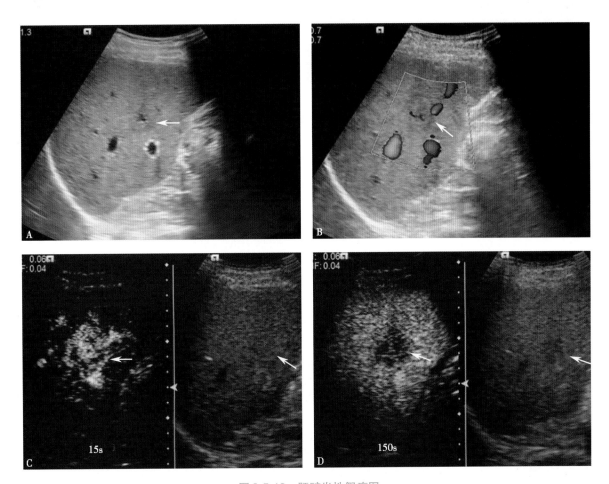

图 3-5-13 肝脏炎性假瘤图

A. 二维图示病变边界不清的中等回声区；B. 彩色多普勒：病变区点条状血流信号；C、D. 超声造影动脉期 15s 高增强，门脉期及延迟期 150s 低增强

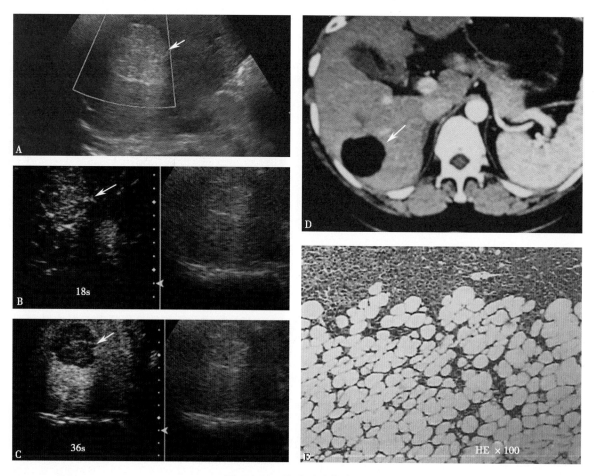

图 3-5-14 肝脂肪瘤超声图

A. 彩超无血流信号；B. 超声造影动脉期轻度强化；C. 门脉期明显低增强；D. CT 扫查病灶 CT 值 −108HU；E. 术后病理血管平滑肌脂肪瘤

3. 肝脂肪瘤 脂肪瘤是常见的良性肿瘤，由成熟的脂肪细胞构成，与正常脂肪组织几乎无区别，多发生于皮下，发生于肝脏者罕见。患者一般无明显临床症状，多于体检时发现。肝脂肪瘤常规超声多表现为高回声肿块，分叶状，边界清楚，后方回声衰减（图 3-5-14）。彩色多普勒：表现为乏血供，超声造影表现较少有报道。笔者曾遇到 1 例富血供的肝内脂肪瘤，行超声造影检查表现为"快进快出"模式。

（廖锦堂）

第六节 肝脏血管疾病的临床与超声诊断

一、概述

随着超声影像技术的不断改进及新技术在临床中的逐渐应用，肝脏血管疾病已逐渐引起了人们的关注与认识，其诊断及治疗亦取得了很大的进步。多普勒超声和超声造影是目前诊断和鉴别诊断肝脏血管疾病重要的非创伤性检查方法，具有很高的临床应用价值，不仅可以显示肝脏内部病变血管的位置、走行和范围，判断血管的梗阻程度，还能实时、动态了解血管内病变的信息和血流动力学变化，弥补了灰阶超声检查的不足，有助于提高肝脏血管疾病的超声诊断水平。

二、肝脏血管疾病

肝脏血管疾病是一组比较少见的病变，其主要特点是容易导致非肝硬化性门静脉高压，致死率较高。常见的肝脏血管疾病包括门静脉血栓、门静脉海绵样变性、Budd-Chiari 综合征及肝静脉闭塞性病变。肝脏的血管系统包括两部分，第一部分是走行于格利森（Glisson）系统的门静脉和肝动脉，与胆管并行，被共同的结缔组织鞘所包裹，由第一肝门进入肝脏；另一部分即自成一体的肝静脉系统，为离肝血管,在第二肝门汇入下腔静脉,位于第一肝门上方5cm处(图3-6-1)。

(一)门静脉血栓

门静脉血栓(portal vein thrombosis,PVT)是指发生在门静脉主干及其分支肠系膜上、下静脉和脾静脉的病变,导致门静脉系统血流完全或部分阻塞,是临床较为少见的深部血管阻塞性疾病。

1. 临床病理、流行病学及发病特征 门静脉血栓的病因可分为局部因素和全身因素。局部因素较常见,多继发于慢性肝病、恶性肿瘤等,其中肝硬化及邻近门静脉的腹腔脏器恶性肿瘤(肝、胰腺肿瘤多见)是诱发门静脉血栓最常见的局部危险因素。肝硬化引起门静脉高压,门静脉内血流缓慢、淤滞,血液中有形成分沉积在血管内膜,在其他因素的诱使下,容易形成血栓;腹腔内恶性肿瘤除直接侵袭或推挤压迫门静脉系统,其所致的血液高凝状态也可能在门静脉血栓发病过程中起重要作用;其次,腹腔感染(如胰腺炎、胆囊炎、阑尾炎和肠道感染性疾病等)、腹腔损伤或腹腔手术(胆道手术、脾切除、胃切除、门-腔静脉分流等)及肝移植等也是门静脉血栓形成的局部因素。全身因素较为少见,全身性炎症反应和骨髓增生性疾病是导致门静脉血栓常见的全身性因素。

门静脉小分支血栓形成或不完全阻塞时,临床上可无任何症状和体征。但当门静脉主干阻塞时,将导致门静脉系统压力升高,产生一系列门静脉高压的病理改变。门静脉血栓形成的病理改变随病因、血栓性质及门静脉阻塞范围的不同而有所差异。除原发疾病外,病理改变可表现为门静脉管壁的炎症性改变及侧支循环建立,肝动脉代偿性扩张等。

门静脉血栓临床上可分为急性和慢性血栓,因发病急缓、阻塞部位及程度不同,其临床表现也不一致。急性期门静脉血栓,起病急骤,上消化道出血为常见的首发症状,并伴腹部剧烈疼痛、恶心、呕吐、腹胀、腹泻及血便等肠梗阻和肠缺血症状。有肝硬化基础疾病的患者,原有肝纤维化及再生结节对肝静脉及肝窦压迫造成门静脉压力升高,流入肝静脉的血流量进一步减少,侧支循环开放导致肝性脑病、腹水、食管胃底静脉曲张、出血。慢性门静脉血栓若阻塞不完全,无门静脉高压大多没有明显的临床症状,如果存在门静脉高压,则表现门静脉高压及侧支循环建立的一系列症状。

2. 超声诊断与鉴别诊断 超声是确定门静脉血栓较为简单、易行和可靠的诊断方法。

(1)二维超声表现

1)门静脉及其分支可正常或增宽,管腔内显示实性回声,部分或完全充填血管腔内(图3-6-2～图3-6-4)。

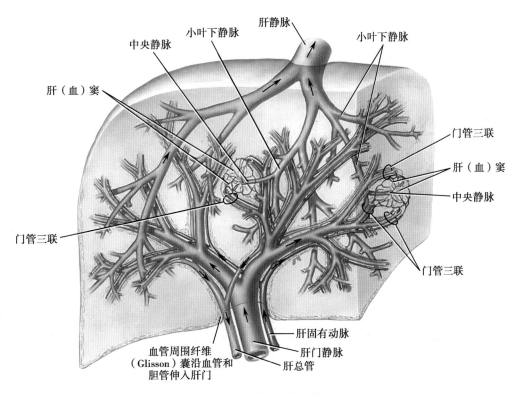

图 3-6-1　肝内血管系统

2）急性期血栓回声较低（图 3-6-5），有时难以鉴别，慢性期血栓回声增强（图 3-6-6），较易显示。

3）病程较长时，门静脉内径变细甚至不能显示，但在其周围可见细小扭曲的管状侧支静脉，呈"蜂窝样"沿门静脉走行分布。

4）门静脉炎症引起的血栓，门静脉管壁增厚、管腔内膜不光滑。

（2）彩色多普勒超声表现：门静脉完全阻塞时，门静脉阻塞段不显示血流信号，但在其周围可见细小的彩色血流，呈"蜂窝样"结构，为门静脉海绵样变性（图 3-6-7）；如阻塞不完全，门静脉内血栓周边显示细小的彩色血流绕行，血栓处血流充盈缺损（图 3-6-8）。

（3）频谱多普勒超声表现：门静脉血栓完全栓塞时无多普勒血流信号；门静脉血栓未完全栓塞，血栓边缘的残余血流呈高速连续性血流频谱，而非正常期相性血流，门静脉远心端的血流速度降低，脾静脉或肠系膜上静脉可出现反流。

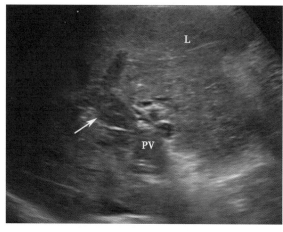

图 3-6-2 门静脉血栓（完全充填）
门静脉（PV）主干及分支内径增宽，管腔内显示实性回声完全充填（箭头所示）

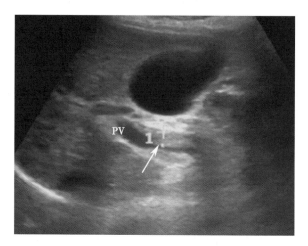

图 3-6-3 门静脉血栓（部分充填）
门静脉（PV）主干内径增宽，管腔内显示实性中等回声部分充填（箭头所示）

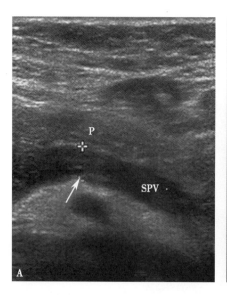
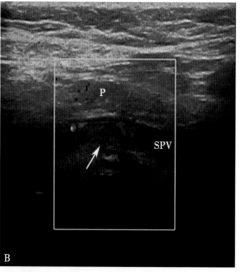

图 3-6-4 脾静脉血栓
A. 胰体（P）后方脾静脉（SPV）内径增宽，管腔内显示实性低回声充填（箭头所示）；B. CDFI 显示脾静脉（SPV）管腔内实性低回声周边可见细小点状或扭曲管状彩色血流绕行，低回声处血流充盈缺损

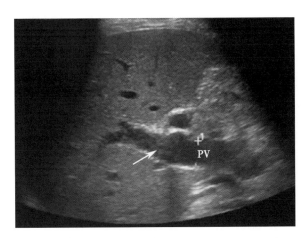

图 3-6-5　门静脉急性期血栓

门静脉（PV）内径增宽，管腔内显示实性较低回声部分充填（箭头所示）

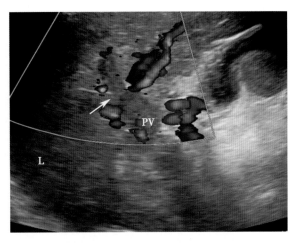

图 3-6-7　门静脉血栓血流（完全阻塞）

门静脉（PV）完全阻塞时，阻塞段门静脉不显示血流信号（箭头所示），但在其周围可见细小的彩色血流，呈"蜂窝样"结构

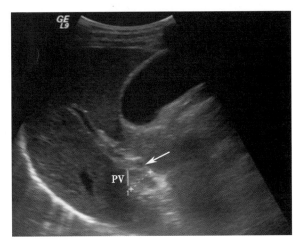

图 3-6-6　门静脉慢性期血栓

门静脉（PV）内径略增宽，管腔内显示实性中等偏强回声充填（箭头所示）

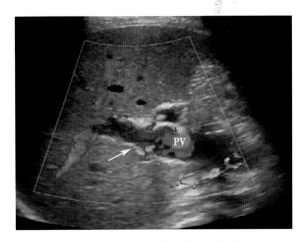

图 3-6-8　门静脉血栓血流（部分阻塞）

CDFI 显示门静脉（PV）血栓周边显示细小的点状彩色血流信号，血栓处血流充盈缺损（箭头所示）

（4）超声造影检查：门静脉完全阻塞时，造影剂不能通过门静脉阻塞段，在其近端呈旋涡，部分可逆流至脾静脉；如阻塞不完全，门静脉内血栓周边显示细窄的造影微泡绕行，血栓处显示无增强。同时，由于门静脉狭窄或阻塞，肝脏增强的程度也减低。

（5）鉴别诊断：门静脉内低回声，有时是由于血流缓慢所致，并非血栓，应注意与其鉴别。此外，门静脉血栓还应注意与门静脉癌栓鉴别诊断，主要依靠彩色多普勒超声及超声造影检查。

门静脉癌栓表现：①门静脉癌栓时，肝内多有恶性占位性病变，尤其是肝细胞肝癌；②门静脉癌栓时栓子内部可显示星点状或细线状搏动性动脉血流，频谱多普勒呈高速动脉频谱或动静脉分流频谱；③超声造影显示动脉期门静脉栓子整体或部分显著增强，门脉晚期或延迟期快速消退，呈低增强（图 3-6-9）。

门静脉血栓表现：①门静脉完全或部分阻塞，栓子内部未显示血流信号；②不全阻塞栓子部位的管壁周边可见连续性的门静脉血流及频谱；③超声造影门静脉血栓显示三期均呈无增强。

3. 临床关切点　门静脉血栓的形成原因复杂，临床上容易误诊、漏诊，影响患者的预后及治疗方案的选择。评估门静脉血栓主要包括血栓的程度（部分血栓、完全血栓和纤维条索形成）、血栓的分期（急性、慢性）及血栓的范围（累及门静脉主干及其分支、脾静脉和肠系膜上静脉）。

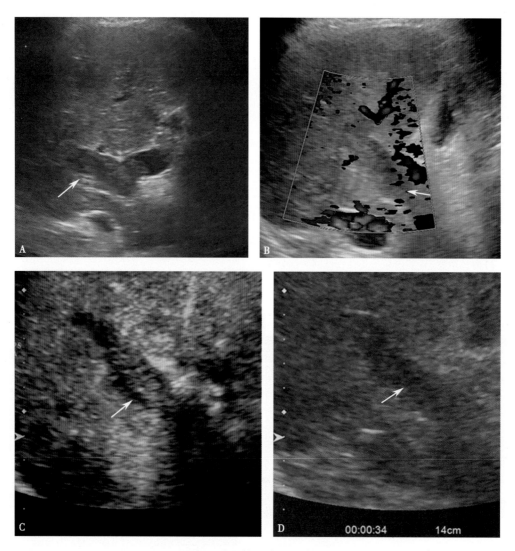

图 3-6-9 门静脉癌栓鉴别诊断

A. 门静脉管腔内显示实性低回声充填（箭头所示）；B. 门静脉管腔内实性低回声内部显示星点状搏动性动脉血流（箭头所示）；C、D. 超声造影显示动脉期门静脉内实性低回声大部分显著增强（箭头所示）。CEUS 分级：LR-5V

（二）门静脉海绵样变性

门静脉海绵样变性（cavernous transformation of portal vein, CTPV）是指肝门部或肝内门静脉分支部分或完全慢性阻塞后，血流受阻，其周围大量侧支静脉形成，或栓塞的门静脉再通后形成若干细小血管，这些血管跨越阻塞的门静脉，引流远侧的血流进入肝内门静脉分支，在肝门部（胆囊床旁）或肝十二指肠韧带内形成侧支血管网。

1. 临床病理、流行病学及发病特征 流行病学调查和当前研究表明门静脉海绵样变主要继发于肝外门静脉阻塞，尽管门静脉海绵样变相对少见，随着影像学技术的进步与发展，为数不少的上消化道大出血患者被检出这一疾病。

门静脉海绵样变性分为原发性和继发性两大类。原发性门静脉海绵样变性的病因是非肝病性因素所致，主要是由于门脉系统肝内外分支结构先天性发育异常或婴儿出生后脐静脉闭锁过程延长，使门静脉管腔狭窄、闭锁、消失。轻者可通过门静脉海绵样变性的侧支静脉代偿。重者发病早，临床症状明显，反复出现门静脉高压症状，而肝脏本身病变轻微。继发性门静脉海绵样变性则是正常门静脉系统由于各种致病因素导致门静脉血流受阻、血流淤滞、血容量增加而使门脉压力增高，侧支静脉形成。肝硬化门静脉高压是最主要的原因，此外，门静脉血栓也是常见的病因，以及脾切除术后、各种凝血疾病、门静脉周围纤维组织炎、外界压迫、癌栓等使门静脉血流受阻，血流淤滞或停滞，门静脉周围的小静脉增宽，并伴血管新生，与阻塞远端的门静脉分支连通。

2. 超声诊断与鉴别诊断

（1）二维超声表现

1）门静脉主干内径增宽，管腔内可见不规则实性回声充填；肝内门静脉分支闭塞，管壁增厚、狭窄，呈条索状结构，多见于门静脉右支，边缘不光滑。

2）门静脉主干及其分支正常结构显示不清，在其周围形成多个大小不等、相互连通的蜂窝状或网络样扭曲的管道结构（图3-6-10）。

3）原发性门静脉海绵样变性，肝脏可无异常表现，只表现门静脉高压的声像图改变；继发性门静脉海绵样变性时，肝脏可表现为肝硬化声像图，并伴有门静脉高压征象，脾肿大、脾静脉增宽、胆囊壁水肿、侧支循环建立及腹水等。

（2）彩色多普勒超声表现

1）门静脉结构紊乱，管腔狭窄或阻塞处彩色血流变细或无彩色血流显示。肝动脉可代偿性增宽。

2）门静脉周围蜂窝状或管状无回声结构内显示暗淡、红蓝相间彩色血流（图3-6-11）。

（3）频谱多普勒超声表现：门静脉周围异常蜂窝状或管状无回声区可探及低速连续、门静脉样血流频谱，并为向肝性，门静脉狭窄处探及流速增快的血流频谱。

（4）鉴别诊断：门静脉海绵样变性的侧支循环有别于门静脉高压的侧支循环：①前者的侧支血管是不固定的，后者的侧支血管是门静脉系统的固有侧支循环；②前者如无肝窦或窦后阻塞引起的门静脉系统血液逆流或继发性门静脉高压，侧支血管内的血液是引流入肝内的；后者的侧支血管是将门静脉血流分流入肝外的体循环系统中。

3. 临床关切点 本病可引起肝外性门静脉高压。超声检查是诊断此病的首选检查方法，可根据门静脉海绵样变性的严重程度和病变范围，选择不同的治疗方法。不仅可观察门静脉的蜂窝状或网状结构改变，同时还能测定门静脉管腔内径、血流方向和速度，进一步了解肝脏病变、门静脉分支脾静脉和肠系膜静脉的情况，并判断有无伴发门静脉高压。

（三）Budd-Chiari综合征

Budd-Chiari综合征（Budd-Chiari syndrome，BCS）是指各种原因引起肝静脉或下腔静脉部分或完全阻塞，伴或不伴下腔静脉高压为特点的一种肝后性门静脉高压。阻塞病变可发生于自肝小叶

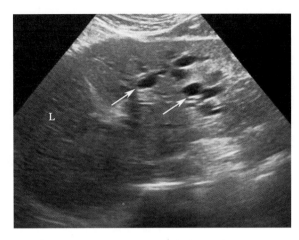

图3-6-10 门静脉海绵样变性

门静脉主干及其分支正常结构显示不清，在其周围形成多个大小不等、相互连通的蜂窝状扭曲的无回声管道结构（箭头所示）

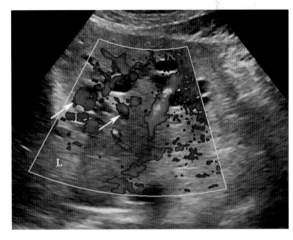

图3-6-11 门静脉海绵样变性血流

门静脉结构紊乱，周围蜂窝状或管状无回声结构内显示暗淡、红蓝相间的彩色血流（箭头所示）

输出静脉至肝静脉及下腔静脉肝后段的任何部位。凡与心脏疾病、心包疾病或肝窦阻塞综合征有关的肝脏流出道梗阻疾病均被排除在BCS之外。

1. 临床病理、流行病学及发病特征 BCS综合征病因尚不十分清楚，可由静脉本身病变或外界压迫所致，主要病因：①先天发育异常：东方国家多见，常形成膜状结构；②血栓形成：西方国家多见，常因血液高凝状态导致肝静脉血栓形成而致，下腔静脉常不受影响，最多的是真性红细胞增多症和其他骨髓增生性疾病，另外，口服避孕药、妊娠或产后血液高凝状态；③免疫紊乱：家族性免疫缺陷、溃疡性结肠炎、系统性红斑狼疮及化疗等引起BCS；④感染：肝段下腔静脉和肝静脉周围组织和

器官的炎症,如溃疡性结肠炎、胆管炎、肝炎、腹膜后纤维组织炎及腹腔损伤感染,细菌侵入下腔静脉或肝静脉引发本病;⑤机械性损伤:血管内皮的损伤引起血栓形成或细菌感染而引发此病;⑥恶性肿瘤浸润:常见于肝癌、腹腔内肿瘤、肉瘤等转移或直接浸润下腔静脉或肝静脉;⑦外部受压:邻近外伤性血肿、纤维粘连、肿瘤、炎症等压迫下腔静脉或肝静脉;⑧中毒:长期暴露于有机溶剂容易诱发本病。

BCS 病情复杂多变、类型繁多,临床病理分型目前没有统一的标准。依据下腔静脉及肝静脉阻塞部位和性质,将其分为 A、B 两型:A 型即肝静脉阻塞型,其中 A1 为单纯肝静脉阻塞,A2 为肝静脉阻塞伴下腔静脉受累;B 型即下腔静脉阻塞型,其中 B1 为单纯下腔静脉阻塞,B2 为下腔静脉阻塞伴肝静脉受累。根据病变的形态又可分为:膜性狭窄、节段性或弥漫性狭窄。根据狭窄病变的程度可分为:完全闭塞、不完全性狭窄。

BCS 的病理生理改变包括肝静脉主干及下腔静脉局部隔膜改变、血栓形成、癌栓栓塞、血管壁炎性狭窄或闭塞、局部肿瘤浸润压迫等;其次为肝静脉回流受阻、压力明显增高,导致肝中央静脉和肝静脉窦淤血扩张、肝细胞坏死、结节性纤维化再生或肝硬化,进而导致门静脉高压;如果累及下腔静脉,则导致下腔静脉高压。

下腔静脉及肝静脉阻塞导致肝窦间隙压力增高,从而产生一系列的临床症状和体征。临床表现以肝脏肿大、腹痛、顽固性腹水为特征。急性者起病突然,腹痛、腹胀较重,可出现休克或肝功能衰竭。慢性者可达数十年,隐匿起病,病程缓慢,可出现:①肝静脉回流障碍,如上腹痛、腹胀、乏力、食欲下降、恶心及肝脏增大、腹水、门静脉高压等症状;②下腔静脉回流受阻,如下肢肿胀、下肢静脉曲张、下肢溃疡等改变;③回心血量不足,如心慌、气短、尿少等症状和体征。

2. 超声诊断与鉴别诊断

(1)二维超声表现

1)肝静脉阻塞:三支肝静脉可部分或全部受累,受累肝静脉局部或全程阻塞(图 3-6-12、图 3-6-13)。如为隔膜样阻塞,受累肝静脉管腔内径不变窄,多在第二肝门汇入处显示细带状强回声,将肝静脉与下腔静脉分隔;如为纤维性狭窄及闭塞性梗阻,阻塞段肝静脉变细甚至消失,管壁增厚;如累及全程可呈条索状回声(图 3-6-14)。肝静脉阻塞可单独发生,也可同时合并下腔静脉病变。阻塞部位远心端肝静脉迂曲扩张,部分可呈拱形,与邻近肝静脉或门静脉相交通。

2)肝静脉之间显示侧支循环及交通支:肝内静脉血管增多,肝静脉之间显示不规则走行、粗细不均匀的无回声管腔,将相邻肝静脉连通,呈"S"状或"C"状(图 3-6-15),且远心端肝静脉内径增宽大于近心端内径。

受累肝静脉与邻近正常肝静脉之间形成交通支,受累静脉血流经交通支回流至正常肝静脉,再经第二肝门回流至下腔静脉(图 3-6-16);或受累肝静脉与肝短静脉(肝尾状叶静脉或肝右后下静脉)之间形成交通支,经第三肝门回流至下腔静脉(图 3-6-17)。第三肝门位于下腔静脉第二肝门下

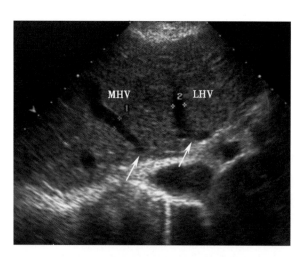

图 3-6-12　肝左静脉、肝中静脉闭塞
闭塞段肝左静脉(LHV)、肝中静脉(MHV)消失,管壁增厚(箭头所示),远心端肝静脉迂曲扩张(测量游标所示)

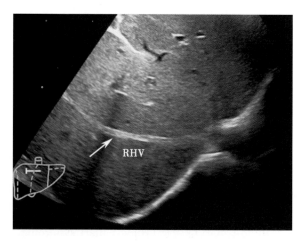

图 3-6-13　肝右静脉闭塞
闭塞段肝右静脉(RHV)消失,管壁增厚,回声增强(箭头所示)

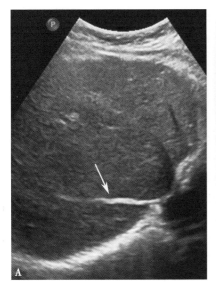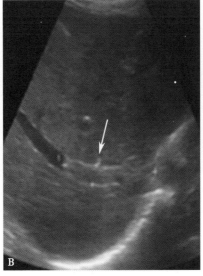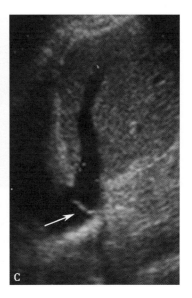

图 3-6-14　不同类型肝静脉阻塞

A. 肝右静脉弥漫性闭塞（箭头所示）；B. 肝右静脉节段性闭塞（箭头所示）；C. 显示肝右静脉隔膜型狭窄（箭头所示）

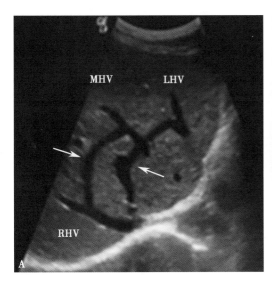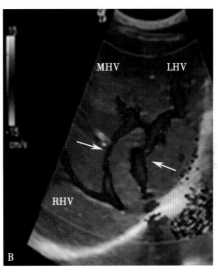

图 3-6-15　肝左静脉、肝中静脉闭塞，交通支血管形成

A. 肝左静脉（LHV）、肝中静脉（MHV）闭塞，肝内静脉血管增多，肝静脉之间可见不规则走行的无回声管腔，将相邻肝静脉连通，呈"S"状或"C"状（箭头所示）；B. 肝左静脉、肝中静脉闭塞段无血流信号，其远心端与邻近肝右静脉（RHV）之间形成交通支血管（箭头所示）

方，众多肝短静脉由此出入。尾状叶内可显示数条扩张的无回声管腔，与狭窄或闭塞的肝静脉相交通，并与下腔静脉前壁相连通，将肝脏血回流至下腔静脉。

3）下腔静脉阻塞：下腔静脉狭窄或闭锁多位于横膈水平，狭窄时管腔变窄，管壁局部增厚，闭锁时局部呈中等或高回声的条索状结构（图 3-6-18）。如阻塞部位位于肝静脉汇入口水平以下，肝静脉内径可无明显改变；如阻塞部位位于肝静脉汇入口以

上，肝静脉内径增宽。同时，阻塞部位远心端的下腔静脉扩张，纵切面呈锥形结构，管腔内血流缓慢呈旋涡状或云雾状回声。

下腔静脉隔膜样狭窄时，阻塞部位管腔内显示薄膜状强回声，膜的厚薄不一，两端与管壁相连，膜中央或边缘有小孔（图 3-6-19）。纵切面显示狭窄部位前后管壁局部增强增厚，突向管腔，中央可见 1～2mm 的通道。狭窄部位远心端的下腔静脉可轻度扩张，肝静脉亦可轻度扩张或正常。

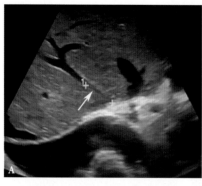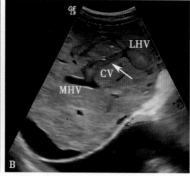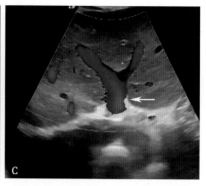

图 3-6-16　肝中静脉闭塞，交通支血管形成

A. 肝中静脉（MHV）汇入下腔静脉前闭塞，管腔消失（箭头所示），远心端迂曲扩张；B. 肝中静脉闭塞段无血流信号，其远心端与邻近正常肝左静脉（LHV）之间形成交通支血管（箭头所示）；C. 交通支血管汇入肝左静脉后经第二肝门回流至下腔静脉（箭头所示）。CV：尾状叶静脉

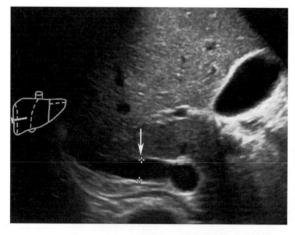

图 3-6-17　右后下静脉

肝右静脉闭塞，肝右后下静脉扩张（箭头所示），交通支形成，经第三肝门回流至下腔静脉

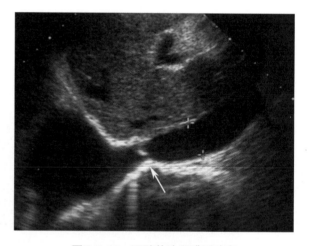

图 3-6-19　下腔静脉隔膜型狭窄

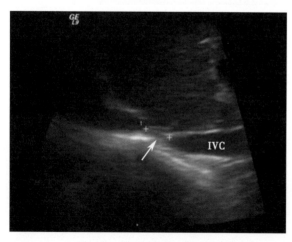

图 3-6-18　下腔静脉闭塞

下腔静脉（IVC）闭塞段呈中等偏高回声的条索状结构（箭头所示）

如有血栓或癌栓造成下腔静脉阻塞时，下腔静脉狭窄处可见团块状实性回声，与管壁间仅留狭小间隙。如为外部压迫，下腔静脉局部受压变细，甚至移位，肝静脉和下腔静脉远心端可扩张（图 3-6-20）。

4）肝脏改变：肝脏形态失常，各叶比例失调，以右叶和尾状叶增大明显（图 3-6-21）。肝脏因长期回流障碍呈淤血肝表现，肝实质回声减低；晚期，纤维组织增生，肝实质回声分布不均匀，呈肝硬化声像图改变。

5）门静脉高压（图 3-6-22）：①门静脉、脾静脉内径增宽，脾门处脾静脉迂曲，呈团状无回声结构；②脾脏明显增大，厚度可达 60～70mm；③胆囊壁增厚、毛糙，呈"双边影"；④顽固性腹水；⑤腹壁下浅静脉明显增粗，在脐两侧呈平行的无回声管状结构，走行迂曲。

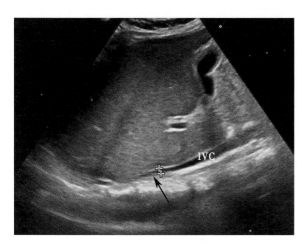

图 3-6-20 下腔静脉外压性狭窄

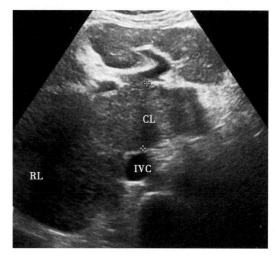

图 3-6-21 尾状叶增大

肝脏形态失常,各叶比例失调,以右叶(RL)和尾状叶(CL)增大明显

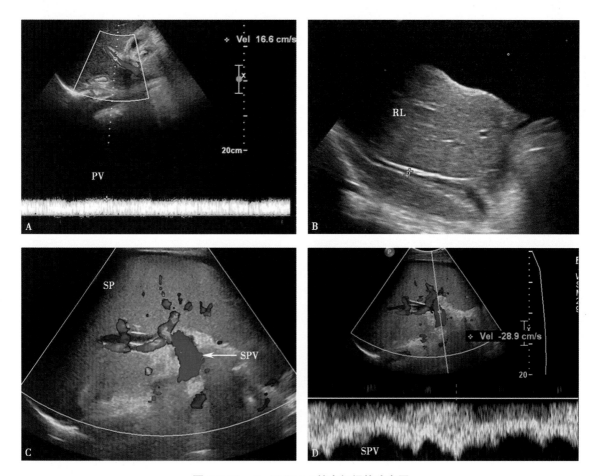

图 3-6-22 Budd-Chiari 综合征门静脉高压

A. 门静脉内径增宽,血流暗淡,频谱显示流速减慢;B. 右肝体积缩小,回声增强,肝右静脉狭窄,肝周可见腹腔积液;C. 脾脏(SP)明显增大,脾静脉(SPV)内径增宽;D. 脾静脉血流暗淡,频谱显示流速减慢

（2）彩色多普勒超声表现

1）肝静脉血流：受累肝静脉完全闭塞时，闭塞段无彩色血流显示（图3-6-23），远心端显示反向血流，经交通支引流至邻近正常肝静脉或肝短静脉，再经第三肝门回流至下腔静脉；受累肝静脉不完全阻塞时，狭窄段血流变细、色彩明亮，狭窄远心端血流暗淡，血管扩张（图3-6-24）。尾状叶静脉及肝右后下静脉显示增粗、增多，经第三肝门回流至下腔静脉（图3-6-25、图3-6-26）。

2）下腔静脉血流：下腔静脉完全闭塞时，闭塞段无彩色血流显示，如血流经肝外血管（腰静脉）分流，下腔静脉远心端呈反向血流（图3-6-27）；如血液经肝内侧支血管分流，下腔静脉远心端血流方向正常；若肝内外均有侧支分流，下腔静脉呼吸时呈双色血流。下腔静脉不全阻塞时，狭窄段血流明亮、变细，流速增快，远心端血液回流受阻，色彩暗淡，流速减慢（图3-6-28）。同时，下腔静脉管壁随呼吸和心跳而搏动改变的现象消失。

3）门静脉高压表现：门静脉流速减慢，血流暗淡，严重门静脉高压时，门静脉内血流反向。脾门处脾静脉迂曲成团，腹壁下浅静脉显示为向心性血流。

（3）频谱多普勒超声表现：BCS下腔静脉和肝静脉频谱多普勒最主要的表现是频谱形态的变化，受累肝静脉及交通支血流总是流向正常肝静脉或尾状叶静脉，再回流至下腔静脉。

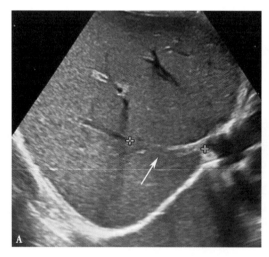
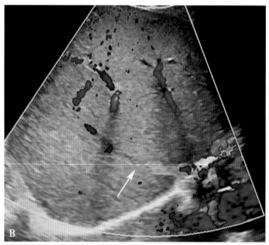

图3-6-23 肝右静脉闭塞血流

A. 肝右静脉距第二肝门5.3cm处闭塞，管腔消失（箭头所示）；B. 闭塞段肝右静脉内无血流信号显示（箭头所示）

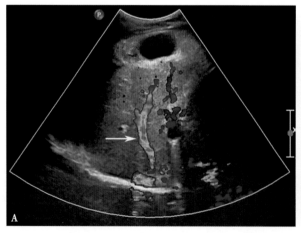
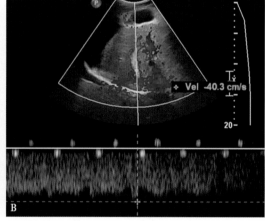

图3-6-24 肝右静脉狭窄血流

A. 肝右静脉狭窄段血流变细、色彩明亮，狭窄远心端血管扩张（箭头所示）；B. 狭窄段肝右静脉血流呈向心性、单相连续的高速湍流频谱，正常三相频谱波形消失，频带增宽

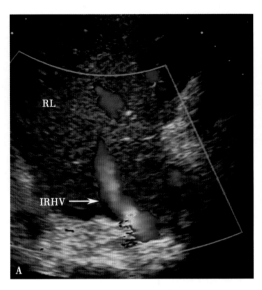
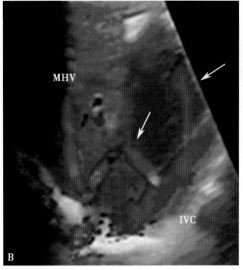

图 3-6-25　肝静脉侧支循环及肝短静脉

A. 右后下静脉增宽（IRHV，箭头所示），回流至第三肝门；B. 尾状叶静脉增宽（箭头所示），回流至第三肝门，经第三肝门回流至下腔静脉（IVC）

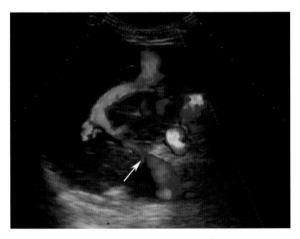

图 3-6-26　肝静脉侧支循环，第三肝门开放

肝短静脉显示增粗、增多，经第三肝门（箭头所示）回流至下腔静脉

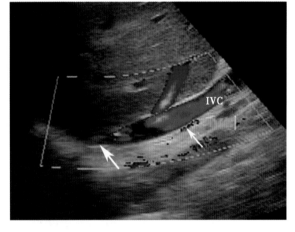

图 3-6-27　下腔静脉闭塞血流

下腔静脉闭塞，闭塞段无彩色血流显示（粗箭头所示），远心端血流反向（细箭头所示）

1）下腔静脉及肝静脉表现：下腔静脉及肝静脉完全阻塞时，阻塞段静脉管腔内检测不到血流频谱。下腔静脉及肝静脉不完全阻塞时，狭窄段静脉血流呈向心性、单相连续的高速湍流频谱，正常三相频谱波形消失，频带增宽（图 3-6-29），远心端血流呈单向连续、向心性静脉频谱，流速减慢。

2）门静脉高压表现：门静脉血流频谱呈单向平直的波形，随呼吸的波状变化消失，根据频谱方向可以判断门静脉血流是入肝血流还是反向血流。

（4）超声造影表现：超声造影能清楚显示肝静脉及下腔静脉的阻塞部位及程度。不完全阻塞时，

造影显示阻塞部位远心端的血流可见增强，微泡流动缓慢，至狭窄处增强的血流形态变窄；完全阻塞时，增强的血流至阻塞部位中止，不能通过（图 3-6-30）。如下腔静脉阻塞为血栓所致，显示增强的血流从栓子的边缘绕过下腔静脉。

球囊扩张和（或）支架置入后超声造影显示闭塞及狭窄处血流灌注改善，局部可见造影剂通过或血流增宽。

3. 临床关切点　Budd-Chiari 综合征临床变化多，易误诊为肝硬化而延误治疗，绝大多数病程呈进行性加重，少部分病例可继发肝癌，因此早期诊

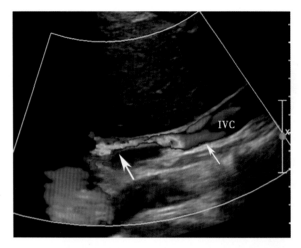

图 3-6-28 下腔静脉狭窄血流

下腔静脉狭窄段血流明亮、变细，流速增快（粗箭头所示），远心端血液回流受阻，色彩暗淡，呈"双色"血流（箭头所示）

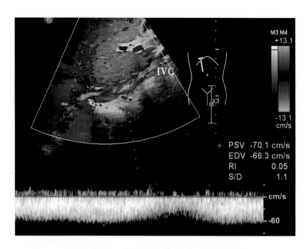

图 3-6-29 下腔静脉狭窄血流频谱

下腔静脉狭窄段血流呈向心性、单相连续的高速湍流频谱，正常三相频谱波形消失，频带增宽

断和及时治疗非常重要。多普勒超声及超声造影检查分辨率高，可以较全面地反映 BCS 的病变部位、范围、程度及血流动力学改变，是一种无创、便捷、可重复好的诊断方法，为临床提供可靠的影像学资料。检查过程中，不仅需要明确三支肝静脉及下腔静脉的走行、狭窄部位和程度、血流方向，还需要寻找有无增粗的肝短静脉，明确肝静脉及交通支的回流情况，了解肝脏实质的改变和有无门静脉高压症，并查找有无伴发的肝脏肿瘤。

目前，BCS 综合征的治疗主要有外科手术治疗及介入治疗，多普勒超声及超声造影检查可用于介入治疗中的监视引导及术后疗效的随访观察（图 3-6-31）。

外科手术治疗主要有 3 类：①间接手术治疗：采取旁路转流术或促进侧支循环建立的手术方法达到减压的目的，并未根除下腔静脉和肝静脉的梗阻，只是暂时缓解症状；②直接手术治疗：根治性切除下腔静脉和肝静脉的梗阻性病灶，矫正狭窄或

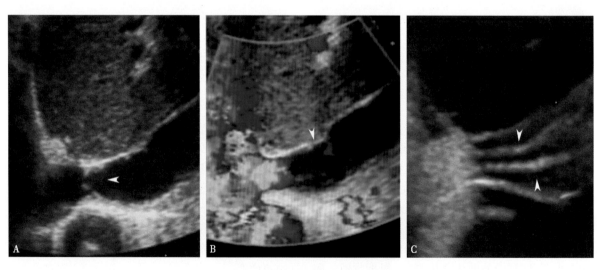

图 3-6-30 下腔静脉隔膜型狭窄超声造影

A. 二维超声显示第二肝门处下腔静脉内隔膜样回声，隔膜上似可见小孔（箭头所示）；B. CDFI 显示下腔静脉隔膜处血流明亮、花色，远心端血流暗淡；C. 超声造影 18s 后筛孔状隔膜处呈束状增强（箭头所示），提示下腔静脉为筛孔状隔膜型狭窄

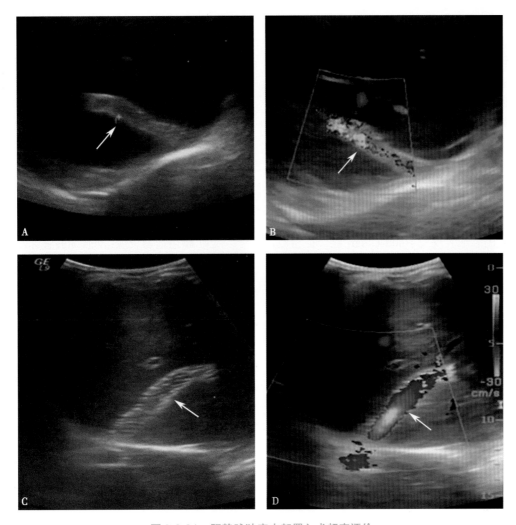

图 3-6-31　肝静脉狭窄支架置入术超声评价

A. 治疗前二维超声显示肝静脉狭窄，回声增强（箭头所示）；B. 治疗前 CDFI 显示狭窄肝静脉内血流变细、明亮，呈花色（箭头所示）；C. 支架置入术后一周二维超声显示肝静脉处支架强回声（箭头所示）；D. 支架置入术后一周 CDFI 显示支架内血流通畅（箭头所示）

闭塞；③原位肝移植：BCS 综合征合并肝硬化、骨髓增殖症、肝衰竭或分流术后病情迅速恶化等都是肝移植的适应证。介入治疗是在 X 线、超声、CT 或 MRI 等影像监视下，通过球囊导管、血管内支架等对下腔静脉和肝静脉的梗阻部位进行治疗的方法。创伤小、操作简单、并发症少，目前已成为 BCS 综合征的首选治疗方法。

主要介入治疗方法包括：①经皮腔内血管成形术即球囊扩张术：是下腔静脉和肝静脉膜性狭窄及节段性狭窄的首选治疗方法，手术前需明确梗阻部位远心端是否有血栓形成，血栓完全溶解和取出后方可实施手术；②膨胀式金属支架置入术：在球囊扩张的基础上，于阻塞段置入金属支架，支撑阻塞段血管；③经导管局部溶栓术：将溶栓药直接注入血栓内部或周围，提高疗效；④经颈静脉肝内门体分流术：是在肝实质内建立门静脉和肝静脉或下腔静脉之间的分流通道，以缓解门静脉高压。

（四）肝窦阻塞综合征

1. 临床病理、流行病学及发病特征　肝窦阻塞综合征（sinusoidal obstruction syndrome，SOS）也称为肝小静脉闭塞症（hepatic veno-occlusive disease，HVOD），由 Willmot 和 Robertson 于 1920 年首先描述，指肝小叶中央静脉和小叶下静脉损伤导致管腔狭窄或闭塞而产生的肝内窦后性门静脉高压。SOS 为少见病，临床报道不多，但发病呈增高趋势，临床表现多样化，无特异性，常易漏诊或误诊，导致治疗延误。

SOS 的发病机制相当复杂，迄今尚未完全明确，其发病机制可能与肝脏静脉内皮细胞受药物、免疫、炎症等因素损害有关,研究报道服用吡咯烷类生物碱类药物、造血干细胞移植、肿瘤化疗、肝区放疗及肝移植后可引起 SOS。其病理变化是肝小叶中央静脉和小叶下静脉等小静脉内膜炎及其纤维化,导致管腔狭窄、广泛闭塞,甚至引起肝细胞坏死、肝纤维化。急性期肝脏增大,中央静脉和小叶下静脉内膜肿胀,血流受阻,肝窦扩张、淤血,并伴有不同程度的肝细胞坏死。亚急性期中央静脉和小叶下静脉内皮增生、增厚,纤维化,从而引起肝小静脉管腔狭窄或闭塞,而较大的肝静脉多不受累。

SOS 的临床表现与 Budd-Chiari 综合征相似,主要是肝静脉流出受阻,出现肝肿大、腹痛、黄疸、腹水,需高度警惕存在 SOS 的可能,有时可有发热、纳少、恶心、呕吐、腹泻等表现,同时,需排除也可导致这些症状的其他病因,如败血症、药物毒性以及移植物抗宿主病。SOS 的肝功能以总胆红素、直接胆红素、谷氨酰转移酶、丙氨酸转氨酶升高多见,天冬氨酸转氨酶、碱性磷酸酶等也可有升高,伴不同程度血小板减少及凝血酶原时间延长。半数以上患者可以康复,20% 的患者死于肝功能衰竭,少数患者发展成肝硬化门静脉高压。

2. 超声诊断与鉴别诊断　彩色多普勒超声对 SOS 的诊断具有重要参考价值,对治疗效果评估也有一定的临床价值,疾病早期肝静脉及其相关声像图改变无特异性,疾病后期可出现典型的超声表现:

(1)肝静脉受损表现:肝脏弥漫性肿大,以右肝为主,实质回声可正常或增粗、不均匀,呈"斑片状"或"豹纹状"低回声区,胆囊壁增厚(图 3-6-32);肝静脉可正常或内径变细,血流充盈欠佳,血流速度减慢,频谱搏动减弱或消失,呈门静脉样频谱改变;肝后段下腔静脉起始部管腔变窄,血流加快,为向心血流,管腔内无异常回声,远端未见扩张(图 3-6-33)。

(2)门静脉高压表现:门静脉内径多增宽,其内未见明显异常回声,血流速度减慢,呈反向或双向血流频谱(图 3-6-34),并伴有脾大、腹水。

肝动脉血流阻力指数增高,是肝静脉闭塞较为敏感的指标,具有重要的诊断和鉴别诊断意义,但是其增高程度与病情严重程度并不呈正相关。

(3)超声造影表现:动脉期肝脏弥漫性不均匀增强或呈片状增强,肝内可见紊乱网状血管;门脉期以右肝为主,具有特征性的"地图状""斑片状"低增强区;延迟期肝内仍可有"斑片状""地图状"的低增强区存在。

(4)鉴别诊断:SOS 需与较为常见的肝炎后肝硬化、Budd-Chiari 综合征、淤血肝等鉴别。肝炎后肝硬化多有长期慢性肝炎病史,病毒血清学检查可鉴别;Budd-Chiari 综合征检查多可发现梗阻部位,远端有扩张,肝内、外侧支循环形成,并伴有胸腹壁、腰背部及双下肢静脉曲张等超声表现;淤血肝病因多为右心功能衰竭,肝静脉及下腔静脉增宽,临床上多有其他右心衰竭表现。

3. 临床关切点　超声对于肝窦阻塞综合征的诊断仍较困难,须与其他病因引起的肝硬化及门静脉高压相鉴别,往往通过血管造影确诊,明确诊断仍依赖于肝组织穿刺组织学病理检查,特征为肝小

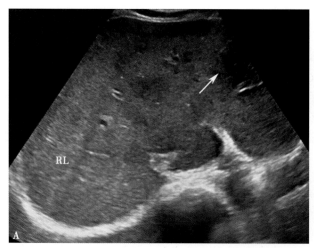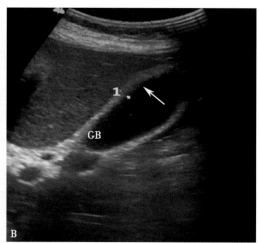

图 3-6-32　肝窦阻塞综合征
A. 肝脏弥漫性肿大,以右肝(RL)为主,实质回声增粗、不均匀,呈"斑片状"低回声区(箭头所示);B. 胆囊(GB)壁增厚(箭头所示)

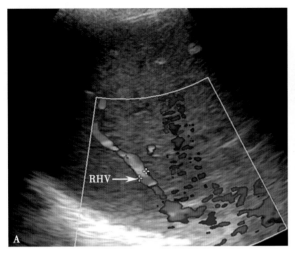
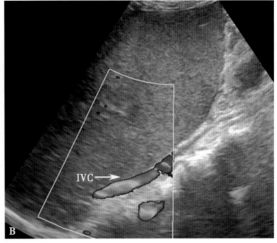

图 3-6-33 肝窦阻塞综合征肝静脉及下腔静脉血流

A. 肝右静脉（RHV）内径变细，血流充盈欠佳（箭头所示）；B. 肝后段下腔静脉（IVC）起始部管腔变窄，血流加快，为向心血流，管腔内无异常回声，远端未见扩张（箭头所示）

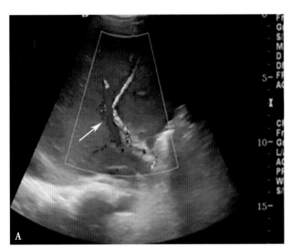
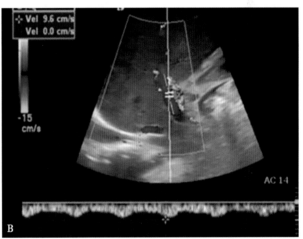

图 3-6-34 肝窦阻塞综合征门静脉血流

A. 门静脉内径增宽（箭头所示），其内未见明显异常回声；B. 门静脉血流速度减慢，呈反向血流频谱

叶内直径 <300μm 的中央静脉和小叶下静脉内皮损伤，内膜肿胀、内膜增生增厚和结缔组织增生纤维化。但由于可能存在血小板减少、凝血功能异常和广泛的腹水等肝脏活检禁忌证，此项检查经常被推迟，且轻症患者病变可能不均匀，活检率可能也不高。

轻型 SOS 没有明显的肝脏损害，病程多为自限性，可自愈；中型 SOS 经过积极对症治疗后，多数可好转；重型 SOS 常并发多器官功能衰竭，病死率高。因此，早期诊断与干预是决定 SOS 治疗成功与否的关键，避免继续接触可疑毒物，避免使用其他肝毒性、肾毒性药物，主要治疗方法包括对症支持治疗、药物治疗及肝移植。

（五）欧洲肝病研究学会肝脏血管疾病指南解读（2015）

肝脏血管疾病是一组比较罕见的病变，其主要特点是导致非肝硬化性门静脉高压，致死率较高。由于肝脏血管疾病病例数量少，有关其自然病程、病理生理学和治疗的研究数量有限，目前对此类疾病的认识相对不足。为此，欧洲肝病研究学会（European Association for the Study of the Liver, EASL）于 2012 年 6 月曾在爱沙尼亚共和国塔林市召开肝脏血管病会议，制定了肝脏血管疾病指南。2015 年 EASL 在 *Journal of Hepatology* 上发表了肝脏血管疾病指南（EASL Clinical Practical Guidelines: Vascular Diseases of the Liver），对指南进行了修改，进一步明确了肝脏血管疾病的分类，并介绍了肝脏血管疾病的自然病程、临床表现、诊断和治疗策略，本篇仅对新指南中肝脏血管疾病的治疗流程和策略进行解读。

新指南中的肝脏血管疾病主要包括 Budd-Chiari 综合征（Budd-Chiari syndrome，BCS）、非肝硬化门静脉血栓（portal vein thrombosis，PVT）、特发性门静脉高压、肝窦阻塞综合征（sinusoidal obstruction syndrome，SOS）、遗传性出血性毛细血管扩张（hereditary haemorrhagic telangiectasia，HHT）伴肝脏血管畸形，以及肝硬化 PVT。依据"推荐分级的评估、制订与评价"（the Grading of Recommendations Assessment Development and Evaluation system，GRADE）系统，指南将证据强度划分为三个层次：高级（A）、中级（B）或低级（C），推荐等级分为两个级别：强（1）或弱（2）（表 3-6-1）。

1. Budd-Chiari 综合征（BCS）指南推荐了 BCS 阶梯式治疗策略：

（1）无论是否存在症状，任何肝病患者均应考虑 BCS 可能（A1）。

（2）多普勒超声应是 BCS 的首选诊断方法，需 MRI 及 CT 进一步证实诊断（A1）。

（3）如临床高度怀疑、但影像学并不支持 BCS 诊断，则需与影像学专家重新评估（A1）。

（4）BCS 患者需转至专科医院进一步治疗（A1）。

（5）门静脉高压并发症的治疗参照肝硬化治疗指南中相关推荐（C2）。

（6）如无禁忌证，所有 BCS 患者应接受抗凝治疗（A1）。如门静脉高压并发症经充分治疗，则不应列为抗凝治疗的禁忌证（B1）。

（7）BCS 患者需行侵入性操作时，如腹腔穿刺抽放腹水，应暂停抗凝治疗（B1）。

（8）肝静脉或下腔静脉肝段狭窄的患者中，球囊扩张 / 支架置入术应作为一线治疗手段（A1）。

（9）密切监测患者早期发生肝功能恶化的可能。如首选治疗方法或球囊扩张 / 支架置入术的疗效欠佳，则应考虑聚四氟乙烯覆膜支架经颈静脉肝内门体分流术（A1）。如经颈静脉肝内门体分流术无法实施或失败，应考虑外科手术分流（B1）。

（10）上述治疗失败后，应考虑肝移植作为救命治疗手段（A1）。肝移植后，大多数 BCS 患者需长期抗凝治疗（B1）。

（11）BCS 患者应筛查肝细胞癌的可能，鉴别良性与恶性结节非常困难，可考虑转至专科医院进一步治疗（A1）。

表 3-6-1　证据和推荐等级（基于 GRADE 系统）

证据等级	说明	等级
高级	进一步研究不可能改变临床效应估计的确信程度	A
中级	进一步研究可能会改变临床效应估计的确信程度	B
低级	进一步研究非常可能改变临床效应估计的确信程度	C
推荐等级	说明	等级
强	影响推荐强度的因素包括证据等级、预测患者预后的重要性和费用	1
弱	参数或标准存在可变性或不确定性；可能是非常弱的推荐等级；推荐缺乏稳定性；由于费用高或资源消耗高	2

2. 急性 PVT（非肝硬化、非肿瘤）指南推荐了急性 PVT 的诊治流程

（1）任何腹痛患者均应考虑急性门静脉阻塞的可能（A1）。

（2）多普勒超声为急性 PVT 的首选诊断方法，需 CT 进一步证实诊断，并通过 CT 评估血栓范围（A1）。

（3）排除肝硬化及特发性门静脉高压的可能（C1）。

（4）如患者表现为持续性剧烈腹痛、直肠出血、中 - 大量腹水或多器官功能衰竭，应考虑肠道坏死。密切监测病情恶化的体征（B1）。

（5）如无抗凝禁忌证，应立即开始抗凝治疗（A1）。

（6）如血小板突然下降≥50% 或降至 150×10^9/L 以下，尤其是使用普通肝素的患者，应考虑肝素引起的血小板减少症（A1）。

（7）根据静脉血栓栓塞治疗推荐，低分子肝素为首选抗凝药物。对于超重、妊娠期以及肾功能损伤的患者来说，应检测抗 Xa 因子活性，维持在 $0.5 \sim 0.8$IU/ml（A1）。口服华法林用于长期抗凝治疗，国际标准化比值（INR）应维持在 $2 \sim 3$（B1）。

（8）抗凝治疗应至少 6 个月（A1）。

（9）$6 \sim 12$ 个月的随访期间，应行 CT 评估门静脉再通（B1）。

（10）门静脉未通的患者应筛选食管胃静脉曲张（A1）。

（11）如胆汁淤积持续存在或胆管异常，应行磁共振胆管成像，明确门静脉胆管病的可能（B2）。

3. 肝外门静脉阻塞（extrahepatic portal vein obstruction，EHPVO）（非肝硬化、非肿瘤）指南推荐了 EHPVO 长期抗凝的流程：

（1）任何表现为门静脉高压症状、脾亢、腹痛或胆管疾病的患者应考虑 EHPVO 的可能（A1）。

（2）骨髓增殖性肿瘤和抗磷脂抗体综合征患者应考虑筛查 EHPVO（B2）。

（3）多普勒超声为 EHPVO 的首选诊断方法，CT 进一步证实诊断，并通过 CT 评估阻塞范围（A1）。

（4）如患者肝功能异常、存在慢性肝病、肝脏形态异常或肝硬度异常，应排除肝硬化及特发性门静脉高压的可能（C1）。

（5）如胆汁淤积持续存在或胆管异常，应行磁共振胆管成像，明确门静脉胆管病的可能（B2）。

（6）门静脉高压并发症的治疗应参照肝硬化门静脉高压治疗指南的相关推荐（B1）

（7）充分预防胃肠道出血后，应考虑以下治疗：①参照相关指南，治疗 EHPVO 危险因素（B1）；②如有强烈的促凝因素、肠道缺血病史或随访期间再发血栓，应长期抗凝治疗（B1）；③骨髓增殖性肿瘤患者应长期抗凝治疗。

4. 特发性非肝硬化门静脉高压（INCPH）指南推荐了 INCPH 的诊断标准：

（1）伴有门静脉高压、但无其他肝病原因的患者应考虑 INCPH 的可能（B1）。

（2）诊断 INCPH 时，需排除肝硬化及其他非肝硬化门静脉高压的可能（B1）。

（3）诊断 INCPH 时，需行肝组织活检（A1）。

（4）门静脉高压并发症的治疗应参照肝硬化门静脉高压治疗指南的相关推荐（B1）。

（5）至少每隔 6 个月筛查 PVT（B1）。

（6）对于发生肝衰竭或无法治愈的门静脉高压并发症的 INCPH 患者，应考虑肝移植（B1）。

5. 遗传性出血性毛细血管扩张症（HHT）参照 Curacao 标准诊断 HHT，当符合≥3 条标准时，可明确诊断 HHT；当符合 2 条标准时，可能诊断 HHT；当符合≤1 条标准时，HHT 诊断不成立。

（1）所有伴有弥漫性肝脏血管畸形的患者应考虑 HHT 的可能（A2）。

（2）需观察肝脏血管畸形的人群包括：① HHT 患者存在肝脏血管畸形的症状或体征（高输出量心力衰竭、腹水、胃肠道出血、胆管炎、脑病、肠绞痛）（A1）；②所有处于 HHT 风险的患者（肝脏血管畸形的诊断及分期有助于管理及随访患者）（A2）。

（3）多普勒超声是肝脏血管畸形的首选诊断及分期方法，如多普勒超声经验欠缺，CT 可用于诊断有症状的肝脏血管畸形（A1）。

（4）对于肝脏血管畸形患者，尤其是严重的肝脏血管畸形（3～4 级），应考虑在基线期及随访期超声心动图评估肝脏血管畸形对血流动力学的影响（B2）。

（5）肝组织活检对诊断 HHT 相关的肝脏血管畸形并不是必要的检查手段（A1），如果确诊或疑诊为 HHT 的患者需行肝穿刺活检，则应警惕经皮穿刺针道出血的风险（A1）。

（6）HHT 患者中，肝脏肿块最可能是局灶性结节增生，增强影像学检查可明确诊断（B1）。

（7）肝脏血管畸形治疗前，尤其是肝移植，应汲取擅长 HHT 诊治的医疗团队的建议（A1）。

（8）HHT 患者对药物治疗无应答时，才考虑应用侵入性治疗手段。此前，需请心脏科医生评估及治疗高输出量心力衰竭（B1）。

（9）如果高输出量心力衰竭或肠绞痛患者未满足肝移植标准，那么经动脉栓塞肝脏血管畸形可作为一种姑息性治疗手段，但其具有高风险。胆管病是经动脉栓塞治疗的禁忌证（B2）。

（10）对于伴有难治性高输出量心力衰竭或门静脉高压、缺血性胆管坏死的患者，原位肝移植是唯一可治愈肝脏血管畸形的手段（B1）。

6. 肝窦阻塞综合征（SOS）

（1）造血干细胞移植、肿瘤化疗、实体器官移植后或炎症性肠病行免疫抑制剂治疗的患者中，一旦出现肝病症状或体征，应考虑 SOS 的可能（B1）。

（2）体质量增加、伴或不伴腹水、肝肿大以及黄疸的患者应考虑 SOS 的可能。同时，需排除导致这些症状的其他病因，如败血症、药物毒性以及移植物抗宿主病（C1）。

（3）如未满足 SOS 诊断标准或需排除其他疾病，应考虑经颈静脉肝组织活检以及血流动力学评估（C1）。

（4）常规控制 SOS 危险因素（B1）。

（5）应用去纤苷预防造血干细胞移植后 SOS 发病风险（B2），其他预防手段需进一步评估。

（6）对症治疗 SOS 相关并发症（B1）。

7. 肝硬化 PVT

（1）所有等待肝移植的或未来可能需行肝移植的肝硬化患者均应评估门静脉的通畅情况（B2）。

（2）常用 CT 及 MRI 评估血栓范围（A1）。

（3）肝细胞肝癌患者中，应用增强超声/CT/MRI 或血栓活组织检查以排除门静脉癌栓（A1）。

（4）肝硬化伴有 PVT 患者中，筛查遗传性促凝危险因素（B2）。

（5）抗凝治疗前，务必充分预防胃肠道出血的风险（A1）。

（6）抗凝药物需维持治疗剂量至少 6 个月（B1）。

（7）对于伴有肠系膜上静脉血栓、既往肠缺血或等待肝移植的患者，考虑长期抗凝治疗（C2）。

（8）一旦 PVT 消失，应考虑延长抗凝治疗数月；对于等待肝移植的患者，需延长抗凝治疗直至行肝移植（B2）。

（9）对于等待肝移植的患者，如抗凝治疗未能控制 PVT 蔓延，可考虑转行 TIPS（B2）。

（罗渝昆）

第七节 肝脏弥漫性病变的临床与超声诊断

一、概述

肝脏弥漫性病变是一类疾病的统称，包括各型肝炎、脂肪肝、肝纤维化、肝硬化、肝寄生虫病、肝脏理化损害、自身免疫或代谢异常等肝脏疾患。基本的组织病理学变化是肝细胞、汇管区结构及脉管系统的损害。轻者各部分的损害呈可逆过程，在病因祛除后或治疗后可逆转，重者肝脏解剖结构遭到明显破坏，机体发生"适应性"改建，继而引起一系列病理生理变化。临床上从无明显症状、体征到纳差、恶心、上腹部不适等非特异表现，最后出现腹水、黄疸、消化道出血，或肝功能衰竭以及癌变，严重威胁患者生命。

目前，各型肝炎、脂肪肝、肝纤维化、肝硬化的发病率高企，已成为肝脏弥漫性病变的主要因素。我国是慢性乙型病毒肝炎的高发地区，在慢性乙型病毒肝炎人群中，约 1/3 患者沿着"肝炎 - 肝硬化 - 肝癌"的三部曲演变。随着脂肪肝程度的加重，10～15 年内脂肪肝演变为肝硬化的概率为 0.6%～25%。因此，肝脏弥漫性病变的早期发现、早期诊断与早期治疗十分重要。

迄今为止，肝脏穿刺组织病理学检查是诊断肝脏弥漫性病变的主要"参考标准"或"金标准"。但该方法不适宜于大样本人群的筛查及干预性治疗效果的评估。

随着医学影像技术的发展，肝脏弥漫性病变的诊断，已由最初完全依赖于组织病理学的有创诊断，逐渐迈向无创的医学影像学诊断。目前，常规医学影像学检查如超声、CT、MRI 均能对绝大多数肝脏弥漫性病变做出诊断。超声作为一种无创、实时、快速、廉价、无辐射的影像学检查手段，尤其是操作的可重复性与结果的可靠性等显著特点，越来越受到临床医师重视。因此，超声检查已经成为临床上诊断肝脏弥漫性病变最常用的有效方法之一，并被各种指南推荐为首选检查方法。

本节将对脂肪肝、肝硬化、肝炎三种肝脏弥漫性病变的临床与超声诊断进行阐述。

二、肝脏弥漫性病变

（一）脂肪肝

1. 概述 脂肪肝是以肝细胞脂肪变性和脂质蓄积为主要特征的临床病理综合征，当肝细胞内脂质超过肝湿重的 5%，或组织学上每单位面积见 1/3 以上的肝细胞脂肪变性时，称为脂肪肝。临床上将脂肪肝归为非酒精性脂肪性肝病（nonalcoholic fatty liver disease，NAFLD）范畴，根据病变程度，分单纯性脂肪肝、脂肪性肝炎、脂肪性肝炎相关肝硬化。轻者无临床表现，随着脂肪肝程度的加重，可有上腹部不适等非特异症状。

2. 临床病理、流行病学及发病特征 NAFLD 是一种与胰岛素抵抗（insulin resistance）和遗传易感性相关的代谢应激性肝损伤，脂肪动员增加使血液中游离脂肪酸含量增高，高胰岛素血症促进肝脏对脂肪酸的合成，结果使大量的饱和脂肪酸蓄积在肝脏，远远超过了肝脏的运输处理能力，于是便转化成脂肪沉积在肝脏中。随着对 NAFLD 自然史的深入认识，发现肝脏脂肪含量增加是诱发患者全身代谢异常、肝脏炎症和纤维化的关键。因此，脂肪肝及其程度的正确诊断具有重要意义。

脂肪肝的组织病理学分级：中华医学会肝病学分会脂肪肝和酒精性肝病学组 2006 年发布的《非酒精性脂肪性肝病诊疗指南》中，根据脂肪变性的肝细胞占所获组织病理学标本量的范围，将脂肪肝分为五度：

（1）（F0），<5% 的肝细胞脂肪变性；

（2）（F1），5%～30% 的肝细胞脂肪变性；

（3）（F2），31%～50% 的肝细胞脂肪变性；

（4）（F3），51%～75% 的肝细胞脂肪变性；

（5）（F4），75% 以上肝细胞脂肪变性；

2010 年修订版的《非酒精性脂肪性肝病诊疗指南》认为，NAFLD 病理特征为肝腺泡 3 区大泡性或以大泡为主的混合性肝细胞脂肪变性，伴或不伴有肝细胞气球样变、小叶内混合性炎症细胞浸润以及窦周纤维化。推荐 NAFLD 的病理学诊断和临床疗效评估参照美国国立卫生研究院脂肪性肝炎临床研究网病理工作组指南，常规进行 NAFLD 活动度积分（NAFLD activity score，NAS）和肝纤维化分期。

NAS 积分（0～8 分）：

（1）肝细胞脂肪变性（共 3 分）：

0 分（<5%）；

1 分（5%～33%）；

2 分（34%～66%）；

3 分（>66%）；

（2）小叶内炎症（20 倍镜计数坏死灶）（共 3 分）：

0 分（无）；

1 分（<2 个）；

2 分（2～4 个）；

3 分（>4 个）；

（3）肝细胞气球样变（共 2 分）：

0 分（无）；

1 分，少见；

2 分，多见；

NAS 为半定量评分系统，NAS<3 分可排除脂肪性肝炎，NAS>4 分则可诊断脂肪性肝炎，介于两者之间者为脂肪性肝炎可能。NAS 规定不伴有小叶内炎症、气球样变和纤维化但肝脂肪变性>33%者为单纯性脂肪肝，脂肪变性达不到此程度者仅称为肝细胞脂肪变性。

肝纤维化分期（0～4）：

0：无纤维化；

1a：肝腺泡 3 区轻度窦周纤维化；

1b：肝腺泡 3 区中度窦周纤维化；

1c：仅有门脉周围纤维化；

2：腺泡 3 区窦周纤维化合并门脉周围纤维化；

3：桥接纤维化；

4：高度可疑或确诊肝硬化，包括 NASH 合并肝硬化、脂肪性肝硬化以及隐源性肝硬化。

3. 超声诊断与鉴别诊断 中国医师协会脂肪性肝病专家委员会 2013 年发布了《脂肪性肝病诊疗规范化的专家建议》的专家共识，建议以下几类情况要进行脂肪肝筛查：①超声发现有脂肪性肝病或肝脏脂质沉积；②有不明原因的肝功能异常；③肥胖、高脂血症、Ⅱ型糖尿病以及长期过量饮酒等高危人群。

2016 年，欧洲肝病研究学会也正式发布首部欧盟国家的 NAFLD 临床诊疗指南，该指南由欧洲肝病研究学会（EASL）、欧洲糖尿病研究学会（EASD）和欧洲肥胖症研究学会（EASO）联合制定。指南

中更是强调，NAFLD 的影像学诊断，首选腹部超声检查。若无法获得影像学诊断结果时，血清标志物和相关指数是可以接受的诊断肝脂肪变性的替代方法。

超声检查用于反映肝脏脂肪浸润的分布类型，初步判断弥漫性脂肪肝的程度、提示是否存在显性肝硬化。常规二维超声声像图主要表现在以下几个方面（图 3-7-1）：①肝区近场回声弥漫性增强（强于肾脏和脾脏），远场回声逐渐衰减；②肝内管道结构显示不清；③肝脏轻至中度肿大，边缘角圆钝；④彩色多普勒血流显像提示肝内彩色血流信号减少或不易显示，但肝内血管走向正常；⑤肝右叶包膜及横膈回声显示不清或不完整。

根据以上声像图表现，将脂肪肝程度分为轻中重三个级别：

（1）轻度脂肪肝：具备上述第 1 项及第 2～4 项中一项者为轻度脂肪肝（图 3-7-2）。

（2）中度脂肪肝：具备上述第 1 项及第 2～4 项中两项者为中度脂肪肝（图 3-7-3）。

（3）重度脂肪肝：具备上述第 1 项及第 2～4 项中两项和第 5 项者为重度脂肪肝（图 3-7-4）。

临床工作中，为了便于与组织病理学分级呼应，我们将弥漫脂肪肝声像图分成 4 级：

（1）脂肪肝趋势：肝实质回声均匀稍增强，管道结构清晰，远场未显示声衰减，如图 3-7-5 所示。

（2）轻度脂肪肝：肝实质回声增强，管道结构清晰，远场显示轻度声衰减，衰减仅存在于远场后 1/3 范围，肝右叶包膜及膈肌回声显示清晰完整，如图 3-7-6 所示。

（3）中度脂肪肝：肝实质回声增强，管道结构欠清晰，远场显示明显声衰减，衰减存在于远场后 1/3～1/2 范围，肝右叶包膜及膈肌回声显示清晰完整，如图 3-7-7 所示。

（4）重度脂肪肝：肝实质回声均匀增强，管道结构不清晰，远场显示明显声衰减，肝右叶包膜及膈肌回声显示不清晰，如图 3-7-8 所示。

4. 临床关切点 上述声像图征象的分级受超声医师主观因素影响，目前仍无文献资料显示声像图征象能与组织病理学分类一一对应。有资料显示，当肝脏脂肪含量低于 20%，超声诊断 NAFLD 的敏感度只有 55%。因此，超声检查的难点在于脂肪肝的早期诊断及脂肪变性程度的准确判断。

然而，计算机软件辅助数字化分析超声信号，有望克服目前脂肪肝超声诊断中视觉差异带来的误差，为更准确量化肝脏脂肪变性提供新手段。这

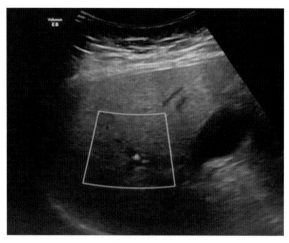

图 3-7-1　脂肪肝声像图表现

常规二维声像图上,肝区近场回声弥漫性增强,远场回声逐渐衰减,彩色多普勒血流显示肝内彩色血流信号减少,肝内血管走向正常,膈肌回声显示不完整

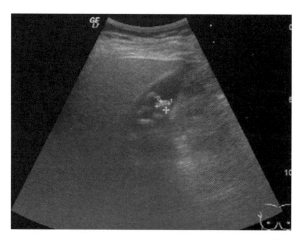

图 3-7-4　重度脂肪肝声像图表现

常规二维声像图上,肝区近场回声弥漫性增强,远场回声逐渐衰减,肝内管道结构显示不清,肝右叶包膜及横膈回声显示不清

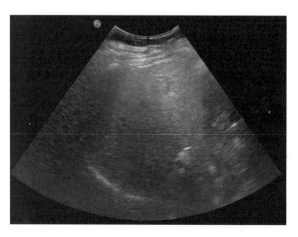

图 3-7-2　轻度脂肪肝声像图表现

常规二维声像图上,肝区近场回声弥漫性增强,远场回声逐渐衰减,肝内管道结构显示不清

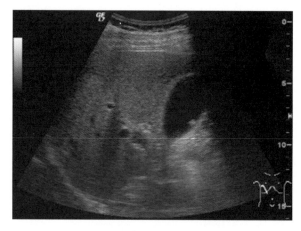

图 3-7-5　脂肪肝趋势声像图表现

常规二维声像图上,肝实质回声均匀稍增强,管道结构清晰,远场无声衰减

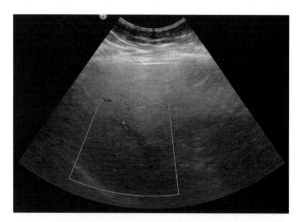

图 3-7-3　中度脂肪肝声像图表现

常规二维声像图上,肝区近场回声弥漫增强,远场回声逐渐衰减,肝内管道结构显示不清,彩色多普勒显示肝内血流信号减少

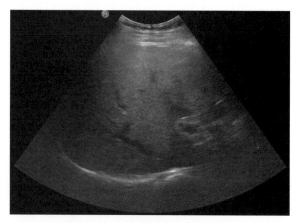

图 3-7-6　轻度脂肪肝声像图表现

常规二维声像图上,肝实质回声均匀增强,管道结构清晰,远场轻度声衰减,衰减仅存在于远场后 1/3 范围,膈肌显示清晰

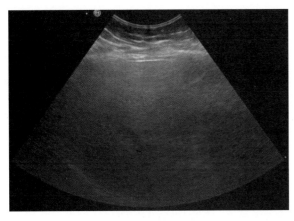

图 3-7-7　中度脂肪肝声像图表现

常规二维声像图上，肝实质回声均匀增强，管道结构欠清晰，远场声衰减，衰减存在于远场后 1/3～1/2 范围，膈肌显示清晰，膈肌完整，回声减弱

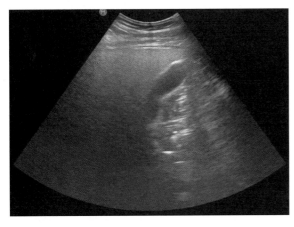

图 3-7-8　重度脂肪肝声像图表现

常规二维声像图上，肝实质回声均匀增强，管道结构不清晰，远场声衰减，膈肌显示不清晰

些手段包括受控衰减参数（controlled attenuation parameter，CAP）、声学结构定量技术（acoustic structure quantification，ASQ）、超声肝脏回声衰减系数联合肝肾回声比值。

（1）CAP 是利用超声在脂肪传播中衰减速度高于肝组织的特征，通过瞬时弹性成像仪激发剪切波捕捉并计算超声信号的衰减速率，获得以 dB/m 为单位的参数，间接反映肝脏脂肪含量。徐亮等在一组 427 例脂肪肝的报道中，CAP 可以明确将轻度、中度和重度脂肪肝区分开来，诊断肝脂肪变性 ≥5%、≥34%、≥67% 的最佳参考值分别为 230dB/m、252dB/m、283dB/m，差别具有统计学意义。同时，CAP 能区分 S0 与 S1，S1 与 S2，S0 与 S2，S0 与 S3，S1 与 S3，但不能区分 S2 与 S3（$P = 0.5116$）。

CAP 与肝组织病理诊断的符合率分别为 77.4%（S0）、81.0%（S3）、大于 S2 为 96.2%（大于 S2）。由此可见，受控衰减参数 CAP 能很好地区分除 S2 与 S3 之外的任何脂肪肝分级。

然而，也有研究报道，CAP≥250dB/m 可以准确诊断中重度脂肪变性（>33%），但是对于判断轻度脂肪变性（>5%）的参考值仍存在争议，不同研究报道的界值在 213～250dB/m，仍待进一步扩大样本研究确定。同时，CAP 对于合并肥胖的 NAFLD 患者应用价值明显受限。

（2）ASQ 是一种对取样区域超声回声信号与设定正常肝脏回声信号的差异进行量化的技术，并分别以红、蓝色曲线绘制正常回声强度和高回声强度取样区域直方图。脂肪变性程度与蓝红曲线下面积比（FD ratio）呈负相关。一项分析 89 例 NAFLD 患者 ASQ 检测的 FD ratio 与磁共振波谱测得的肝脏脂肪含量关系的研究发现，FD ratio 与肝脏脂肪含量呈负相关（$r=-0.87$，$P<0.001$），并且以 5.79% 作为参考界值时，FD ratio 诊断肝脏脂肪含量超过 10% 的受试者工作特征曲线下面积达 0.959，敏感度及特异度分别达到 86.2% 和 100%，提示 ASQ 能准确诊断肝脏脂肪变性程度，但是尚需大样本研究进一步证实。

（3）超声肝脏回声衰减系数联合肝肾回声比值是根据肝脏脂肪变性超声下表现为近场肝脏回声弥漫增强、远场明显衰减、肝肾回声对比增强的现象，通过计算机软件按以下预设公式计算得到的参数：

超声肝脏衰减系数 =（ln 肝脏近场感兴趣区平均灰阶强度 - ln 肝脏远场感兴趣区平均灰阶强度）÷（取样框间距离 × 探头频率）

肝肾回声比值 = 肝内感兴趣区平均灰阶强度 / 同一深度肾区感兴趣区平均灰阶强度。

我国学者以磁共振波谱作为肝脏脂肪定量标准分析了 129 例 NAFLD 患者和 41 例健康志愿者上述参数的临床价值，结果发现肝脏脂肪含量均与肝肾回声比值（$r=0.952$，$P<0.001$）及超声肝脏回声衰减系数（$r=0.850$，$P<0.001$）呈高度正相关，并以此建立了肝脏脂肪含量的预测公式：

肝脏脂肪含量（%）= 61.519 × 肝肾回声比值 + 167.701 × 超声肝脏回声衰减系数 - 26.736。

使用该公式时，以 9.15% 作为参考值，诊断脂肪肝的敏感度 94.7%，特异度 100%，即使是对于肝脏脂肪含量低于 15% 的 NAFLD 患者，其敏感度仍有 81.4%，特异度达 100%，诊断效能高于两个参数独立使用。然而，上述研究样本量较少，该公式的临床价值仍有待未来更多的研究证实。

5. 临床关切点　目前临床上对脂肪肝的诊断主要依靠常规超声，但是超声诊断敏感性较低，一般肝脂肪变性超过 30% 时方能检出，并且受超声机器、医师主观因素影响，准确性及统一性不足，而诊断准确性较高的双梯度回波磁共振成像（dual gradient echo magnetic resonance imaging, DGE-MRI）价格昂贵，许多地区尚无条件开展。作为诊断脂肪肝金标准的肝组织病理检查，由于其有创性等因素，患者不易接受。新近出现的 CAP 方法，可以无创、定量地评价肝脂肪变性，对操作者依赖性小，无辐射，而且价格低廉、易于复检，理论上 CAP 测量的感兴趣区体积是肝活检组织条体积的 100 倍，因此该方法是脂肪肝定量和半定量的有效检查方法。ASQ 技术与超声肝脏回声衰减系数联合肝肾回声比值的初步研究结果令人兴奋，但仍需大量临床研究数据佐证。FibroScan 技术在 NAFLD 中的研究开展较少，仍需更多的临床研究进行支持和完善；

6. 展望　影像学检查凭借其无创简便的明显优势备受临床医生和患者青睐，在形态学定性评估的基础上，结合弹性、波谱、声学和力学等功能成像技术，开发出新的参数定量评估肝脏脂肪变性和纤维化程度，在 NAFLD 病情的精确评估中发挥越来越重要的作用。比如，CAP 是一项具有广泛应用前景的脂肪定量检测手段，但是在检测轻度脂肪变性上准确性仍然难以满足临床需要，肥胖严重影响 CAP 测量的准确性，需要在技术上继续优化，脂肪肝超声分类或严重程度的鉴别有待进一步深入研究。研发与组织病理学相关性更好的无创伤、可定量、重复性好的脂肪肝检测方法，将是今后的努力方向。

（二）肝硬化

1. 概述　肝硬化是由各种病因长期作用于肝脏，引起肝组织反复炎症、肝细胞广泛持续坏死和假小叶形成的慢性、再生性、弥漫性肝病，主要特征包括正常肝脏结构被假小叶替代、纤维间隔包绕的再生结节形成、肝脏血管结构的明显扭曲变形与闭塞，以及由此引发的肝内循环障碍和肝功能损伤，最终形成门静脉高压及相关并发症。临床分为代偿期（早期）和失代偿期（晚期）肝硬化两大类。一旦进展为失代偿，患者常出现食管胃底静脉曲张破裂出血、腹水、脾功能亢进、肝性脑病、肝肾综合征等并发症，死亡风险明显增加。因此代偿期肝硬化的诊断及门静脉高压的预测具有重要的意义。

肝硬化临床诊断的必备条件是组织学或临床确认的肝硬化证据，其中，肝组织活检是代偿期肝硬化临床诊断的金标准。完整诊断包括病因学、肝功能状态（代偿/失代偿）以及并发症情况。

2. 肝脏功能状态评估　临床上评估肝脏储备功能的最常用方法是肝功能的 Child-Pugh 分级，每个参考指标的不同状态分为三个层次，分别计以 1 分、2 分和 3 分，并将 5 个指标计分进行相加，总和最低分为 5 分，最高分为 15 分，分数越高，肝脏储备功能越差，详见（见图 3-4-7）。

根据评分，可将肝硬化分为 A 级（5～6 分）、B 级（7～9 分）、C 级（≥10 分）。通常来说，代偿期肝硬化属 A 级，而失代偿期肝硬化则属 B-C 级。有研究提示，肝功能 A 级、B 级、C 级的肝硬化患者 1 年生存率分别为 100%～85%、80%～60%、45%～35%。

3. 肝硬化并发症与死亡风险　科技部"十二五"重大专项联合课题组专家共识及 2015 年中华医学会肝病学分会/中华医学会感染病学分会发布的专家共识，均推荐采用 Arvaniti 的 5 期分类法进行肝硬化并发症及死亡风险的评价：

1 期：无静脉曲张，无腹水；

2 期：有静脉曲张，无出血、无腹水；

3 期：有腹水，无出血，有或无静脉曲张；

4 期：有出血，伴或不伴腹水；

5 期：脓毒血症。

上述分期转换成表格形式，详见表 3-7-1。

表 3-7-1　Arvaniti 法肝硬化并发症及死亡风险评估

指标 分期	静脉 曲张	腹水	出血	脓毒 血症
1	−	−		
2	+	−		
3	+/−	+		
4		+/−	+	
5				+

1、2 期为代偿期肝硬化，3～5 期为失代偿期肝硬化。并发症的出现与肝硬化患者预后和死亡风险密切相关。1、2、3、4 和 5 期的 1 年病死率分别为 <1%、3%～4%、20%、50% 和 >60%。

4. 肝硬化超声声像图表现　在过去的 200 多年中，人们一直强调肝硬化的两个特点：一是"不可逆"；二是"终末期"。然而，多项动物实验及临床研究均证明肝硬化是一个部分可逆的、多阶段发展的过程。在肝硬化的进程中,各个阶段的超声声像图表现也有不同。典型的肝硬化,超声检查能够容易地做出正确诊断,主要表现在以下几个方面:

(1) 肝脏形态学变化:形态小,表面不光滑呈结节状或颗粒状,如图3-7-9所示。

(2) 肝脏内部结构变化:实质回声增粗,肝静脉变细,门静脉增宽,如图3-7-10所示。

(3) 肝脏血流动力学变化:门静脉流速降低,肝动脉增宽,肝动脉流量增加。

正常情况下,门静脉内径10~12mm,主干流速15~25cm/s。在肝功能不同的A、B、C级中发现,随着肝硬化程度的增加,门静脉宽度逐渐增加、门脉流速逐渐降低,肝动脉增宽,血流速度增加,A级与B、C级的差别有显著性意义,详见表3-7-2。

(4) 肝脏生物力学参数:硬度增加,弹性降低。

科技部"十二五"重大专项联合课题组专家于2014年推荐,中国人群的肝脏硬度测值肝脏硬度值(LSM)高于14.1kPa,可作为肝硬化诊断时的参考。2015年,中华医学会肝病学分会与中华医学会感染病学分会制定的《慢性乙型肝炎防治指南(2015年更新版)》,做了进一步的描述:①胆红素正常且没有进行过抗病毒治疗者,肝硬度测定值LSM≥17.5kPa时可诊断肝硬化,LSM<10.6kPa时可排除肝硬化可能;②转氨酶及胆红素均正常者,LSM≥12.0kPa时可诊断肝硬化,LSM<9.0kPa时可排除肝硬化,③LSM在6.0~9.0kPa者,如临床难以决策,应考虑肝活组织检查。

门静脉高压:腹水、脾脏增大、脾静脉增宽、食管胃底静脉曲张、脐静脉开放、胆囊壁增厚水肿等改变是门静脉高压的主要声像图表现,如图3-7-11~图3-7-15所示。

肝静脉压力梯度(hepatic venous pressure gradient, HVPG)是门静脉高压风险评估的有效方法。正常情况下,HVPG为3~5mmHg(1mmHg=0.133kPa);当HVPG>5mmHg时认为存在门静脉高压;HVPG>10mmHg是发生静脉曲张、肝硬化失代偿的预测因子;HVPG≥12mmHg是形成静脉曲张和(或)出血的阈值。对于食管胃底静脉曲张破裂出血的患

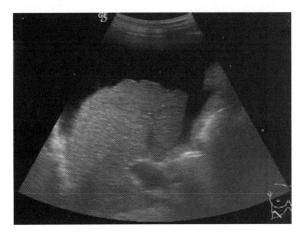

图3-7-9　肝硬化声像图表现
常规二维声像图上,肝脏形态小,表面不光滑呈结节状,门静脉增宽

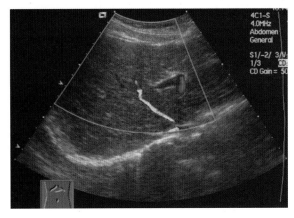

图3-7-10　肝硬化声像图表现
常规二维声像图上,实质回声增粗,肝静脉变细

表3-7-2　不同级别肝硬化肝动脉血流动力学比较($\bar{x} \pm S$)

组别	肝动脉内径 (mm)	最高流速 (cm/s)	最低流速 (cm/s)	平均流速 (cm/s)	阻力指数	肝动脉血流量 (cm³/s)
A级(n=11)	4.0±0.3	87.5±10.4	24.7±5.1	44.1±6.8	0.71±0.07	469.3±27.5
B级(n=19)	4.5±0.6	114.7±11.9[a]	32.8±6.7[a]	49.9±7.4[a]	0.73±0.08	690.6±30.6[a]
C级(n=18)	5.2±0.9	136.3±12.6[ab]	36.3±7.4[ab]	54.6±8.7[ab]	0.72±0.07	784.8±33.2[ab]
F值	1.193	58.192	10.452	6242	0.261	358.204
P值	0.000	0.000	0.000	0.004	0.772	0.000

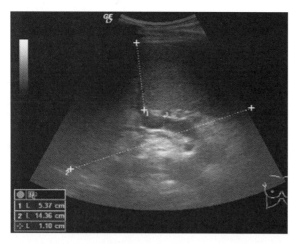

图 3-7-11　门静脉高压(脾肿大)声像图表现
常规二维声像图上,脾脏肿大,脾门处脾静脉增宽

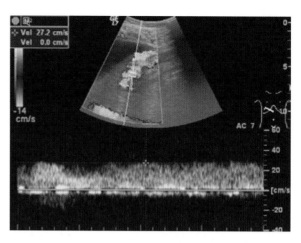

图 3-7-14　门静脉高压(脐静脉开放)声像图表现
常规二维声像图上,显示迂曲扩张的脐静脉及门静脉血流频谱

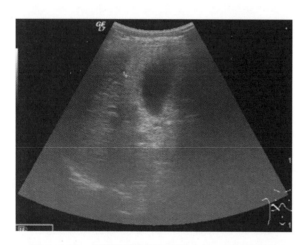

图 3-7-12　门静脉高压(胆囊壁水肿)声像图表现
常规二维声像图上,胆囊壁增厚水肿

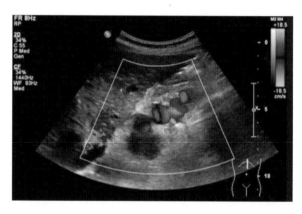

图 3-7-15　门静脉高压(食管胃底静脉曲张)声像图表现
常规二维声像图上,显示迂曲扩张的食管胃底静脉

者而言,HVPG > 20mmHg 是预后不良的有效预测因子。中华医学会外科学分会门静脉高压学组认为,当 HVPG < 12mmHg 时,不会形成静脉曲张;当 HVPG≥12mmHg 时,易形成静脉曲张。当 HVPG≥20mmHg 时则易发生早期再出血或不可控制的大出血,1 年内病死率较高。

　　然而,HVPG 的检测是通过经皮穿刺插管,置入带有球囊导管的方式进行,该方法为侵入性操作,在国内尚未广泛应用。

　　5. 难点与对策　早期肝硬化的超声声像图缺乏特异性,因此确诊难度较大。有资料表明,临床诊断为慢性乙型病毒肝炎的患者中,有近 1/4 患者已存在肝硬化,但超声未能做出诊断。魏华等学者采用 7 种超声参数进行综合评分的方法,对早期肝硬化诊断进行了半定量研究,并与穿刺组织病理学结果进行了对照。7 种参数分别为:①肝脏边缘

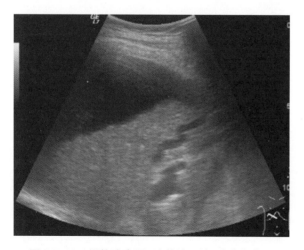

图 3-7-13　门静脉高压(脐静脉开放)声像图表现
常规二维声像图上,显示迂曲扩张的脐静脉

完整性;②肝脏实质回声;③肝脏表面被膜;④胆囊大小和形态;⑤肝静脉清晰度;⑥脾脏大小和形态;⑦门静脉内径和肝内韧带。评分标准为:①肝脏边缘形态:1分表示正常,2分表示尖端有一定程度的变钝,3分表示尖端严重变钝。②肝脏实质回声:1分表示肝内点状回声分布均匀且较细,2分表示点状回声分布较不均匀粗糙,3分表示呈现条索状、结节状或者斑片状,回声增强。③肝表面被膜:1分表示肝表面被膜平纤细整,2分表示回声增强且轻度增厚,3分表示呈细水纹样且有所增厚,4分表示呈结节状或者节段状不连续且明显增厚。④胆囊壁:1分表示正常,2分表示毛糙,3分表示显著增厚或者呈双边样。⑤肝静脉清晰度:1分表示正常,2分表示模糊,3分表示肝静脉粗细不均、走行弯曲。⑥脾脏面积:1分表示小于22cm²,2分表示22～28cm²,3分表示大于28cm²。⑦肝内韧带:1分表示韧带厚度小于等于2mm,平整且细,2分表示韧带厚度大于2mm,不平整且不均匀,回声增强。结果显示,肝硬化患者总分均明显高于慢性乙型肝炎患者,以总分大于12分作为参考值诊断肝硬化,评分对早期乙型肝炎肝硬化诊断的灵敏度为96.3%,特异度为92.3%,阳性预测值为82.4%,阴性预测值为98.5%。

不同病因的肝硬化,以及肝硬化的不同阶段,肝脏硬度不尽相同。杨振亚等用剪切波弹性成像方法通过评价肝脏硬度诊断肝硬化,乙肝后肝硬化的肝脏硬度为12.76kPa±5.16kPa、自身免疫性肝硬化的肝脏硬度为15.84kPa±5.92kPa、酒精性肝硬化的肝脏硬度为25.98kPa±8.01kPa。三种肝硬化之间差别有显著性意义。薛蓉等用ASQ技术对不同阶段的肝硬化进行了研究,结果显示,肝硬化组ASQ相关值均显著高于对照组($P<0.05$),并随着肝硬化Child-Pugh分级的增加而增高,存在显著性差异($P<0.05$)。多数国内外学者认为,ASQ首次将统计学的原理与超声检查有机结合,对所需肝组织的原始回声信号进行分析处理,其分析结果不受超声检查增益、检查者主观意识等其他外界因素的影响,且可最大限度地减少图像后处理对ASQ结果的影响,ASQ具有较高的准确度和重复性,并可区分不同程度的肝硬化。

6. 临床关切点 代偿期肝硬化与慢性肝炎的临床、实验室检查特征很难鉴别,需要肝活体组织检查才能确诊。在缺乏组织学证据的情况下,代偿期肝硬化的临床诊断应综合依据肝脏生物化学(如白蛋白降低、胆红素升高)、血液学(如白细胞、血小板计数和凝血酶原活动度降低)、影像学(如肝脏边缘不规则、肝实质颗粒样、门静脉内径增宽、脾脏增大等)、内镜检查(如食管胃底静脉曲张、门静脉高压性胃病等)。多参数、半定量的超声方法是简单易行的一种方法,为早期乙型肝炎肝硬化的诊断提供了一种简便可靠的无创检查方法,但是仍受个人经验和主观因素的客观影响。肝脏硬度测定对判断有无肝纤维化和有无肝硬化有一定临床价值,可避免部分患者肝活体组织检查,但要注意转氨酶、血清胆红素及肥胖等因素对结果的影响。食管胃底静脉曲张及门静脉高压出血风险的评估,常规影像学技术如MRI、CT、超声影像等也可发现典型的肝硬化及门静脉高压征象,结合实验室检查和临床症状体征,临床易做出诊断。

7. 展望 寻求无创性检测方法替代肝脏组织学活检及肝静脉压力梯度HVPG来发现早期肝硬化、评估肝硬化严重程度已成为越来越多学者研究的方向。理想的评估肝纤维化和门脉压力的方法应该安全、经济、易操作、可重复、可实时监测并能预测远期结果,肝脏声像图的综合评分、弹性成像和ASQ技术是应用前景广泛的希望。

(三)肝炎

1. 概述 引起肝脏炎症的因素很多,如药物、病毒、自身免疫、理化因素等,基本病理变化是肝细胞的急性和慢性炎症改变以及肝脏纤维化形成。临床上分为急性肝炎和慢性肝炎两大类,其中常见的是乙型病毒肝炎、非酒精性脂肪性肝病、酒精性肝病及自身免疫性肝炎。它们的共同特点是:经过适当的治疗,基本病变可逆转,而进一步发展则可形成肝硬化、肝癌等。有资料显示慢性乙型肝炎病毒感染发展成肝硬化的5年累计发生率约为8%～20%,20%的代偿期肝硬化患者在确诊后5年内进展为失代偿期,而10年后则高达60%。超声影像学检查的主要目的是监测各类肝炎的进展、了解有无肝硬化、发现肝占位性病变和鉴别其性质,尤其是监测和诊断肝细胞癌。本节对最常见的慢性乙型病毒肝炎的相关问题进行阐述。

2. 慢性乙型病毒肝炎的组织病理学特点 慢性乙型病毒肝炎有以下组织病理学特点:

(1)汇管区及周围炎症变化:汇管区及其周围不同程度的炎症细胞浸润,以单个核细胞为主要表现,包括淋巴细胞及少数浆细胞和巨噬细胞;

(2)汇管区扩大并累及界板肝细胞:炎症细胞聚集常引起汇管区"领域"扩大,并可引起界板肝细胞凋亡和坏死形成界面炎(碎屑样坏死);

（3）肝细胞变性坏死：病变进一步发展，小叶内肝细胞变性、坏死及凋亡，并可见毛玻璃样肝细胞。肝细胞坏死形式包括点灶状坏死、桥接坏死和融合性坏死等，凋亡肝细胞可形成凋亡小体，且随炎症病变活动而愈加显著；

（4）纤维化形成：尽管少数慢性乙型病毒肝炎可无肝纤维化形成，但多数往往因病毒持续感染、炎症病变活动导致细胞外基质过度沉积，呈现不同程度的汇管区纤维性扩大、纤维间隔形成。

3. 肝脏纤维化分期　肝炎引起的纤维化分期有多种方法，如 Knodell 法、Ishak 法、Scheuer 法、Metavir 法和国内 S2000。中华医学会肝病学分会与中华医学会感染病学分会在《慢性乙型肝炎防治指南（2015 年更新版）》中推荐 Metavir 法，详见表 3-7-3。

明显肝纤维化（≥F2）和进展期肝纤维化（≥F3）进一步发展，可引起肝小叶结构紊乱，肝细胞结节性再生，形成假小叶结构。当病毒清除或抑制时，炎症病变消退，组织学上肝纤维化及肝硬化可呈现不同程度的逆转。因此，肝炎纤维化程度与肝脏炎症活动度密切相关。肝脏炎性活动度评分，详见表 3-7-4。

4. 慢性乙型病毒肝炎的超声声像图表现　不同阶段的慢性乙型病毒肝炎，超声声像图上表现各不相同，轻者可表现为正常声像图，随着病变程度的加重，主要表现为回声增粗增强，肝脏被膜及门静脉系统的变化，也可出现胆囊、脾脏等肝外声像图改变。

（1）肝脏声像图表现：罗建梅等在一组超声引导下肝脏穿刺组织病理学检查确诊为乙型肝炎的100 例报道中，通过病理学结果回顾性分析乙型肝炎的超声声像图改变。超声观察内容：声像图多切面观察患者肝脏包膜光滑度、切面背向散射强弱、肝脏实质回声粗细、回声呈点状强回声、回声分布均匀性、肝内血管走行、胆囊壁光滑度、厚度，脾脏大小，门静脉主干内径、胰后脾静脉内径及脾门静脉内径。以正常肝实质回声"均匀微小点状回声"为标准，回声更小者描述为"密集"，增大者为"增粗"。各切面能显示门静脉和肝静脉 1～4 级分支者为血管走行清晰；显示门静脉和肝静脉 1～3 级分支且管壁不平滑者为血管走行模糊；显示门静脉和肝静脉 1～2 级分支，管腔粗细不一者为血管走行不清。门静脉主干内径大于 12mm 为增宽。结果显示，轻度慢性乙型病毒肝炎超声表现无明显变化，基本为正常声像图。中度慢性乙型病毒肝炎者

表 3-7-3　Metavir 评分系统——肝组织纤维化分期评分

病变	纤维化分期（fibrosis，F）
无纤维化	0
汇管区纤维性扩大，但无纤维间隔形成	1
汇管区纤维性扩大，少数纤维间隔形成	2
多数纤维间隔形成，但无硬化结节	3
肝硬化	4

表 3-7-4　Metavir 评分系统——肝组织炎症活动度评分

界面炎	小叶内炎症坏死	组织学活动度（histologic activity，A）*
0（无）	0	0（无）
0	1	1（轻度）
0	2	2（中度）
1（轻度）	0，1	1
1	2	2
2（中度）	0，1	2
2	2	3（重度）
3（重度）	0，1，2	3

注：* 组织学活动度 A 根据界面炎和小叶内炎症坏死程度综合确定

超声表现为包膜欠光滑，肝实质呈点状强回声，略增粗，门静脉主干内径增宽或正常高值。重度慢性乙型肝炎者超声表现肝包膜不光滑，实质呈点状强回声，增粗增强，血管走行模糊，门静脉主干内径增宽。慢性乙型肝炎的声像图表现如图 3-7-16～图 3-7-18 所示。

（2）胆囊表现：慢性乙型病毒肝炎肝外表现之一就是胆囊异常，表现为胆囊壁毛糙增厚，可呈双层改变。正常胆囊壁呈线状且光滑，若大于 3mm 为增厚，见图 3-7-19。

慢性乙型病毒肝炎患者的胆囊壁厚度随着肝脏炎症坏死程度的加重呈增厚趋势，二者呈显著正相关，详见表 3-7-5。

胆囊变化与肝脏炎性病变程度的关系，与下列机制有关：①肝炎病毒抗原抗体反应产生的免疫复合物在胆道系统的沉积，导致胆囊免疫性损伤；②肝炎病毒属泛嗜性病毒，可以侵犯许多肝外组织

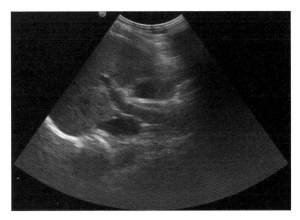

图 3-7-16 慢性肝炎声像图表现（一）

慢性肝炎患者，穿刺组织病理学 NAS 积分 1 分（点状坏死灶），肝纤维化评分 1，声像图表现为肝实质回声稍密，门静脉管径正常肝内管道结构清晰，胆囊壁稍毛糙

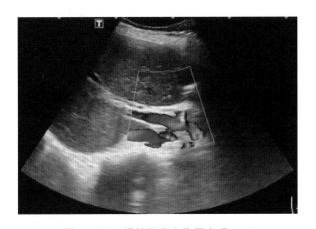

图 3-7-17 慢性肝炎声像图表现（二）

慢性肝炎患者，穿刺组织病理学 NAS 积分 1 分（点状坏死灶），肝纤维化评分 2，声像图表现为肝实质回声增粗增强，门静脉管径正常，肝内管道结构清晰，门静脉彩色血流正常

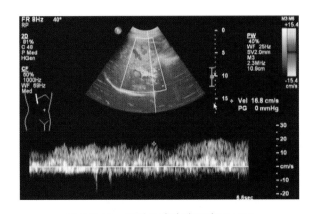

图 3-7-18 慢性肝炎声像图表现（三）

慢性肝炎患者，穿刺组织病理学 NAS 积分 0 分，肝纤维化评分 3，声像图表现为肝实质回声增粗增强，门静脉管径正常，肝内管道结构清晰，门静脉彩色血流正常，血流频谱略有波动，血流速度处于正常值低水平

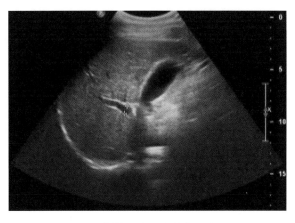

图 3-7-19 慢性肝炎胆囊声像图表现（四）

慢性肝炎患者，穿刺组织病理学 NAS 积分 0 分，肝纤维化评分 3，声像图表现为肝实质回声增粗增强，门静脉管径正常，肝内管道结构清晰，胆囊壁毛糙增厚

和器官，已有学者用原位杂交技术在肝炎病毒感染者的胆管上皮细胞中检出肝炎病毒基因组，证明肝炎病毒可引起胆囊壁受损，囊壁增厚。③肝功能受损后低蛋白血症、门静脉高压致使胆囊静脉及淋巴系统回流受阻，均可使胆囊壁水肿增厚；④继发胆道感染等。以上机制引起胆囊壁受损、胆囊的排空功能降低、胆囊增大。

（3）脾脏表现：脾脏厚度：男性≥40mm、女性≥37mm，长度≥120mm 为脾增大。病毒性肝炎肝外表现的另一器官是脾脏异常，表现为脾脏增大，往往是轻度增大。随着病情的缓解或进展，脾脏大小可恢复正常，或进一步增大。

（4）肝脏血流动力学改变：肝脏血供 70% 来自门静脉，30% 来自肝动脉。乙型肝炎病毒感染导致肝脏反复出现炎症坏死和修复，可造成肝内血管间隙缩小闭塞，肝窦毛细血管、窦周及静脉周围发生纤维化改变，继而门静脉系统阻力逐渐增大，使门静脉入肝血流减少，血流速度减慢。同时，肝动脉循环阻力也增大，顺应性降低，肝门部肝动脉扩张，血流速度增快。

彩色多普勒上，表现为门静脉主支及其左右分支增宽、血流速度减慢、血流频谱起伏消失或平直。肝动脉收缩期及舒张期峰值等指标均升高，肝动脉 S/D 值和 RI 值均增高，详见表 3-7-6。

5. 肝脏弹性成像表现 慢性乙型病毒肝炎的进程伴随着不同程度的肝脏纤维化。肝脏弹性成像是评价肝脏纤维化程度的有效方法，详见图 3-7-20。

中华医学会肝病学分会与中华医学会感染病学分会制定的"慢性乙型肝炎防治指南（2015 年更

表 3-7-5 病例组与对照组之间及不同 S、G 之间胆囊（GB）观察指标比较

组别	例数	GB 长径（cm）	GB 厚径（cm）	胆囊壁厚度（cm）	胆囊壁毛糙（%）
疾病组					
S 分期					
S0	29	6.53 ± 1.22	2.73 ± 2.85	0.21 ± 0.05	58.6
S1	118	6.93 ± 1.35^{a}	2.47 ± 1.66	0.22 ± 0.08^{a}	55.1
S2	104	7.40 ± 1.53^{ab}	2.47 ± 0.59	0.25 ± 0.10	58.7
S3	109	7.43 ± 1.62^{ab}	2.77 ± 0.69	0.29 ± 0.15^{abc}	76.1^{bc}
S4	42	8.03 ± 1.64^{abcd}	3.01 ± 0.65	0.29 ± 0.13^{abc}	83.3^{abc}
G 分期					
G1	104	6.66 ± 1.12	2.52 ± 1.76	0.24 ± 0.11	56.7
G2	166	7.16 ± 1.41^{e}	2.58 ± 1.31	0.25 ± 0.10	64.5
G3	107	7.93 ± 1.82^{ef}	2.76 ± 0.70	0.26 ± 0.12	67.2
G4	25	7.78 ± 1.36^{ef}	2.80 ± 0.58	0.30 ± 0.10^{ef}	92.0^{efg}
对照组	102	7.05 ± 1.13^{h}	2.02 ± 0.44^{h}	0.20 ± 0.04^{h}	12.7^{h}

注：疾病组 S 分期之间，与 S0 比较，$^{a}P<0.01$；与 S1 比较，$^{b}P<0.01$；与 S2 比较，$^{c}P<0.01$；与 S3 比较，$^{d}P<0.01$；疾病分组之间，与 G1 比较，$^{e}P<0.01$；与 G2 比较，$^{f}P<0.01$；与 G3 比较，$^{g}P<0.01$；与病例组比较，$^{h}P<0.05$

表 3-7-6 肝脏血流动力学指标比较（$\bar{x} \pm S$）

组别	例数	门静脉内径（mm）	门静脉右支平均流速	肝动脉收缩期峰值（cm/s）	肝动脉舒张期峰值（cm/s）	S/D	RI
对照组	150	10.88 ± 1.42	18.67 ± 4.08	43.49 ± 3.83	14.48 ± 4.82	2.95 ± 0.55	0.65 ± 0.07
轻度组	237	11.57 ± 1.22	14.22 ± 1.25	53.04 ± 3.37	16.88 ± 6.46	3.56 ± 0.50	0.71 ± 0.04
中度组	183	11.77 ± 1.42	12.12 ± 1.57	59.79 ± 4.12	17.79 ± 7.15	3.79 ± 1.11	0.72 ± 0.06
重度组	80	13.60 ± 1.16	8.60 ± 1.23	70.43 ± 5.13	19.49 ± 9.88	3.84 ± 1.40	0.73 ± 0.12
F 值	—	1.35	10.65	25.02	1.80	11.01	3.06
P 值	—	0.04	0.00	0.00	0.00	0.00	0.00

注："—"为无相关数据

新版）"中推荐肝脏纤维化的无创伤诊断方法有转氨酶与血小板比率指数谷草转氨酶/血小板计数比值（aspartate aminotransferase-to-platelet ratio index，APRI）、基于谷丙转氨酶（ALT）、谷草转氨酶（AST）、血小板（PLT）和患者年龄的 FIB-4 指数以及超声弹性成像。

肝脏弹性成像的评价参数是肝脏硬度测值（liver stiffness measurement，LSM），对于胆红素正常且没有进行过抗病毒治疗者，① LSM≥12.4kPa（ALT<2×ULN 时为 10.6kPa）可诊断为进展性肝纤维化；② LSM≥9.4kPa 可诊断显著肝纤维化；③ LSM<7.4kPa 可排除进展性肝纤维化；④ LSM 在 7.4～9.4kPa 的患者可以考虑肝活组织检查。

转氨酶及胆红素均正常者 LSM≥9.0kPa 诊断进展性肝纤维化，LSM<6.0kPa 排除进展性肝纤维化，LSM 在 6.0～9.0kPa 者如难以临床决策，考虑肝活组织检查。

6. 临床关切点 肝炎早期阶段的常规声像图表现呈非特异性，是超声诊断的难点所在。采用计算机辅助数字化图像分析测定肝组织胶原面积比例（collagen proportionate area，CPA）可以用于肝纤维化定量评价，但目前没有用于临床实践。瞬时弹性成像（transient elastography，TE）作为一种较为成熟的无创检查，其优势为操作简便、可重复性，能够比较准确地识别出轻度肝纤维化、进展性肝纤维化或早期肝硬化，但其测定成功率受肥胖、肋间隙大小以及操作者的经验等因素影响，其测定值受肝脏炎症坏死、胆汁淤积以及脂肪变性等多种因素

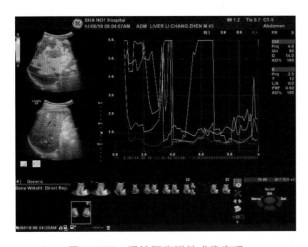

图 3-7-20　慢性肝炎弹性成像表现

慢性肝炎患者，穿刺组织病理学 NAS 积分 1 分，肝纤维化评分 3。肝脏弹性成像感兴趣区内蓝绿色相见为主，夹杂少许条索状红色，平均弹性应变率 1.7%，剪切波平均速度 1.4m/s

影响。由于胆红素异常对 TE 诊断效能的显著影响，应考虑在胆红素正常情况下进行 TE 检查。TE 结果分析需结合患者 ALT 水平等指标，将 TE 与其他血清学指标联合使用可以提高诊断效能。

7. 展望　深入研究与开发无创伤性的肝脏纤维化诊断技术、准确的肝纤维化程度的评估方法是今后的热点与难点。ASQ 技术、超声组织定征分析技术（ultrasonic tissue characterization）、光声成像技术（photoacoustic tomography）、计算机辅助诊断技术（computer-aided diagnosis，CAD）等技术的开发利用，将成为今后的研究热点。

三、超声弹性成像在弥漫性肝病中的临床应用

（一）技术简介

1991 年，美国德克萨斯大学医学院的 Ophir 等首先报道了弹性成像这一新技术。其基本原理是对机体组织施加一个动态的、静态的或者准静态的激励，组织将产生一个响应。根据响应程度的不同，利用超声成像、磁共振成像或光学成像等方法，结合数字图像、数字信号处理技术，来反映组织内部弹性模量的差异。超声弹性成像（ultrasonic elastography）就是采用超快速的超声成像系统采集数据的一种超声成像技术，通过测定组织应变程度或产生的剪切波的速度、时间、位移，半定量或定量地反映某一点或某一区域内的组织硬度，以达到区分组织与病变的目的。

欧洲超声医学和生物学协会联合会 2013 年颁布了《超声弹性临床应用指南》。之后，世界超声医学和生物学联合会于 2015 年发表《超声弹性成像技术临床应用指南及建议》，将其明确分类如下：

1. 应变成像（strain imaging）　也称应变弹性成像（strain elastography，SE）与声辐射力成像（acoustic radiation force impulse，ARFI）。

（1）应变弹性成像（SE），通过施加外力使组织发生形变而成像，然而肝脏位置深、形态厚、范围大，SE 难以全面真实地反映肝脏情况，同时肝脏弥漫性病变缺乏周围正常的肝组织作为对照，因此 SE 诊断肝脏弥漫性病变应用受限。

（2）声辐射力成像（ARFI），通过先向组织发射声脉冲，使组织内部产生局部位移，利用互相关算法评估组织位移，融合二维超声图像，通过灰阶或彩色编码方式反映硬度情况，也叫声触诊组织成像技术（virtual touch tissue imaging，VTI）。该技术不能实时追踪组织运动的情况。

2. 剪切波成像（shear wave imaging）　包括单点剪切波速度测量（point shear wave speed measurement，PSWSM）、剪切波速度成像（shear wave speed imaging，SWSI）与瞬时弹性成像（transient elastography，TE）。

（1）单点剪切波速度测量（PSWSM），向感兴趣区发射聚焦触发声波，利用声辐射力激励组织，产生足够强度的准平面横向剪切波，测量某一感兴趣区域内的平均剪切波速度进行成像。PSWSM 包括声触诊组织定量分析（virtual touch tissue quantification，VTQ）与点定量弹性成像（elastography point quantification，ElastPQ）两类。

（2）剪切波速度成像（SWSI），向感兴趣区快速连续发射聚焦触发声波，其波前形成的波阵面（类似马赫锥效应）激励组织产生剪切波，通过超高速成像系统捕获并追踪剪切波，再以彩色编码技术实时显示出组织弹性图。也有将此称为二维剪切波弹性成像（2D-SWE）。SWSI 包括剪切波弹性图（shear wave elastography，SWE）与声触诊成像定量技术（virtual touch imaging quantification，VTIQ）。

（3）瞬时弹性成像（TE），通过探头振动轴产生局部机械振动，激励组织产生剪切波，再由探头追踪并测量剪切波速度，换算成硬度值，并通过图像直观反映。TE 是目前最常用的肝脏弥漫性病变的检查方法之一。

（二）临床应用

2015 年，中国颁布了《瞬时弹性成像技术（TE）临床应用专家共识（2015 年）》，就弹性成像的临床应

用的相关内容达成了共识。2018 年，中华医学会超声医学分会组织编写了《超声 E 成像临床应用指南》（姜玉新、梁萍，人民卫生出版社，2018 年 5 月）。指南汇集了国内多中心的应用研究证据，同时参考了欧洲超声医学和生物学协会联合会（EFSUMB）2017 年更新的指南[Dietrich CF, Bamber J, Berzigotti A, et al. EFSUMB Guidelines and Recommendations on the Clinical Use of Liver Ultrasound Elastography, Update 2017（Long Version）. Ultraschall Med. Georg Thieme Verlag KG, 2017]和世界超声医学和生物学联合会（WFSUMB 2015）指南（Ferraioli G, Filice C, Castera L, et al. WFUMB guidelines and recommendations for clinical use of ultrasound elastography: Part 3: liver. Ultrasound Med Biol, 2015, 41: 1161-1179）。在欧洲超声医学和生物学协会联合会、世界超声医学和生物学联合会的指南中，部分推荐指导意见只有不算多的可靠临床数据研究结果能够提供证据支持，所以与超声弹性成像在日常超声临床工作中的实际应用价值，还需要不断改进和完善。其主要原因是影响因素的控制和操作的规范。

1. **TE 临床应用注意事项**　专家组认为：①TE 数据的采集，必须严格按照标准程序进行；②进食会增加肝血流量而使 LSM 检测值增高，进食后 120min 检测值恢复至餐前水平，因此患者应当在检查前禁食 2h 以上，以减少进食对检测结果的影响；③不建议在肝炎急性发作期或存在胆汁淤积、肝脏淤血等情况下实施此检查；④解读检查结果时，应充分考虑相关因素对肝纤维化判断的影响，如病因、ALT、TBil 水平及使用探头类型等。

2. **TE 在慢性乙型肝炎中的应用**　①不进行肝活检的慢性乙型肝炎患者，推荐行 TE 检查以评价肝纤维化程度。②对 TE 检测值所反映的肝纤维化程度进行分析时需充分考虑 ALT 及 TBil 的影响，但对于肝硬化患者，若肝病相对稳定，轻度 ALT 升高（<3 倍）对 LSM 检测值影响不大。异常 ALT 和（或）TBil 会使肝纤维化患者的 LSM 值升高。③通常在 ALT 及 TBil 均正常的情况下，LSM<5kPa 则需进行肝活检，LSM 7～8.5kPa 可以确定显著肝纤维化（F2）、11～14kPa 为排除及确诊肝硬化的界值。④TE 检查还可作为慢性 HBV 感染者抗病毒治疗疗效评价的手段之一。

3. **TE 在慢性丙型肝炎感染者的应用**　对于慢性丙型肝炎病毒感染者，评估肝纤维化对疾病预后判断及抗病毒治疗方案的选择非常重要。①LSM

7～8.5kPa 可诊断显著肝纤维化（METAVIR≥F2）；②LSM 分别 8.5～8.6kPa/9～10.8kPa（阳性预测值和阴性预测值分别为 71%～89% 和 78%～95%）可诊断进展期肝硬化（METAVIR F3）；③LSM 为 11～14kPa 时可诊断为肝硬化（METAVIR F4）；④LSM 为 7.1kPa 时，诊断 F2 的阳性预测值为 88%；⑤LSM 为 12.5kPa 时，诊断肝硬化的阴性预测值为 98%；⑥慢性丙型肝炎感染者治疗及随访期间最好间隔 1 年进行一次 TE 检查。

4. **TE 在非酒精性脂肪性肝病中的应用**　非酒精性脂肪性肝病和（或）脂肪性肝炎在我国发生率逐年升高，患者在疾病过程中会发生不同程度肝组织纤维化。近年来，已有学者用 TE 技术对该病肝纤维化程度进行评估，不同研究对检测结果的评价也不完全一致。①LSM 7.9kPa 可诊断为肝纤维化（METAVIR F3）；②LSM≥9.8kPa 考虑为进展性肝纤维化，应进行临床干预；③LSM≥10.3kPa 则诊断为肝硬化（METAVIR F4）；④LSM 在 7.9～9.8kPa 则应行肝组织活检以评价肝纤维化状态；⑤肥胖患者应用 XL 探头可提高检测成功率，应适当调低（低 1～2kPa）诊断的 LSM 临界值。

5. **TE 在酒精性肝病中的应用**　酒精性肝病患者，尤其是早期患者，病理改变主要为肝窦纤维化、脂肪变性及显著的肝脏炎症，可影响 LSM 值对肝纤维化的评价。戒酒可使 LSM 值下降，通常在戒酒 7 天时下降最明显，这可能与肝脏炎症消退有关。因此，TE 可用于酒精性肝病肝纤维化的评价，但要考虑活跃饮酒及肝脏炎症活动对检测结果的影响。①SM≥8.0kPa 诊断为进展性肝纤维化（METAVIR F3）；②LSM≥12.5kPa 则诊断为肝硬化（METAVIR F4）。

6. **TE 在胆汁淤积性肝病中的应用**　TE 在原发性胆汁性肝病中应用的经验非常有限，但已有证据表明肝外胆汁淤积会增加肝脏硬度。因此，①TE 可用于胆汁淤积性肝病患者肝纤维化的评价；②胆汁淤积性肝病肝纤维化分别为≥F1、≥F2、≥F3 及 F4 者，参考的 LSM 临界值分别为 7.1～7.3kPa、8.8kPa、9.8～10.7kPa 及 16.9～17.3kPa。

（三）展望

弹性成像技术弥补了常规超声的不足，为传统图像提供了补充信息，能有效降低肝脏疾病的误诊率，提高了医师的诊断信心。与血清生化指标相比，弹性成像是对肝脏物理参数的直接测量；与活检相比，弹性成像是一种无创伤性检查，重复性好；瞬时弹性成像技术中，肝实质采样体积是肝活检组织样本量的 100 倍，因此，该方法比肝脏活检样本更具代表性。所以，瞬时弹性成像技术是一种简单、快速、无创、安全、可重复的定量检测肝纤维化的新技术，为慢性乙肝、肝硬化患者的病情评估提供了新的检测手段。虽然超声弹性成像尚有诸多不足之处，但相信随着弹性成像技术的发展及仪器制作工艺的改进，该技术在肝脏中的应用将会有更好的发展。

（史秋生）

第八节 肝移植临床与超声评估

一、概述

随着器官移植外科技术的日益完善及新的免疫抑制剂的应用，在全世界范围内肝移植已经成为终末期肝病的有效治疗方法之一。肝移植手术方式较多，但不管是哪一种方式都涉及肝脏流入及流出管道的重建，包括肝动脉、门静脉、肝静脉（下腔静脉）及胆管，因此术前、术中及术后对这些管道的观察就显得非常重要。超声作为一种方便、无创、可以床旁检查的影像手段，在肝移植术前、术后、围术期都发挥了很大的作用，其中二维灰阶超声可以评价肝脏实质的改变、肝脏管道系统的测量及肝周间隙的情况，彩色及频谱多普勒超声可用于观察血管及血流的情况，造影增强超声能极好地进行血管示踪及灌注显示。本章将重点介绍肝脏移植后的超声技术的临床应用价值。

对肝移植手术术式的知识掌握，是正确进行超声评估和与外科医师进行术后沟通的基础。肝移植手术分为以下几类。

（一）背驮式肝移植

背驮式肝移植在无肝期仍保持下腔静脉回流通畅，不至于引起患者双下肢和双肾严重淤血和全身血流动力学紊乱，术中失血和需要输血量减少，不必应用体外静脉转流，简化了手术操作。该术式供肝切取与传统方法相同，受体手术主要差别在于保留了完整的肝后下腔静脉，必须仔细解剖第二、三肝门，应根据手术经验、熟练程度和术中情况决定行门静脉单纯性阻断、门静脉-下腔静脉端侧吻合暂时性分流或准备下腔静脉、门静脉-腋静脉体外转流，以防第二、三肝门解剖失败。一般先解剖第三肝门，将病肝翻向左侧，从右向左依次显露各条肝短静脉，以钛夹或丝线结扎，较大者应缝扎。再解剖第二肝门，必要时可切开肝实质。阻断肝右静脉后 5-0 Prolene 线缝闭，充分暴露并阻断肝中静脉和肝左静脉合干处，于两静脉出肝处切断，修剪扩大成共同开口。供肝植入术式与经典肝移植差别在于肝静脉流出道的重建方式，一般为供肝肝上下腔静脉与受体肝中、肝左静脉共干吻合，其他吻合方式包括供肝肝上下腔静脉与受体下腔静脉端侧吻合；供、受体下腔静脉直接侧侧吻合等。

（二）减体积肝移植

针对儿童供肝来源紧张，1984 年 Bismuth 和 Broelsch 分别提出将成人供肝切除一部分，以减少体积，达到匹配受体的目的。根据 Couinaud 肝段，按供受体体重比选取部分肝脏做移植，常用的有左外叶、左半肝和右半肝移植。供受体体重比为 10:1 时可用左外叶移植，为 3:1 时可用左半肝移植。供肝修切应在冰水中进行，原则是供移植的肝块应带有与原位肝移植相同类型的各个管道，包括胆管、门静脉一级分支、肝后下腔静脉全程或带有腔静脉袖片的肝静脉、带有腹腔动脉或腹主动脉袖片的肝动脉主干等。通常需要根据受体情况对各管道适当整形，以利于移植术中吻合。移植肝断面要仔细缝扎各管道结构，然后覆盖以生物胶，防止植入后断面渗漏。

（三）劈离式肝移植

即将一个供肝分割成带血管、胆管蒂的两半，分别移植给两个不同受体，是针对小儿供肝来源短缺的情况，在减体积肝移植成熟基础上创立的一种新术式。通常供肝切取后在冷 UW 液中先经肝动脉和胆管造影，决定是否适合于分割及分割方式；对于血流动力学稳定的脑死亡供体，也可在体原位分割，且移植效果好于前者。一般将供肝分割为左、右半肝或右半肝、左外叶两部分，下腔静脉、胆总管、肝中静脉保留于右侧，腹腔干和门静脉主干一般保留于左侧，也可保留于右侧，视供受体具体情况而定，血管长度不足时以供体相近口径的血管延长。植入时右半肝与经典式移植相似，左半肝或左外叶行背驮式肝移植，胆管长度不够时采用 Roux-Y 空肠吻合。劈离式肝移植通常较大的右半肝移植给一成人受体，较小的左半肝移植给一儿童受体。目前已有结扎汇入肝中静脉的 IV、VIII 肝段静脉，将肝中静脉保留于左侧以扩大左半肝体积，使一个供肝可移植给两个成人供体的成功报道。

（四）辅助性肝移植

辅助性肝移植按部位可分为辅助性异位肝移植和辅助性原位肝移植，按供肝的体积可分为辅助性部分肝移植和辅助性全肝移植，按供肝来源还有辅助性活体部分肝移植和辅助性胎肝移植等。在

20 世纪 60～70 年代主要术式为辅助性异位全肝移植。由于腹腔空间限制，20 世纪 80 年代后主要行辅助性异位部分肝移植和辅助性原位部分肝移植，目前更倾向于后者，但手术创伤大，技术要求高。辅助性原位肝移植常采用 1990 年德国 Broelsch 提出的术式：将原肝部分切除，留出空间植入同名肝段（常为Ⅱ、Ⅲ段），肝段的动静脉、门静脉和胆管与宿主相应胆管及胆管吻合，即移植肝段与受体原肝分享同一肝动脉和门静脉，回流血经同一肝静脉，排出的胆汁经同一胆总管。现在经典原位肝移植已经取得较好的效果，而辅助性异位肝移植仍有许多问题需要解决，如移植肝与原肝的功能竞争、移植肝萎缩和远期疗效等。辅助性肝移植不适用于肝脏恶性肿瘤和 Budd-Chiari 综合征，其余适应证同原位肝移植，较多用于暴发性肝衰竭、先天性代谢疾病提供部分肝功能支持和不能耐受原位肝移植的终末期肝病，行损伤小的辅助性肝移植作为一种尝试性治疗。

（五）活体肝移植

活体肝移植是减体积肝移植的一种特殊形式，其供肝多来自患者亲属（主要为父母）。在脑死亡未被接受的国家和地区，该术式成为肝移植的最主要术式之一，日本京都医科大学开展最多。该术式的难度在于供肝切取，必须在活体中分离出带有独立血管和胆管的肝段组织（最多采用的是Ⅱ、Ⅲ段）供移植之用，确保供体肝脏的管道结构和生命安全是开展本术式的先决条件。由于术前准备充分，活体肝移植的疗效优于尸体肝移植，而由于技术进步和监护措施不断完善，健康活体切取肝左外叶的死亡率已接近于零。近年来，由于活体肝移植的开展，小儿供肝不足的问题得到了基本解决，但成人供肝仍严重不足。1996 年以来，中国香港大学玛丽医院和美国、西欧、日本等国家的大医院先后开展了成人 - 成人间活体右半肝移植，取得较好效果。

二、肝移植的超声评估要点

（一）移植前评价

当患者准备接受肝脏移植手术后，移植医师将会对患者进行全面评估，首先是肝脏原发病的评估，其次是肝外疾病及影响因素评估如年龄、心肺疾病、肾脏功能、血液及内分泌疾病、恶性肿瘤历史及肝胆手术历史等，再次是社会心理家庭等因素的评估。

术前肝脏超声及影像学评价的重点在于确认有无肝移植的绝对禁忌证及相对禁忌证。主要内容包括：

1. 肝实质 判断肝内有无占位性病变及其性质，病灶大小、数目及部位，肿瘤对肝脏血管、胆管、肝门等有无侵犯等，如果可能尽可能分期。

2. 肝动脉 肝动脉起源及走行是否变异、恶性肿瘤是否侵犯肝动脉及侵犯的范围。

3. 肝静脉 肝静脉引流区域、汇入下腔静脉的方式及有无副肝右静脉及其管径；同时判断恶性肿瘤是否侵犯肝静脉及下腔静脉，是否有肝静脉及下腔静脉癌栓及范围。

4. 门静脉 重点观察门静脉主干及分支。对肝硬化患者，了解门静脉及其分支有无血栓及累及范围，侧支循环血管开放部位、程度以及门静脉血流动力学状况；对于恶性肿瘤则重点观察门静脉内是否合并癌栓及其范围。门静脉血栓不是肝脏移植的绝对禁忌证，但门静脉血栓形成后会产生丰富的门腔侧支循环回流，术前应当明确，否则可能会影响到移植肝脏植入的难易、移植手术的复杂性、围术期病死率、术后门静脉再出现并发症等（图 3-8-1）。

5. 肝内外胆管 胆管有无扩张及引起胆管扩张的病因；恶性肿瘤是否侵犯胆管及其部位、范围；胆道系统有无发育变异及对肝移植术式可能产生的影响。

6. 肝外组织、器官 对于肝脏恶性肿瘤患者，需观察全腹部甚至全身，以评估有无肝外侵犯及其他器官转移。

（二）术中评估

超声是术中能较方便进行的影像学手段。

1. 进一步评价肝脏及管道，发现术前检查有可能遗漏的占位或血管并发症。

2. 移植肝脏血管吻合完成之后，应用术中多普勒超声观察吻合的血管，可以测定吻合血管的管径、血流速度、阻力指数等（图 3-8-2）。

3. 对于存在大量分流的患者，可在术中多普勒超声的监测下结扎分流静脉，估计有效血流量。

（三）肝移植后并发症超声评估

1. 检查方法 移植肝脏超声的检查方法与任何肝脏检查方法无异，剑突下途径、肋缘下途径、经右肋间途径、经上腹部途径均可采用；但由于受术后切口、引流管及敷料的影响，通常仅能采用肋间隙进行检查；呼吸机的使用也使超声检查途径更困难；因此肝移植术后早期的检查最好由有经验者操作。

超声检查者应对肝移植术式有必要的了解，比如：经典式原位肝移植需重点了解肝上下腔静脉及肝下下腔静脉两处吻合口的情况；而背驮式原位肝移植仅有肝上下腔静脉一个吻合口，需了解下腔静脉盲端情况，因为此处较容易发生下腔静脉栓塞；

活体半肝移植中如采用了肝静脉搭桥术，尚需在接近肝脏切缘处对桥静脉进行观察；胆胆吻合者需要观察肝内外胆管及吻合口，而胆肠吻合者则仅需观察肝内及肝门部胆管即可。

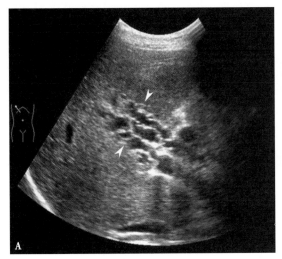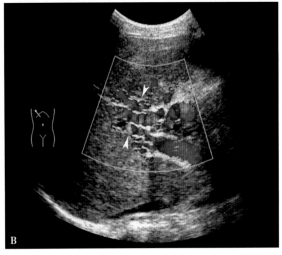

图 3-8-1　肝硬化门静脉海绵样变

A. 二维超声显示肝门部门静脉区域管网状结构；B. 彩色多普勒超声显示管网状结构内充满血流信号，血流向肝

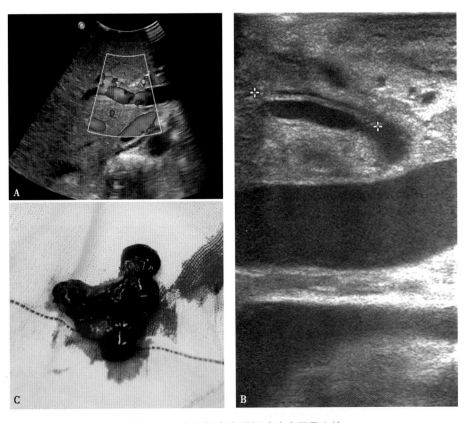

图 3-8-2　术中超声发现肝动脉夹层及血栓

因全肝移植后失功行二次肝移植"活体右半肝移植"。A. 术中肝动脉吻合完成后超声检查发现肝动脉未见血流；B. 高频超声发现肝动脉夹层；C. 夹层段肝动脉切除后其内的新鲜血栓

肝移植术后检查以二维及多普勒超声为主。二维超声可以了解肝实质回声、管道管径及管腔情况、肝周围间隙等情况,多普勒超声可以了解血管内有无血流、血流方向、血流速度及性质。对于显示不佳的血管及回声不均匀的肝脏实质必要时可以进行增强超声,帮助了解血管通畅情况及实质的灌注状态。

2. 肝动脉并发症 肝动脉并发症是肝移植术后最严重的并发症之一,包括肝动脉栓塞、肝动脉狭窄及肝动脉假性动脉瘤等,发生率约为 5%~15%,死亡率可达 20%~60%。因此,加强术后早期检查与诊断,尤其是床旁彩色多普勒超声检查十分重要。肝移植后肝动脉超声表现:二维基本无法显示,彩色多普勒可发现门静脉前方的肝动脉,PW表现为加速时间 <80ms,RI 0.5~0.7。个别移植患者由于移植的肝动脉细小、仪器质量及调节不当、患者难以配合等因素可能造成肝动脉彩色多普勒及 PW 均无法显示,此时应当进行增强超声明确有无肝动脉血栓或闭塞(图 3-8-3)。

(1)肝动脉栓塞:是肝移植后最严重的血管并发症,多发生在术后前 6 周,主要发病诱因包括吻合口技术、吻合血管过长、血管内膜损伤、之前发生过肝动脉狭窄、移植物排斥等。相对于成人的 5%,儿童可高达 9%~18%,死亡率高达 20%~50%,并常需要再次移植。超声表现为肝门部及肝内肝动脉血流信号消失,继发改变包括可能出现肝内胆管均匀或不均匀扩张,肝实质梗死和继发感染等(图 3-8-4)。因此彩色多普勒及频谱多普勒都显示肝动脉内无血流信号,要高度怀疑肝动脉栓塞,但须注意排除假阳性结果,必要时可采用超声造影帮助诊断。文献报道多普勒超声诊断肝动脉栓塞的敏感性为

60%~90%,造影超声显示肝动脉的准确性则为98%~100%。肝动脉栓塞造影超声的直接表现是肝动脉在造影后不显影,并可能出现继发改变,如胆道扩张及管壁缺血、胆汁瘤、肝脏梗死、肝脏脓肿等,此外,超声造影能够明显缩短肝动脉检查所需的时间,减少数字减影血管造影(digital subtraction angiography,DSA)的检查。

(2)肝动脉狭窄:多数发生在术后早期,但也可在术后数年才发生,多数发生在吻合口处,发生率 5%~10%。严重时将导致与肝动脉栓塞一样的结果如胆道缺血、移植物失去功能或肝衰竭。多普勒超声发现肝内动脉 Tardus-Parvus 波形改变即 RI 小于 0.5、加速时间大于 0.08s 可高度提示肝动脉狭窄,或者吻合口处探及大于 200m/s 的局部血流速度,也要怀疑肝动脉狭窄。超声造影对肝动脉狭窄的诊断价值尚有争议,有学者认为超声造影能更好地显示肝动脉主干及可能的狭窄部位或者显示肝动脉周围的侧支循环。肝动脉狭窄的治疗可采用多种方法,包括观察、手术、支架、腔内血管成形等,支架术后观察局部血流较困难,此时肝内动脉的多普勒波形及支架后肝动脉的观察非常重要,锐利的上升波、正常的血流速度及正常的阻力指数通常表示正常的波形(图 3-8-5)。

(3)肝动脉瘤:文献报道发生率 0.3%~1.2%,后果严重,死亡率可达 70%,因此一旦发生常常需要立即介入治疗或外科干预。当常规二维超声发现肝动脉走行区域出现无回声团块,用多普勒超声了解团块性质是必要的,彩色多普勒显示无回声团块内为杂乱血流信号,而 PW 则在团块内探及紊乱的动脉血流频谱,肝内可出现 Tardus-Parvus 波形改变。需要鉴别的征象包括血肿、胆漏、门静脉瘤、

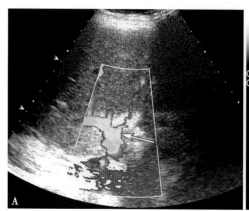
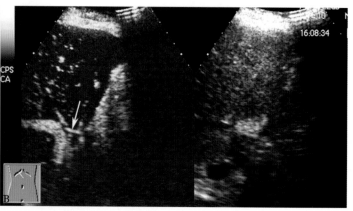

图 3-8-3 肝移植后正常肝动脉

A. 肝移植后常规彩色多普勒未探及肝动脉;B. 超声造影发现肝动脉通畅,但是较纤细

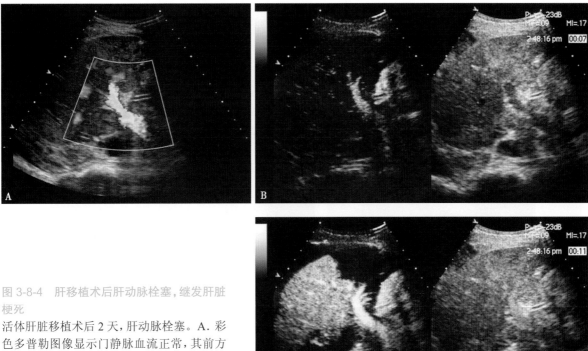

图 3-8-4　肝移植术后肝动脉栓塞，继发肝脏梗死

活体肝脏移植术后 2 天，肝动脉栓塞。A. 彩色多普勒图像显示门静脉血流正常，其前方及周边未见肝动脉信号。B. 增强超声，注射造影剂后 7s，未见肝动脉显影，门静脉显影。C. 增强后右前叶下段 S5 及右后叶上段 S7 实质内未见增强，提示肝脏梗死

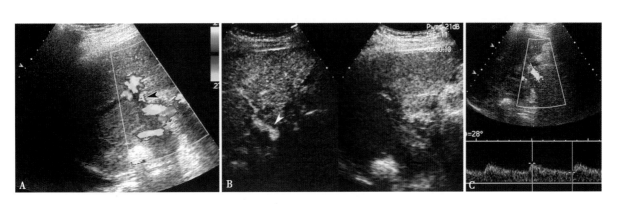

图 3-8-5　肝移植术后肝动脉狭窄

A. 二维超声显示肝门部胆管内呈稍强回声的胆泥及结石；B. 超声造影显示肝门部肝动脉较细小；C. 肝内动脉频谱显示肝动脉加速时间延长，阻力指数降低，肝动脉缺血导致胆道系统的改变

十二指肠憩室、胰腺假性囊肿等。造影超声有可能帮助了解肝动脉主干情况及吻合口情况（图 3-8-6）。

3. 门静脉并发症　门静脉并发症发生率约 1%～2%，包括门静脉栓塞、门静脉狭窄及门静脉瘤。由于肝移植术后门静脉的正常血供是维持移植物存活的必备条件，故术后对门静脉的监测也很重要，术后一旦出现门静脉血栓或严重的门静脉狭窄，可发生原发性移植物无功能、腹水、脾大、内脏出血、胆漏等，须再次行肝移植或进行手术或介入治疗，包括血栓切除术、重新吻合或再次移植。门静脉栓塞的超声表现：门静脉管径可增粗或正常，管腔内查见部分或全部等回声或稍强回声充填；部分栓塞时局部血流束变窄，流速加快，完全栓塞时局部无血流信号，管腔周围可有侧支循环形成，肝动脉增粗流速加快。增强后在门静脉内无造影剂充填（图 3-8-7）。

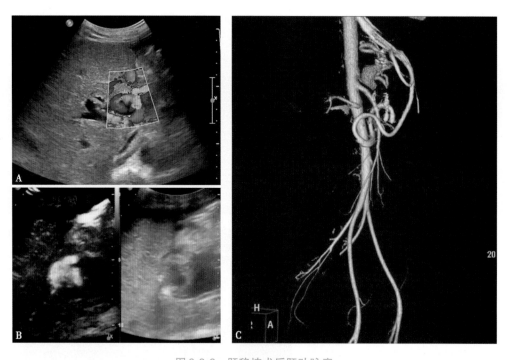

图 3-8-6　肝移植术后肝动脉瘤

A. 全肝移植后 2 个月,彩色多普勒超声显示肝门部肝动脉瘤样改变,怀疑肝动脉瘤。B. 造影后明确肝门部肝动脉瘤。C. 同一患者 CT 三维血管重建显示肝动脉瘤

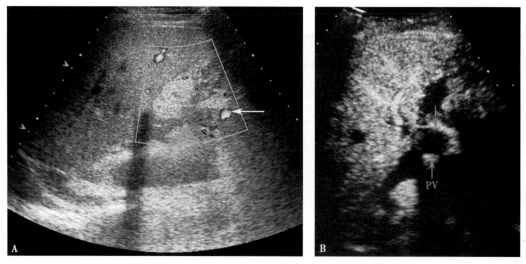

图 3-8-7　肝移植术后门静脉栓塞

A. 肝门部门静脉内有弱回声充填且无血流信号;B. 造影超声显示门静脉内无造影剂充填

目前较认可的门静脉狭窄超声诊断标准是狭窄处血流混叠且流速增高、狭窄处流速大于 150cm/s 或与狭窄前比例大于 4∶1,或者局部狭窄达到 3.5mm,并可出现门静脉高压综合征如脾脏长大、腹水、侧支循环形成(图 3-8-8)。超声造影对门静脉并发症诊断作用主要是帮助部分困难患者清楚显示门静脉管腔。治疗手段包括经皮球囊扩张或支架管安置。

4. 下腔静脉 / 肝静脉及流出道并发症　包括栓塞及狭窄,发生率约为 1%。下腔静脉及肝静脉栓塞的超声表现:病变管腔内查见部分或全部回声充填,远段下腔静脉 / 肝静脉管径正常或增粗;多

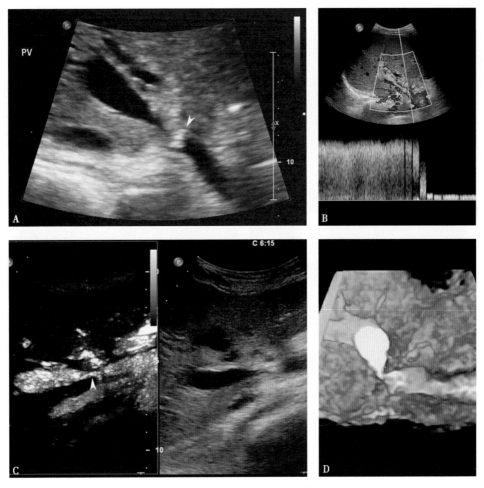

图 3-8-8　肝移植术后门静脉狭窄

A. 二维超声显示供体及受体吻合处门静脉狭窄。B. 彩色及频谱多普勒评估门静脉狭窄,上图彩色多普勒显示血流束明显变窄,下图显示狭窄处与狭窄前门静脉流速比例大于 4:1。C. 增强超声更加清晰显示门静脉吻合口的狭窄段。D. 三维超声显示门静脉吻合口狭窄

普勒超声显示部分栓塞时局部血流束变窄,流速加快,完全栓塞时局部无血流信号,栓塞管腔周围有时可见侧支循环形成。下腔静脉及肝静脉狭窄的表现为二维超声看见明显的狭窄,或狭窄处与狭窄前的速度比为 3:1~4:1,远心端血流频谱平直、流速减慢甚至反向(图 3-8-9)。

在活体半肝移植术中,根据供受体的血管情况可进行肝静脉属支重建及搭桥,由于这些桥血管多较细小且位置深,增强超声能较好地显示这些桥血管及其引流区域的灌注(图 3-8-10)。

5. 胆道并发症　胆道并发症主要包括胆漏、胆道狭窄及胆道梗阻,发生率可达 20%,是肝移植术后最常见并发症及死亡的重要原因之一,80% 的发

生在术后半年,胆道狭窄可发生在术后数年。胆管并发症可能是肝动脉缺血所致,也可能是胆道本身的病变,因此需积极寻找及区别原因。超声表现为肝内外胆管程度不同的均匀或不均匀扩张,管壁增厚或者不增厚。若为原发性胆道梗阻,则肝动脉及其他血管正常,在胆管的某一段可能有狭窄或其他梗阻原因;若为继发梗阻,则有可能查见肝动脉血流异常或有其他血管异常。需要注意的是没有胆管扩张也不能排除没有胆道狭窄(图 3-8-11、图 3-8-12)。

6. 其他并发症　类似于其他肝脏手术后并发症,如肝周积液等,此处略。

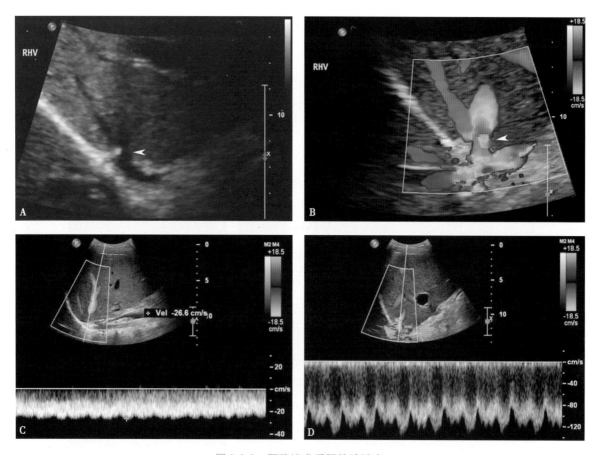

图 3-8-9 肝移植术后肝静脉狭窄

A. 活体右半肝移植后 1 个月二维超声检查发现肝右静脉吻合口狭窄。B. 彩色多普勒表现为吻合口处血流花色。
C. 肝右静脉吻合口以远处血流速度约为 26cm/s。D. 肝右静脉吻合口处血流速度约为 120cm/s

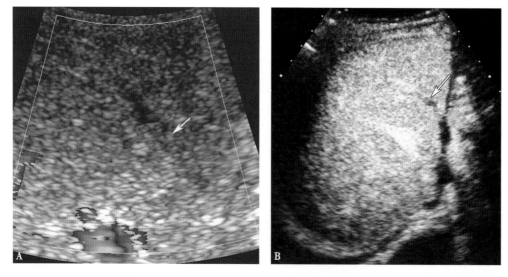

图 3-8-10 肝移植术后桥静脉栓塞

A. 活体肝移植术后第 5 天，彩色多普勒图像显示 V 段的肝中静脉属支管腔内可见部分弱回声充
填，管腔内未见明显血流信号；B. 超声造影显示桥静脉及与其相连的 V 段的肝中静脉属支部分节
段管腔内无造影剂充盈，提示血栓形成

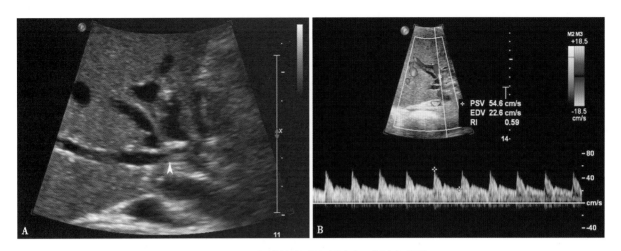

图 3-8-11　肝移植术后胆道狭窄，非缺血所致

A. 二维超声显示肝门部胆管管腔变窄，管壁增厚。B. 多普勒超声显示肝动脉流速、阻力指数均未见异常

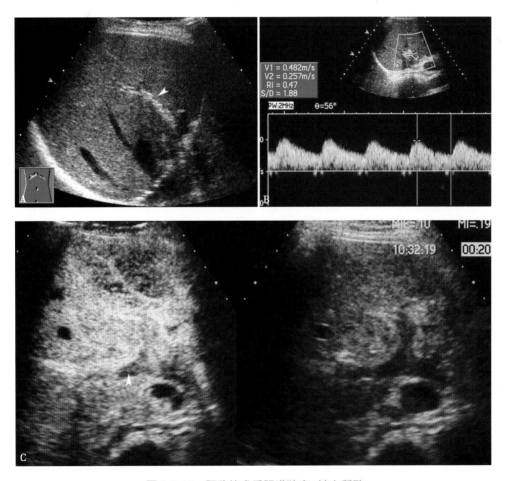

图 3-8-12　肝移植术后胆道狭窄，缺血所致

A. 二维超声肝内胆管扩张及肝内胆管结石。B. 彩色多普勒显示肝动脉阻力指数降低。C. 增强超声显示增厚的胆管管壁低增强或不增强，提示胆管壁缺血

（罗　燕）

第四章 胆道系统

第一节 胆道系统超声检查技术

一、胆道系统解剖与病理生理学概要

(一)正常解剖与变异

1. 胆道系统的正常解剖及特点　胆道系统包括肝外胆道和肝内胆道。肝外胆道包括胆囊、胆囊管、肝总管和胆总管。肝内胆道包括肝内的毛细胆管、小叶间胆管、肝段胆管、肝叶胆管和左、右肝管。

(1)胆囊:胆囊(图4-1-1)呈囊性结构,形态因人而异。长轴切面呈梨形或椭圆形,少数呈圆形或长条形。胆囊位于胆囊窝内,即肝正中裂处。胆囊腔内为无回声,因透声良好,胆囊后壁及后方回声多增强。胆囊壁由黏膜层、黏膜下层、肌层和浆膜层构成。胆囊壁呈带状或线状高回声,轮廓平滑清晰。胆囊分为胆囊底、胆囊体和胆囊颈,三者之间无明确分界。胆囊底圆钝,一般游离,贴近腹前壁。胆囊底部向左后延伸形成胆囊体部,体部的上面借结缔组织与肝连接,体部下缘游离,胆囊体向后上弯曲变窄形成胆囊颈部。胆囊颈与胆囊管连接处呈囊性扩大,称为胆囊颈的壶腹部(Hartmann袋)。胆囊管由胆囊颈延伸而成,胆囊管内壁黏膜形成螺旋状黏膜皱襞,称为Heister瓣,具有调节胆

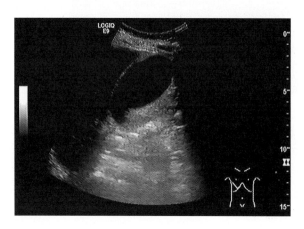

图4-1-1　正常胆囊

汁进出胆囊和防止胆囊管扭曲的作用。胆囊管汇入胆总管的方式变异较大,多数与肝总管平行下降一段后再汇入胆总管。正常人胆囊管难显示,扩张时则较容易检出。

(2)胆管

1)肝外胆管:肝总管由左、右肝管汇合而成,汇合处比门静脉及肝动脉分叉点高。肝总管位于肝十二指肠韧带内的右前方,下行与胆囊管汇合而成胆总管。

胆囊管与肝总管汇合而成胆总管。根据胆总管的行程和毗邻关系,可分为四段:①十二指肠上段,自肝总管与胆囊管汇合处开始,止于十二指肠上缘;②十二指肠后段,位于十二指肠第一段的后方;③胰腺段:在胰头后方的胆管沟内或胰腺实质内下行,上起胰头的上缘,下至十二指肠壁;④十二指肠壁内段:是胆总管穿过十二指肠降部中段后内侧壁的部分,85%的人在此段与主胰管汇合形成一共同的通道,并膨大形成Vater壶腹,向十二指肠腔内突出,使十二指肠黏膜隆起,形成十二指肠乳头。Vater壶腹、胆总管和胰管的末端均有括约肌环绕,统称Oddi括约肌,是调节胆道系统内压力的重要结构,它对控制和调节胆总管和胰管开口以及防止十二指肠内容物的胆道反流起重要作用。

2)肝内胆管:肝内胆管的走行与肝内门静脉和肝动脉及其各级分支走行大体一致,三者均为结缔组织鞘(Glisson鞘)所包绕。肝内胆管可按肝的分叶、分段来命名,左、右肝管为一级胆管,左内叶、左外叶、右前叶、右后叶胆管为二级胆管,各肝段胆管为三级胆管,四级胆管指毛细胆管。

2. 利用超声-CT/MRI融合认识胆道解剖结构　超声-CT/MRI融合成像技术,采用磁定位系统将CT/MRI三维图像与超声图像实时融合对应,利用CT/MRI的图像信息对解剖结构及病灶进行定位,寻找在超声上难以显示的解剖结构。如胆囊管在常规超声扫查时难以显示,但通过超声-CT/MRI融合成像,可以通过CT/MRI的图像信息找到超声图像中胆囊管的相应位置(图4-1-2)。

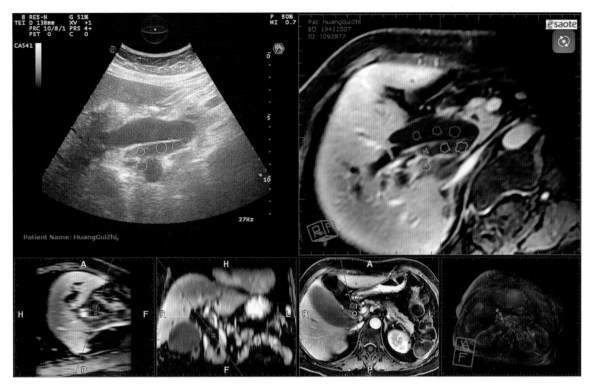

图 4-1-2　超声 -CT/MRI 融合成像

患者，女，74 岁。超声检查可见患者肝内外胆管扩张，胆囊增大。图中蓝色圆圈所示为扩张的肝总管，黄色圆圈所示为扩张的胆囊管，应用超声 -MRI 融合成像对位准确

3. 胆道变异及分类　肝内胆管的变异较常见，有时还可见到副肝管，尤其是右侧副肝管较为多见，由肝门右侧出肝，可汇入肝管、胆囊管或胆总管。15%～20% 的胆总管不与主胰管汇合形成共同通道，而是分别开口于十二指肠的降段。

胆囊的变异较少见，包括胆囊形态异常（如折叠胆囊）、胆囊位置异常（如肝内胆囊）（图 4-1-3）、胆囊数目异常（如双胆囊、无胆囊）等。胆囊管与肝总管汇合部位常有变异，可经肝总管前方或后方与其左侧壁汇合，或汇入右肝管或左肝管，或与肝总管平行走行一段后再汇入。

（二）胆道梗阻的病理生理

胆红素是红细胞降解的代谢废物。当血清中胆红素浓度超过 34.2μmol/L（2.0mg/100ml），可出现巩膜黄染，即为黄疸。黄疸按病因可分为溶血性、肝细胞性和梗阻性黄疸。其中梗阻性黄疸是由于胆汁排泄通道受阻，结合胆红素逆流入血，引起血中结合胆红素明显升高引起的。超声检查有助于评估胆道梗阻部位、梗阻程度及梗阻原因，对临床诊断和治疗具有重要指导意义，是黄疸鉴别诊断的重要影像学方法。超声判断梗阻部位准确率 >90%，可

以根据肝内或肝外胆管是否扩张、胆囊是否增大、胰管是否扩张等判断梗阻部位。超声诊断梗阻原因的准确率为 71%～88%，梗阻性黄疸的常见病因可分为肿瘤性和非肿瘤性，如肝外胆管结石、先天性胆管疾病、胆管炎、胆道肿瘤、胆管出血和外部压迫胆道导致梗阻等。

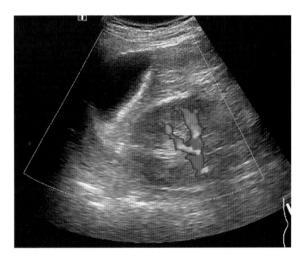

图 4-1-3　异位胆囊

胆囊位置异常，位于肝 S6 旁

二、胆道超声检查适应证

1. 临床症状、体征、实验室或其他影像学检查提示胆道系统疾病。
2. 胆道外科围术期评估与随访。
3. 肝脏移植围术期胆道评估。
4. 胆道系统介入性超声检查。

三、常规胆道超声检查方法与注意事项

（一）仪器条件

采用彩色多普勒超声诊断仪，依据受检者年龄、体型选择适当探头及频率。常用探头频率2～5MHz，儿童及婴儿可选择5MHz或更高频率。术中超声可采用5MHz以上频率的专用探头。

仪器调节：经腹扫查将增益调至低于肝脏条件，使胆汁呈无回声，囊壁或管壁清晰可见。聚焦设置于目标区域。扫查胆囊时可采用组织谐波，尽量去除伪像。

1. 检查前准备 受检者禁食8h以上，以使胆囊充盈胆汁，并减少胃肠道内容物和气体的干扰。检查前24h禁脂肪饮食，停用影响排空胆汁的药物如阿托品、羟甲烟胺等；如已做胃肠钡餐检查、胃镜检查或胆管X线造影，超声检查应在2～3天后进行；胃肠气体干扰较明显者，可让受检者饮无气水或口服胃肠超声造影剂；小儿或不合作者，可使用安眠药，在睡眠状态下检查。较小的婴幼儿，无需严格禁食。

2. 受检者体位

（1）仰卧位：是最常用的体位。观察肝内胆管、胆囊效果好，但易受胃肠道气体干扰，影响胆囊底部及肝外胆管的观察。必要时可换用高频探头进行胆囊底部的检查。

（2）右前斜位：可使肝脏和胆囊向左下移位，扩大肝脏和胆囊的声窗，减少气体干扰，与仰卧位结合并快速改变体位，有利于观察胆囊内可疑结石的移动情况。

（3）坐位或站立位：肝脏、胆囊位置较高者可利用该体位使其下降，便于扫查并可观察结石移动。

（4）胸膝位或俯卧位：有利于观察胆囊颈部结石移动，扫查胆囊颈部的隐蔽结石。

3. 检查方法

（1）胆囊

1）胆囊长轴扫查：在仰卧位或右前斜位，探头置于右肋缘下或右肋间斜向扫查。扫查到胆囊后，调整探头方位和角度，与胆囊长轴平行扫查。胆囊

位置较高者，可采用右前斜位或嘱受检者深吸气后屏气检查。右肋间扫查有利于胆囊颈部的显示。

2）胆囊短轴扫查：在胆囊长轴切面上旋转探头90°，从胆囊颈部向底部连续扫查。

3）胆囊收缩功能检查：当临床需要了解胆囊收缩功能时，可采用简便的脂餐试验。让受检者进食2个油煎鸡蛋，1～2h后测定胆囊面积并与餐前比较，正常人脂餐后胆囊面积应减少30%以上。

（2）胆管

1）肝外胆管：肝外胆管的超声扫查是肝胆超声检查的难点，也是超声在腹部应用的优势之一。因为胆囊管汇入肝总管的结构并不容易被超声显示，因此超声检查往往难以区分肝总管和胆总管。一般将胆总管和肝总管统称为肝外胆管。超声成像较难将肝外胆管清晰分为解剖上的四段。从实用的角度出发，超声解剖可将肝外胆管分为近侧段（肝门段）和远侧段。近侧段的超声纵切面一般指门脉右支和主干前方的平行节段。门脉右支前方往往可显示右肝动脉的横切面，也就是位于门脉右支与肝外胆管近侧段之间（少部分人的右肝动脉横切面位于肝外胆管近侧段前方）（图4-1-4）。大部分人的肝外胆管远侧段在矢状切面上几乎平行于下腔静脉纵切面。近侧段和远侧段的移行区存在一定程度的弯曲（图4-1-4）。肝外胆管的远侧段还可以根据与胰腺之间的关系进一步分为胰腺上段（在肝门和胰头之间）和胰腺段（胰头水平）。肝外

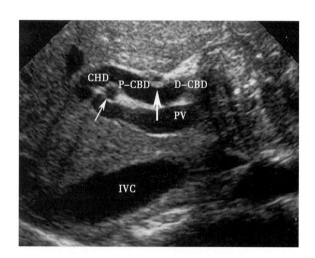

图4-1-4 肝外胆管的近侧段（肝门段）

沿右肋间扫查显示胆总管近侧段（肝门段）。右肝动脉的横切面（细箭头）可作为粗略划分肝总管（CHD）和胆总管（CBD）的解剖标志。肝外胆管的近侧段和远侧段的移行区有个背向弯曲（粗箭头）可以粗略划分近侧段（P-CBD）和远侧段（D-CBD）（胰腺上段）。肝外胆管远侧段走行弯曲后，与下腔静脉（IVC）（纵切面）平行。PV：门静脉

胆管远侧段纵切面上在胰头后方走行,在横切面上位于胰头的后右外侧(图4-1-5、图4-1-6)。

右肋间扫查:显示肝总管及上段胆总管,在门静脉主干右前方与之平行走行。

上腹正中剑突下横切扫查:显示胰腺长轴切面,在胰头后外方显示胆总管胰头段的短轴图像。

右上腹斜、纵切扫查:显示胆总管胰头段的横切面后,旋转探头扫查,显示胆总管胰头段的长轴

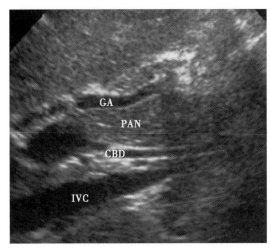

图4-1-5　肝外胆管的远侧段的纵切面

沿右上腹斜、纵切扫查,可适度加压显示胰腺上段和胰腺段的肝外胆管。肝外胆管胰腺段(CBD)在纵切面上走行于胰头(PAN)后方凹陷内,走行方向基本与下腔静脉(IVC)平行。胰头前方有时可显示胃十二指肠动脉纵切面(GA)

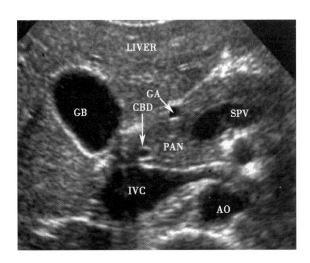

图4-1-6　肝外胆管远侧段的横切面

沿胰头部分横切面,当肠气干扰不明显时,可以清晰显示胰头前方的胃十二指肠动脉的横切面(GA)此横切面可作为胰头颈分界的解剖标志。胆总管的横切面位于胰头的后右外侧(CBD)。SPV:脾静脉;AO:腹主动脉;IVC:下腔静脉;LIVER:肝脏;PAN:胰头;GB:胆囊

切面,再向上斜切扫查,显示与门静脉主干伴行的胆总管上段。胆总管下段多与下腔静脉、脊柱平行走行,向下、向右折曲进入十二指肠降部。在右上腹肝门部至胰头区域行纵、斜切扫查,可追踪肝外胆管。

2)肝内胆管:左、右肝管在解剖上实际位于肝外,正常情况下容易显示,在肝内的二级分支有时也可显示,三级以上分支则一般不易显示。各级肝管与相应的门静脉伴行,可先显示门静脉,在附近寻找伴行胆管。从剑突下或右侧肋缘下向上横切或斜切扫查,可显示门静脉左、右支及伴行的左、右肝管。右肋间扫查可显示门静脉右支、右前、后支及伴行的胆管。剑突下扫查还可显示左肝外叶门静脉分支及伴行胆管。

(二)注意事项

1. 胆管超声检查技巧

(1)扫查肝外胆管上段时,可利用肝左外叶或肝左内叶作为声窗,在肝门部进行连续横切面扫查,并可通过CDFI显示门静脉,从而辨认伴行的胆管。

(2)扫查肝外胆管下段时,由于肠气干扰,较难清晰显示,可适当加压,必要时让受检者服高脂餐,使肝外胆管产生不同程度的扩张;饮无气水或口服胃肠超声造影剂,增强透声窗。

(3)扫查肝内胆管时,可通过肝左内叶为声窗,辨认左、右肝管,CDFI可助鉴别,肝内三级胆管则可通过寻找同名的门静脉分支进行辨认。

2. 胆囊超声检查技巧

(1)扫查胆囊时要注意将增益调低,调至谐波条件(如有谐波功能),并进行局部放大,通过连续的胆囊长轴及短轴的扫查,观察完整的胆囊结构,并嘱患者配合体位改变,从而进行动态、全面的观察。

(2)主肝裂内有脂肪及结缔组织,70%的人在超声上显示为连接胆囊颈部和门静脉右支根部间线状高回声。当胆囊高度收缩、萎缩或充满结石显示不清时,主肝裂是寻找胆囊的线索。

(3)某些常规体位下不易诊断的胆囊颈部结石,可采取俯卧位,将探头放在右腋中线处利用肝脏做透声窗经肋间扫查,以避开多重反射伪影和肠气干扰。

(4)常见的胆囊伪像及其辨别

1)混响伪像:亦称多重反射,在胆囊体、底部靠近腹壁时容易出现,表现为胆囊腔内多条与胆囊壁平行的高回声带。

2)旁瓣伪像:扫查胆囊时,旁瓣的图像重叠在

主瓣的图像上,形成酷似胆泥沉着于胆囊颈体部的虚像。

3)声束厚度效应:亦称部分容积效应,表现为胆囊邻近的胃肠道气体强回声及声影看似位于胆囊腔内的结石。

四、正常胆道超声表现与正常值

胆囊长轴切面呈梨形或椭圆形,胆囊腔内为无回声,后壁及后方回声多增强。胆囊壁呈带状或线状高回声,轮廓平滑清晰。进食后胆囊缩小,胆囊壁增厚并不光滑。

(一)测量方法

肝外胆管包括肝总管与胆总管。在超声上肝外胆管可分为上、下两段,上段自肝门部起始后与门静脉伴行,下段离开门静脉与下腔静脉伴行并延伸进入胰头背外侧。在肝门部的横切面图像上,门静脉、肝固有动脉与肝外胆管共同显示为3个圆形的管腔结构即"米老鼠征"(图4-1-7),门静脉是头部,肝固有动脉和肝外胆管分列左前、右前貌似两只耳朵。

超声扫查时一级胆管容易显示,位于门静脉左、右支前方,呈细管状无回声。二级胆管有时也可显示,三级胆管则一般不显示。二级胆管及以上分支如有扩张,与伴行的门静脉一起呈平行管征。

(二)正常值

1. 胆囊 正常胆囊大小差异很大。成人胆囊长径≤9cm,横径≤4cm(图4-1-8)。儿童胆囊的长径<7cm,短径<3.5cm。1岁以下的婴儿和新生儿胆囊的长径1.5～3.0cm。胆囊壁厚度≤3mm。进食后胆囊收缩变小、胆囊壁厚度增加。

2. 胆管 肝外胆管或胆总管内径一般不超过8mm(图4-1-9),下段的管径通常比上段宽,部分人在深吸气状态下的测量值比呼气状态下要大1mm或更多。测量标准切面:以右肋缘下第一肝门纵切面为标准测量切面,测量胆总管要求尽量显示其全长至胰头后方。胆总管可随年龄增长而增宽,65岁以上正常人最大内径可达10mm,约有15%胆囊切除术后受检者胆总管内径可增至10mm,但无任何胆道梗阻的证据。婴幼儿胆总管最大内径一般不超过2mm,较大儿童一般不超过4mm。左、右肝管内径<3mm,或小于伴行门静脉内径的40%。肝内胆管二级以上分支一般较难显示。

五、胆道超声检查方法改进与新技术

(一)采用高频率探头提高分辨率

部分较瘦的患者或胆囊(尤其是胆囊底部)离

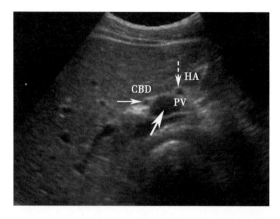

图 4-1-7 "米老鼠征"

在肝门部的横切面图像上,门静脉(PV,粗箭头)、肝固有动脉(HA,虚线箭头)和肝外胆总管(CBD,实线箭头)共同显示为3个圆形的管腔结构即"米老鼠征",门静脉是头部,肝固有动脉和肝外胆管分别位于左前和右前

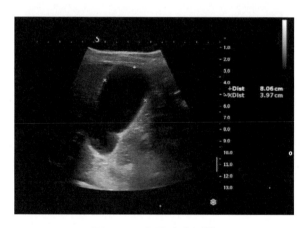

图 4-1-8 胆囊大小测量

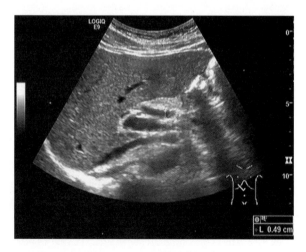

图 4-1-9 胆总管内径测量

右肋缘下第一肝门纵切面为标准测量切面,测量胆总管要求尽量显示其全长至胰头后方

腹壁较近的患者,可应用高频率探头进行胆囊的扫查,这样可以避免混响伪像,并可以提高分辨率,更加清晰地显示胆囊底部的病变,如胆囊腺肌症、胆囊息肉、胆囊腺瘤或胆囊癌等。

（二）利用融合成像显示解剖结构与病灶

对于超声难以显示的解剖结构（如胆囊管 - 肝总管等）及病灶（如小病灶、等回声病灶等）,利用超声 -CT/MR 融合成像,可通过 CT/MR 的图像信息,在超声上显示对应位置。

（三）利用经静脉超声造影显示组织血流灌注,进行诊断及鉴别诊断

经静脉超声造影能反映组织及病变的微血流灌注情况,对于胆泥和肿瘤的鉴别最具价值,可通过观察病灶是否有造影剂灌注而进行准确鉴别。但要注意,胆道系统的血供与肝脏不同,仅有动脉供血而无门静脉供血。

（四）利用经引流管胆道腔内造影显示胆管解剖结构及疾病诊断

经胆道超声造影是将造影剂经过经皮经肝胆管引流术（percutaneous transhepatic cholangial drainage,PTCD）引流管、T 管或其他胆道插管直接注入胆管腔内,显示胆管及其分支的形态和解剖结构信息。可采用二维或三维模式行经胆管超声造影,二维模式可实时动态观察造影剂在胆管内充盈灌注情况,有利于观察胆管梗阻端形态及阻塞程度;而三维模式可直观显示胆管树状结构,有利于评价胆管解剖结构、判断梗阻部位。经胆道超声造影在评价胆道解剖结构及变异,梗阻性黄疸的定位、定性诊断,明确胆漏、指导 PTCD 置管引流等方面具有重要作用。

第二节　胆道疾病

一、胆囊疾病

（一）胆石症和胆汁淤积

1. 临床病理、流行病学及发病特征　胆囊结石（gallbladder stone）是最常见的胆道系统疾病,是急腹症的常见原因。胆囊结石的发生与年龄、妊娠、肥胖、长期禁食和使用激素等相关。胆汁淤积（cholestasis）可为胆囊结石的前期表现。病理上根据结石的化学成分,可分为胆固醇结石、胆色素结石和混合性结石。临床表现主要为右上腹痛、发热、黄疸、白细胞升高和墨菲征等,也可无临床表现。

2. 超声诊断与鉴别诊断　胆囊内一个或多个

强回声团,后方伴声影,可随体位改变而移动（图4-2-1）。胆囊结石的其他超声表现:

（1）充满型结石:表现为"WES 征",又称"囊壁 - 结石 - 声影三联症"（图 4-2-2）,即高回声的胆囊壁 + 与胆囊壁平行的强回声带（为充满胆囊腔内的结石）+ 后方宽大的声影,胆囊轮廓和胆囊腔因受遮挡而显示不清。

（2）泥沙样结石:团状或层状等 - 高回声或强回声堆积在胆囊腔内,如泥沙样,后方伴淡声影甚至不伴声影,可随体位改变而缓慢移动（图 4-2-3）。

（3）胆囊颈部结石:位于胆囊颈部,容易漏诊。结石嵌顿时常合并急性胆囊炎,超声表现为胆囊颈部强回声团、后伴声影、不可移动,胆囊肿大,肝内外胆管管径正常。若发现上述表现时应重点观察胆囊颈部有无结石（图 4-2-4）。

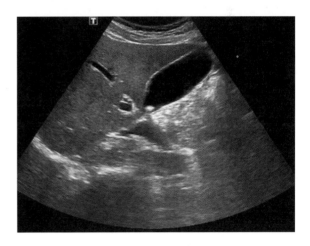

图 4-2-1　典型胆囊结石
胆囊腔内可见一个强回声团,后方伴声影

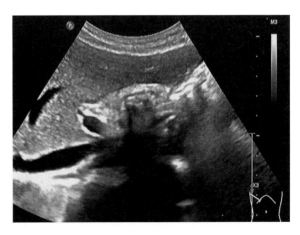

图 4-2-2　胆囊充满型结石
胆囊腔内填满结石,可见"WES 征",即"囊壁 - 结石 - 声影三联症"

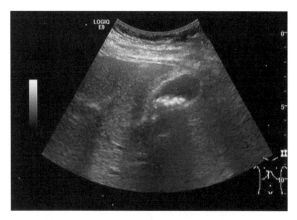

图 4-2-3　胆囊泥沙样结石

胆囊腔内可见一堆强回声点或强回声团,后方伴声影

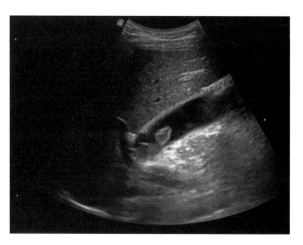

图 4-2-5　胆汁淤积

胆囊腔内可见一堆高回声团,后方不伴声影

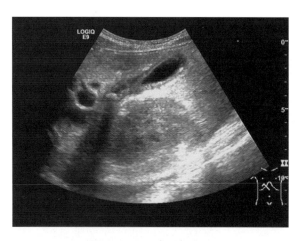

图 4-2-4　胆囊颈部结石

胆囊颈部可见一个强回声团,后方伴声影,胆囊壁弥漫性增厚,呈"双边征"。胆囊颈部结石多不随体位变换而移动

（4）Mirizzi 综合征:多发生于胆囊管和肝总管并行的情况下。结石嵌顿在胆囊颈部或胆囊管,引起胆囊炎,并压迫肝总管,造成梗阻以上的胆管扩张。超声表现为胆囊颈部或胆囊管内强回声团伴声影;胆囊肿大,或者因慢性胆囊炎反复发作而胆囊萎缩,胆囊壁明显增厚;肝内胆管及肝外胆管上段(肝总管)扩张,肝外胆管下段(胆总管)管径正常。

（5）胆汁淤积的超声表现:胆囊内不定形的低回声,后方不伴声影,可随体位改变而移动(图 4-2-5)。

诊断要点:胆石症,胆囊内强回声团,伴声影,可移动;胆汁淤积,胆囊内低回声团,不伴声影,可移动。

鉴别诊断:

（1）伪像:在声束厚度效应下,胆囊附近胃肠道内气体及其声影与胆囊腔内结石难以鉴别,容易造成误诊。通过改变体位、改变扫查切面或加压探头可进行鉴别。另外,泥沙样结石与旁瓣伪像进行鉴别,亦可采用变换扫查部位或切面等方法。

（2）胆囊息肉样病变:胆囊附壁结石应与胆囊息肉样病变鉴别,前者伴有"彗星尾征",后者没有。

3. 临床关切点　超声是对胆囊结石敏感性高、特异性强且最经济的检查,其准确度可达 95% 以上,是公认的诊断胆囊结石的最优方法。超声可以早期发现无症状的胆囊结石,为临床治疗提供帮助。另可通过腹部 X 线检查,但只能发现 15% 的胆囊结石,并有少量辐射。

（二）胆囊炎

1. 临床病理、流行病学及发病特征　根据患者病程可将胆囊炎(cholecystitis)分为急性胆囊炎和慢性胆囊炎。急性胆囊炎是胆石症最常见的并发症,临床表现主要有右上腹绞痛、恶心、呕吐、发热、墨菲征和白细胞升高等。病理表现可分为单纯性、化脓性、坏疽性三类,单纯性胆囊炎的胆囊水肿、充血、白细胞浸润,化脓性胆囊炎的胆囊腔内充满浑浊胆汁,坏疽性胆囊炎的胆囊壁可见脓肿及大量白细胞浸润,可致胆囊壁出血性梗死。10%的患者可发生胆囊脓肿、胆囊穿孔及与附近脏器(十二指肠、结肠和胃)形成瘘道。急性胆囊炎伴胆石症者急性期可行抗感染治疗,必要时行胆囊造口术,之后行胆囊切除术。慢性胆囊炎多继发于急性胆囊炎,慢性胆囊炎严重时胆囊壁广泛钙化,称为瓷器样胆囊。病理表现为胆囊壁炎症、增厚、纤维组织增生,甚至胆囊萎缩。慢性胆囊炎的临床表现可有右上腹隐痛,也可无明显症状。慢性胆囊炎多继发于胆石症或慢性肝病患者。

2. 超声诊断与鉴别诊断 急性胆囊炎：胆囊增大，胆囊壁不光滑，弥漫性增厚，呈"双边征"或"条纹征"，胆囊周围可见液性暗区，胆囊腔内可见胆囊结石或黏稠胆汁。胆囊墨菲征阳性（图4-2-6）。

慢性胆囊炎：胆囊萎缩或正常大小，胆囊壁不光滑，回声增高，可弥漫性增厚，胆囊腔内可见胆囊结石或黏稠胆汁。胆囊收缩功能降低。

诊断要点：急性胆囊炎：胆囊增大，胆囊壁增厚，胆囊腔内伴结石或黏稠胆汁，胆囊墨菲征阳性；慢性胆囊炎：胆囊萎缩，胆囊壁不光滑，胆囊腔内伴结石或黏稠胆汁。

鉴别诊断：

（1）胆囊腺肌症：胆囊炎应与弥漫型胆囊腺肌症鉴别。腺肌症增厚的胆囊壁内可见小无回声区和强回声点伴"彗星尾征"，胆囊炎无此表现。胆囊收缩功能检查亦有助于两者鉴别，胆囊炎收缩功能减退，腺肌症的胆囊收缩功能亢进。

（2）胆囊癌：慢性胆囊炎应与厚壁型胆囊癌鉴别。胆囊癌胆囊壁多呈不均匀增厚，黏膜面连续性中断；增厚的胆囊壁内可见血流信号，探及高阻动脉频谱；超声造影显示增厚的胆囊壁在动脉期呈不均匀高增强，后快速消退呈低增强；厚壁型胆囊癌可侵及周围肝脏组织及相邻胆管。慢性胆囊炎血流信号不丰富；超声造影动脉期呈均匀高增强，后较慢消退呈低增强。

超声检查是胆囊炎迅速而准确的检查方法，并可评估严重程度、发现并发症，对于临床治疗有重要价值。

（三）胆囊息肉样病变

1. 临床病理、流行病学及发病特征 胆囊息肉样病变（polypoid lesions of gallbladder）是指胆囊壁局部增厚隆起的软组织病变。病理上主要包括四类病变：胆固醇性息肉、炎症性息肉和腺瘤（属于肿瘤性病变，有癌变倾向），此外，还有少见的结节型胆囊癌。胆囊息肉样病变常为体检发现，临床上多无症状。

2. 超声诊断与鉴别诊断 胆囊内壁上局部突出的异常回声，后方不伴声影，不随体位改变而移动，较小者内未见明显血流信号，较大者内可见点状动脉血流（图4-2-7）。

胆固醇性息肉占胆囊息肉样病变的95%以上，其大小一般在10mm以下，常为多发性，多呈高回声，基底部较窄或带细丝状蒂，表面桑葚状或颗粒状。较小者可呈强回声伴"彗星尾征"。炎症性息肉少见，常为多发性，基底宽，无蒂，多合并胆囊炎

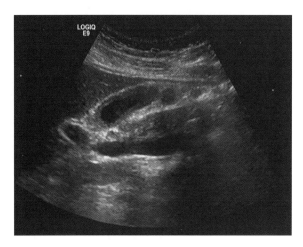

图4-2-6 急性胆囊炎
胆囊壁不光滑，弥漫性增厚，呈"双边征"，胆囊腔内透声不佳

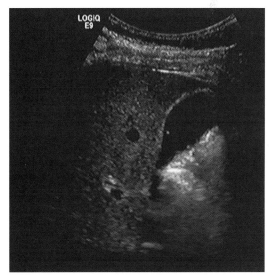

图4-2-7 胆囊息肉样病变
胆囊壁上可见小乳头状中等回声团，向胆囊腔内突出，不伴声影

或胆石症。腺瘤大小可超过10mm，常为单发性，多呈等回声，表面平滑，基底部较宽也可带蒂。腺瘤大小如超过10mm，癌变的概率较高（发生率为3%～13%），需注意观察病灶及邻近胆囊壁超声表现，进行鉴别诊断。

诊断要点：胆囊壁异常回声团，不伴声影，不可移动。

鉴别诊断：

（1）胆石症：胆囊息肉样病变应与胆囊附壁结石鉴别，如前所述。胆囊癌：腺瘤性息肉应与息肉型胆囊癌鉴别。后者形态不规则，内部回声不均

匀，表面回声模糊欠光滑，基底部较宽，胆囊壁层次不清，黏膜层高回声不连续；病灶内部见粗大且不规则的血流信号；超声造影呈快进快退，内部可见粗大树枝状血管、囊壁层次不清。

（2）胆囊腺肌症：胆囊息肉样病变应与节段型胆囊腺肌症鉴别。后者隆起的病变多无蒂、基底部较宽，同时有胆囊壁显著肥厚，壁内蜂窝状小无回声区和点状强回声伴"彗星尾征"。如病变位于胆囊底部或患者较瘦，可采用高频超声观察病变内部的细微回声特征及内部血流信号、邻近胆囊壁层次，利于明确诊断。

超声对于胆囊息肉样病变检出率高、诊断准确，可以显示数目、大小、部位、形态等，并且可以动态随访。

（四）胆囊腺肌症

1. 临床病理、流行病学及发病特征 胆囊腺肌症（adenomyomatosis）根据病变范围可分为局限型、节段型和弥漫型。局限型最多见，并以胆囊底部好发。节段型约 5% 有恶变倾向。病理改变为胆囊黏膜上皮内陷形成罗 - 阿窦（Rokitansky-Aschoff sinus），导致胆囊壁呈局限型增厚或弥漫型肥厚。同时伴有平滑肌增生，实际上是慢性胆囊炎的表现之一。临床上多无特殊表现，少数患者可有上腹部隐痛、消化不良、嗳气、厌油等症状。

2. 超声诊断与鉴别诊断 典型者胆囊壁局限或弥漫性显著肥厚，增厚的胆囊壁内见稀疏分布或蜂窝状的小无回声区或小网格样回声；囊壁内见散在分布的点状强回声伴"彗星尾征"。胆囊腺肌症最常见的超声表现为胆囊壁上小点状强回声，后方伴"彗星尾征"。以往经常提到的征象是胆囊壁内小无回声区，实际上并非最常见的表现。本病可伴或不伴胆囊壁增厚，可合并胆石症或胆囊炎。

局灶型胆囊腺肌症最常见，囊壁见单个或多个点状强回声，后方伴"彗星尾征"，可伴有局部囊壁增厚。局限于胆囊底部时也称为基底型，此型如受检者症状不明显容易漏诊，当怀疑病变存在时可采用高频超声进一步观察病变内部有无小无回声区及点状强回声，因病变贴近腹壁特别适合高频超声观察（图 4-2-8）。

节段型胆囊腺肌症多发生在胆囊体、颈部，显著增厚的肌层呈三角形向腔内突出，形成所谓"三角征"，尖端指向腔内，囊壁常见小无回声区及伴有彗星尾征的点状强回声（图 4-2-9）。

弥漫型胆囊腺肌症的胆囊壁弥漫性增厚，较少见（图 4-2-10）。

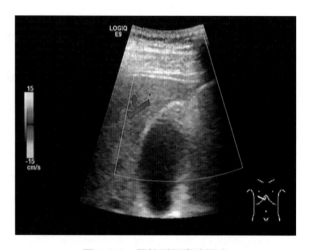

图 4-2-8 局灶型胆囊腺肌症

胆囊底部胆囊壁局限性增厚，增厚的胆囊壁中可见多个小无回声区和强回声点

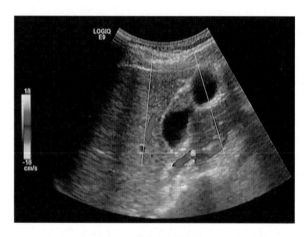

图 4-2-9 节段型胆囊腺肌症

胆囊体部胆囊壁节段性增厚，增厚的胆囊壁中可见多个小无回声区和强回声点

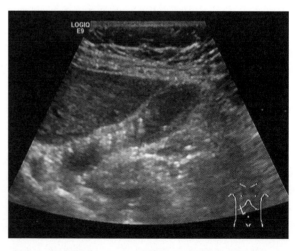

图 4-2-10 弥漫型胆囊腺肌症

胆囊壁弥漫性增厚，胆囊腔狭窄，增厚的胆囊壁中可见多个小无回声区和强回声点

诊断要点：胆囊壁局限或弥漫性增厚，壁内见小无回声区及点状强回声伴"彗星尾征"。

鉴别诊断：

（1）胆囊炎：弥漫型胆囊腺肌症应与胆囊炎鉴别，如前所述。

（2）胆囊息肉样病变：节段型胆囊腺肌症应与胆囊息肉样病变鉴别，如前所述。

（3）胆囊癌：胆囊腺肌症应与胆囊癌鉴别。往往需要密切随访，动态观察病灶的声像图变化及临床过程，后者多为浸润生长，病变发展较快，易出现阻塞性黄疸，前者无此表现。超声造影有助于鉴别，前者动脉期呈均匀高增强，晚期消退较慢或并无消退，呈等或稍低增强，后者多呈快进快出的表现。

（五）胆囊癌

1. 临床病理、流行病学及发病特征 胆囊癌（carcinoma of gallbladder）约80%为腺癌，易侵犯胆总管、周围肝脏组织和肝门部淋巴结。胆囊癌大多合并胆石症和胆囊炎。胆囊癌的治疗方法为外科手术，但多数患者由于肿瘤浸润、周围淋巴结或远处转移而无法根治性切除，这类患者可行姑息性治疗（化学治疗或放射治疗）。胆囊癌的5年生存率约为5%，平均存活时间约6个月。胆囊癌多为腺癌，约占71%～90%。胆囊癌形态各异，可沿组织间隙、淋巴、血管、神经呈浸润性生长。早期局限在胆囊局部，晚期可广泛侵犯胆囊壁，并可浸润周围脏器与组织。大多患者早期多无临床症状，晚期可出现右上腹痛、腹部肿块、黄疸、消瘦等表现。实验室检查中碱性磷酸酶、胆固醇、胆红素可升高。

2. 超声诊断与鉴别诊断 早期胆囊癌表现为胆囊内息肉样或结节状病灶，或胆囊壁局部增厚，胆囊壁高回声线中断或不连续。晚期胆囊癌表现为胆囊内实性低回声肿块甚至充满胆囊腔，或胆囊壁弥漫性不规则增厚，胆囊壁层次不清。彩色多普勒可显示病灶内部血流信号丰富，探及动脉血流频谱。超声造影表现为动脉期快速高增强，周围肝脏组织也可呈高增强，后期快速消退呈低增强。超声造影可更加准确地显示肝脏受侵的范围。胆囊癌常合并以下间接征象：

（1）50%～70%的胆囊癌合并胆石症或胆囊炎，多数病例可见胆囊腔内强回声团及囊壁增厚等征象。

（2）癌肿易侵犯肝总管引起胆道梗阻，肝内胆管普遍扩张。

（3）病变晚期，肝内出现转移性病灶，肝门部、胰周及腹主动脉旁见淋巴结肿大。

胆囊癌依据其超声表现可分为以下类型：

（1）结节型（或息肉型）：呈乳头状或结节状突出于胆囊腔内（图4-2-11）。

（2）厚壁型：胆囊壁弥漫性或局限性不均匀增厚（图4-2-12）。

（3）实块型：胆囊区实性肿块，胆囊腔消失（图4-2-13）。

（4）混合型：厚壁和结节型同时存在。

诊断要点：胆囊内实性肿块或胆囊壁弥漫性不规则增厚，胆囊壁层次不清，内部血流丰富，超声造影呈"快进快出"。

鉴别诊断：

（1）胆囊息肉样病变：结节型胆囊癌应与胆囊息肉样病变鉴别。前者大小常＞20mm，多为单发，基底宽，内部可见丰富动脉血流，超声造影动脉期呈高增强，后消退呈低增强；后者大小多在10mm以内，常多发，回声较低，基底窄，内部血流不丰富，超声造影呈均匀等增强。

（2）慢性胆囊炎：厚壁型胆囊癌应与慢性胆囊炎鉴别。要仔细观察胆囊内壁、外壁层次及其高回声带是否存在，有利于鉴别诊断。此外，厚壁型胆囊癌者多进入病变晚期，常出现胆管及周围肝组织侵犯表现，可作为鉴别诊断的辅助证据。

（3）弥漫型胆囊腺肌症：厚壁型胆囊癌应与弥漫型胆囊腺肌症鉴别。后者增厚的胆囊壁内有小无回声区及小强回声点伴"彗星尾征"，可资鉴别。

（4）肝脏肿瘤：实块型胆囊癌应与肝脏肿瘤鉴别。当在胆囊区扫查到肿块而又看不到胆囊时应考虑为实块型胆囊癌，当肿块内可见胆囊结石时多

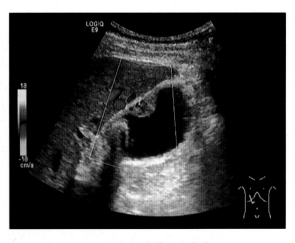

图4-2-11 结节型胆囊癌

胆囊腔内可见中等回声团，与胆囊壁相连，基底宽，内部回声不均匀，CDFI内部可见丰富血流信号

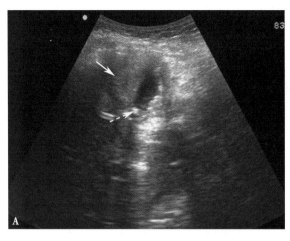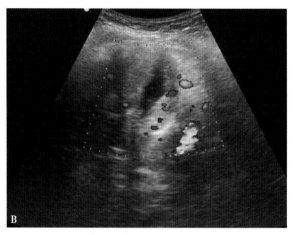

图 4-2-12　厚壁型胆囊癌

A. 胆囊壁弥漫性不均匀增厚（箭头），胆囊僵硬、变形，胆囊内壁连续性中断，胆囊腔内可见强回声团，后方伴声影（虚线箭头）；B. CDFI 增厚的胆囊壁内可见丰富血流信号

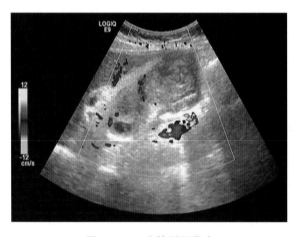

图 4-2-13　实块型胆囊癌

整个胆囊呈杂乱低回声团，胆囊腔内无回声区消失，内可见强回声点或强回声团，CDFI 内部可见丰富血流信号

为胆囊癌。如为肝脏来源肿瘤压迫胆囊使之移位或变形，一般情况下仍能寻找到胆囊的图像，同时胆囊壁多连续完整。

3. 临床关切点　超声诊断胆囊癌的准确率达 64%～82%，对于部分早期病变可进行诊断及随访，对于晚期患者可急性并发症的诊断并观察周围脏器是否受侵，对于临床有所助益。

二、胆道疾病

（一）先天性胆管囊状扩张症

1. 临床病理、流行病学及发病特征　先天性胆管囊状扩张症（congenial cystic dilatation of biliary duct）是最常见的先天性胆道疾病。根据胆管扩张

的部位、范围和形态分为五种类型（图 4-2-14）：Ⅰ A 型：肝总管 - 胆总管囊状扩张（50%～80%），Ⅰ B 型：胆总管局限性节段扩张，Ⅰ C 型：肝总管 - 胆总管梭形扩张；Ⅱ 型：胆总管憩室（2%），起自胆总管侧壁；Ⅲ 型：胆总管末端囊状扩张（1.4%～4.5%），向十二指肠内膨出；Ⅳ A 型：肝内、外胆管多发囊状扩张（15%～35%），Ⅳ B 多发性肝外胆管囊肿；Ⅴ 型：肝内胆管多发囊状扩张（20%），亦称 Caroli 病，又可分为单纯型和肝纤维化型。先天性胆管囊状扩张症病理表现为胆管扩张，内含有胆汁，可合并结石。先天性胆管囊状扩张症多见于儿童及青年，大多在 30 岁前发病。临床表现主要有腹痛、黄疸和发热，可合并肾囊肿或海绵肾，7%～10% 先天性胆管囊状扩张症可合并胆管癌。

2. 超声诊断与鉴别诊断　胆总管或肝内胆管呈囊状扩张（图 4-2-15～图 4-2-17），呈球形、椭圆或纺锤形，与邻近胆管相连续，部分病例仅表现为肝内外胆管节段性扩张或全程均匀扩张（图 4-2-18）。

Caroli 病肝纤维化型可伴有肝实质回声不均匀增粗，肝包膜不平滑，严重者可伴肝硬化和门静脉高压。常合并胆管结石、胆管炎甚至胆管穿孔。少数成年患者可合并癌变，表现为胆管内见不规则低 - 等回声团，内部可探及点条状血流信号，超声造影可见内部的微血流灌注。

诊断要点：超声检查显示胆总管或肝内胆管呈囊状扩张，与邻近胆管相连续，可提示诊断。

鉴别诊断：需与肝囊肿、多囊肝、肝脓肿、小网膜囊肿、胆囊管囊状扩张、胰腺囊肿等鉴别。上述囊肿均不与胆管相连续，而先天性胆管囊状扩张症

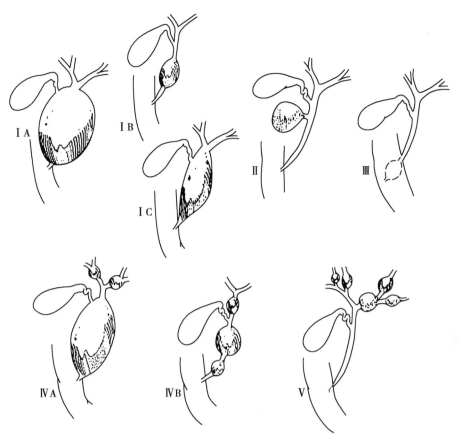

图 4-2-14　先天性胆总管囊状扩张症的分型

ⅠA 型：肝总管-胆总管囊状扩张，ⅠB 型：胆总管局限性节段扩张，ⅠC 型：肝总管-胆总
管梭形扩张；Ⅱ型：胆总管憩室，起自胆总管侧壁；Ⅲ型：胆总管末端囊状扩张，向十二指
肠内膨出；ⅣA 型：肝内、外胆管多发囊状扩张，ⅣB 多发性肝外胆管囊肿；Ⅴ型：肝内胆
管多发囊状扩张，亦称 Caroli 病

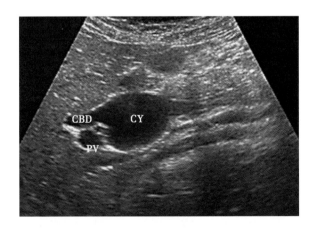

图 4-2-15　先天性胆总管囊状扩张，ⅠA 型
肝总管-胆总管全程囊状扩张。CBD：胆总管，PV：门静
脉，CY：囊状扩张

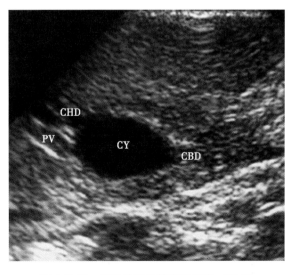

图 4-2-16　先天性胆总管囊状扩张，ⅠB 型
胆总管局限性节段扩张。CHD：肝总管，CBD：胆总管，
PV：门静脉，CY：囊状扩张

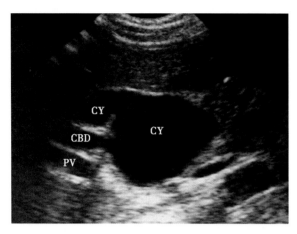

图4-2-17 先天性胆总管囊状扩张，Ⅱ型

胆总管憩室。CBD：胆总管，PV：门静脉，CY：囊状扩张

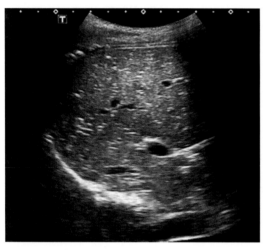

图4-2-18 先天性胆管囊状扩张症

肝内可见散在多发小无回声区，与胆管相通，部分小无回声区内透声欠佳

的主要特点是与胆管相通。必要时可通过穿刺活检确定囊内液体性质，以助诊断。

超声检查可很好显示Ⅰ、Ⅱ、Ⅳ、Ⅴ型，从而迅速做出判断，但对Ⅲ型的显示能力较差。超声检查在明确诊断的同时，还可了解扩张的部位、范围及程度，为临床选择合理的治疗方案提供可靠依据。

3. 临床关切点 胆总管囊肿或囊状扩张易伴发胆管结石、如发生破裂易引起胆汁性腹膜炎。更重要的是，胆总管囊肿或囊状扩张，本身是发生胆管癌的高危因素。因此临床诊断此病后，应密切复查，或积极推荐择机手术。

（二）胆管结石

1. 肝内胆管结石

（1）临床病理、流行病学及发病特征：肝内胆管结石（hepatolithiasis）是指发生于左、右肝管汇合部以上的结石，以左肝外叶胆管及右肝后叶胆管常见（图4-2-19）。

肝内胆管结石常为多发，大小及形态不一，位于扩张的胆管内，结石以上胆管可见扩张。继发感染时，可引起胆管炎、胆管狭窄、梗阻、胆汁淤积性肝硬化等。肝内胆管结石急性期可有肝区胀痛、发热及胸背部不适感。双侧肝管阻塞时可出现黄疸，合并胆囊和肝外胆管结石时，有肝外胆管梗阻的症状和体征。

（2）超声诊断与鉴别诊断：肝内沿胆管走行分布或胆管腔内圆形、斑点状、条索状或边界不规则强回声或高回声团，与胆管壁分界清楚，后方伴有声影。

结石阻塞部分近端及以上肝内胆管呈囊状或分支状扩张，管径＞4mm，可与伴行的门静脉分支构成肝内平行管征。

合并胆管炎时，可见胆汁淤积、脓肿形成，在相应部分肝实质回声不均匀增粗，甚至出现受累肝叶、肝段的实质硬化、萎缩。肝内沿胆管走行或胆管腔内强回声或高回声团，与胆管壁分界清楚，后方伴声影，近端及以上肝内胆管扩张。

（3）鉴别诊断

1）肝圆韧带：左肝横切面时，表现为肝左叶内强回声团，后方常伴声影，但在纵切面扫查时可显示为自门静脉左支矢状部向下方延伸的强回声带，周围无管壁回声与胆汁无回声。

2）肝内钙化灶：可表现为强回声后伴声影，但无近端胆管阻塞扩张及胆汁淤积，无门静脉伴行，

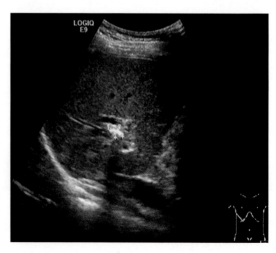

图4-2-19 肝内胆管结石

肝内胆管内可见一个强回声团，后方伴声影，周围胆管扩张不明显

且多为孤立性存在。

3）肝血管瘤：肝实质内高回声团，后方无声影，CDFI 可显示血流。

4）肝内胆管积气：多有胆道手术史，表现为条带状强回声，后方伴彗尾，改变体位可移动。

由于肝是良好的"透声窗"，超声检查对肝内胆管结石的检出率高，准确率在 80%～95%，一般都能明确结石存在部位。

2. 肝外胆管结石

（1）临床病理、流行病学及发病特征：肝外胆管结石（choledocholithiasis）是指发生于胆总管及肝总管的结石，分原发性和继发性两种。原发性在肝外胆管形成，继发性指胆囊内结石排至胆管内。

病理表现主要取决于结石大小、梗阻程度和并发感染等因素，可累及整个胆系和胰腺。结石可呈球形、椭圆形或不规则形聚集在一起。结石在胆管内长期慢性梗阻，可导致肝外胆管不同程度地扩张，管壁因充血、水肿、溃疡形成及纤维组织增生而增厚，使管腔狭窄。结石嵌顿在壶腹部可引起胆道梗阻，合并感染时，可引起急性梗阻性化脓性胆管炎，感染的胆汁可逆行流入胰管，引起急性胰腺炎。

急性发作时可出现阵发性上腹疼痛、发热、畏寒和黄疸，严重时可出现中毒性休克。慢性期可无症状或有轻度上腹不适、疼痛、恶心、呕吐等胃肠道表现。

（2）超声诊断与鉴别诊断：胆总管或肝总管腔内有形态稳定的强回声团，后方伴声影，与管壁分界清楚，变换体位或脂餐后可发生移动（图 4-2-20）。

较小的结石和泥沙样结石则表现为胆管腔内中等或较弱回声团，后方声影浅淡或不明显。肝外胆管扩张，胆囊增大，胆管壁增厚，回声增强。

（3）鉴别诊断：胆总管下段癌或胰头癌：需与胆总管下段结石鉴别，尤其因肠气干扰胆总管下段显示不满意，仅显示胆总管扩张而探测不到结石时。胆总管下段癌与胰头癌所导致的胆管扩张多数比结石严重，黄疸逐渐加深，可合并胰管扩张。

（4）临床关切点：对典型的肝外胆管结石，超声检查容易明确诊断。但部分肝外胆管结石因受胃肠气体遮挡、位置较深或患者肥胖等因素的影响，显示率较低，尤其是胆总管下段结石的检出则有一定的难度。可采取探头加压、改变体位、进食脂餐等方法提高胆总管下段结石的检出率，也可找寻适当声窗（胆囊、肝脏、胰腺、网膜或饮水充盈胃和十二指肠）从而进行诊断。经内镜逆行性胰胆管造影术（endoscopic retrograde cholangiopancreatography,

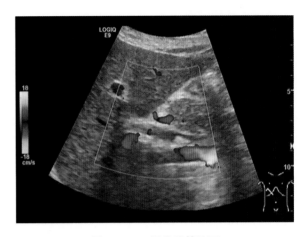

图 4-2-20　肝外胆管结石

肝外胆管扩张，管腔内可见一个强回声团，后方伴声影，CDFI 强回声团内未见血流信号

ERCP）、CT 及磁共振胰胆管造影（magnetic resonanced cholangio-pancreatography, MRCP）对胆总管下段结石的诊断准确性高，可应用于超声难以诊断的胆总管下段梗阻性病变的鉴别诊断。

（三）急性化脓性胆管炎

1. 临床病理、流行病学及发病特征　急性化脓性胆管炎（acute suppurative cholangitis, ASC）是指各种原因导致胆管急性梗阻后，胆管内压力升高和细菌感染引起的急性化脓性炎症，其中主要病因为胆管结石、胆道蛔虫及赘生物等，严重者可以出现肝损害、感染性休克、败血症、肝肾综合征呼吸衰竭等多器官系统衰竭等严重并发症。ASC 起病急，发展快，病死率高，常需紧急手术处理。病理主要特点为胆道梗阻和化脓性感染，胆管壁充盈、水肿、增厚，黏膜坏死，胆管扩张，胆管腔内充满脓性胆汁或脓液，并可合并胆管积气。临床表现为患者上腹胀痛或绞痛，继而出现寒战、高热、恶心、呕吐等，严重者可出现昏迷、休克等，甚至出现黄疸及 Charcot 三联症的表现。体征为上腹部压痛、肌紧张，有时可触及肿大胆囊，血白细胞及中性粒细胞明显升高，血清胆红素升高，以直接胆红素升高为主；肝功能常有损害，常表现为谷丙转氨酶、谷草转氨酶、碱性磷酸酶及 γ- 谷氨酰转肽酶升高。

2. 超声诊断与鉴别诊断　胆总管扩张及肝内胆管扩张，以胆总管扩张明显，管径可超过 2cm。胆总管腔内出现细点状回声或胆泥沉积，可有局限性强回声点或强回声斑，管壁不同程度增厚、粗糙。多数患者可显示胆管梗阻部分的结石或蛔虫回声。胆囊增大并伴有胆泥沉积，囊壁呈"双边"征，囊内除结石外，可探及点状、絮状或团块状回声,后方不伴声影,可移动。本病需结合临床表现诊断。本病发病急,具有症状严重的临床表现,结合胆管梗阻、胆管扩张和(或)胆囊增大及沉积物、胆管壁和(或)胆囊壁明显增厚的声像图表现特征,可提示诊断。

鉴别诊断:

(1)硬化性胆管炎:表现为进展缓慢的胆管壁增厚,管腔狭窄,甚至闭塞,呈僵硬的强回声带。

(2)单纯性胆管结石急性梗阻:发病急,但无急性感染的证据。

(3)胆道蛔虫病:临床表现为上腹部剧烈疼痛,声像图表现为扩张胆管内呈现均匀条状或"等号"状回声带。

(四)原发性硬化性胆管炎

1. 临床病理、流行病学及发病特征 原发性硬化性胆管炎(primary sclerosing cholangitis,PSC)是一种原因未明的以胆管进行性炎症和纤维化为特征的自身免疫性疾病,后期可发展为胆汁性肝硬化、门静脉高压及肝功能衰竭,多见于中青年男性。病理表现:PSC 早期,肝内门管区炎症细胞浸润,以淋巴细胞为主;随后出现纤维组织增生,肝细胞点状坏死,胆管上皮细胞变形、萎缩、消失,胆管壁增厚,管腔变细甚至闭塞,小胆管数量减少。根据病变胆管的部位,PSC 可分为肝内型、肝外型和肝内外胆管均有累及的混合型。临床表现:PSC 患者临床表现无明显特异性。15%～55% 的患者无症状,常见症状为乏力、皮肤瘙痒、慢性间歇性或进行性黄疸,可伴右上腹痛、恶心呕吐及发热。晚期可出现肝硬化、门静脉高压的相应症状,可伴发炎性肠病等自身免疫性疾病。实验室检查以碱性磷酸酶及 γ- 谷氨酰转肽酶升高明显,谷丙转氨酶、谷草转氨酶往往仅为轻至中度升高。血清胆红素可正常或升高。PSC 患者可出现多种自身抗体,但大多缺乏特异性。

2. 超声诊断与鉴别诊断 胆管壁明显增厚,可 >5mm,回声明显增强。管径狭窄,甚至闭塞,呈僵硬的强回声带。肝内小胆管受累时多表现为"等号"状强回声。累及胆囊者可表现为胆囊壁增厚,胆囊收缩功能减弱。本病需结合临床诊断。除外继发性因素导致的胆管狭窄,原因不明的肝内外胆管壁增厚、胆管狭窄可提示诊断(图4-2-21)。

鉴别诊断:

(1)胆管癌:浸润型胆管癌可表现为胆管壁弥漫性增厚、管腔狭窄或闭塞,并有截断感,闭塞近端胆管可有扩张。

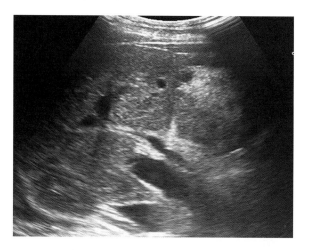

图 4-2-21　原发性硬化性胆管炎
肝内胆管管壁明显增厚,回声增强

(2)化脓性胆管炎:多继发于急性胆道梗阻后,声像图表现为胆管壁明显增厚、模糊,可有"双边"征,胆管扩张,管腔内可见浮动的细密点状回声或絮状沉积物回声。

超声检查可对 PSC 部位、范围和程度进行观察,并对胆管壁增厚的疾病进行鉴别,但对胆管树的整体观察,尤其是对狭窄胆管的观察存在一定困难。64 排多层螺旋 CT 阴性法胰胆管成像(N-CTCP)或 MRCP 可很好地显示胆管树的整体形态,可显示出其僵硬的走行,从而进行诊断。

(五)胆道闭锁

1. 临床病理、流行病学及发病特征 胆道闭锁(biliary atresia)是以炎症、纤维化及肝外胆道阻塞为特征的一种进行性的炎性胆道疾病,是新生儿持续黄疸的常见原因。根据大体病理将胆道闭锁分为三型:Ⅰ型:肝内型(肝内胆管完全闭锁,肝外胆管及胆囊闭锁或正常);Ⅱ型:肝外型(85%～90%,肝外胆管部分或全部闭锁,肝内胆管继发性扩张或正常);Ⅲ型:混合型(肝内肝外胆管均受累)。胆道闭锁的病理表现分为两种,其一是胆管闭锁,肝内外胆管全部闭塞;其二是胆管上皮部分被破坏而有狭窄形成,但尚未完全阻塞。由于胆汁排泄受阻,肝脏因胆汁淤积而增大、变硬,久之发生胆汁性肝硬化、门静脉高压,最后胆管腔消失。新生儿出生后 1～2 周出现进行性黄疸和陶土色大便,继而食欲下降,肝脾增大,出现门静脉高压的相应症状。唯一有效的治疗方法是外科手术。

2. 超声诊断与鉴别诊断

(1)肝内型:肝脏增大,肝内回声均匀性增强,肝内外胆管、胆囊均不能显示。少数病例在胆囊床显示形态正常的胆囊，呈小囊腔样（图 4-2-22），胆囊壁显示不清或厚度不均。10%~20% 患儿胆囊大小可正常，但胆囊收缩功能降低。脾脏增大，晚期可出现脾静脉扩张、腹水等门静脉高压的声像图特征。

（2）肝外型：闭锁部位在胆囊管汇合以下者，胆囊及近端肝外胆管扩张；闭锁部分在胆囊管汇合以上者，胆囊及远端肝外胆管均难以显示；胆囊管闭锁和（或）胆总管远端闭锁者，胆总管近端扩张而胆囊不能显示。肝内胆管扩张，肝脏增大。

（3）混合型：肝内外胆管均不扩张，胆囊不显示。部分病例在肝门部门静脉左、右分支处前方见一个三角形或条索状的高回声带，即"肝门部三角征"（图 4-2-23），其最大厚度 >4mm 则为阳性。肝脏损害严重，甚至出现肝硬化。

鉴别诊断：

（1）新生儿肝炎：超声检查可显示肝内胆管和胆囊，胆囊充盈良好时，形态自然平滑，胆囊收缩功能正常。

（2）先天性肝内胆管囊状扩张症：临床无持续性梗阻性黄疸，超声检查显示肝内胆管囊状扩张，管壁回声增厚。

3. 临床关切点 超声检查对胆管闭锁的诊断较为敏感，可早期发现，从而及早进行手术矫正，对挽救患儿生命具有重要价值。

（六）胆管癌

1. 临床病理、流行病学及发病特征 胆管癌（cholangiocarcinoma）好发于老年男性，以腺癌为主，约占 80%，少数为未分化癌与鳞癌。可发生于肝外胆管任何部位，以胆总管下段及壶腹部最为常见，常合并慢性胆道炎症和结石，也可继发于胰腺癌引起的胆道梗阻。根据病理可分为结节型、乳头型、浸润型和硬化型。结节型或乳头型表现为自胆管壁的结节状或乳头状肿物突入管腔；浸润型和硬化型呈弥漫性生长，管壁增厚、僵硬。胆管腔变窄，近端胆管扩张，可侵及肝、胆囊等邻近组织。硬化型被认为是一种特殊类型，常发生于肝管汇合处，偶尔发生于肝门部较大的肝内胆管。

发生于肝管汇合处者称肝门胆管癌或 Klatskin 瘤。肝门胆管癌（Hilar cholangiocarcinoma, HCCA）是指肿瘤位于胆囊管口以上、左、右二级肝管水平以下的肝门区胆管原发胆道恶性肿瘤。其易侵犯周围组织、血管、神经，易发生淋巴转移，早期临床症状不典型，确诊时往往已处于进展期阶段，如果不进行任何治疗，预后极差。以往认为，可行根治

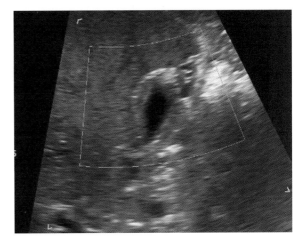

图 4-2-22 胆道闭锁——小囊腔样胆囊
胆囊形态正常，缩小，胆囊壁不均匀增厚，CDFI 未见明显血流信号

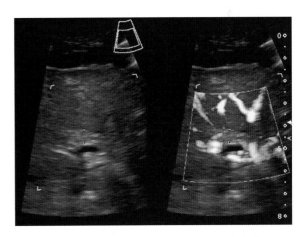

图 4-2-23 胆道闭锁——"肝门部三角征"
肝门部门静脉左、右分支处前方见一个三角形或条索状的高回声带，最大厚度 >4mm

性手术切除的 HCCA 宜行手术切除术，而无法达到根治性手术切除的局部晚期 HCCA，可以考虑行肝移植术，但既往临床实践表明其远期生存率都不乐观。肝门胆管癌的手术技巧要求高，是肝胆外科临床关注的一类胆管癌。外科根据手术难易、手术方式和预后，对肝门胆管癌以肿瘤生长部位和侵犯范围进行了 Bismuth-Corlette 分型（图 4-2-24），常规超声检查对此分型虽然不如 MRI 和胆道造影，但胆道内超声造影结合血管内超声造影，可以提高超声对肝门胆管癌分型的信心（图 4-2-25、图 4-2-26）。

Ⅰ型位于左右肝管汇合处以下（累及肝总管）；Ⅱ型累及肝总管及左右肝管汇合部（累及一级胆管开口）；Ⅲ型延伸至一侧的次级胆管，Ⅲa 型累及肝总管、左右肝管汇合部、右肝管（累及一级胆管，右

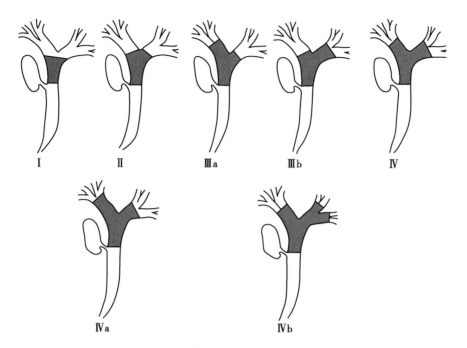

图 4-2-24　肝门胆管癌的 Bismuth-Corlette 分型

Ⅰ型仅累及肝总管；Ⅱ型累及肝总管及左右肝管汇合部；Ⅲa 型累及肝总管、左右肝管汇合部、右肝管；Ⅲb 型累及肝总管、左右肝管汇合部、左肝管；Ⅳ型累及肝总管、左右肝管汇合部和左右肝管；Ⅳa 型：Ⅳ型基础上累及右前、右后支开口；Ⅳb 型：Ⅳ型基础上累及左内、左外支开口

侧二级胆管开口）。相对而言，Ⅲa 型最常见，因为右肝管一般短于左肝管；Ⅲb 型累及肝总管、左右肝管汇合部、左肝管（累及一级胆管，左侧二级胆管开口）；Ⅳ型累及一级胆管、双侧二级胆管开口（肝总管、汇合部并同时累及左右肝管）。国内学者又将Ⅳ型进一步分为Ⅳa 型：Ⅳ型基础上累及右前、右后支开口（累及一级胆管，右侧二级胆管，左侧二级胆管开口）；Ⅳb 型：Ⅳ型基础上累及左内、左外支开口（累及一级胆管，左侧二级胆管，右侧二级胆管开口）。

　　患者可有肝区疼痛、食欲下降、体重减轻，部分患者可有发热，与急性胆道感染相似。进行性黄疸是胆管癌的最常见症状，随病期进展可出现肝脏增大、门静脉高压和腹水。外科手术是最好的治疗方法。胆管癌的预后与分期和位置相关，胆总管远段的胆管癌（图 4-2-27）预后最好，5 年生存率约为40%，中段次之，约 25%，肝总管分叉处最差，仅为5% 左右。

　　2. 超声诊断与鉴别诊断　结节型：扩张胆管内不规则结节，多数呈中等回声或高回声，与管壁分界不清，无声影，管腔可有截断感。乳头型：呈乳头状突入扩张胆管腔内，多数高于肝脏回声，边缘不整齐，无声影，位置固定，所在部位的胆管壁连续性中断，部分可在管壁与肿瘤间细线状无回声

区。浸润型和硬化型：管壁不均匀增厚，呈中等回声或高回声带，有时与周围组织无分界，管腔逐渐狭窄或闭塞。CDFI 显示肿块内部可见点状或短条状血流信号，探及动脉血流频谱。超声造影动脉期多呈等增强，后期消退呈低增强。晚期可出现肝内转移灶、门静脉受侵、肝门部或腹膜后淋巴结肿大。肝外胆管腔内实性占位性病变，无声影，与管壁分界不清，或管壁不均匀增厚，连续性中断，可提示诊断（图 4-2-25）。

　　鉴别诊断：

　　（1）胰头癌：胰头部显示软组织肿块，胰管扩张。若胆总管下段癌向下浸润胰头和壶腹部时则超声难以鉴别，采用 ERCP 检查有助于诊断。

　　（2）肝外胆管结石：肝外胆管腔内形态稳定的强回声或高回声团，后方伴声影，可移动。若声影不明显，嵌顿后不移动，则难以与乳头型胆管癌相鉴别，应结合临床症状及其他检查明确。

　　3. 临床关切点　从胆道外科角度，临床更倾向选择 MRI 作为肝门胆管癌的术式评估。特别是MRCP 更被认为是无创评估的黄金标准。当肝门胆管癌存在以下征象时，外科就考虑是不可切除的肿瘤：①双侧肝管累及到双侧二级胆管根部（Bismuth-Corlette Ⅳ型）；②包绕或梗死门脉主干至其分叉；③一侧肝叶萎缩伴对此门静脉或肝动脉

侵犯或包绕；④一侧肝叶萎缩伴累及对策二级胆管根部受累侵犯；⑤双侧肝动脉受累。一般而言，当肿瘤累及左肝管或右肝管，往往预示肿瘤切除后具有更高的复发率。从手术角度，对胆管癌所在肝叶的整体切除，有助于提高患者生存时间。分类为Bismuth-Corlette Ⅳ型患者首选的治疗方法是肝移植。对典型的胆管癌，超声不难做出明确诊断，并能确定肿瘤部位及侵犯周围组织的情况。但对于一些较小的肿瘤或位于胆总管下段的肿瘤，超声检查难以确诊。可采用 ERCP、CT 及 MRI 等有助于诊断。

（七）壶腹周围癌

1. 临床病理、流行病学及发病特征 壶腹周围癌（periampullary cancer）包括壶腹部癌、胆总管末端癌、胰管末端癌和十二指肠乳头癌，主要病变是肿瘤阻塞胆道引起梗阻性黄疸。病理表现以腺癌多见，约占 65%，多伴有淋巴结转移，十二指肠周围淋巴结通常最先受累，远处转移以肝转移常见。临床表现以黄疸为主要表现，出现较早。治疗以手术为主。

2. 超声诊断与鉴别诊断 壶腹部（胰腺与十二指肠之间）可见低回声团，边界不清，扩张的胆总

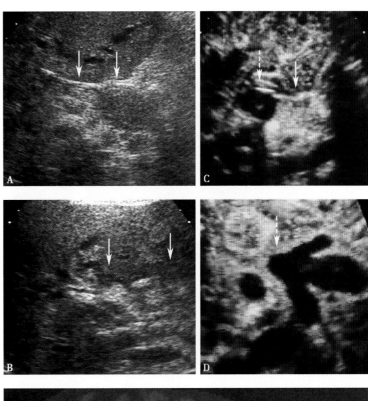

图 4-2-25 肝门胆管癌Ⅰ型
A、B. 二维超声示左、右肝管及肝总管内可见实性回声充填（实线箭头），与胆管壁边界不清，回声不均匀，后方无声影，远端胆管扩张，初步诊断为肝门胆管癌Ⅳ型。C、D. 经静脉超声造影仅见肝总管内实性回声有血流灌注（实线箭头），左、右肝管内实性回声均无血流灌注（虚线箭头），实为肝门胆管癌Ⅰ型。E. MRCP 可见肝总管充盈缺损呈低信号（箭头），左、右肝管及远端胆管明显扩张，与超声造影所见相符

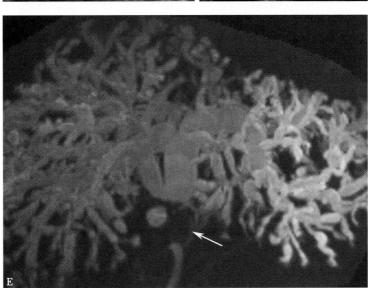

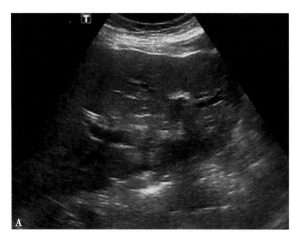
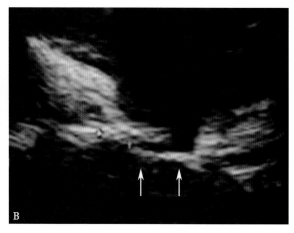

图 4-2-26　肝门胆管癌Ⅳ型

A. 肝门部胆管区隐约可见实性回声，与周围胆管壁分界不清，肝内胆管不均匀扩张。B. 经 PTCD 胆管腔内超声造影可见左、右肝管不均匀变窄（箭头），残存正常右肝管长度仅为 5mm（测量 +）；肝总管及胆总管不显示，提示在肝总管受肿瘤侵犯完全性阻塞

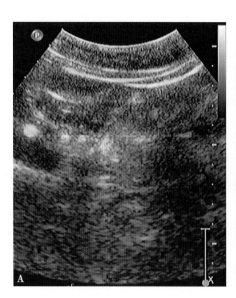
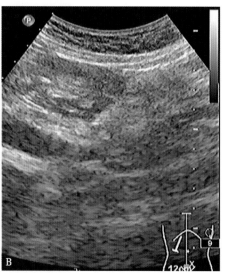

图 4-2-27　肝外胆管癌

肝外胆管扩张，腔内可见低回声团，内部回声不均匀，后方不伴声影，与管壁分界不清，
超声造影动脉期呈等 - 稍高增强

管及胰管在低回声团处中断。肝内外胆管及胰管均匀、平滑地扩张，胆管内可有胆泥沉积。CDFI 多数可在低回声团内检出血流信号。周围淋巴结和血管可受侵犯（图 4-2-28）。

鉴别诊断：

（1）胰头癌：胰头低回声或不均匀回声团，胰头局限性肿大，主要引起胰管扩张。而壶腹周围癌时胰腺肿大不明显，肿块较小时即可引起胆管扩张、黄疸。

（2）胆总管下段结石：常嵌顿于壶腹部，为强回声团，伴声影。部分声影不明显的结石与肿瘤鉴别困难，需进行 ERCP 鉴别。

3. 临床关切点　超声检查对正常的壶腹部显示不易，当壶腹部周围癌导致胰胆管扩张时，可能检出肿物，但由于肿物往往较小，周围缺乏均质回声的对比参照物，显示率不高，<1cm 肿物的检出仍存在困难。可借助肿大的胆囊作为声窗或进行双重对比超声造影等，可提高其显示率。但对于一些疾病的鉴别，仍需要进行 ERCP 等其他检查。

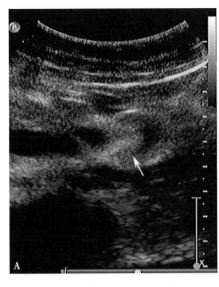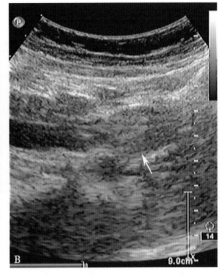

图 4-2-28 壶腹周围癌

胆总管扩张，壶腹部可见低回声团，边界不清，内部回声不均匀，扩张的胆总管在低回声团处中断，超声造影动脉期呈高增强

（八）肝移植术后胆道并发症

胆道并发症是目前影响肝移植受体长期生存率和生活质量最主要的因素之一，发生率高达 10%～50%。早期诊断、及时治疗对改善预后、提高疗效具有重要意义，由于超声是移植术后首选的影像学方法，因此，对胆道进行耐心细致的检查对早期发现胆道病变至关重要。以下将分别阐述最常见的胆道并发症如胆漏、胆道狭窄、胆管炎和胆汁瘤等的超声表现。

1. 胆道狭窄

（1）临床病理、流行病学及发病特征：肝移植术后胆道狭窄可分为吻合口狭窄和非吻合口狭窄，前者多为胆管吻合口发生水肿或瘢痕所导致的狭窄，多与手术技术有关；后者多与胆道缺血性改变有关，可以发生在左右肝管分支处，也可表现为肝内外胆管弥漫性狭窄。胆管吻合口狭窄多由于胆管重建技术不够熟练、缺乏经验所致，术后吻合口部位出现水肿或形成瘢痕狭窄。胆管非吻合口狭窄则为多种原因破坏胆管微循环导致胆道的缺血、变性、坏死、纤维组织增生、管腔增厚，严重部位胆管狭窄，其近端扩张。临床表现主要为黄疸，血清胆红素、ALP 和 γ- 谷氨酰转移酶（GGT）等肝功能中阻塞性酶学指标的上升，也可能出现发热、寒战等胆管炎的表现。

（2）超声诊断与鉴别诊断：一般不能直接显示胆管狭窄的部位，而是通过肝内外胆管扩张的"平行管"征的间接征象提示胆道狭窄。超声检查可通过一些声像特征鉴别胆管吻合口狭窄与非吻合口狭窄：肝门部胆管腔显示不清可作为胆管非吻合口狭窄的特征性表现（图 4-2-29）；胆管吻合口狭窄表现为肝内胆管均匀扩张（图 4-2-30），而非吻合口狭窄则表现为肝内胆管串珠样不均匀扩张，甚至不扩张（图 4-2-31）。

胆管腔内出现胆泥或结石，表现为中等回声团或高回声团，呈局限性分布或弥漫性分布，后方伴或不伴声影。胆管吻合口狭窄并发的胆泥多位于肝门部，胆泥与胆管壁分界清晰；而非吻合口狭窄并发的胆泥分布范围广，除肝门部外，常累及肝内胆管，胆泥与胆管壁分界模糊。

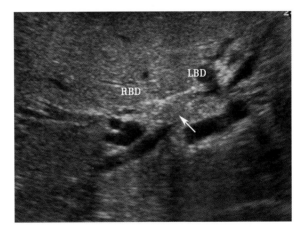

图 4-2-29 肝门部胆管腔显示不清

左、右肝管及其汇合部管腔显示不清，呈实性等回声（箭头）。**LBD:** 左肝管；**RBD:** 右肝管

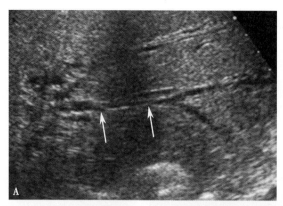

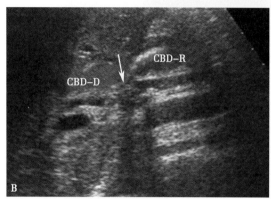
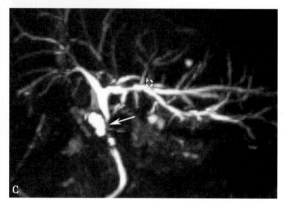

图 4-2-30　肝管吻合口狭窄 - 肝内胆管均匀扩张

A. 肝内胆管均匀轻度扩张（箭）；B. 显示胆总管供体段（CBD-D）和受体段（CBD-R），吻合口处管腔显示不清，可疑狭窄（箭）；C. CTA 证实

超声造影也可用于鉴别胆管吻合口狭窄与非吻合口狭窄。胆管非吻合口狭窄的主要病理基础是多种原因破坏胆管微循环导致胆道的缺血性损伤，故可用超声造影观察胆管壁的微血流灌注情况进行鉴别。胆管吻合口狭窄时，肝门部胆管壁血供多为正常，超声造影表现动脉期胆管壁与周围肝实质比较呈高或等增强，门静脉期及延迟期呈等或低增强；当胆道缺血造成胆管壁坏死时，胆管壁血供减少或无血供，超声造影表现为胆管壁动脉期、门静脉期均为低增强或各期均无增强，提示胆管非吻合口狭窄（图 4-2-32）。

（3）鉴别诊断：主要是对吻合口狭窄及非吻合口狭窄进行鉴别。吻合口狭窄主要表现为肝内胆管均匀扩张，超声造影提示胆管壁血供良好；而非吻合口狭窄则表现为肝内胆管不均匀扩张，肝门部胆管腔可显示不清，超声造影提示胆管壁血供受损。

（4）临床关切点：超声检查通过观察肝内胆管扩张的间接征象可明确诊断胆管狭窄，但与其他疾病引起的胆道梗阻有所不同，有少数胆管狭窄患者肝内胆管并不扩张，故即便超声显示胆道正常，若

临床怀疑胆道并发症者，应进行 N-CTCP 或 MRCP 检查。超声检查对胆管树的整体观察，尤其是对狭窄胆管的观察存在困难，而 N-CTCP 或 MRCP 检查则可很好地显示胆管树的整体形态，明确胆管狭窄的部位。另外，超声造影可提供胆管壁的血供情况的信息，对吻合口狭窄及非吻合口狭窄的鉴别有一定的价值。

2. 胆漏

（1）临床病理、流行病学及发病特征：胆漏是肝移植术后常见的并发症，发生率为 1%～25%。按发生部位的不同，可分为吻合口漏和非吻合口漏，吻合口漏常见于外科吻合技术问题与胆管供端缺血坏死，非吻合口漏常见于胆管血供不良性胆漏；按发生时间的不同，可分为近期胆漏与远期胆漏，近期胆漏指发生于术后 3 个月以内的胆漏，远期胆漏则指发生于术后 3 个月后的胆漏。胆管吻合技术不佳或胆管血供不良引起胆管壁吻合不良或慢性缺血坏死是导致胆漏的主要原因。患者可由于胆汁在腹腔内积聚引起腹痛，可伴发热，查体存在腹膜刺激征。可并发胆管和腹腔感染从而出现黄疸加重和

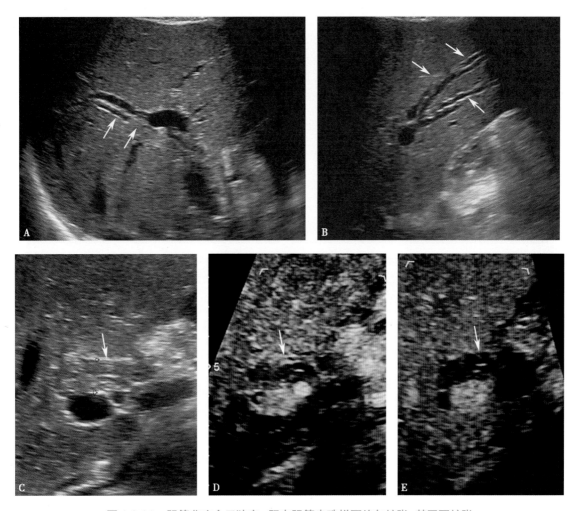

图 4-2-31　胆管非吻合口狭窄 - 肝内胆管串珠样不均匀扩张，甚至不扩张

A、B. 肝内胆管不均匀扩张（箭）；C. 右肝管及胆总管供体段（箭）管壁增厚，管腔显示不清；D、E. CEUS 观察
右肝管及胆总管供体段（箭），动脉期管壁呈低增强（箭），门脉期及延迟期呈无增强（箭）

麻痹性肠梗阻等症状和体征。实验室检查表现为胆红素升高程度与 ALT 和 AST 升高不成比例等。

（2）超声诊断与鉴别诊断：肝内或肝门部大小不等、边界较清的局限性无回声区或低回声区（图4-2-33），与胆管相连续，其形态多样化，以不规则形居多。

积液量较多时，可表现为大量腹腔积液。合并感染时，在无回声区或低回声区内部可见到点状或者絮状光点漂浮。也可合并肝内胆管壁回声增强、胆管不同程度扩张。肝移植术后肝内或肝门部大小不等、边界较清的局限性无回声区或低回声区，若能发现与胆管相连续时，对胆漏的诊断把握性较大。

（3）鉴别诊断：与肝脓肿、肝周局限性积液或积血等较难鉴别，需要结合既往病史及临床症状进行诊断。对于肝周局限性积液，可在超声引导下进行穿刺引流，对于鉴别诊断及治疗有重要价值。

（4）临床关切点：超声检查可发现肝内及肝周积液，但对胆漏的诊断价值有限，需要结合既往病史及临床症状进行诊断。虽然诊断胆管疾病最直接、可靠的方法是胆管造影，但因其有创性在临床进行常规应用有限。超声检查无创且可重复检查，作为肝移植术后发现胆管疾病的初筛手段及常规复查手段具有优势，且可通过超声引导对积液进行穿刺引流，不仅可明确诊断，亦可作为观察疗效的重要方法。

3. 胆管炎

（1）临床病理、流行病学及发病特征：肝移植术后感染率可高达 53%～83%，是继排斥反应后的第二大常见疾病，而胆道是感染发生的重要和常见部位。肝移植术后胆道由于其所特有的解剖生理特点，常为感染的一个好发部位，甚至可出现多重耐药细菌及真菌感染，引起胆管上皮的坏死脱落、

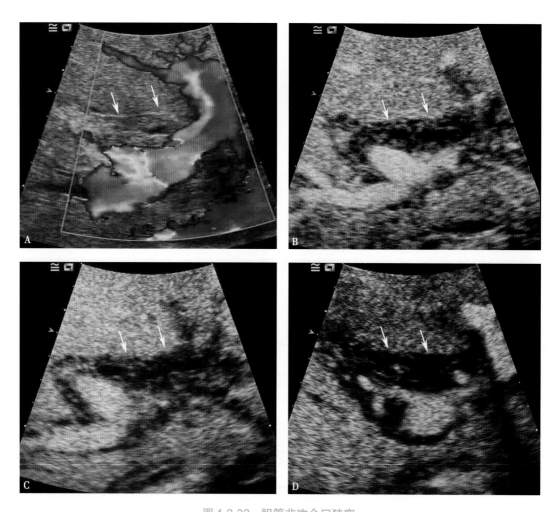

图 4-2-32　胆管非吻合口狭窄

A. 肝门部胆管二维超声图像,管壁增厚(箭); B. CEUS 动脉期管壁呈低增强; C、D. CEUS 门脉期、延迟期管壁消退为更低增强

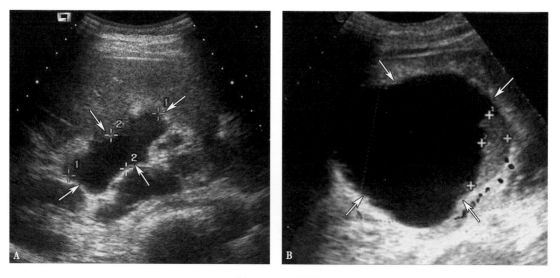

图 4-2-33　胆漏

A. 右肝下见不规则形无回声区(箭); B. 第一肝门部见类圆形无回声区(箭),内见少量细弱回声

胆汁淤积等。患者可出现腹痛、发热、黄疸、皮肤瘙痒等表现,实验室检查表现为胆红素升高,胆汁培养可发现细菌或真菌。

(2)超声诊断与鉴别诊断:胆管壁回声减低或增强、胆管壁毛糙增厚,肝内小胆管可轻度扩张,肝门部胆管壁甚至可出现"双边征"的典型表现。胆管炎的声像图表现缺乏特异性,需结合临床进行诊断。

(3)鉴别诊断

1)原发性硬化性胆管炎复发:原发疾病为原发性硬化性胆管炎,肝移植术后复发率约为10%~20%。超声检查可表现为肝内外胆管不均匀扩张,呈"串珠样"改变,但诊断能力差,主要依靠胆管造影及肝穿刺病理活检明确诊断。

2)胆管癌:肝移植术后由于各种免疫抑制剂的应用,可能增加胆管癌的发病。超声表现为胆管壁增厚,管腔逐渐狭窄或闭塞,远端胆管可出现扩张。

(4)临床关切点:超声检查对肝移植后胆管炎的诊断缺乏特异性,需要结合既往病史及临床进行诊断,必要时可进行肝穿刺病理活检。

4. 胆汁瘤

(1)临床病理、流行病学及发病特征:胆汁瘤是由于胆汁漏出包裹后形成的胆汁囊肿,多见于胆管非吻合口狭窄。病理表现为胆管上皮缺血坏死、纤维组织增生,近端胆管胆汁淤积、漏出形成胆汁瘤。患者可无自觉症状,或出现腹痛、发热,黄疸等,实验室检查表现为胆红素升高程度与ALT和AST升高不成比例等。

(2)超声诊断与鉴别诊断:肝内散在分布片状低回声区或无回声区,大小不一,形态不规则,边界欠清,内可见点状、絮状或斑片状弱回声,部分与扩张的末梢胆管相连续(图4-2-34)。合并有胆管非吻合口狭窄时,可提示诊断。CDFI在低回声区或无回声区内部探测不到血流信号。

(3)鉴别诊断:胆汁瘤表现为低回声或类似实性回声时,与脓肿、肿瘤复发灶、梗死灶等不容易鉴别。与胆管相连续、合并有胆管非吻合口狭窄等表现有助于鉴别。

超声检查可发现肝内低回声或无回声区,若可检测到其与胆管相连续,且合并有胆管非吻合口狭窄时,可考虑此诊断。对较大的肝内无回声区,可通过超声引导进行穿刺引流,不仅可明确诊断,亦可作为观察疗效的重要方法。

(九)肝脏肿瘤消融术后胆道并发症

肝脏肿瘤消融术后的胆道并发症包括胆囊炎、胆管炎、胆汁瘤、胆漏、胆道出血等,发生率约为0.5%。行肝脏射频消融术时,周围的胆道系统受到影响,胆道内的胆汁流速慢、流量小,不具有热沉效应,可能导致周围胆管或胆囊损伤。为避免胆道损伤,术前应做好计划,预防并发症的发生。

1. 胆汁瘤 见前。

2. 胆漏 消融术后发生胆漏常见于胆管血供不良,引起胆管壁缺血坏死。

3. 胆道出血

(1)临床病理、流行病学及发病特征:胆道出血是指胆管与伴行血管间形成异常通道引起的上

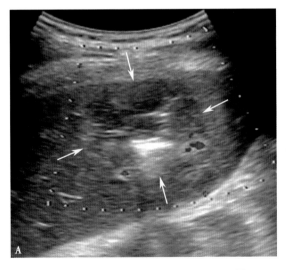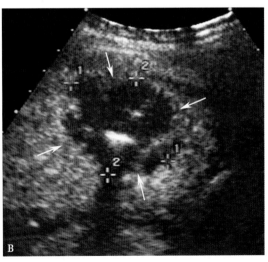

图 4-2-34 胆汁瘤

A. 肝 S6 见一个类圆形低回声团(箭),边界欠规整,内部回声不均,见气体强回声;B. CEUS 示该低回声团内未见造影剂灌注

消化道出血,是一种少见疾病,但由于医源性损伤造成的胆道出血的发生率有逐渐上升趋势。由于消融损伤使得肝内、外血管与胆管间形成病理性沟通,血液流入胆道,后流入十二指肠而发生的上消化道出血。临床表现与出血量及速度有关,多数病例为轻度出血,可表现为上腹部疼痛,便血或大便潜血阳性。大量出血的典型临床表现为 Quincke 三联症,包括消化道出血(呕血或便血),右上腹剧烈疼痛及黄疸,呈周期性发作。

(2)超声诊断与鉴别诊断:肝内受累胆管扩张,管腔透声差,可见细弱回声流动。需结合病史及临床表现诊断,肝肿瘤消融术后出现消化道出血,超声检查显示肝内胆管扩张,管腔内可见流动细弱回声,可提示诊断。

(3)鉴别诊断:需与急性化脓性胆管炎及胆泥等鉴别。急性化脓性胆管炎起病急,临床症状严重,胆管扩张明显,管壁增厚明显,可呈"双边"征。胆泥可表现为胆管腔内细弱回声团,不伴消化道出血症状。胆道出血的声像图缺乏特异性,超声检查主要为初筛检查,可能可发现胆道内血凝块或出血。CT 可显示胆管内的出血灶,呈树枝状铸型或不规则形,急性期出血灶表现高密度影,凝血块则呈等、低密度表现,但与胆管结石易混淆,临床中还需结合病史加以鉴别。

4. 胆囊炎 见前。

5. 胆管炎

(1)临床病理、流行病学及发病特征:消融术后直接损伤胆管或消融术后胆道内胆汁淤积,导致胆道发生感染。

病理表现为胆管上皮损伤或胆汁淤积,引起胆管上皮的坏死脱落等。

患者可出现腹痛、发热、黄疸、皮肤瘙痒等表现,实验室检查表现为胆红素升高。

(2)超声诊断与鉴别诊断:胆管炎的声像图表现缺乏特异性,需结合临床进行诊断。

(3)鉴别诊断:肝内肿瘤累及胆管:胆管壁增厚,连续性中断,管腔内可出现实性肿块,远端胆管可出现扩张。

(郑荣琴 周 翔)

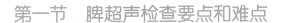

第五章 脾　脏

第一节　脾超声检查要点和难点

一、概述

脾脏是人体最大的周围淋巴器官，位于左上腹深部的腹腔内。体表投影位置：上极左腋中线约第9肋，下极约左腋前线第11肋（图5-1-1），长轴与左侧第10肋骨平行。脾外形似半圆形，表面可分成脏面和膈面两部分（图5-1-2）。脏面中央为脾门，是重要的超声检查标志。脾血管、淋巴管和神经由脾门出入，组成脾蒂。前缘常有1～3个切迹。脏面又可分为四个面：前为胃面，后为肾面，下为结肠面，脾门下方为胰面。脾脏为高度血管化器官，质软而脆，由含少量弹力纤维及平滑肌组织的结缔组织被膜包裹。脾脏重约300g，排空储血后重约120～200g。脾脏血管包括脾动脉和脾静脉。脾动脉起自腹腔动脉，为其最大分支。发出后沿胰腺上缘行至脾门附近，分为2～3支入脾。脾静脉在脾内与动脉伴行，在脾门汇成脾静脉干，沿胰动脉后方越过肠系膜上动脉与腹主动脉之间向右走行。在行程中接纳部分胃短静脉、胃左静脉和胰静脉的若干细支，最后在胰颈后方与肠系膜上静脉汇成门静脉。

二、常规超声检查原则与正常表现

常规超声检查脾脏，空腹6～8h为佳，患者取平卧位，左季肋区约第10肋间扫查。探头以凸阵或扇形探头为好，探头频率2～5MHz，儿童或观察脾脏表面的病变可用5MHz以上高频探头。仪器条件设置同肝脏检查。

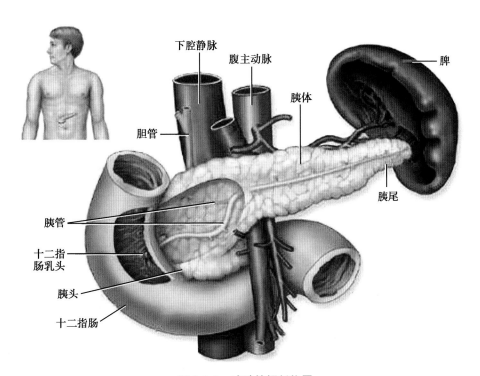

图 5-1-1　脾脏的解剖位置
脾脏体表投影位置：上极腋中线约平第9肋，下极约平左腋前线第11肋。长轴与左侧第10肋骨平行

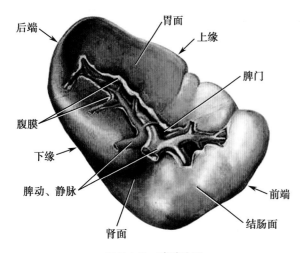

图 5-1-2 脾脏外观

脾外形似半圆形，表面可分成脏面和膈面两部分。前缘常有 1~3 个切迹。脏面又可分为四个面：前为胃面，后为肾面，下为结肠面，脾门下方为胰面

（一）检查体位

仰卧位：检查时脾脏不会因体位变动而显著移位，即使脾脏较小或萎缩者也可显示，但易受肋骨声影干扰而影响观察。右侧卧位或右侧 45° 卧位扫查：如肋间隙较窄时，可让患者将左臂上伸抱头，将薄枕放在右胸廓下并嘱患者深吸气憋气，使肋间隙增宽。

（二）标准切面检查方法

1. 冠状切面扫查 仰卧位，将探头置于左侧腋中线与腋后线之间，使声束朝向脊柱，以显示脾、肾图形及其与脊柱的关系。此切面可测量最大长径。前倾冠状切面扫查：由上述冠状切面，将探头声束平面向前腹壁缓慢转动，直至显示脾门和脾门血管切面时冻结。此切面可测量脾传统长径和厚径。同时动态观察脾脏与邻近器官如肾、胃和膈的关系，并注意有无胸腔积液、腹水和膈下积液。

2. 左肋间斜切面扫查 右侧卧位，探头置于第 8~10 肋间，适当调整扫查角度，可以获得接近于长轴的脾脏斜切面，是观查其形态和内部结构的最常用切面。由于此切面与脾门血管接近平行，所以也是对脾血管进行超声多普勒检查的理想切面。

3. 左上腹部横切面扫查 仰卧位，将探头置于前腹壁，相当于第 1~2 腰椎平面作横切面扫查，或沿脾脏长轴将探头旋转 90°，显示脾门和脾静脉处横切面。该切面可显示胰尾和胰体的后方脾静脉的最长部分，测量脾静脉的各级内径，也可作超声多普勒检查，了解脾静脉的血流动力学变化。

（三）超声测量

1. 长径测量 包括传统长径和最大长径，后者应用较多。

（1）传统长径：在前倾冠状切面上，测量肺外下缘与脾膈面交界处至脾下端的间径，为传统长径。由于脾的上部被含气的左肺下叶遮盖，通常难以显示完整的脾脏，因此传统长径也不能代表脾的真正长径（图 5-1-3）。

（2）最大长径：在冠状切面上，测量脾上下端间径，称最大长径。严格地说，此径也不能代表脾的真正长径。因为脾的形态呈内凹的曲面体，上下端的直线测值总比实际解剖学长径小。

2. 厚径 在前倾冠状切面上，由脾门处脾静脉中心向脾下端作直线，再从脾静脉中心作该直线的垂直线，与对侧脾膈面相交，此纵线为厚径。

3. 宽径 在横切面上测量脾两侧缘间径，为宽径。

（四）脾脏正常声像图表现

正常脾脏轮廓清晰，表面光整、平滑。脾脏被膜呈高回声线，脾实质呈均匀的中等回声，即在中等增益条件时，脾实质的回声水平略低于肝脏，比左肾实质略高。在不同的体位检查时或增益条件改变时，脾实质的回声水平可有一些变化。如在右侧卧位时脾脏可呈低 - 高回声。仰卧位检查时，正常脾脏可呈中等回声或稍低回声，在俯卧位时，由于声束被较多衰减，脾实质的回声可更低（图 5-1-4）。彩色和能量多普勒可以显示脾血管及其分支走行（图 5-1-5）。

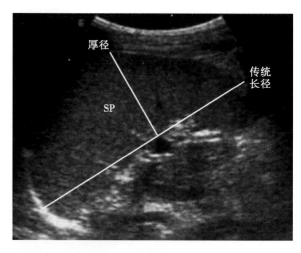

图 5-1-3 脾脏传统长径和厚径

前倾冠状切面上，测量肺外下缘与脾膈面交界处至脾下端的间径，为传统长径。由脾门处脾静脉中心向脾下端作直线，再从脾静脉中心作该直线的垂直线，与对侧脾膈面相交，此纵线为厚径。SP：脾脏

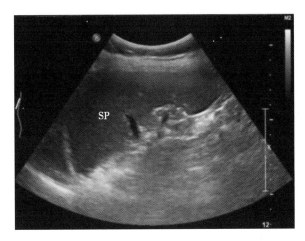

图 5-1-4 正常脾脏二维灰阶图

正常脾脏实质回声呈典型的均匀的低 - 等回声

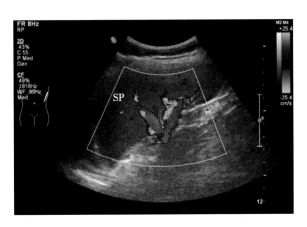

图 5-1-5 正常脾脏彩色多普勒声像图

脾门处脾动静脉显示丰富彩色血流信号

（五）正常成人脾脏超声测值

1. 脾脏长度：脾脏传统长径 5.29cm±1.39cm，最大长径 9.23cm±0.90cm，正常范围 8～12cm。

2. 脾脏厚径 3.0cm±0.52cm，正常范围 3～4cm。

3. 脾脏宽径 5.44cm±1.55cm，正常范围 5～7cm。

正常成人脾脏血管测值：正常成人脾静脉内径正常范围 0.5～0.7cm。

三、超声检查适应证

1. 脾脏先天性异常：数目和形态异常（无脾综合征、多脾综合征、副脾、脾脏分叶畸形）及位置异常（游走脾、脾下垂、内脏转位等）。

2. 脾肿大或脾萎缩。

3. 脾脏感染：脾结核、脾脓肿、血吸虫病、脾包虫病。

4. 脾肿瘤。

5. 脾囊肿：真性囊肿、假性囊肿。

6. 脾血管病变：脾动脉瘤、脾梗死、脾静脉阻塞综合征。

7. 脾脏外伤。

8. 自体移植脾观察。

9. 脾脏占位性病变的超声引导下经皮穿刺细针活组织检查。

四、超声检查注意事项与方法改进

1. 扫查脾脏必须全面，由于脾脏上部常被左肺外下缘遮盖，形成盲区。必须采用多种体位，使用凸阵或扇形扫查探头，以便观察到脾脏的各个部分，减少漏诊。

2. 必须熟悉脾脏的正常生理变异，如脾下极边缘和内部回声的变异，切勿诊断为占位性病变。

3. 由于脾脏是内凹的曲面体，因此不同的手法和探头都可以测值，应注意规范。

4. 超声检测脾脏时，应尽量利用脾静脉作为超声解剖标志，以便标准化。

5. 密切结合临床，进行动态观测，定期随访。尤其是对有腹部外伤史者，应仔细扫查，即使急诊超声检查未发现明显异常，亦不宜过早给出结论，应继续观察，以免漏诊，延误病情。

五、声像图观察内容

1. 首先观察脾脏数目，位置和形态，以排除先天异常引起的疾病。

2. 观察脾脏大小，边缘及内部回声。了解脾脏是否肿大，是弥漫性肿大还是局限性肿大。如脾脏偏小，应注意有无萎缩。

3. 观察脾脏内有无占位性病变，如有，应进一步检查病变的位置、大小、范围、形态、数目、内部回声结构及与周围脏器的关系。并进一步结合临床分析病变的性质，并提出可能的诊断。

4. 应仔细观察脾脏血管及其周围分支的变化，尤其是在脾静脉扩张时，应跟踪观察门静脉及其周围血管的变化，判断是门静脉高压引起的脾静脉扩张还是脾静脉阻塞引起的脾静脉扩张。若是脾静脉阻塞引起的脾静脉扩张，则应进一步了解阻塞的部位及原因。

5. 观察周围脏器有无病变，及与脾脏的关系。

6. 脾肿大和脾区肿块难以鉴别时，可空腹快速饮水 500ml 后再查。小儿可在喂乳后检查。

第二节　脾脏常见疾病的临床与超声诊断

一、概述

在进行脾脏超声检查时，先确认受检者的脏器有无"异位"，而后首先观察脾脏是否存在挫裂伤，因其病程凶险危及生命故要格外注意。再次是检查脾脏有无良、恶性肿瘤，有无脾穴。脾脏超声检查的难点在于对各型脾破裂的诊断，这会对下一步临床治疗方案的制定有重要指导意义。

二、囊肿

（一）上皮性囊肿

1. 临床病理、流行病学及发病特征　上皮性囊肿（epithelial cysts）分为表皮样囊肿、皮样囊肿，二者囊内壁被覆扁平、立方或柱状上皮。表皮样囊肿又称为胆脂瘤或珍珠瘤，因其洁白似白珍珠样而得名，是胚胎期神经管闭合时混入了外胚层成分，逐渐生长所致肿瘤形成，即残留了皮肤表皮细胞层，其内不含皮肤附件。上皮组织不断更新脱落角化的细胞，使得囊肿内容物逐渐增多，形成肿瘤。多见于青年，常为单发性。皮样囊肿属于先天性疾病，是错构瘤的一种，是由于偏离原位的皮肤细胞原基所形成的先天性囊肿，常位于皮下，偶见于黏膜下或体内器官，皮样囊肿是由多种组织构成，其构造特点似器官，所以又称类器官性畸胎瘤。

2. 超声诊断

（1）脾内可见大小不等的圆形无回声区，单发或多发，合并出血、感染时，内部可有弥漫性低或高回声（图5-2-1）。

（2）囊壁薄而清晰。若囊壁钙化，可显示斑块状强回声伴声影。其后壁及后方组织回声增强。

（3）脾脏外形可不规则或明显畸变，囊肿周围的正常脾组织被挤压变形。

3. 鉴别诊断　根据脾内典型的囊肿声像图改变，诊断并不困难。脾囊肿的鉴别诊断如下：

（1）脾包膜下血肿：多呈新月形，内部有细点状回声，而且新近有外伤史，脾区疼痛和叩击痛较明显，一般较易鉴别。

（2）脾脓肿：脾脓肿亦可表现为脾内无回声区，但其边缘回声较强、模糊，内部常有云雾样点状及带状回声，并有全身感染及脾区疼痛和叩击痛。

（3）脾肉瘤：有时表现为边界清晰光整的无回

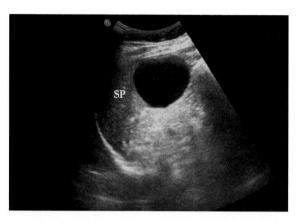

图 5-2-1　脾脏囊肿声像图
脾实质内见一边界清晰的无回声区，后伴声增强

声区，后方回声增强，酷似囊肿声像图表现。但提高增益后，可见其内有稀少的点状回声出现，而且边缘缺少囊肿的明亮囊壁回声及侧壁声影，加压检查病灶也无明显变形，有时可显示脾门处淋巴结及肝脏转移灶。

（4）多囊脾：脾内可见多发性无回声区，脾明显肿大，脾内布满大小不一的囊性无回声区，边缘较光滑、整齐。各个囊肿之间无正常脾组织回声为其特征。可伴有多囊肝、多囊肾。

（5）胰腺假性囊肿、肾积水及腹膜后囊肿，鉴别要点是这三种疾病均呈无回声性，可与脾囊肿混淆，仔细扫查无回声区与脾脏关系可获得诊断依据。

（二）包虫囊肿

1. 临床病理、流行病学及发病特征　包虫病又称棘球蚴病（hydatid cysts），是人感染棘球绦虫的幼虫（棘球蚴）所致的慢性寄生虫病。该病由幼虫经血进入脾内发育生长成寄生虫性囊肿，囊内壁无衬覆上皮，囊内含寄生虫虫体或虫卵及坏死组织，可有脾包虫囊肿，常与肝、肺棘球蚴病并存，在我国北方畜牧地区可见。

细粒棘球蚴所致称为单房型包虫病，而由多房棘球蚴所致的称为多房型包虫病，简称泡球蚴病（alveococcosis）。包虫增殖方式呈浸润性，酷似恶性肿瘤。包虫囊液皮内试验（Casoni 皮肤敏感试验，卡逊尼试验）及 Ghesini-Weinberg 补体结合试验可资鉴别。

2. 超声诊断　脾脏肿大，其内可见边缘清晰的囊性无回声区，呈圆形或椭圆形，囊壁光滑但较厚，后方回声增强。囊内常有子囊或孙囊形成的小无回声区（图5-2-2）。这种囊中有囊的声像图表现为包虫囊肿的特征。内壁脱离时，囊内出现条带状

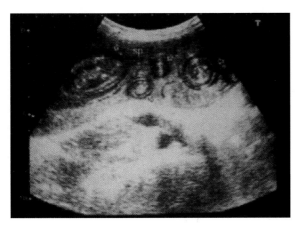

图 5-2-2　脾脏包虫囊肿声像图

脾实质内见多个大小不等的车轮状囊性占位。囊内出现条带状回声,部分囊内可见点状或云雾样回声

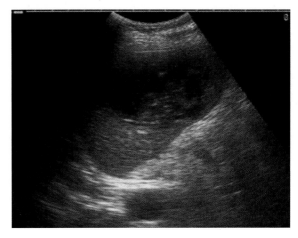

图 5-2-3　外伤后假性囊肿声像图

脾实质内和包膜下见不规则无回声区。内有细点状回声和高回声条索

回声,或呈"蜂房状"或"车轮状"分隔。部分囊内可见点状或云雾样回声。其声像图类似肝包虫囊肿。当囊肿很小时,脾外形和体积改变不明显,当囊肿较大时,可引起实质的压迫现象。脾包虫病囊壁钙化少见。因钙化多发生于囊肿形成 5～10 年后,而脾包虫病的病程往往较短。若病程长时,囊壁亦有可能出现钙化,呈"蛋壳样"强回声。

3. 鉴别诊断　脾包虫囊肿需与脾假性囊肿鉴别,前者内部多无回声,有时显示"囊中有囊"的现象,而后者壁较厚,内部可出现弥漫性细点状回声,有组织细胞片沉渣时,可在囊肿底部出现较粗的点状或斑片状回声,壁较薄,血清学检查阴性。根据超声显示脾脏囊性病灶,结合阳性血清学检查结果及流行病史,即可诊断。

（三）外伤后囊肿

1. 临床病理、流行病学及发病特征　多见于外伤之后非真性脾破裂者,即包膜完好,形成实质内或包膜下血肿。这一类型的脾囊肿可以很大,囊壁一般无内皮细胞被覆,为假性囊肿。

2. 超声诊断　脾外形不同程度增大、变形,轮廓清楚、光整、实质内或包膜下回声不均,局部可见不规则无回声区（图 5-2-3）。其间可有细点状回声。出血时间较长者,可有血凝块形成的高回声团块,或机化形成的高回声条索。当血肿较大或内部压力较高时,脾实质可有凹状压痕。

3. 鉴别诊断　根据外伤史和典型的声像图特征,诊断并不困难。关键在于提高警惕性,对可疑病例应仔细询问病史,如受伤情况、部位、左侧肋骨是否有骨折、既往有无脾肿大史等,尤其是发生

于脾上极或内侧的较轻脾破裂,可因脾外伤裂口较小、较浅,脾外形及包膜无明显改变,而使声像图无明显变化。对此,应在 72h 内连续超声监测,必要时 4 周内定期随访。在有腹部外伤史时可被误诊为脾破裂血肿或左上腹肿瘤而造成不必要的手术治疗。分叶畸形时腹、盆腔内可无积血现象,动态观察有助于鉴别。此外,当脾部外伤后腹腔内有游离无回声区,而脾脏声像图无明显异常时,除非有其他脏器破裂的征象,否则不能排除真性脾破裂。

三、良性脾肿瘤

脾脏肿瘤包括脾原发性肿瘤和继发性肿瘤,前者又分为良性肿瘤和恶性肿瘤。脾脏原发性肿瘤较少见,良性肿瘤占40.2%。

（一）血管瘤

1. 临床病理、流行病学及发病特征　脾血管瘤（hemangioma）是脾脏最常见的良性肿瘤,约占脾脏原发性良性肿瘤的50%。脾血管瘤可以单发,也可以多发。瘤内可有栓塞、出血、纤维化、钙化,生长速度一般较慢。临床上一般没有症状,大的肿块有破裂出血的可能,但较少见。

2. 超声诊断　脾血管瘤的声像图与肝血管瘤相似,多数表现为边界清晰的高回声团块,无声影,边缘欠光整,有时可见周围血管进入病灶,使边缘出现裂隙现象（图 5-2-4）。瘤体内回声强度一致,其间可有回声较低的不均匀圆点状或细管状结构。少数病例也可表现为混合性回声或弱回声团块,内部回声不均匀。有时可见大血窦形成的不规则无回声区。瘤体血管窦腔隙显著扩大者,多有显著脾

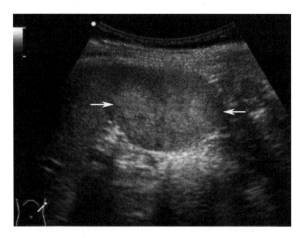

图 5-2-4 脾脏血管瘤声像图
脾内见稍高回声团,边界清,形态规则

肿大。脾静脉若发生栓塞或合并血流在窦腔内凝固则往往加速脾肿大进程。超声造影:表现与肝血管瘤相似。表现为周边结节状增强,此后增强范围呈向心性增强,至增强晚期为均匀高增强。也可表现为早期整体均匀高增强,一直保持到增强晚期。

(二)窦岸细胞瘤

1. 临床病理、流行病学及发病特征 脾窦岸细胞血管瘤(littoral cell angioma, LCA)又称脾衬细胞血管瘤,属于一种原发性脾血管瘤,多发于正常的脾红髓窦岸细胞,属于网状内皮细胞系统,该细胞的特点是内皮细胞和组织细胞相关抗原能够同时强表达,显示了双重分化的特征,病理检查镜下显示脾窦细胞增生,病灶由大小不等、互相吻合的血管性腔隙组成,表面衬覆单层内皮样细胞。肿瘤细胞免疫表型 CD31 和 CD68 均阳性。而正常的脾红髓窦岸细胞仅内皮细胞标记物阳性。该病罕见,仅发生于脾脏的良性血管源性肿瘤,据国内外报道,该病多数伴有各种肿瘤及慢性病变。

2. 超声诊断 脾内多发结节样回声,结节回声与病灶的组织成分相关,可呈现低回声、等回声及高回声。超声造影:动脉期结节样增强,实质期逐渐增强,内部低增强。造影后病灶数目增多,脾脏良性血管性肿瘤典型表现为等增强,或者动脉期稍高增强,实质期低增强(VS 恶性肿瘤通常呈现逐渐低增强模式)。

3. 鉴别诊断 脾窦岸细胞血管瘤主要与以下脾脏占位性病变相鉴别。①血管瘤:脾脏血管瘤和肝脏血管瘤超声造影增强特征相似,动脉期结节状增强,逐渐向内填充,实质期呈等增强;病灶较大时伴有出血坏死及钙化,但多发的脾脏血管瘤少见。窦岸细胞血管瘤超声造影显示实质期内部

低增强。②淋巴瘤:脾脏多肿大,脾实质内单发或多发低回声结节,脾脏原发淋巴瘤极少见,多伴有全身其他部位的淋巴瘤征象或脾门部淋巴结肿大。超声造影呈低增强。③转移瘤:有原发病灶,脾实质内低回声病灶,注入对比剂后不同程度增强,典型的"牛眼征"。

(三)淋巴管瘤

1. 临床病理、流行病学及发病特征 淋巴管瘤(lymphangioma)是一种良性肿瘤,由于淋巴管良性过度增生和扩张而成,主要由内皮细胞排列的管腔构成,其中充满淋巴液。其发生目前认为是先天性局部异常,因脾淋巴管的阻塞或脾淋巴组织发育不良,致内皮细胞功能紊乱,淋巴淤积,管腔逐渐扩张、增殖而形成肿瘤。并发症包括出血、门静脉高压,甚至脾脏坏死。因组织结构不同临床上又分:毛细淋巴管瘤,海绵状淋巴管瘤和囊性淋巴管瘤三种类型。儿童发病多见,成人发病也不少见,肿瘤生长缓慢,自行消退极罕见。

2. 超声诊断

(1)单纯性淋巴管瘤表现为群集无回声结构。

(2)海绵状淋巴管瘤是淋巴管瘤中最常见的一种,可以很小,但也可很大,甚至侵及整个脾脏,病灶为境界不清。

(3)囊性淋巴管瘤通常为多房性肿块(图 5-2-5)。

3. 鉴别诊断 应与多囊脾、脾囊肿、脾包虫囊肿相鉴别:多囊脾常合并有多囊肝和多囊肾,各囊不相通,囊壁完整、光滑,囊内透声好,脾实质回声较粗乱,注意观察,鉴别不难;脾囊肿常单发,壁完整、光滑,无中断,囊壁薄不可测,囊内透声好,易于鉴别;脾包虫囊肿,可单囊或多囊,但典型的可见"双边征""囊砂征""水上浮莲征""囊中囊"等改变。

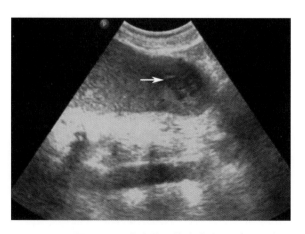

图 5-2-5 脾脏淋巴管瘤声像图
脾脏边缘见一簇状囊性结节,边界清晰,形态欠规整

（四）错构瘤

1. 临床病理、流行病学及发病特征 脾脏错构瘤（hamartoma）又称脾瘤、脾内副脾，脾纤维瘤、脾增生结节，为罕见的脾脏良性肿瘤样病变，由正常脾脏组织异常混合排列组成。这种器官组织在数量、结构或成熟程度上的错乱改变将随着人体的发育而缓慢生长，少数属于间叶性肿瘤，极少恶变。病变由失调的脾窦构成，窦腔内充血液，脾小体及小块，偶为多发性，肿块无包膜，但境界清楚。病理上分四种类型：纤维型、血管型、淋巴型、混合型，以混合型多见，病灶常单发，少数多发。

2. 超声诊断 超声检查常呈低回声占位灶，类瘤样团块，钙化是多数错构瘤的特征表现。

3. 鉴别诊断 本病需与其他脾脏原发性、良性、血管性肿瘤相鉴别，如血管瘤、窦岸细胞血管瘤及硬化性血管瘤样结节性转化等。鉴别诊断：血管瘤是脾脏最常见的血管性肿瘤，起源于血窦内皮细胞，其大体呈蜂窝状，无包膜，与周围脾脏分界清楚，多数混杂一定量的周边正常脾脏组织回声；多为单发，少数经仔细查找可见多发病灶。

（五）炎性假瘤

1. 临床病理、流行病学及发病特征 炎性假瘤（inflammatory pseudotumor）多见于肺和眼，除脾脏以外，还可见于胃、肠、膀胱、胰腺、肝脏、中枢神经系统等全身各处。病理表现为特发的慢性非特异性增殖性炎症，似肿瘤。炎性假瘤病因不清，目前多认为是一种免疫反应性疾病，为一种特发的非特异性慢性增殖性炎症，临床表现类似肿瘤，但实质上是炎症，故名炎性假瘤。根据组织学改变，本病可分为淋巴细胞浸润型、纤维增生型和混合型。

2. 超声诊断 肿块边界清楚，边缘不光整，呈浅分叶状，肿块内部回声不均匀，周边可见环状强回声。肿物内血流不丰富。

3. 鉴别诊断 本病需与脾脏淋巴瘤、转移瘤相鉴别：淋巴瘤表现为低回声肿块，无包膜，边缘清晰，形态常不规则、有分叶，内部回声尚均匀，发生液化坏死时，肿块内出现无回声区；转移瘤多表现为脾内单发或多发形态不规则的肿块影，边界欠清晰，内回声不均匀，可为低回声或强回声，病变区可见"牛眼征"改变。本病术前诊断较困难。

（六）其他良性肿瘤

1. 脂肪瘤（lipoma） 脂肪瘤是由成熟脂肪组织构成的良性肿瘤，可发生于任何年龄及全身各部位，以皮下最多见。脂肪瘤常见于背、肩、颈及四肢近端的皮下组织。外观为扁圆形或分叶状，有包膜、质地柔软，切面色淡黄，有油腻感。肿瘤大小不一，常为单发性，亦可为多发性（脂肪瘤病，lipomatosis）。镜下与正常脂肪组织的主要区别在于有包膜和纤维间隔。脂肪瘤一般无症状，极少恶变，手术易切除。声像图表现为结节状低回声，病变与周围的组织分界清晰，边缘光滑，结节内可见稀疏的血管索条或薄壁间隔样回声。超声造影下，脂肪瘤在动脉期、实质期未见明显增强改变。诊断时应与浸润性脂肪瘤、脂肪肉瘤鉴别。

2. 纤维瘤（fibroma） 纤维瘤是一种来源于肌肉、腱膜、筋膜，由富于胶原成分的纤维组织增生形成的瘤样病变，又称纤维组织瘤样增生。本病呈良性瘤样病变，但可呈局部浸润性生长，有明显类似恶性肿瘤生物学行为，故称为侵袭性纤维瘤病。发病机制尚不清楚，好发于皮肤、皮下组织、肌膜、骨膜等黏膜组织部位，常见于鼻咽腔、乳房、卵巢、肩胛、臀部、股部等；女性多于男性，好发年龄30～45岁。而腹腔内纤维瘤少见，脾脏纤维瘤更为罕见，临床极易误诊。声像图表现：纤维瘤呈中等或中等偏高回声，注射造影剂有强化；肿块较大时，病灶呈略高或等回声，其中有小梁状、条状或呈偏心的较大圆形低回声改变分散其间。应注意本病需与脾脏血管瘤及血管肉瘤鉴别。

四、恶性脾肿瘤

脾脏原发性恶性肿瘤少见，占全身恶性肿瘤不足1%，以恶性淋巴瘤最为常见，其次为脉管组织来源的肉瘤。脾脏转移性肿瘤一般是指源于上皮系统的恶性肿瘤，不包括来源于造血系统的恶性肿瘤，如白血病。

恶性肿瘤最早的临床症状和体征表现为左脾区不适或持续性钝痛，伴全身症状，继而出现脾肿大、脾内肿块。转移性脾肿瘤早期多无特殊症状或仅表现为原发病灶引起的症状。在脾明显增大时，可产生类似原发性脾肿瘤的症状。部分患者还伴有脾功能亢进、恶性贫血、胸腔积液、恶病质等。脾功能亢进可能是癌患者贫血原因之一。恶性脾肿瘤偶尔可发生自发性脾破裂。

（一）淋巴瘤

1. 临床病理、流行病学及发病特征 脾脏淋巴瘤（lymphoma）是全身性淋巴瘤的一部分。脾脏恶性淋巴瘤声像图表现因其生长形式不同而各异，结合脾脏内病灶病理特点，超声将其分为四型。

2. 超声诊断

（1）弥漫型，脾脏显著增大，实质回声减低，分布不均，脾内无明显结节样回声。

（2）粟粒型，脾脏轻度增大，其内弥漫分布十余枚结节样回声，直径小于 3cm，呈粟粒样，密集处似蜂窝状。

（3）巨块型，脾脏局限性增大，形态不规则，内见单个中低至极低回声实质性团块，直径大于 3cm，大者 1 例达 10cm，团块形态不规则，边界清，中心可见不规则无回声区，或整体回声极低酷似囊肿，偶见强回声钙化灶。

（4）混合型，脾脏增大，形态不规则，脾内可见多个大小、形态不一的团块（图 5-2-6）。

3. 鉴别诊断

（1）弥漫型脾淋巴瘤应与感染性脾肿大及充血性脾肿大鉴别，感染引起的脾肿大往有相应的原发症状，且感染治愈控制后脾声像图可恢复正常，常无脾门区、腹膜后淋巴结肿大。充血性脾肿大则常有肝硬化、心源性疾病等病史，脾门部脾静脉可扩张。

（2）粟粒结节型淋巴瘤，发现此型淋巴瘤多伴有脾周、浅表、腹膜后等部位淋巴结肿大。因此，当怀疑脾淋巴瘤时，常规扫查腹膜后与颈部、腋下等浅表部位，该处有无淋巴结肿大有助于该病诊断。

（3）结节型脾脏淋巴瘤中结节回声极低者，超声易误诊为脾囊肿。对于此种情况可适当调高增益，即可发现病灶内有密集细小点状回声，有助于与单纯脾囊肿鉴别。对于靠近体表的结节可适当提高探头频率。结节型脾淋巴瘤还应与脾血管瘤相鉴别，血管瘤多数呈高回声，内部可见筛网样或者管道样结构；部分脾脏内发现孤立性结节患者可行超声引导下穿刺活检。

（4）混合型脾淋巴瘤的超声表现往往仅提示为

恶性肿瘤，实际上，脾淋巴瘤在原发性脾恶性肿瘤中占首位，因此，如不伴脾外脏器累及的脾恶性肿瘤可首先考虑淋巴瘤。

超声诊断脾肿瘤较为容易，但难以区分肿瘤性质。因此，当超声发现不明原因脾脏弥漫肿大时应高度怀疑脾脏淋巴瘤的可能。

（二）血管肉瘤

1. 临床病理、流行病学及发病特征 血管肉瘤（angiosarcoma）是起源于血管内皮或淋巴管内皮细胞的一种罕见的软组织肿瘤，可发生于全身各部位（血管肉瘤的发病与长期的慢性淋巴水肿、电离辐射史、化学接触史、外伤史及慢性感染等有关）。原发性脾肿瘤临床上较少见，原发恶性肿瘤更为罕见。不超过全部恶性肿瘤的 0.64%。脾脏血管肉瘤在临床和影像学表现上均无特殊性。原发性脾血管肉瘤罕见，好发于老人，临床过程迅速，通常为致死性。

2. 超声诊断 血管肉瘤的图像表现类似局限性生长的脾恶性淋巴瘤，通常为单发（图 5-2-7）。脾血管肉瘤约占脾恶性肿瘤的 7%。尽管罕见，脾血管肉瘤却是脾脏最常见的非造血系统的原发恶性肿瘤，转移率很高，好发转移部位依次为肝脏、骨骼及淋巴结，部分患者也会出现腹腔内及脑部转移。

（三）其他恶性肿瘤

1. 纤维肉瘤（fibrosarcoma） 纤维肉瘤是来自成纤维细胞的恶性肿瘤，占软组织肉瘤的 10%。纤维肉瘤按年龄和预后分为成人型与婴儿型，发生于皮下软组织内或者隆起于皮肤表面的纤维肉瘤又称为隆突性皮肤纤维肉瘤（纤维肉瘤的亚型）。成人型纤维肉瘤大多发生于青壮年，恶性程度较

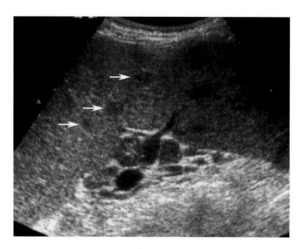

图 5-2-6 脾脏淋巴瘤声像图
脾脏肿大，实质内见多发的低回声结节，边界欠清晰

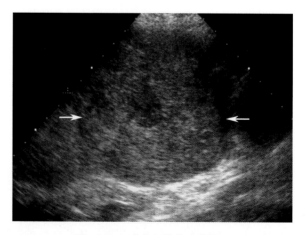

图 5-2-7 脾脏血管肉瘤声像图
脾形态失常，脾实质内见边界不清的稍高回声的杂乱回声团

高，且容易发生转移。本病 70% 以上发生于四肢，发生于脾脏者罕见。声像图表现：纤维肉瘤表现为脾内低无回声区或不均质回声区，边界欠清，后方回声增强。周边及内部见丰富彩色血流信号。

2. 恶性间质瘤（malignant stromal tumors） 恶性间质瘤是一种起源于平滑肌细胞的恶性间质性肿瘤，占所有软组织肉瘤的 5%～10%。一般为散发性，多见于子宫，也可发生于腹膜后、皮肤、血管及骨骼等子宫以外的部位。是仅次于脂肪肉瘤和恶性纤维组织细胞瘤的第 3 种常见软组织肉瘤。声像图表现：脾内不均质低回声光团，形态不规则，多呈分叶状，边界欠清晰，其中心可见不规则的较大液性无回声区，其内可见细点状回声。彩色多普勒：实性区域内见点状血流信号。脾脏周围或腹膜后可见淋巴结肿大（转移）。

3. 恶性畸胎瘤（malignant teratoma） 恶性畸胎瘤即未成熟型畸胎瘤，由胚胎发生期的迷走组织发育而来的未成熟组织结构构成，多为实性，常有未分化、有丝分裂增多的恶性病理表现。恶性畸胎瘤主要见于卵巢，亦可见于纵隔、骶尾部和腹膜后，发生于脾脏者罕见。声像图表现：脾内混合回声光团，外形不规则，边界尚清晰，瘤体较大，内部回声杂乱，可见良性囊性畸胎瘤的一些声像图特征（如脂液分层征等），还可见稍多分隔及实性中等回声或衰减的低回声团块。彩色多普勒：实性区域内见较丰富血流信号。脾周可见积液。

（四）转移性疾病

转移性脾恶性肿瘤声像图表现较复杂，共同表现为不同程度的脾肿大和脾实质内团块状回声，内部回声水平与肿瘤的病理结构有关。组织界面多的肿瘤呈高回声或混合性回声；组织界面少的肿瘤

呈弱回声，甚至无回声；肿瘤内部有坏死、液化者，可类似囊肿表现；周围水肿或有较多血管者，可出现低回声晕环。发现原发病灶，是诊断脾转移瘤的佐证。鉴别诊断：根据声像图显示脾实质内占位性改变，诊断脾肿瘤比较容易。但是，对脾脏肿瘤的来源确定比较困难。

（周　平）

五、脾脓肿

（一）临床病理、流行病学及发病特征

脾脓肿可能由细菌（包括分枝杆菌）、原虫感染和真菌感染引起。细菌性脾脓肿约 75% 是由血源性传播引起的。脾脓肿也可由周围毗邻器官直接感染或经淋巴道感染。脾创伤破裂、脾梗死等均可引起感染形成脾脓肿。临床表现常有发热、白细胞增高、左上腹疼痛。有些患者尤其是伴有免疫功能不全的患者，临床表现可以不典型并可因此延误诊断。当发生脓肿破裂，脓液流入腹腔后会导致死亡率增加。

（二）超声诊断

1. 脾脏体积增大。脾脏肿大程度与脓肿的大小、数目以及发生部位有关。

2. 脓肿可为单个或多个，在脓肿形成的不同阶段有不同的声像图表现。未完全坏死液化的脾脓肿，腔内形状常可不规则，壁较厚，内缘常不整齐。典型的完全坏死液化的脾脓肿为不规则低回声区，其后有时会有回声增强，脓腔内可漂浮有散在小片状回声，可随体位改变而移动。

3. 彩色多普勒显示其内无血流信号（图 5-2-8）。行超声造影检查时，在静脉期可以显示脓肿的边缘和其内分隔。

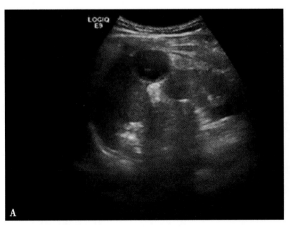
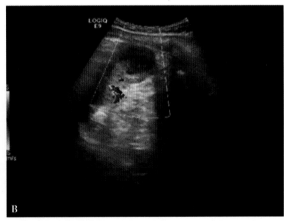

图 5-2-8　脾脓肿彩色多普勒显示其内无血流信号
A. 脾脓肿二维超声呈椭圆形低回声区，后方回声增强；B. 彩色多普勒显示其内无血流信号

4. 有感染性栓塞的患者,可以出现楔形缺损。偶尔可在脓腔内探测到气体征象,为诊断特征,但很多脾脓肿并不含气。

5. 超声引导下的脾脓肿穿刺抽吸(小脓肿,<3cm)或置管引流(大脓肿),联合抗生素治疗,已经代替脾切除术成为很多患者的治疗首选。

(三)鉴别诊断

应与脾囊肿、脾血肿、淋巴瘤、转移性癌、脾梗死等疾病鉴别。

1. **脾囊肿**　与脾脓肿相比,脾囊肿壁相对较薄,边界清晰光滑,内部透声较好。

2. **脾血肿**　脾血肿常因出血时间不同以及出血量的不等呈多种超声表现。可为低回声、高回声或者无回声。外伤病史有助于鉴别诊断。

3. **淋巴瘤**　超声表现为脾实质内单发或多发边界清晰的低回声或无回声区。

4. **转移性癌**　脾脏转移癌不多见,一般有原发肿瘤病史。

5. **脾梗死**　脾梗死多有疼痛等明确病史,脾梗死多呈楔形形态。常伴包膜下积液。

(四)特殊类型脾脓肿

脾结核感染在非流行区域很罕见,但随着获得性缺陷缺乏综合征(AIDS)的增加有逐渐增多的趋势。最常见的超声特征是多发低回声结节,脾脓肿和孤立性脾肿大也有报道。患者同时伴随很多结核感染的腹部特征,如淋巴结肿大,肠壁增厚,腹水等。这些特征有助于诊断疾病。超声引导下的细针抽吸脓肿有诊断价值。

脾脏真菌感染常发生在免疫缺陷的患者。白色念珠菌是最常见的病原菌,典型的超声特征是脾内多发小脓肿(<2cm)。肝脾念珠菌感染的超声特征主要有:

1. "轮中之轮"征或"牛眼征"。

2. 多发均匀低回声结节。

3. 多发小强回声,伴有不同程度的其后声影,代表疾病终末阶段形成的钙化。

其中 1 和 2 是白色念珠菌感染最具特征性的表现。

(孙洪军　丁红宇)

六、脾肿大

脾脏是体内最大的网状内皮系统的组成部分,很多全身性疾病比如急、慢性感染性疾病、造血系统疾病以及代谢性疾病都会累及脾脏,造成脾脏弥漫性肿大。

(一)临床病理、流行病学及发病特征

脾肿大可以是急性疾病的一过性特征,也可以是严重的潜在急性和慢性病理过程。脾肿大的原因有很多(表 5-2-1)。在西方国家,病毒感染、门静脉高压和血液系统疾病是最常见的原因。在我国常见病因为门静脉高压和血液系统疾病。在热带地区,原虫感染和溶血性贫血是最常见的原因。

表 5-2-1　脾肿大的原因

分类	类型	举例
感染性疾病	急性病毒和细菌感染	感染性单核细胞增多症,感染性心内膜炎,普鲁士菌感染,结核
	慢性细菌感染	AIDS
	慢性病毒感染	疟疾、利什曼病、血吸虫病
	原生物感染 *	
充血性疾病	肝后性	Budd-Chiari 综合征、右心衰竭
	肝性	肝硬化
	肝前性	门静脉 / 脾静脉血栓或压迫
淋巴系统疾病 非肿瘤性	溶血性贫血	镰状细胞病、遗传性球形红细胞增多症、珠蛋白生成障碍性贫血(地中海贫血)
	特发性血小板减少性紫癜	骨髓纤维化 *
	骨髓增殖性疾病	真红细胞增多症
淋巴系统	淋巴瘤	霍奇金病、非霍奇金淋巴瘤
肿瘤性	白血病	慢性粒细胞白血病 *、慢性淋巴细胞白血病
免疫系统 / 炎症		类风湿关节炎、系统性红斑狼疮
贮积症		Gaucher 病、Niemann-Pick 病、黏多糖贮积症
多种因素		淀粉样变、结节病、局灶性脾脏肿物

脾脏增大的机制因病因不同而有差异。急性感染性疾病中，脾增大的原因是清除抗原，产生抗体，增加脾脏中网状内皮细胞的数量。免疫功能增强可能会导致脾脏肿大。在肝病和充血性疾病中，静脉压力增高引起脾充血从而导致脾脏增大。髓外造血亦会导致脾脏增大。

（二）超声诊断

1. 声像图表现

（1）仰卧位深吸气状态下扫查时，在无脾下移的情况下，左侧肋缘下不能探及脾，当声像图上脾脏前缘超过腋前线时提示有脾脏增大。

（2）成人脾脏正常大小约为（11～12）cm×7cm×4cm。当脾脏长径大于12cm，或厚大于4cm时，认为有脾肿大。

2. 根据图像对脾肿大的分度

（1）轻度肿大：二维声像图脾脏测量值超过正常范围（图5-2-9），仰卧位深吸气状态下扫查时，脾下极不超过肋弓下缘3cm。

（2）中度肿大：二维声像图脾脏体积明显增大，失去正常形态，仰卧位深吸气状态下扫查时，其下极超过肋弓下缘3cm但不超过脐平面。

（3）重度肿大：二维声像图脾脏失去正常形态及轮廓，前缘切迹消失。仰卧位扫查时，脾下极超过脐平面，甚至到达盆腔。增大的脾脏对周围器官产生压迫导致周围毗邻脏器异位或变形。彩色多普勒常可见到脾静脉呈迂曲扩张。

在脾轻度肿大时，单纯使用超声检查确定略有困难。有研究发现，脾/左肾长轴比值可较早地发现轻度脾肿大，可用此比值来确定有无轻度脾肿大。有时，脾过于巨大超声无法准确测量，这种情况下可以用宽景成像来测量脾脏大小。

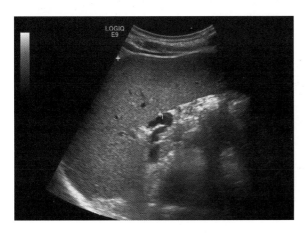

图 5-2-9　轻度脾大二维超声测量
二维超声脾脏厚度测量值大于4cm，脾脏实质回声均质

3. 根据病因对脾肿大的分型

（1）炎症型脾肿大：有急性肝炎、急性心内膜炎等急性炎症；慢性肝炎、急性感染后期、疟疾等慢性炎症。

（2）淤血型脾肿大：常见于肝硬化、门脉血栓形成、右心衰竭。

（3）增殖型脾肿大：常见于各种血液性疾病和恶性肿瘤。

（三）鉴别诊断

1. 脾下垂和游走脾
脾下垂和游走脾又称脾异位。由于脾蒂和韧带先天性过长所致。脾受重力的影响，脾沿腹腔左侧向下移动可达盆腔。超声检查，正常区域内未探及脾脏，在附近区域或盆腔内探及内部回声均匀且与脾相似的实性团块，具有脾门切迹和血管。彩色多普勒显示脾门静脉可确诊。

2. 肝左叶巨大肿瘤
肝左叶巨大肿瘤与肝脏右叶实质回声连续。受巨大肿瘤影响，脾可向背侧异位。

3. 腹膜后巨大肿瘤。

4. 毗邻器官（胃、左肾、横结肠）巨大肿瘤。

（四）临床关切点

超声可以发现脾肿大，但单凭超声检查确定脾肿大的病因比较困难，需要结合病史、临床表现及实验室检查来确定。

脾肿大的程度也可有助于我们缩小鉴别诊断的范围。轻-中度脾肿大常见原因为感染性疾病、门静脉高压或AIDS。中度脾肿大常由血液系统疾病引起，包括白血病、淋巴瘤以及感染性单核细胞增多症。巨脾常见于骨髓纤维化。

除了测量大小，超声还可以发现脾脏回声改变及脾内有无结节等占位性病变，某些特征性发现可以考虑一些特殊疾病。例如，超声检查发现脾静脉迂曲扩张，按照常规诊断思路检查肝脏，发现门静脉高压和慢性肝脏疾病。若在腹部发现大量淋巴结性疾病，则提示淋巴瘤可能为引起脾肿大的原因。

七、脾动脉瘤

脾动脉是内脏动脉中最常发生动脉瘤的血管，其动脉瘤总体发生率为0.16%～10.4%，常发生于50～60岁人群，女性更常见，其发病率约为男性的4倍。

（一）临床病理、流行病学及发病特征

脾动脉瘤是脾动脉非正常扩张所致，瘤体直径常大于1cm。有极少的病例报道称脾动脉瘤体直径大于10cm，称为巨大脾动脉瘤。真性动脉瘤占

脾动脉瘤的 60% 左右，脾动脉瘤患者最常伴有的疾病为高血压、高血脂，故这些因素被称为脾动脉瘤的诱发因素。脾动脉假性动脉瘤比真性动脉瘤少见。脾动脉假性动脉瘤可见到血管壁的破裂中断。可能的病因有慢性胰腺炎、创伤以及一些未知的病因。大多数脾动脉假性动脉瘤的患者都有慢性饮酒的病史。

（二）临床表现

大多数脾动脉瘤没有症状，常为偶然发现，而且很少破裂。

有症状的患者常为一些非特征性临床表现，比如上腹部或左上腹痛、恶心、呕吐、厌食。Mattal 等发现，2%～10% 的患者首发症状是自发性破裂，巨大脾动脉瘤的破裂率为 28%，破裂后常表现为腹部突然剧烈疼痛，科尔征阳性（左肩膀疼），胃肠道出血和血流动力学不稳定。20%～30% 脾动脉瘤破裂患者存在"二次破裂"现象。其实是脾破裂时血液暂时流入小网膜囊，然后经过 Winslow 孔或者薄弱处承受不住压力在 48h 之内破裂，导致储存血液再次流出。脾动脉瘤破裂多发生在妊娠妇女，一旦破裂死亡率很高，母婴死亡率可达 75%，假性动脉瘤破裂死亡率可达 100%。动脉瘤破裂的危险因素包括直径 > 2cm、妊娠（尤其是妊娠晚期）、有症状的脾动脉瘤、门静脉高压和肝移植患者。

（三）超声诊断

脾动脉瘤通常是偶然发现，腹部平片检查时发现左上腹有环状钙化征。超声检查左上腹，发现与脾动脉相通的无回声团，血管壁可伴有钙化或有附壁血栓。多普勒检查发现其内有血流信号（图 5-2-10）。

但是，超声扫查对直径比较小的动脉瘤显示欠佳。CT 扫查可以发现伴有或者不伴有钙化的低密度区。MRI 扫查，SAA 表现为边界清晰的区域，周边常为低信号，内部常表现为不同的信号特征。信号的强弱取决于血流的速度和其内血栓的形成程度。

（四）治疗

当动脉瘤直径大于 2cm 时，尤其是动脉瘤直径持续增大时，建议接受治疗。现在优先推荐导管栓塞治疗。

八、脾梗死

脾梗死是由于脾动脉或其分支被堵塞所致，常由栓塞、脾动脉内膜的局限性纤维化增厚，以及伴有脾大的多种疾病引起。脾梗死也可以继发于感染、血液系统疾病或者脾破裂。慢性脾梗死可见于骨髓增殖疾病和镰状细胞疾病，后者有时可导致脾萎缩。

（一）常见病因

脾动脉是腹腔干最大的分支，其分支在脾门处直接入脾，其主干或分支闭塞都会导致脾梗死。引起脾梗死的原因有很多（表 5-2-2）。年轻患者（40 岁以下）以血液疾病为常见原因，老年患者以栓塞更常见。

（二）超声诊断

40% 左右的脾梗死患者可以无明显临床症状，有些患者会有左上腹部不适的感觉。一般在梗死 24h 或更久以后才会有声像图的改变。超声表现如下：

1. 脾梗死的形状可为球形，但最常见的、典型

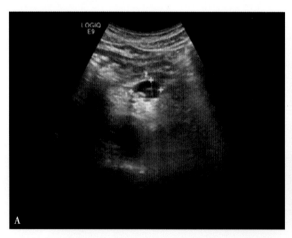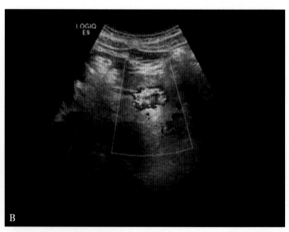

图 5-2-10 脾动脉瘤二维及彩色多普勒超声表现

患者无临床症状，查体发现。A. 脾动脉瘤的二维超声表现为左上腹部与脾动脉相通的无回声团，内透声好；B. 彩色多普勒其内有血流信号显示

表 5-2-2 脾梗死的病因

血液系统疾病	血红蛋白病（例如：镰状细胞病）
	淋巴组织增生疾病
	淋巴瘤 / 白血病
	骨髓纤维化
	Gaucher 病
	阵发性夜间血红蛋白病
	真红细胞增多症
栓塞	心脏疾病（心内膜炎、梗死、瓣膜病、房颤、心室壁瘤）
血管疾病	脾动脉瘤、动脉粥样硬化、主动脉夹层、脾静脉血栓、门静脉高压
自身免疫性疾病	血管炎
传染性疾病	脑膜炎球菌、传染性单核细胞增多症、黑热病、疟疾
机械性因素	脾扭转、游离脾
其他	淀粉样变性、肉状瘤病、医源性因素（肝移植、心脏手术）

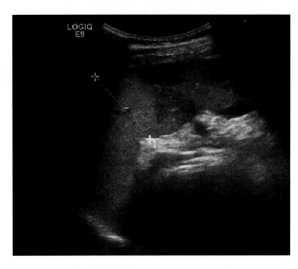

图 5-2-11 脾梗死的超声图像

二维超声脾梗死声像图为脾脏内低回声区，形态尚规则，内回声欠均质

脾梗死的声像图特征是底朝向被膜，尖朝向脾门的楔形低回声区。脾梗死范围较大者，形态可不规则（图 5-2-11）。

2. 病变常位于脾脏前缘，可为单个，也可多个，病变部位早期常呈低回声，随着时间的延长，病变纤维化后内部回声逐渐增高，梗死区回声可出现强弱不均，坏死区域可出现体积缩小，甚至可以完全消失。局部钙化后出现伴声影的钙化强回声或液化后形成不规则的液性暗区，可发展为假性囊肿。

3. 彩色多普勒：梗死区无血流信号显示，超声造影梗死区域全程未见造影剂填充，无增强回声。

（三）鉴别诊断

声像图表现典型的病例结合临床表现可明确诊断。声像图表现不典型的病例应该与脾内实性占位（尤其是海绵状血管瘤）、脾脓肿等病变鉴别。

（孙洪军 丁红宇 王 蓓）

第六章　胰　　腺

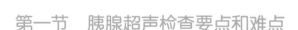

第一节　胰腺超声检查要点和难点

一、概述

胰腺位于腹膜后,超声检查可较完整地显示胰腺的形态大小、内部结构及形态学的变化,是临床诊断胰腺病变的重要影像学检查方法和随访方法,除声像图表现典型的疾病外,常规超声对胰腺病变的定性诊断能力有限。肥胖、术后、胃肠气体过多时,超声检查仍存在一定难度和局限性。当发现胰腺病变,鉴别诊断有困难时,可使用增强超声协助诊断。新一代超声造影剂为血池造影剂,不进入组织间隙,能很好地反映组织器官的微循环,且超声能够实时连续观察组织的灌注情况,具有很高的时间分辨率,为诊断提供更多信息,可明显提高超声对胰腺病变的诊断和鉴别诊断能力,但增强超声并不能明显增加胰腺病变的检出率。

二、超声检查方法与内容

1. 常规超声原则与分析内容

(1)胰腺大小,头、体和尾形态结构、实质回声,胰管是否扩张等。胰腺大小的测量仅是超声检查的部分内容,要特别注意观察胰腺的形态结构、回声特征,胰腺形态差异较大,并向左上腹倾斜,因而在腹部作一次横切面检查常难以显示胰头至胰尾整个长轴,除横切面外,要重视对胰头、颈、体尾各部的短轴切面连续观察,以减少遗漏。对胰腺尾部要尽可能显示全貌,最好能显示到脾门处,通常在上腹部横切面显示的胰尾仅是胰尾的一部分,可以结合左肋间脾窗扫查显示脾门深方血管旁的胰尾结构。

(2)如果胰腺有病变,除要观察病灶的回声、边界、有无分隔、钙化等特征外,还要观察胆管及胰管有无扩张,探测病灶内有无血供,与周围脏器及血管的关系。

2. 超声造影原则与分析内容

(1)超声造影时相:胰腺造影时相分为两个时相,增强早期(动脉期)—从注射造影剂开始至其后的30s;增强晚期(静脉期)—造影剂注射后31~120s。

(2)分析内容:观察病灶的增强速度、增强水平、造影剂分布特征及增强随时相的变化(增强模式)等:

1)增强速度是指胰腺病灶与正常胰腺实质开始增强时间的比较,分为快、等、慢。

2)增强水平是指病灶回声的灰阶强度:以邻近胰腺组织的增强水平为参照定义病灶的增强水平,分为无、低、等和高增强,同一病灶如兼有不同水平的增强,则定义最高水平的部分。

3)造影剂分布特征有下列几种主要的类型:均匀增强、不均匀增强、特殊增强。特殊增强包括:①包膜增强;②病灶内肿瘤血管,指病灶内杂乱无序的血管结构,常见于病灶增强前;③病灶内分隔增强,即在低或无增强病灶内,见线状增强把病灶分隔成若干低增强或无增强区域。

4)增强模式指病变在增强早期呈现某种类型的增强水平、增强速度和造影剂分布特征后,在进入增强晚期的过程中所发生的变化。

三、超声检查适应证

1. 常规超声检查适应证

(1)临床症状、体征、实验室或其他影像学检查提示或待排胰腺疾病。

(2)胰腺的介入性诊断与治疗。

(3)了解胰腺大小、形态、位置。

2. 造影超声检查适应证

(1)胰腺局灶性病变的定性诊断。

(2)常规超声显示不清的胰腺病变或其他影像学检查发现胰腺病变但常规超声未能显示者;常规超声疑似胰腺存在病变,可行造影超声予以确认或排除。

(3)不明原因的胰管扩张。

(4)闭合性腹部外伤,怀疑存在胰腺损伤者。

(5)胰腺移植,全面评估供体血管通畅性和灌注情况，以及随访中出现的异常病变。

（6）胰腺癌局部动脉灌注化疗、局部放疗、消融治疗或注药治疗后等评价疗效。

四、超声检查注意事项与方法改进

胰腺的位置较深，可深吸气利用左肝作为声窗，探头作加压扫查，可以推挤排除局部胃肠气体的干扰，并且缩短体表至胰腺的距离，必要时让受检者饮水或胃超声造影剂以及改变体位（坐位）后检查，均可提高胰腺的显示率和清晰度。由于仪器设备、检查技术的进步，医生对胰腺疾病认识的提高，胰腺疾病显示率较过去明显提高，但仍有较多病变受胃肠气体干扰，导致胰腺部分显示不清或仅显示胰腺的一部分，尤其是胰腺尾部常常显示困难。即使超声检查正常或未发现异常，仍不能排除早期癌灶，甚至可能已存在较大的病灶而由于受到多种因素影响不能被发现。因此，超声在胰腺检查上仍有局限性。

大量饮水后右侧卧位、左侧卧位、半坐位扫查可以显著提高胰腺的显示率，并且能够明显减少肠内容物干扰，改善声像图质量，对胰腺病变的诊断有重要帮助，推荐应用。

造影超声须以常规超声为基础，胰腺造影时尽量显示肿物的最大切面，并且在同一切面显示周围胰腺组织以便于对照。宜采用双幅显示，以便更好地对比观察病灶。在增强晚期需注意观察胰腺肿物与周围血管的解剖关系，判断有无血管压迫和侵犯，必要时在增强晚期检查全肝，了解肝内有无病变。造影超声可实时观察病灶内血供情况，有助于病变的定性诊断，但胰腺造影时相变化快，观察需敏锐，需回放录像逐帧观察。部分胰腺良、恶性病变表现有重叠，应在造影超声表现的基础上，结合受检者的临床资料，包括病史和症状、实验室检查（如肿瘤标志物、淀粉酶及血象）、其他影像学检查（如增强 CT、MRI）等。

第二节　胰腺常见疾病的临床与超声诊断

一、概述

超声检查是诊断胰腺疾病的重要方法。胰腺疾病的种类众多，常见的是胰腺的炎性、囊性及肿瘤性疾病，主要包括急性、慢性胰腺炎，胰腺真性、假性囊肿，囊性肿瘤，胰腺癌以及神经内分泌肿瘤等。

二、肿瘤性病变的临床与超声诊断

1. 胰腺腺癌

（1）临床病理、流行病学及发病特征：原发性胰腺癌是胰腺最常见的肿瘤，组织学分类最常见的是腺癌，约占 80%～90%，主要由分化程度不同的导管样结构的腺体构成，有丰富的纤维间质，可分为高分化与低中分化腺癌。胰腺癌主要发病人群为 60 岁以上老年人，男性发病率稍多于女性。一些与胰腺癌相关的危险因素诸如吸烟、慢性胰腺炎、肥胖、糖尿病等，对胰腺癌的发病均具有促进作用，其中吸烟与胰腺癌发病的相关性最为显著。胰腺癌的临床症状常出现较晚，早期诊断困难，胰头癌多以阻塞性黄疸为主要症状，胰体尾癌常有上腹部疼痛或腰背部疼痛。胰腺癌常向周围生长侵犯多个脏器和血管，淋巴结及肝转移率高，预后极差，中位生存时间约为 6 个月左右，5 年生存率仅为 5%～10%。多数病例血清 CA19-9 可有不同程度的升高，CA19-9 是敏感度较高的标志物，在筛查和随访时非常有用，但有少部分患者即使发生了胰腺癌，CA19-9 也不升高，另外在胰腺炎等良性病变、发生其他肿瘤时也可测出 CA19-9 升高。

（2）超声诊断与鉴别诊断：胰腺癌声像图表现为病变部位的胰腺局部肿大、膨出，呈弧形、结节形或不规则形，最常见为低回声，呈团块状、分叶状或不规则状，边界明确，凹凸不平，小肿块回声较均匀，较大者可伴有坏死、出血等，多见于低分化腺癌，在低回声内出现粗大不均的强回声斑点，偶见坏死液化形成较大囊腔。胰腺癌多数后方回声减弱，明显时肿块后方边界显示不清或出现声影，与大量纤维结缔组织增生有关（图 6-2-1）。弥漫型胰腺癌超声显示胰腺弥漫肿大，形态僵硬变形，或呈不规则的多结节状，边缘凹凸不平，内部回声粗细不均。胰头体部癌胰管明显扩张呈串珠状或管壁较平整，沿胰管追踪检查可见胰管被肿块所截断或堵塞。胰头癌或其周围肿大淋巴结压迫、浸润胆总管，可引起梗阻部位以上的胆管扩张，超声显示扩张的胆总管中断于胰腺肿块处，胰头癌与扩张胆管呈蘑菇头状（图 6-2-2）。胰腺癌侵及周围大血管时，静脉多见变形、狭窄和闭塞，有时受累静脉内可出现栓子，而动脉多见移位（图 6-2-3）。若肿块区域血管不显示，则不能排除血管受侵犯或完全闭塞。胰腺钩突部的肿瘤较小时易漏诊，仅表现为肠系膜上静脉向腹侧移位。胰腺淋巴结转移发生较早，显示为圆形或卵圆形的多发低回声结

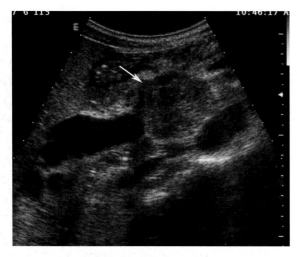

图 6-2-1　胰腺癌超声表现
胰头低回声实性占位，形态不规则(↑)

节，分布于腹膜后、胰腺后方、腹主动脉和下腔静脉周围以及肝门、脾门附近。肝脏转移是胰腺癌血行播散最常见的转移部位，超声显示为肝内单发或多发低回声占位，可呈"牛眼征"。

　　胰尾部肿瘤因位置隐蔽，症状不典型，超声检查受其前方胃肠气体干扰而易漏诊，需特别重视左季肋部通过脾脏、左肾显示胰尾或位于脾门部的胰尾癌。必要时，通过饮水经胃窗检查，显示胰尾病灶。

　　胰腺癌为乏血供肿瘤，超声造影增强早期表现为稍晚于胰腺实质强化，多数首先可见病灶边缘呈不规则低增强，之后中心强化，呈不均匀的低-无增强，部分胰腺癌表现为较均匀的整体低增强，部分(约50%)病灶内增强早期可见肿瘤血管；增强晚期病灶内造影剂快速廓清呈更低增强，边界更加

清楚(图6-2-4)。少数胰腺癌表现不典型，增强早期呈等增强，增强晚期呈等增强或廓清为低增强(图6-2-5)。另外，有少数病灶(约5%)坏死比较明显，整个病灶实性成分较少，有时难与黏液性囊腺癌区别。

　　(3)胰腺癌的鉴别诊断：①首先要重视与慢性局限性胰腺炎的鉴别，其声像图表现与胰腺癌十分相似，超声造影可有效鉴别二者，局限性胰腺炎超声造影表现为"类实质样"强化，即增强早期与胰腺实质同步强化，呈均匀等增强，增强晚期同步廓清仍呈等增强。有部分胰腺炎病程较长，可表现为等增强伴局灶低增强(低增强占30%以下)。以等增强及等增强伴局灶低增强为参考诊断局限性胰腺炎，可大大提高诊断率。当超声造影增强早期表现为低增强，与胰腺癌鉴别困难，此时需结合临床病史、实验室检查及其他影像学检查，必要时穿

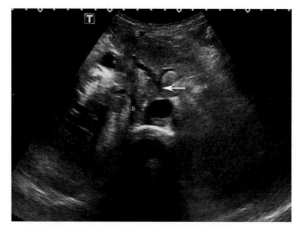

图 6-2-3　胰腺癌侵犯血管
胰体低回声实性占位(*)，包绕腹腔干及其分支(↑)

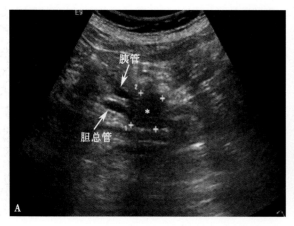

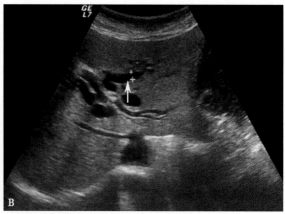

图 6-2-2　胰头癌伴梗阻性黄疸
A. 胰头低回声实性占位(*)，胰管及胆总管可见扩张；B. 肝内胆管扩张(↑)

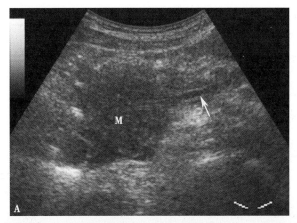

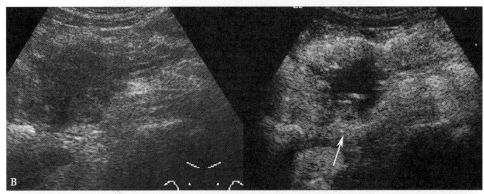

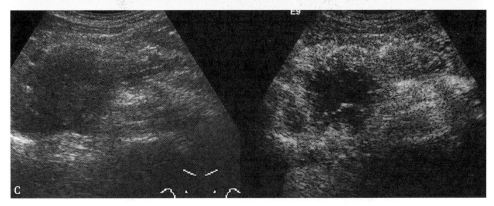

图 6-2-4　胰腺癌超声造影低增强

A. 二维超声显示胰头低回声占位（M），边界不清，胰管扩张（↑）；B. 超声造影增强早期：病灶周边不规则低增强，中心呈低 - 无增强；C. 增强晚期病灶强化部分快速廓清

刺活检。②胃癌可直接浸润胰腺或经淋巴管扩散至胰腺周围的淋巴结，表现为类胰头癌样肿块，胆管、胰管亦可扩张，需结合病史及胃肿瘤病史进行诊断。③部分胰腺癌不易与累及胰腺的腹膜后肿瘤相鉴别，不少病例最终仍需依赖穿刺活检确诊。

（4）临床关切点：对于胰腺肿瘤的定性诊断和可切除性评估，超声也能发挥重要作用，比如超声造影、超声引导经皮穿刺活检、超声胃镜等技术，但不及 CT 和 MRI。此外，增强 CT 在胰腺癌的诊断和分期中有重要作用，CT 检出胰腺癌的灵敏度

90%，分期诊断准确率可达 80%～90%，对胰腺癌可切除性的判断灵敏度达 100%，特异度 72%；在胰腺癌的诊断准确性及术前分期上，MRI 与多层螺旋 CT 相当，但 MRI 和 MRCP 可通过对胰实质及胰管形态改变的全面分析，有可能在更早期阶段检出肿瘤。

2. 胰腺囊性肿瘤

（1）临床病理、流行病学及发病特征：胰腺囊性肿瘤主要包括浆液性囊腺瘤、黏液性囊腺瘤和导管内乳头状黏液瘤。浆液性囊腺瘤和黏液性囊腺

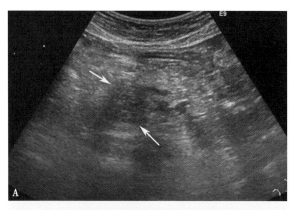

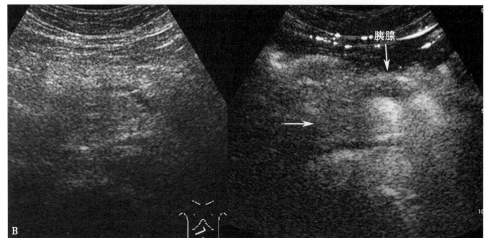

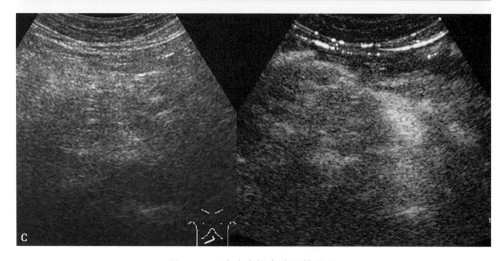

图 6-2-5 胰腺癌超声造影等增强

A. 二维超声胰头钩突低回声实性占位（↑）；B. 超声造影增强早期：病灶呈均匀等增强；C. 增强晚期：病灶轻度廓清呈稍低增强

瘤多见于中老年女性，其中浆液性囊腺瘤占胰腺囊性病变的 20%，肿瘤好发于胰头部，几乎不发生恶变，病理分为小囊型、大囊型和混合型三类，以小囊型最常见，占 70%～80%，小囊型为多房性小囊，通常多于 6 个，单个囊径一般小于 2cm（典型者小于 5mm），切面呈蜂窝状，有时可见特征性的中心星状纤维瘢痕和钙化，囊内含稀薄清亮的液体，富含糖原而无黏液，囊壁衬以扁平或立方上皮细胞，胞质内富含糖原。黏液性囊腺瘤约占胰腺囊性病变的 10%，几乎仅见于女性，好发于胰体尾，多数具有潜在恶性倾向，为单一或多个大囊组成，单个囊径大于 20mm，囊内含有蛋清样混浊稠厚黏液，可含血液、不含糖原，囊壁为高柱状上皮细胞覆盖，柱状上皮下可见卵巢样间质是黏液性囊腺瘤的组织学特征，部分囊壁见乳头状突起及不规则软组织影。胰腺囊腺瘤多数无临床症状，少数表现为上腹不适、疼痛、上腹包块、黄疸等，多数患者肿瘤标记物 CA19-9、CA12-5、CEA 等可正常。

导管内乳头状黏液瘤（intraductal papillary muci-nous tumor，IPMT）是一种原发在导管内的导管上皮增生，并呈乳头状生长，约占胰腺囊性病变的 20%，好发于 60～70 岁的男性，胰头多见，该病有恶性倾向或为低度恶性肿瘤，分为主导管型、分支管型和混合型，其中主导管型及混合型多为恶性（约 70% 恶性），分支管型的恶性发生率较低（约 25%），主胰管宽度≥7mm、病灶≥30mm、有附壁结节均为恶性的预测因素。患者可有程度不等的临床症状，由于肿瘤产生大量稠厚的黏液阻塞胰管，部分病例可出现胰腺炎的症状，恶性者可能出现胆管浸润及胆管梗阻而致黄疸。与 IPMT 有关的肿瘤标志物（CEA、CA19-9）的特异性较高，但其敏感性不高。多数 IPMT 可手术切除，其 5 年生存率是 77%～100%。有报道在 IPMT 患者，其他器官包括胃、结肠、直肠、肺、乳腺、肝等同时或异时患恶性肿瘤的发病率增加了 27%～29%，因此对 IPMT 患者还应注意全身其他脏器的检查。

（2）超声诊断与鉴别诊断

1）浆液性囊腺瘤：微囊型超声表现为边界清晰的囊性病灶，内见多发分隔呈蜂窝状，囊壁或分隔处可见点线状血流信号，由于囊壁组织与囊液之间形成诸多反射界面，较小的肿瘤仅显示出前后壁的亮线，而肿块区域呈密集不均的强回声结节，类似回声较强的实性肿块，但病变区后方回声增强是其

特征，放大图像或用高频超声探头扫查，可显示多发的小圆形液性无回声区。大囊型超声表现为包膜光整的多房囊性结构，此型较难与黏液性囊腺瘤鉴别。超声造影显示病灶内多发分隔明显强化，内可见多个无增强区的小囊（图 6-2-6），有些微囊型浆液性囊腺瘤由于囊腔小、分隔密集，造影动脉期呈明显强化，易被误诊为实性病变（图 6-2-7）。浆液性囊腺瘤通常不伴胰管扩张。从形态上看，部分浆液性囊腺瘤很难与分支管型 IPMT 或黏液性囊腺瘤鉴别。

临床关切点：内镜超声（endoscopic ultrasonography，EUS）能够清晰显示囊内结构，且还可行细针抽吸活检（fine-needle aspiration，FNA）及囊液分析有助于鉴别，EUS-FNA 和囊液分析是非常有效的胰腺囊性病变的诊断方法，多数研究显示其特异性超过 90%，细胞学检查可见糖原染色的小立方上皮细胞，囊液分析显示不含淀粉酶，CEA 浓度小于 5ng/ml。

MRI 由于其高的软组织分辨率，在显示囊内细节上有很大优势，能很好地分辨囊内分隔的强化模式，MRCP 可清晰显示病灶是否与胰管相通等，有助于缩小鉴别诊断范围，因此 MRI 和 MRCP 是无创评价胰腺囊性病变的最优影像学检查。浆液性囊腺瘤在 T_2WI 上表现为高信号、边界清晰的簇状小囊肿，内可见短 T_2 信号分隔，增强扫描呈清晰的、伴有多发分隔的蜂窝状结构，中央瘢痕在延迟显像可见强化。

2）黏液性囊腺瘤：一般由多房囊肿（少于 6 个）或单个大囊构成，单个囊肿直径多大于 20mm，囊壁呈清晰的强回声，15% 左右的病例可见边缘钙化伴声影，囊内可见多发强回声分隔，部分病例可见

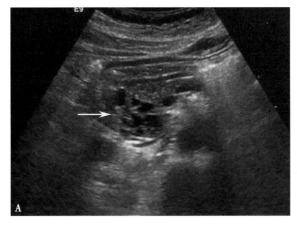
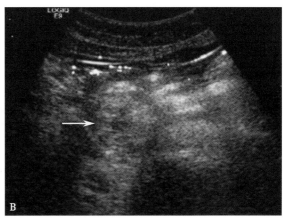

图 6-2-6 胰腺浆液性囊腺瘤
A. 二维超声显示胰头囊性病灶伴多发分隔（↑）；B. 超声造影分隔明显强化

自内壁向囊腔突起的乳头状肿块,超声造影动脉期可见囊壁及分隔增强,病灶被分隔成大小不等的无回声区,囊壁及分隔一般较光滑(图6-2-8)。黏液性囊腺癌与黏液性囊腺瘤有时很难鉴别,如病灶较大(>6cm)、声像图显示囊壁实性肿块较大或小乳头形态不规则、囊壁有模糊残缺的浸润性特征、蛋壳样钙化、主胰管阻塞或移位等则不能除外黏液性囊腺癌,与黏液性囊腺瘤相比,囊腺癌的囊壁和分

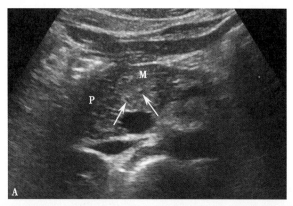

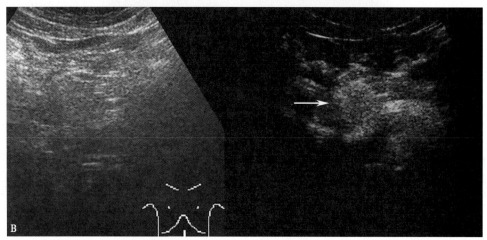

图 6-2-7　胰腺微囊型浆液性囊腺瘤

A. 二维超声显示胰头颈强回声病灶(↑),内可见多发微小囊腔(M:病灶;P:胰腺);B. 超声造影分隔明显强化,类似富血供实性病灶

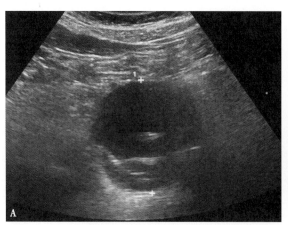
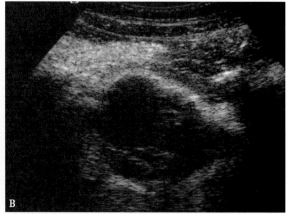

图 6-2-8　胰腺黏液性囊腺瘤

A. 二维超声显示胰体尾囊性病灶伴分隔,囊腔较大;B. 超声造影可见分隔强化

隔不均匀增厚,病灶实性成分增多,增强不均匀,形态不规则,有时亦与不典型导管腺癌很难鉴别。EUS-FNA 有助于诊断,黏液性囊性肿瘤的囊液黏稠,含黏蛋白和柱状上皮细胞,囊液 CEA 水平较高(192ng/dl),淀粉酶水平很低(表明不与主胰管相通)。

黏液性囊腺瘤在 CT 上表现为单房或伴有分隔的低密度囊性病变,延迟期常见厚壁增强;MRI 检查可见肿瘤内液体成分的信号不均,这是由于出血或液体中的蛋白浓度存在差异而引起。

3)IPMT:超声检查主要表现为主胰管及分支胰管扩张,其内见附壁结节,或表现为多房囊性、囊实性肿块,常位于胰头部,内可见分隔,临近胰管分支扩张,囊性病灶与扩张胰管相通,沿着囊壁或扩张胰管近端寻找易于发现病变。病灶与扩张胰管相通为诊断该病的可靠征象。EUS 是显示 IPMT 最有价值的检查,其高分辨率的成像能够显示可能在经腹超声或 CT 上未显示的形态结构,在 EUS 图像上,扩张胰管内的隆起性病变可显示为乳头状肿瘤、囊肿间隔增厚或胰管内壁不规则,EUS 还有助于判断 IPMT 有无胃或十二指肠浸润。超声造影增强早期可见扩张胰管内高或等增强的乳头状结节或病灶表现为分隔及壁结节强化的多房囊性病变(图6-2-9),恶性者病灶内有较多实性成分,增强早期可见不均匀强化,增强晚期快速廓清。

IPMT 应与胰腺囊腺瘤相鉴别,前者无女性多发的特点,囊性病灶与扩张胰管相通是 IPMT 的特征性超声表现,也是两者鉴别诊断的要点。

3. 神经内分泌肿瘤

(1)临床病理、流行病学及发病特征:胰腺神经内分泌肿瘤(pancreatic endocrine tumors,PETs)源于神经内分泌系统多能干细胞,根据临床上激素相关症状的有无,分为功能性和非功能性两大类。非功能性肿瘤早期多无典型临床表现,患者多在出现肿瘤压迫症状或出现转移后就诊,部分患者表现为腹痛、黄疸等非特异性症状;功能性肿瘤包括分泌胰岛素、胃泌素、胰高血糖素等不同激素的肿瘤,临床症状复杂,常见的激素相关症状是 Whipple 三联症,患者表现为自发性周期发作的低血糖、昏迷及神经精神症状,其他激素相关症状包括 Zollinger-Ellison 综合征、Verner-Morrison 综合征以及类癌综合征等。囊性 PETs 是 PETs 的一个亚型,约占 PETs 的17%,其发病无明显性别差异,一般体积较大,平均49mm,多为非功能性。神经内分泌肿瘤均具有恶性潜能,但有良好的预后和生存,无肝转移者其3年生存率可达80%。

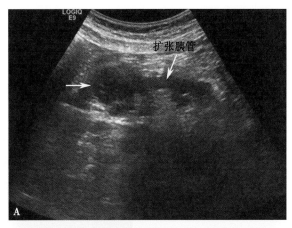
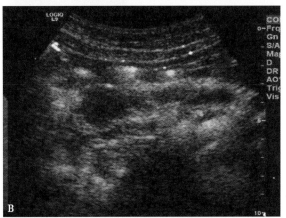
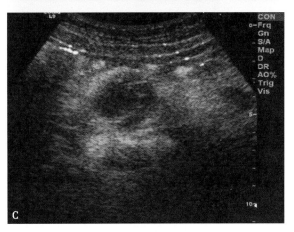

图 6-2-9　胰腺导管内乳头状黏液瘤
A. 二维超声显示胰头囊实性病灶(↑),与扩张胰管相通;
B、C. 超声造影增强早期可见实性部分和分隔强化

(2)超声诊断与鉴别诊断:影像学检查用于功能性 PETs 的定位、非功能性 PETs 的诊断以及手术的规划。功能性 PETs 被检出时一般较小,直径约为1~2cm,肿瘤呈圆形或卵圆形,边界清晰,内部呈均匀低回声,彩色多普勒显示其内血流信号丰富。经腹超声检出 PETs 的敏感度差别很大,可

以为20%~80%不等，EUS较经腹超声有更好的分辨率，其敏感度可高达94%，能检出非常小的肿瘤。非功能性者肿瘤常较大，平均5~6cm，内部回声不均匀，有时可见强回声钙化或坏死、出血等无回声区，彩色多普勒可见其内丰富的血流信号。肿瘤外的胰腺组织及胰管、胆管一般无异常改变，受

压后可致轻度扩张。胰腺外侵犯和肝内或胰腺周围淋巴结有转移，则为神经内分泌癌。超声造影增强早期病灶多早于胰腺实质快速强化，呈明显的高增强（图6-2-10），病灶较大时可强化不均匀，内部有无增强的囊性区，增强晚期良性者廓清缓慢，仍呈高增强，恶性者则快速廓清呈低增强。但部分无

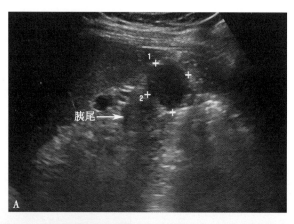

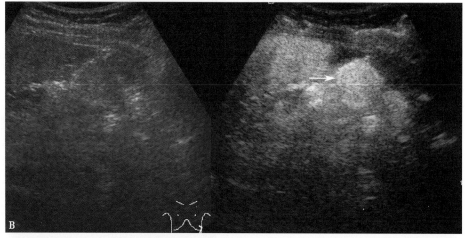

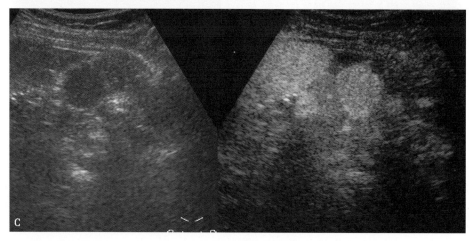

图6-2-10　胰腺神经内分泌肿瘤

A. 二维超声显示胰尾低回声病灶，边界清；B. 超声造影增强早期强化均匀，呈明显高增强（↑）；
C. 增强晚期廓清缓慢仍呈高增强

功能神经内分泌肿瘤在超声造影增强早期可表现为低增强，此时与胰腺癌鉴别困难，需结合实验室检查或其他影像学检查。

（3）临床关注点：由于PETs瘤体内丰富的毛细血管网，在增强CT动脉期和静脉期均呈高密度，小病灶多呈均匀强化，而大病灶由于坏死、囊性变等常强化不均，以囊性为主的PETs通常有富血供的边，此征象有助于与囊性肿瘤鉴别；多数PETs在MRI T_1WI 上呈低信号、圆形或椭圆形，T_2WI 图像上信号强度显著高于正常胰腺，增强MRI表现为均匀、环状或不均匀强化。放射性标记生长抑素受体类似物在PETs的诊断和治疗方面有重要价值，^{111}In-octreotide SPECT生长抑素受体放射性扫查是诊断PETs的常规核素显像方法，^{68}Ga-DOTA-TATE PET/CT可特异性诊断G1～G2级PETs，^{18}F-FDG对G3级PETs呈阳性。

PETs应与胃、左肾、腹膜后肿瘤及胰腺癌鉴别。饮水后扫查有助于与胃肿瘤鉴别；对脾静脉走行追踪，可鉴别胰腺与左肾肿瘤，前者位于脾静脉腹侧，后者相反。腹膜后肿瘤可使胰腺推挤移位，但胰腺形态完好正常。胰腺癌生长快，多无包膜呈浸润性生长，超声造影呈低增强。

4. 实性假乳头状瘤

（1）临床病理、流行病学及发病特征：实性假乳头状瘤（solid-pseudopapillary tumors of pancreas，SPTP）是一种较少见的胰腺肿瘤，约占胰腺肿瘤的1%。该病好发于年轻女性，男性的比例在10%以下，为良性或低度恶性，很少发生转移或复发，多数患者可通过手术切除治愈。肿瘤组织由实性区、假乳头区、囊性区混合组成，其病理特征为肿瘤细胞围绕纤维血管轴心形成假乳头结构。肿瘤可发生于胰腺的任何部位，有较厚的纤维包膜，常位于胰腺边缘并突出于胰腺轮廓之外，向腹腔及腹膜后相对空虚的区域生长，因此症状出现较晚、较轻，多表现为上腹不适或上腹包块，就诊时肿瘤体积多较大，由于肿瘤外生性生长的特点及肿瘤本身质地较软，所以患者很少出现胰胆管梗阻的表现。肿瘤标记物CA19-9、CA12-5、CEA等多数正常。

（2）超声诊断与鉴别诊断：实性假乳头状瘤内常发生出血、坏死，因此肿瘤通常由不同比例的囊实性成分共同组成，根据其囊实性比例不同，超声表现为边界清晰、形态规则的实性或囊实性包块，少数可呈完全囊性。约30%的病例可见钙化，位于周边或实性部分，呈细条状或斑点状。彩色多普勒显示其内部实性部分及周边见少量血流信号。

实性假乳头状瘤的特征是中央出血性囊性变，因此，EUS-FNA样本往往是低黏度的血性液体，细胞学显示在血液和坏死的背景下分支乳头状嗜酸性细胞，囊液CEA浓度不同，淀粉酶水平低。超声造影增强早期多可见包膜明显环形强化，内部实性成分稍晚于胰腺或与胰腺同步强化，呈等或低增强，并可见多个大小不一的无增强区，增强晚期造影剂与胰腺实质同步或早于胰腺廓清（图6-2-11）。

肿瘤边界清楚，内部的出血在CT平扫图像上表现为高密度区域，在MRI T_1WI 上显示为高信号区，囊性成分在MRI T_2WI 呈高信号，增强扫描肿瘤内的软组织成分表现为渐进性强化。

实性假乳头状瘤应与囊腺瘤、假性囊肿及胰腺癌囊性变等鉴别。囊腺瘤多见于中老年女性。假性囊肿患者多有胰腺炎病史，超声造影增强早期至增强晚期无强化。胰腺癌多见于老年男性，肿瘤常位于胰头，易引起胰、胆管的扩张并侵犯邻近组织，形态不规则，呈浸润表现，囊变后的胰腺癌囊变区多为一处，其边缘不规则，囊实性回声界限不清。

5. 多形性癌

（1）临床病理、流行病学及发病特征：胰腺多形性癌又称巨细胞癌、肉瘤样癌、间变性癌或未分化癌，发病率很低，约占外分泌胰腺癌的2%，是一种非常罕见的胰腺恶性肿瘤，主要来自胰腺的导管和腺泡，肿瘤细胞呈多形性且高度异型性，当以梭形肿瘤细胞为主或与多核瘤巨细胞混存时，极易与恶性纤维组织细胞瘤混淆。男性发病率高于女性，70～90岁为发病高峰，该病生长迅速，恶性程度高，早期可发生周围浸润转移及远处转移，预后很差，3年存活率低于3%，但有报道伴有破骨样巨细胞的多行性癌预后较好。临床症状可有体重下降、乏力、食欲下降、腹痛、腹泻、恶心、呕吐等非特异性表现；体征包括左中上腹偶可触及包块，伴或不伴有压痛，肿瘤常坏死、破裂，引起腹腔内出血。肿瘤位于胰头压迫或侵犯胆总管，可引起梗阻性黄疸。肿瘤标记物CEA、CA19-9可升高。

（2）超声诊断与鉴别诊断：超声可发现胰腺占位，但声像图表现无特异性，肿瘤可位于胰头、胰体及胰尾，大部分累及胰体或胰尾，病灶体积较大，超声多表现为低回声团块，边界欠清，内部回声不均匀，可呈囊实混合性，可伴有局灶性钙化。内镜超声有利于诊断，并可进行细针穿刺病理活检。胰腺多形性癌应与胰腺神经内分泌肿瘤、实性假乳头状瘤等病变鉴别。

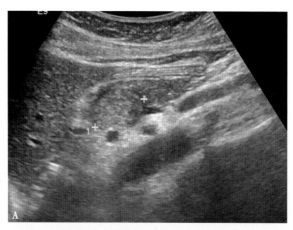

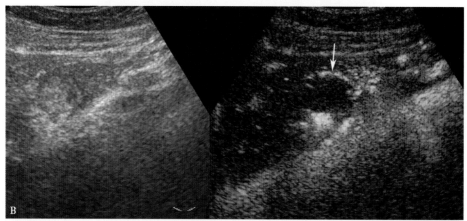

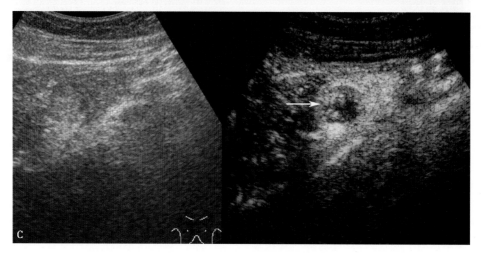

图 6-2-11　胰腺实性假乳头状瘤

A. 二维超声显示胰头强回声病灶(*)，边界清；B. 超声造影增强早期首先可见包膜环形强化(↑)；C. 内部实性部分呈等增强，可见无增强囊性区(↑)

（严　昆　范智慧）

三、急性胰腺炎的临床与超声诊断

急性胰腺炎是临床常见的急腹症之一。该病是指多种病因引起的胰酶激活，胰酶消化胰腺自身及其周围组织引起的化学性炎症，病情较重者可发生全身的炎症反应综合征，并可伴有器官功能障碍。发病时胰腺内消化酶溢出腺泡和胰管，胰酶原提前被激活，导致胰腺实质和周围组织发生自身消化，并在不同程度上波及邻近组织和其他脏器系统，继而出现腹痛等一系列临床症候群。急性胰腺炎的常见病因或诱因包括胆道疾患（结石或蛔虫）、暴饮暴食、酒精、高脂血症等；较少见的病因包括药物、外伤、医源性创伤如手术和 ERCP 检查、胆胰肿瘤、自身免疫性、先天性、感染性等。根据病情严重程度，临床上可分为轻症急性胰腺炎和重症急性胰腺炎。

（一）轻症急性胰腺炎

1. 临床病理、流行病学及发病特征　轻症急性胰腺炎（mild acute pancreatitis）较多见，约占急性胰腺炎的 90%，对应于病理上的急性水肿型（间质型）胰腺炎。表现为胰腺外形肿大、质地结实；显微镜下显示胰腺间质水肿、充血、炎症细胞浸润、散在点状脂肪坏死，累及局部或整个胰腺，无明显实质细胞坏死和出血，不伴有器官功能衰竭及全身并发症，通常在 1～2 周内恢复。临床表现以腹痛和恶心、呕吐等消化道症状为主。

临床诊断轻症急性胰腺炎主要基于临床症状和实验室检查，诊断依据包括急性发作的持续性上腹剧烈疼痛，伴有上腹部压痛或腹膜刺激征，以及血、尿淀粉酶和（或）脂肪酶升高。影像学检查如超声、CT 检查主要用于排除有无重症急性胰腺炎及其并发症。

2. 超声诊断与鉴别诊断　轻症急性胰腺炎的超声表现无特异性，部分患者胰腺声像图正常。典型者表现为胰腺弥漫性肿大，以前后径增大为主（图 6-2-12），少数表现为局限性肿大，或形成局限性炎性肿块（图 6-2-13）；胰腺形态饱满，边缘整齐；内部回声降低，呈低回声或极低回声，分布较均匀；胰管轻度扩张或不扩张；肿大的胰腺可压迫后方的脾静脉、下腔静脉和肠系膜上静脉；胰周无明显积液，胃肠道胀气严重，干扰超声对胰腺整体的显示，彩色多普勒超声对胰腺内部血流的显示更为困难。间接声像图可见胆道系统结石、少量胸腹水、胃肠气体全反射、肠蠕动减弱等征象。

超声造影检查可显示胰腺体积增大，胰腺灌注增强均匀，包膜完整，形态正常，边界清晰（图 6-2-14）。超声造影效果取决于轻症急性胰腺炎患者的腹胀、积气等情况，多数患者造影效果不佳，有时甚至难以显示胃肠道后方的胰腺。

3. 临床关切点　临床诊断轻症急性胰腺炎不依赖超声检查结果，超声检查的目的是辅助性明确或排除有无胆道系统结石，明确胰腺及其周围是否存在较大量的渗出、积液、出血、假性囊肿等严重并发症，动态观察急性胰腺炎的进展或治疗后的效果。较大一部分的轻症急性胰腺炎患者的超声检

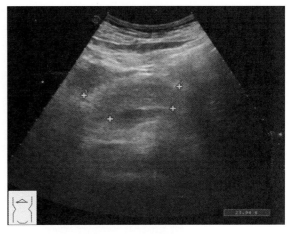

图 6-2-12　轻症急性胰腺炎声像图
胰腺形态饱满，弥漫性肿大，超声测值：胰头 24mm，胰体 16mm，胰尾 20mm

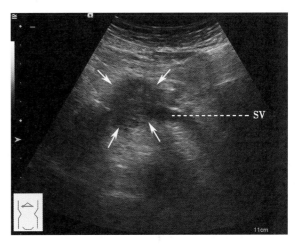

图 6-2-13　轻症急性胰腺炎（局限性）声像图
胰头局限性肿大（箭头），胰体尾部形态无明显改变。SV：脾静脉

查无阳性发现，但正常声像图不能排除急性胰腺炎的可能。少数急性局限性胰腺炎，胰腺呈局限性肿大，酷似肿瘤性病变。需结合病史和其他检查，综合判断。鉴于超声检查简便易行、无创伤的特性，超声技术常被用于急性胰腺炎诊治过程中动态观察和随访的影像学手段。

（二）重症急性胰腺炎

1. 临床病理、流行病学及发病特征　重症急性胰腺炎（severe acute pancreatitis）临床较少见，约占急性胰腺炎的 5%～10%，对应于病理上的急性出血坏死型胰腺炎。胰腺在出现炎症或外伤后，大量含有消化酶的胰液从胰管漏出，其中的脂肪酶和蛋白酶被激活，可直接腐蚀胰腺及其周围组织。组织学上表现为胰腺实质坏死、微血管损害，导致胰

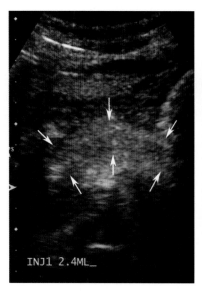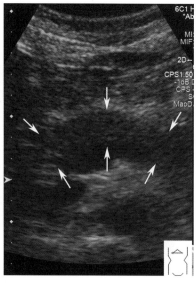

图 6-2-14　轻症急性胰腺炎超声造影表现

腺明显水肿、出血和微血管内血栓形成及大片脂肪坏死，累及整个胰腺，并向胰周、大网膜、肠系膜等腹腔间隙蔓延。我国《急性胰腺炎诊治指南（2014版）》按照国内的临床经验，将重症急性胰腺炎分为 3 期。早期（急性期）：发病 1～2 周，以全身炎症反应综合征和器官功能衰竭为主要表现，此期构成第一个死亡高峰；中期（演进期）：以胰周液体积聚、坏死性液体积聚或包裹性坏死为主要表现；后期（感染期）：发病 4 周后，可发生胰腺及胰周坏死组织合并感染，此期构成第二个死亡高峰。死亡原因除了早期炎症反应引起的器官功能衰竭外，更主要是由于胰周或胰腺实质坏死组织发生感染引起的脓毒血症和多器官功能衰竭。

临床表现为腹痛、恶心、呕吐、发热、黄疸等症状加重，可有胰腺外的并发症出现，如水电解质和酸碱平衡紊乱、败血症、低血压及休克等，病情进展快而凶险，死亡率高。临床症状、实验室检查和影像学检查是诊断重症急性胰腺炎的重要依据。重症急性胰腺炎的早期诊断是降低死亡率的关键。

2. 超声诊断与鉴别诊断　重症急性胰腺炎的声像图异常较明显，超声表现为胰腺肿大明显，超出正常径线（图 6-2-15）；绝大多数为弥漫性肿大，极少数可为局限性肿大；胰腺形态饱满，边缘不规则，模糊不清，严重时胰腺轮廓与胰周组织无法分辨；内部回声可因出血、坏死和脂肪皂化等病理改变而呈杂乱分布的不规则增粗高回声，或伴斑点状中强回声，少数可表现为高回声间隔的低回声型，或胰腺内出现小片状无回声或低回声的混合回声

型（图 6-2-16）；胰管轻度扩张或不扩张；后方的脾静脉、下腔静脉和肠系膜上静脉受压变细；胰腺表面和周围软组织回声强弱不均。胰周可因少量积液而呈薄带样极低回声或无回声区，严重者胰周积液可蔓延至肠系膜血管周围、左肾旁前间隙、网膜囊和盆腔等处，出现胰腺局部积液、血肿和假性囊肿等并发症。彩色多普勒超声显示胰腺内部血流更为困难。间接声像图可包括胆道系统结石、少量胸腹水、胃肠气体回声明显、肠襻扩张积气、肠蠕动减弱等。

超声造影检查显示胰腺体积增大，形态失常，包膜不完整；胰腺组织灌注强度降低，不均匀，内部可见不同范围的未增强区，为胰腺组织坏死、周

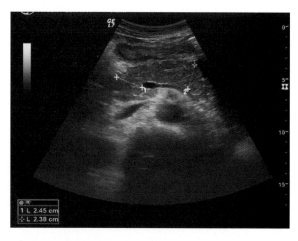

图 6-2-15　重症急性胰腺炎声像图
胰腺弥漫性肿大，胰腺测值增大（胰头 25mm，胰体 24mm，胰尾 26mm）

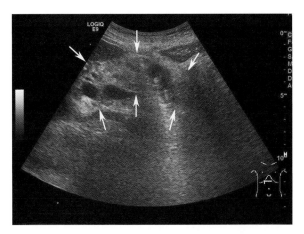

图 6-2-16　重症急性胰腺炎伴渗出

胰腺肿大，轮廓模糊，内部回声不均匀，体尾部见小片状无回声区

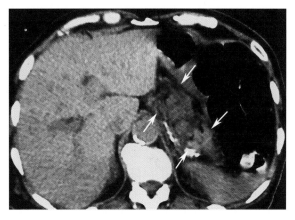

图 6-2-17　重症急性胰腺炎增强 CT 表现

与图 6-2-16 为同一病例，CT 示胰腺肿胀，密度欠均，边界不清（箭头），周围脂肪间隙模糊

围液体渗出所致。超声造影效果与患者胃肠道积气等情况有关，有时难以观察胰腺的整体情况。超声造影可客观地评估胰腺组织的血供状态和出血坏死的范围，有助于鉴别诊断轻症和重症急性胰腺炎，判断急性胰腺炎的严重程度。

3. 临床关切点　重症急性胰腺炎早期因腹痛、肠道麻痹胀气等因素的影响，超声常难以清晰显示位于后腹膜的胰腺。若超声观察到较典型的急性胰腺炎声像图，则可为临床提供重要的诊断依据。在重症急性胰腺炎时，患者的腹部疼痛剧烈程度和胰淀粉酶水平不一定与病情一致。常规超声检查评价胰腺坏死和炎症的严重程度价值有限，超声造影可客观地反映胰腺实质的血供状态、有无坏死及坏死范围，是一个动态随诊病情的形态学量化指标。目前增强 CT 是诊断和评价急性胰腺炎严重程度的金标准，判断炎症向胰外浸润的范围及其病变程度，诊断有无囊肿或脓肿并发症。重症胰腺炎的 CT 特点是胰腺实质密度不均匀，周围脂肪层模糊，伴有液体渗出（图 6-2-17）。超声造影亦可评价急性胰腺炎严重程度，且具有操作简便、易重复、无辐射、可用于床旁患者和肾功能不全者，还可对胰周及腹腔积液进行动态观察，监测胰腺内、外积液及出血、脓肿和假性囊肿等并发症的发生、发展和吸收、消退情况，了解治疗后的转归，减少 CT 的检查次数。胰腺炎临床治愈后，胰腺声像图即恢复正常；超声随访可为临床诊治及时提供准确的信息。

近年来已在临床应用的内镜超声（endoscopic ultrasonography，EUS）检查技术将超声微型探头直接置于胃或十二指肠的合适部位，近距离对胰腺、壶腹部及其周围血管和肝外胆管进行检测，图像分辨率高，且可避免胃肠道气体的干扰，能更清晰地观察胰腺及其周围的病变情况，明确病因。对于胆源性胰腺炎，早期的内镜下 Oddi 括约肌切开、放置鼻胆管引流、胆总管取石等治疗方法将明显改善胆源性胰腺炎的预后。

胰腺炎所引起的胰十二指肠渗出和大量积液的范围评估是重要的临床诊疗依据。了解胰腺炎渗出积液的分布路径和范围的起源，对超声寻找相关积液或进行定位引流具有重要临床意义。早期或轻度的胰源性积液，仅累及炎性胰腺周围的腹膜后脂肪。重症胰腺炎产生大量积液，液体的压力和胰酶的消化作用使积液按照腹膜系膜和腹膜后潜在间隙扩展。根据腹膜胚胎期形成的反折，可通过两种解剖途径扩展至腹膜后：一是经筋膜间平面，二是沿肠系膜间隙。成人时，胰腺前方原胎儿期的胃脾韧带发育形成横结肠系膜的一部分和全部的大网膜。因此，积液时常见于上述横结肠、大网膜及胃脾韧带系膜内。胰腺后方是脾肾韧带。累及胰尾的胰腺炎，也可通过此通路扩展至脾门。另外，胎儿期胰头还附着于腹侧肠系膜，成人后，腹侧胰腺才旋转至小肠系膜根部后方。此胚胎性附着提示胰腺炎可向肝十二指肠韧带内扩展。

积液侵入胚胎期背侧系膜与肾前筋膜所融合的平面内时，会沿筋膜间平面进行扩展。进而撕开肾后筋膜通路或侧锥筋膜。这些积液还可在邻近膈肌脚的胃后上行。这些筋膜间平面，还可沿腰大肌的前外侧面走行，向下甚至可与盆腔相通。在少数患者，胰源性积液可通过此途径引起股部肿块。在髂前上棘上缘，这些间隙内积液可通过肾后脂肪或腰方肌的脂肪线之间的通路，与腹横筋膜相沟通。到达腹壁表现为 Grey-Turner 征（肋腹瘀斑）和 Cullen 征（脐周瘀斑）。

（三）假性囊肿

1. 临床病理、流行病学及发病特征 假性囊肿（pancreatic pseudocyst）的病因多为急性或慢性胰腺炎、胰腺外伤或手术等，通常由血液、胰液、渗出液和坏死组织等积聚于胰腺腺泡内、胰腺周围及小网膜囊内而形成；积聚液刺激周围结缔组织增生，形成纤维性囊壁包裹的局限性积液；慢性胰腺炎时可由胰管堵塞，胰液潴留并向胰外突出延伸，沿腹膜间隙进入腹腔其他部位，最终被邻近组织包裹而形成。因囊壁由炎性纤维结缔组织构成，非上皮成分，故名假性囊肿。假性囊肿多位于胰腺周围，以小网膜腔、肝胃与结肠系膜之间及肾旁间隙多见。也可出现在离胰腺较远的腹腔和盆腔，体积可大至十厘米以上；邻近的血管可因血管壁的受损而形成假性动脉瘤、门静脉血栓等严重的血管并发症。

假性囊肿大多于急性胰腺炎发病后 2～6 周形成，最晚出现于发病后 2 年；约 5%～10% 的胰腺炎患者可并发假性囊肿；部分患者无明确病史，于体检时偶然发现。患者无特异性症状，假性囊肿大者可出现压迫症状，上腹痛常见，钝痛或胀痛，向背部放射，可伴恶心、呕吐、食欲减退、体重下降等；体格检查时常扪及肿块，并有压痛。假性囊肿可增大、自发性破裂、缩小或自行吸收。

2. 超声诊断与鉴别诊断 常规超声显示假性囊肿呈大小不等的类圆形无回声区，大者可呈不规则形；囊壁较厚，可伴有囊内纤维分隔；囊肿形成早期，囊液透声性佳，呈典型的无回声包块（图 6-2-18、

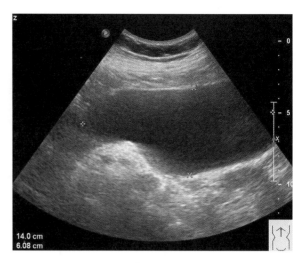

图 6-2-18 胰腺假性囊肿声像图
女，54 岁。急性胰腺炎治疗后 4 个月。胰腺假性囊肿位于左上腹腔，大小 140mm×61mm（测量游标）

图 6-2-19）；存在较长时间的假性囊肿，可因坏死脱落细胞成分的增加、继发感染、液体成分吸收等因素，囊肿透声差，内见分隔及沉积样回声（图 6-2-20）；有时内部回声可呈点片状中低混合性回声（图 6-2-21），与肿瘤性病变类似。假性囊肿多位于胰腺内部、边缘或胰腺周围，少数可远离胰腺的解剖部位；较大的假性囊肿常推挤压迫周围脏器，并与之粘连。彩色多普勒超声显示假性囊肿内部无血流信号，并可鉴别假性动脉瘤等严重血管并发症。

超声造影有助于鉴别诊断各种形态的假性囊肿。无回声或实性回声的假性囊肿在超声造影的各个时相均显示无增强，囊壁、囊内分隔和囊内容

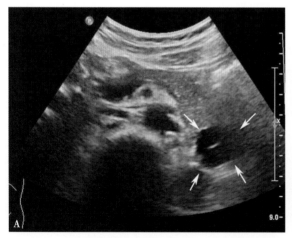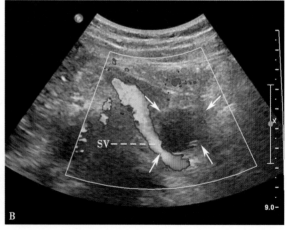

图 6-2-19 胰腺假性囊肿声像图
男，46 岁。急性胰腺炎治疗后 6 个月。A. 胰尾处假性囊肿（箭头），大小 26mm×24mm，内见分隔；B. 彩色多普勒超声显示胰腺后方的脾静脉（SV），无回声区病灶内无血流信号

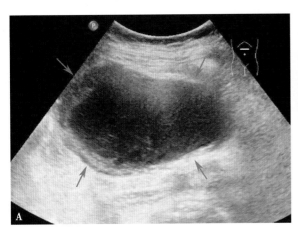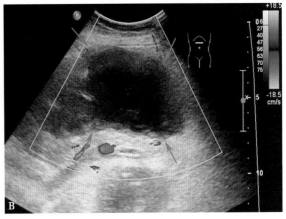

图 6-2-20　胰腺假性囊肿声像图

女 54 岁。急性胰腺炎治疗后 1 年。A. 胰尾部上方无回声区（箭头）；B. 彩色多普勒超声显示囊肿区无血流信号

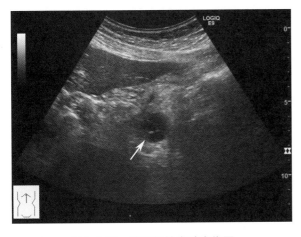

图 6-2-21　胰腺假性囊肿声像图

物亦无增强，对假性囊肿的诊断敏感性和特异性均达 100%。

假性囊肿需与胰腺周围假性动脉瘤鉴别，后者是急慢性胰腺炎少见而危险的并发症，多累及脾动脉（图 6-2-22）。彩色多普勒超声可显示假性动脉瘤内充满五彩血流信号，动态观察呈旋涡状，脉冲多普勒测及搏动状血流频谱；超声造影则显示瘤内造影剂灌注早，与大动脉同步增强。借此可与无血流信号和无增强的假性囊肿鉴别。

假性囊肿需与胰腺囊腺瘤或囊腺癌鉴别，后者病灶多为囊实性、多房囊性结构，囊壁及囊内分隔上常见乳头状突起，彩色多普勒超声显示实性部分有彩色血流信号，超声造影可见分隔及突起部分增强，与假性囊肿始终无增强截然不同。

3. 临床关切点　超声造影对假性囊肿的诊断

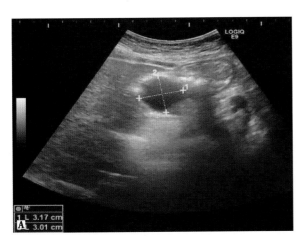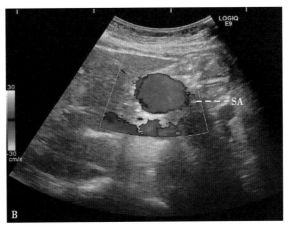

图 6-2-22　脾动脉瘤声像图

女 69 岁。A. 胰体前方 32mm×30mm 无回声区（测量游标）；B. 彩色多普勒超声显示无回声区内充满彩色血流信号，与脾动脉（SA）相通

和鉴别诊断具有较高的价值。因假性囊肿内部透声性差，囊壁厚，形态不规则，常规超声有时难以明确病灶的范围；超声造影则可根据无增强区的范围和边界以明确界定病灶的范围。对于内部呈实性回声、常规超声类似肿瘤者，超声造影可根据囊壁及内部分隔始终无增强的特性而明确假性囊肿的诊断。同时，简便无创的超声造影可用于动态观察假性囊肿的变化，随访治疗效果。

　　病程小于 6 周、囊肿直径 <6cm 的胰腺假性囊肿可保守治疗。有报道认为 6 周至 1 年内有 60% 的胰腺假性囊肿可自行吸收，直径 >6cm 的囊肿 40% 能自行吸收；若囊肿未消失，则囊壁渐成熟稳定。对于体积较大且产生压迫症状的假性囊肿，可进行囊液的抽吸、置管和引流术。介入性超声实时引导经皮穿刺抽液和置管引流是治疗假性囊肿的有效方法，操作简便、安全、微创，疗效确切。临床研究报道超声引导下穿刺置管引流假性囊肿的治愈率为 54%～89%，有效率达 100%。外引流疗效欠佳者可能为囊肿与胰管相通、伴胰管梗阻或狭窄等原因，这时外科手术或超声内镜下行囊肿 - 空肠内引流术是最佳的治疗方法。

（四）胰腺脓肿

　　1. 临床病理、流行病学及发病特征　胰腺脓肿（pancreatic abscess）指胰周或胰腺内出现局限性脓液积聚，发病率约 4%。病因可能来源于胰腺局限性坏死液化、假性囊肿等的继发感染，是重症胰腺炎严重的并发症；也可见于异物损伤胰腺后继发感染而形成胰腺及其周围的化脓性炎症或脓肿。显微镜下见大量中性粒细胞浸润及脓液形成，伴胰腺组织坏死。胰腺脓肿含高度感染的坏死组织和消化酶，危害性可波及腹腔及全身器官，引起败血症等一系列严重并发症。

　　临床表现以腹痛、高热、肠麻痹、外周血白细胞升高等中毒症状为主，典型者具有上腹痛、压痛和脓毒血症"三联症"。上腹疼痛为持续性加剧，从轻度逐渐转为中重度，伴腰背部疼痛及不同程度的腹胀和呕吐；上腹压痛明显，可扪及上腹部肿块，触痛非常明显；可致中毒性休克与多脏器功能衰竭。若不及时采取有效的治疗手段，病死率高。

　　胰腺脓肿早期诊断困难，一般说来，重症胰腺炎患者经积极的内科治疗 2 周后症状不能缓解，仍然持续高热；或者在症状基本缓解 1～2 周后病情又突然恶化；或者接受过胆道、胰腺、胃等上腹部外科手术患者在术后 1～2 周内出现明显的脓毒血症，而在其他部位没有发现感染灶时，都应考虑是否有胰腺脓肿的存在，并进行相应的检查。有胰尾部脓肿致脾静脉回流障碍、胃底重度静脉曲张的区域性门静脉高压报道。

　　2. 超声诊断与鉴别诊断　超声检查可显示胰腺脓肿的有无、大小、数量和位置，声像图常见胰腺轮廓不清，病灶可位于胰腺或邻近胰腺区。急性期脓肿声像图显示脓腔内部回声粗糙、不均匀，边缘不清晰（图 6-2-23A）；亚急性期至慢性期脓肿内

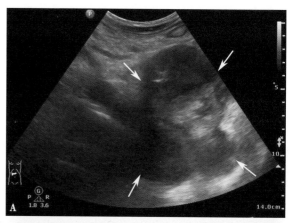

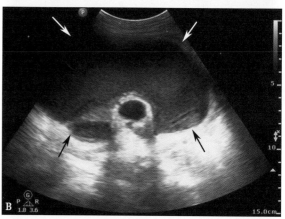

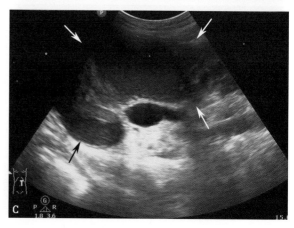

图 6-2-23　胰腺脓肿声像图
A. 急性期胰腺脓肿（箭头）；B、C. 亚急性及慢性期胰腺脓肿（箭头）

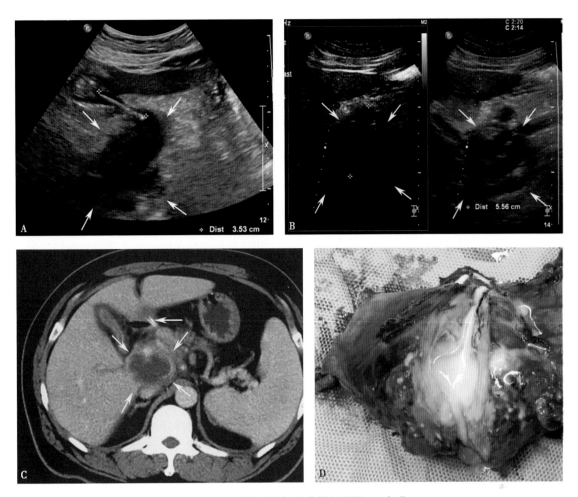

图 6-2-24 胰腺脓肿超声造影和增强 CT 表现

男性，43 岁，腹痛伴恶心、发热 3 周。A. 常规超声显示胰头区低回声团块（箭头），范围 35mm×30mm；测量游标所示为贯穿胃壁和胰腺的针状异物；B. 超声造影显示低回声团块始终未见造影剂增强；C. 增强 CT 显示胰头部 3.2cm×3.0cm 混杂密度灶（斜箭头），病灶中央见液化坏死区，周围脂肪间隙内见絮样渗出影；横向箭头示针状异物；D. 手术切除病灶，标本剖面显示为厚壁脓肿及其内部黄色稠厚脓液；并取出针状异物鱼刺

部回声逐渐向无回声转化，并可见斑点状高回声漂浮；脓腔壁厚，不规则（图 6-2-23B、C）。合并产气杆菌感染时脓腔内可见气体强回声。

彩色多普勒超声显示胰腺脓肿病灶内无血流信号，在超声造影各时相均无增强（图 6-2-24A、B）；脓肿外壁可见造影剂进入，内壁不规则。

胰腺脓肿患者通常胃肠道积气较重，超声检查声像图常不能令人满意，敏感性较低。超声联合腹部 CT 可明显提高胰腺脓肿的检出率。若 CT 显示胰腺或胰周囊性包块，壁厚不规则，囊内见气液征，即可诊断胰腺脓肿，是诊断该病的金标准（图 6-2-24）。

3. 临床关切点 此病病情凶险，死亡率高，死亡原因多为组织坏死所致的脓毒血症及多脏器功能衰竭。临床上一旦疑似或确诊胰腺脓肿，必须尽快手术治疗，即切开引流脓肿、彻底清除脓腔内的坏死组织，术后留置引流管充分引流脓液。对于范围局限的单发脓肿或不能耐受手术者，超声引导下经皮穿刺抽脓并放置引流管是相对简易的保守治疗方法，有助于缓解脓毒血症症状。近年来越来越多的研究者开始探索用微创治疗方法替代外科手术。如影像介入引导经皮穿刺放置大口径导管直接引流，使用腹腔镜、内镜等通过腹部皮肤至坏死组织间的窦道进行微创治疗，操作内镜穿透自然腔道（胃、十二指肠）清除坏死组织、引流减压胰腺脓肿，以及这些方法的联合应用等。超声内镜引导可避开胃肠道气体的干扰及周围的大血管，准确判断囊壁与胃十二指肠壁的距离，清楚显示穿刺及置管的全过程。与传统外科清创术相比，微创治疗后出现生理紊乱等并发症的概率更低，并能显著降低病死率。

（五）胰腺坏死和胰腺出血

1. 临床病理、流行病学及发病特征 胰腺坏死（pancreatic necrosis）和胰腺出血（pancreas hemorrhage）除了常见于重症急性胰腺炎以外，还可见于其他病因。

胰腺坏死是指胰腺组织坏死 30% 以上。急性胰腺炎中约有 10%～20% 的患者会发生胰腺坏死，其中 40%～70% 为感染性胰腺坏死，是最重要的致死因素（非感染性胰腺坏死的病死率约 15%，感染性胰腺坏死的病死率近 40%）。胰腺及胰周脂肪为实质性组织，其坏死后被吸收或机化时间较长，是很好的细菌培养基。当肠道功能不能恢复，肠道菌群易位，坏死组织极易出现感染，通常发生于重症急性胰腺炎发病 2～3 周内。因感染的坏死组织周围无组织包裹的纤维组织壁，所以病变不易局限；同时胰腺内消化酶类物质的外释和细菌毒素的吸收，致使感染性胰腺坏死的病理现象更加复杂紊乱，对肺、肾功能的损害严重，脓毒血症和多器官功能衰竭是导致重症急性胰腺炎病死率高的重要原因。

胰腺出血是指胰腺组织内坏死前形成的一种病理变化。尸检时肉眼和病理组织学诊断胰腺出血十分常见，除了急性出血坏死性胰腺炎时可见胰腺内出血外，还可见于胰腺实质没有坏死变化及炎症细胞浸润、没有脂肪坏死的一种单纯性的胰腺组织出血，后者的病因包括胰腺外伤、中毒、窒息等。当胰腺外伤而不伴有胰管阻塞和（或）胰腺实质的广泛破坏时，因胰腺内血管破裂而导致胰腺出血，有时可形成胰腺血肿。非急性出血坏死性胰腺炎的胰腺出血组织学以散在点状出血最多见，也可表现为整个胰腺的弥漫性出血。

2. 超声诊断与鉴别诊断 常规腹部超声检查可发现范围较大的胰腺坏死所致的胰周积液，以回声杂乱的低回声为主，多在胰腺区域，边界不清，形态不规则；但对于范围较小的胰腺坏死或出血，常规超声因肠气干扰等因素而不能清晰显示。超声造影和增强 CT 可以判断胰腺坏死组织与存活组织间的界限是否清晰、病灶大小及是否包裹（图 6-2-25），也是决定手术时机的一项客观依据。CT 检查提示胰腺或胰周出现弥漫性无增强的气泡征是诊断坏死组织感染的常用标准。

CT 或超声引导下细针穿刺抽吸涂片或培养阳性是诊断胰腺坏死组织感染的有效方法，敏感性为88%，特异性达 90%。

3. 临床关切点 胰腺坏死合并感染是外科治疗的指征，无菌性坏死积液无症状者无需手术治疗。

传统的开腹坏死组织清除术病死率高，且会加剧多器官功能障碍综合征。目前，影像学、内镜、腹腔镜及其联合应用的微创清创引流术已经在感染性胰腺坏死的治疗中开展，具有损伤小、愈合快、生理应激小等优点，并能显著降低并发症发生率及病死率。经皮途径包括超声引导下经皮穿刺置管引流术、经皮内镜坏死组织清创术和视频辅助腹膜后清创术等，经胃途径包括经胃内镜引流术和内镜直视下坏死组织清除术。最近有学者提出一种"阶梯治疗"策略：①经皮置管引流；②负压冲洗；③内镜下坏死组织清除术；④开腹坏死组织清除术。该"阶梯"微创治疗策略可基于患者的病情发展和对治疗反应的评估而采取和及时调整治疗方案，汲取各种微创治疗方法的优势，更具安全性和有效性，是一种更加科学有效的治疗理念。

四、慢性胰腺炎临床与超声诊断

慢性胰腺炎是由不同因素造成的胰腺组织和功能的持续性和进行性损害。由于胰腺腺泡和胰岛细胞的萎缩和消失，导致胰腺内外分泌功能的不足，引起腹痛、内外分泌障碍和其他并发症。

1. 临床病理、流行病学及发病特征 尸检统计慢性胰腺炎的发生率为 0.04%～5%，多见于男性嗜酒者或胆道疾病患者，大多由于急性胰腺炎的病因长期存在所致。慢性胰腺炎病理变化的范围和程度差别较大。病程早期，胰腺因水肿、脂肪坏死和出血而体积稍增大；随着胰腺实质的纤维化，胰腺呈结节状或弥漫性肿大，形成局灶性肿块；慢性胰腺炎后期，出现弥漫性纤维组织增生和钙化，胰腺硬化变小，或呈不规则结节样硬化，并可有假性囊肿，胰管内结石，胰管不规则扩张和狭窄，腺管上皮萎缩或鳞状化生。

临床表现轻重不一。轻者可无症状或轻度消化不良；中度以上的慢性胰腺炎可有腹痛、腹胀、黄疸等胰腺炎急性发作的症状，出现胰腺内、外分泌功能不足的表现，脂肪泻、糖尿病、假性囊肿、腹水等。

2. 超声诊断与鉴别诊断 约半数慢性胰腺炎患者的胰腺大小和形态正常，其余在病程早中期或急性发作期可表现为胰腺轻度弥漫性肿大或局限性肿大，病程晚期则胰腺缩小，前后径不足 1cm，超声显示困难。胰腺形态可轻度不规则，局部突起、僵硬、饱满（图 6-2-26）；边缘不整齐，与周围组织分界不清；胰腺实质回声可增高，呈粗糙的点状、斑点状不规则高回声；部分胰腺炎因实质内钙质沉

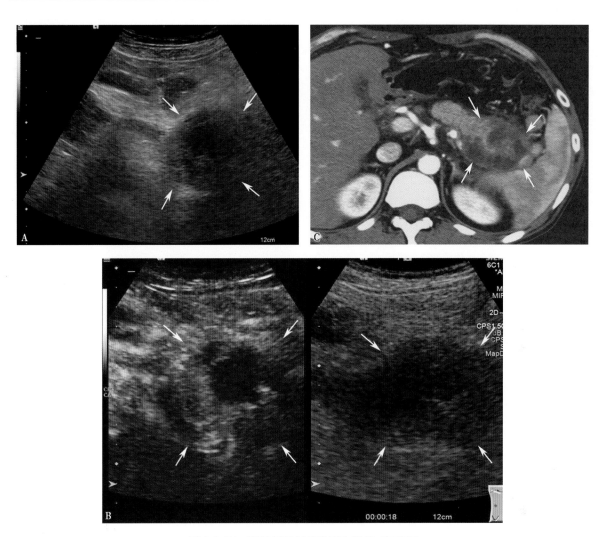

图 6-2-25　胰腺坏死超声造影和增强 CT 表现

男 34 岁。腰背部疼痛 1 个月；6 个月前因胆囊结石行腹腔镜切除术。A. 常规超声显示胰尾部混合性回声团块（箭头），边界模糊，大小为 51mm×48mm；B. 超声造影显示病灶不均匀增强，内见不规则未增强区；C. 增强 CT 显示胰尾部 6.5cm×4.7cm 囊实性团块，轻度不均匀强化

着而呈明显的强回声，后方伴声影（图 6-2-27）。约 20%～50% 的主胰管不规则扩张（＞3mm），局部迂曲，粗细不均或囊状扩张，部分呈串珠状改变，部分呈不规则狭窄或中断，有些胰管可与假性囊肿相通。由于胰液淤滞、钙化易形成胰管结石，常为多发，大小不等（图 6-2-28）；大的结石呈粗大的圆弧形致密强回声，后方伴声影；小的结石表现为点状强回声，伴彗星尾征；多数胰腺小结石仅表现为无声影的点状强回声，超声无法将其与胰腺实质的小钙化灶、致密纤维化组织和胰管小分支切面等点状强回声进行鉴别。如果显示胰管结石，则可确诊慢性胰腺炎。慢性局灶性胰腺炎好发于胰头部，局部轻度肿大，呈边界欠清晰的类圆形或欠规则肿块；局部低回声为主，可伴粗大斑点强回声；远端胰管

不同程度扩张，部分可引起胆道轻度扩张。

慢性胰腺炎的超声造影表现不完全一致。注射造影剂后胰腺呈较均匀增强，可更清晰地显示胰腺的形态改变和包膜不光整；胰管扩张者亦可更清晰地显示胰管的走行和管径的变化，更准确地定位梗阻部位。胰腺增强一般于 45～60s 开始消退。病情严重的慢性胰腺炎灌注强度明显减低，消退更快。慢性局灶性胰腺炎在造影早期表现为缓慢、弥漫强化，增强时相和增强程度与周围胰腺组织一致，病灶范围较造影前模糊；造影晚期廓清速率与周围胰腺相似。局灶性炎症的造影增强程度与炎症病程有关，形成不久的肿块型胰腺炎增强水平常较高且持续时间长；病程越长，增强程度越低，可能与病灶整体纤维化有关。

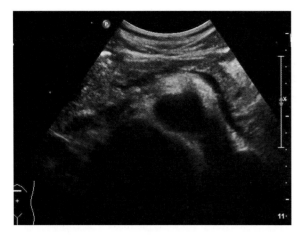

图 6-2-26 慢性胰腺炎声像图

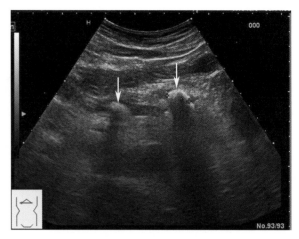

图 6-2-28 慢性胰腺炎胰管结石形成

胰腺体部见强回声结石影（箭头），胰管不规则增宽呈串珠状

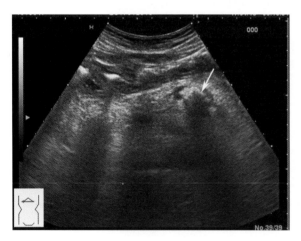

图 6-2-27 慢性胰腺炎钙化声像图

局灶性胰腺炎需与胰腺癌鉴别。局灶性胰腺炎患者超声造影显示病灶增强时相和程度与周围胰腺相似，病程长者增强程度略低；而胰腺癌患者造影剂到达时间明显晚于肿块性胰腺炎，峰值强度明显低于肿块性胰腺炎，差异有统计学意义。

3. 临床关切点 多数文献认为，在慢性胰腺炎的各种声像图特征中，胰腺钙化和胰管结石是慢性胰腺炎的特征性声像图改变，借此诊断慢性胰腺炎的准确率达 95% 以上；而其他超声表现并无特异性，少数慢性胰腺炎的声像图表现基本正常。因此，正常的胰腺声像图并不能排除慢性胰腺炎的诊断，应结合临床表现和其他影像学检查综合分析。

借助于内镜超声（EUS）检查克服了体外超声诊断胰腺疾病的不足，避免了肠道气体和腹壁脂肪的干扰，不仅可清晰显示胰腺内胰管的形态、结石、钙化和胰周如假性囊肿等情况，而且可经 EUS 行细针穿刺活检、收集胰液做功能检查。胰管内超

声可将超声探头经十二指肠乳头逆行插至主胰管中，对胰管内局限性狭窄的病变进行鉴别。

由于胰腺的解剖位置和超声技术的局限性，影像学手段中 CT、MRCP 和经内镜逆行性胰胆管造影术（ERCP）等技术对胰腺疾病的检查和诊断具有较大的优势。

五、自身免疫性胰腺炎的临床与超声诊断

自身免疫性胰腺炎（autoimmune pancreatitis，AIP）是新近认识的一种特殊类型的胰腺炎，1995 年被正式提出。随着近年来的大样本临床研究和经验积累，我国于 2012 年发布了《中国自身免疫性胰腺炎诊治指南》，对该病的认识取得了长足的进步。

1. 临床病理、流行病学及发病特征 自身免疫性胰腺炎是由自身免疫介导、以胰腺和主胰管结构改变（胰腺肿大和胰管不规则狭窄）为特征的一种特殊类型的慢性胰腺炎。该病临床少见，约占慢性胰腺炎的 1.9%～6.6%，日本统计的年发病率为 0.9/10 万。好发于老年人，60～70 岁占大多数，男女比例约 2:1～7.5:1。其发病机制与机体免疫相关，40%～90% 的患者可合并胆管炎、涎腺炎、淋巴结肿大、腹膜后纤维化、间质性肾炎、肺间质纤维化等多种胰外器官病变。根据临床和病理学表现，AIP 分为两个亚型。1 型的病理学表现为淋巴浆细胞硬化性胰腺炎（lymphoplasmacytic sclerosing pancreatitis，LPSP），为 IgG4 相关疾病（IgG4-related disease，IgG4-RD）在胰腺的局部表现；2 型为特发性导管中心性胰腺炎（idiopathic duct-centric pancreatitis, IDCP），以胰管中性粒细胞浸润为特征性表现，血清 IgG4 及其他自身抗体阳性率低，较少累及胰腺外组织。该疾病中胰腺腺泡和（或）胰腺导管细胞周围大量淋巴细胞浸润可导致胰腺严重损伤，类固醇激素治疗效果显著。

临床表现无特异性，可为梗阻性黄疸、不同程度的腹痛、后背痛、乏力、体重下降等。其中以无痛性黄疸最常见，达 65%～86%，可在几周内形成，故常被误诊为胰腺癌；极少数有典型的急性胰腺炎症状，或为新发糖尿病，约 15% 患者无症状。胰外病变如炎症性肠病、胆管炎、纵隔或腹腔淋巴结肿大等可与 AIP 同时发生，或在胰腺症状前后出现。

2. 超声诊断与鉴别诊断 超声显示胰腺肿大，可呈弥漫性、节段性或局灶性肿大，常位于胰头部（图 6-2-29）；胰腺实质回声不同程度减低，明显不均匀，间或有线状高回声；胰腺实质与周围组织的界限较胰腺正常者清晰，外有高回声轮廓包绕，形成"假包膜"，典型者呈"腊肠样"改变（图 6-2-30A）。"假包膜"的形成原因为胰腺表面的脂肪层发生淋巴细胞、浆细胞浸润，并出现纤维化，呈高回声轮廓，与胰周脂肪的分界更明显。主胰管呈节段性狭窄，形态光滑，病变累及胆总管下段时呈细长的向心性狭窄，同时出现胆道梗阻的相应声像图改变（图 6-2-30B、C）。胰周积液、胰腺钙化和假性囊肿极少见，可为与慢性胰腺炎的鉴别要点之一。胰周血管可受累，可见腹膜后淋巴结肿大（图 6-2-30D）。彩色多普勒超声显示胰腺实质血流信号无明显变化。

超声造影常显示 AIP 呈富血供状态，造影早期胰腺多表现为中等或明显高增强，呈不均匀增强（图 6-2-30E），增厚的主胰管或胰腺段胆总管管壁也明显增厚；晚期见造影剂廓清缓慢。AIP 的超声造影血流灌注明显高于正常胰腺和胰腺癌。部分学者认为，由于炎症和纤维化进展程度不同，AIP 增强早期的表现存在多样性。当炎症反应明显时主要表现为高增强；而随着病程迁延，胰腺内纤维化加重及微血管密度降低，则逐渐转变为低增强。

内镜超声（EUS）或导管内超声（intraductal ultrasonography, IDUS）技术可更清晰地显示胰腺和胆道的形态与结构。声像图可见胰腺弥漫性肿大或局限性不规则肿块，多呈低回声伴内部高回声，边缘毛糙呈波浪样改变；弥漫性肿大的胰腺周围可见低回声的包鞘状外缘，对于诊断 AIP 具有高度的特异性（100%），但敏感性相对不足（26.7%）。胰管的典型表现为弥漫性或节段性不规则狭窄，胰管壁增厚伴回声异常。EUS 和 IDUS 探头分辨率高，观察

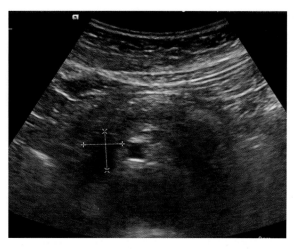

图 6-2-29 自身免疫性胰腺炎（局灶性）声像图
女 60 岁，间断性上腹部饱胀感 1 年余。超声显示胰头部 16mm×15mm 低回声区，内镜超声引导下穿刺活检证实为 IgG4 相关性病变；免疫治疗后病灶消失

主胰管和胆管壁增厚伴不规则狭窄更清晰，阴性预测值高，还可检测到 CT 不可见的胰腺小肿块；超声引导下细针穿刺有助于与胰腺癌的鉴别诊断，明确的组织病理学诊断依赖于组织学活检。

典型的 CT 表现为胰腺呈"腊肠样"弥漫性肿大，以胰头部为主，密度均匀，胰周脂肪间隙变小，周边见低密度环，呈胰周"鞘膜"征。增强后动脉期呈低密度影，门脉期均匀强化；部分区域主胰管和胆总管狭窄，无明显血管侵犯征象。MRI 呈 T_1 低信号、T_2 高信号的胰腺肿大，偶有光圈样包膜；增强扫描显示病变实质期呈低信号，门脉期和延迟期呈均匀高信号（图 6-2-31）。典型磁共振胰胆管造影（magnetic resonanced cholangio-pancreatography, MRCP）征象为主胰管弥漫性或跳跃性的节段性狭窄，可伴有胆总管胰腺段狭窄；若显示主胰管远端扩张 > 5mm 可排除 AIP。

超声可显示胰腺外组织器官受累的部分影像学表现。其中胆管受累最常见，占 AIP 的 88%，以胆总管胰内段狭窄多见；典型者胆总管呈显著的、规则的均匀性增厚，伴上游胆管扩张。胆囊受累时表现为胆囊壁弥漫性增厚，高回声。腹膜后纤维化时见腹主动脉及其分支周围低回声软组织肿块，包绕腹主动脉及其分支，输尿管受累时见同侧肾盂积水。涎腺受累时见无痛性肿块。

局限性 AIP 需与胰腺癌鉴别。前者最常见为中老年男性的无痛性黄疸、血清 IgG4 波动升高、受累胰腺延迟强化和胰周低密度环；胰管狭窄通常是直径变细，累及范围较长，主胰管呈塌陷和正常

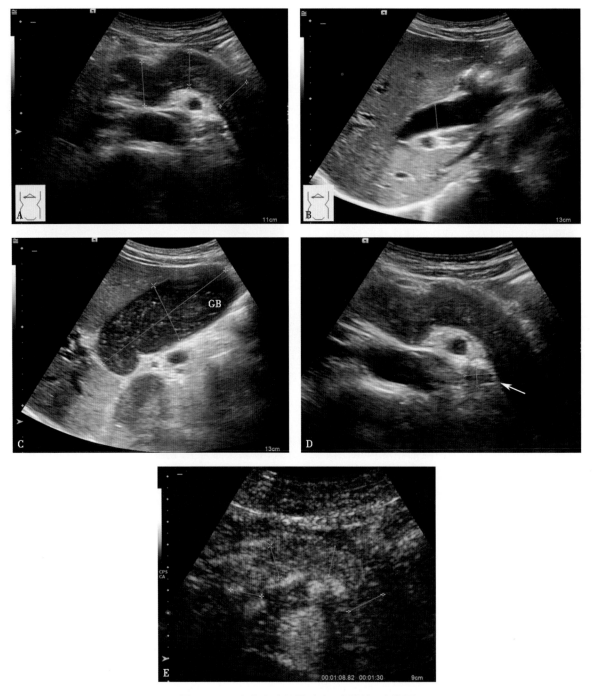

图 6-2-30 自身免疫性胰腺炎(弥漫性)声像图

男,65岁。皮肤巩膜黄染1个月,陶瓷样便1周。A. 常规超声显示胰腺弥漫性增大,回声减低,轮廓清晰,胰管内径3mm;B. 胆总管扩张,内径16mm;C. 胆囊体积增大,张力高,内部透声差,胆汁浓缩;D. 腹主动脉旁淋巴结肿大(↑);E. 超声造影显示胰腺实质灌注欠均匀,增强明显提示富血供状态

交替的节段性改变。而胰腺癌除了肿块回声不同以外,胰管常为截断性狭窄、梗阻、近端扩张。但研究报道30%的AIP患者需要通过穿刺活检、外科手术和试验性类固醇治疗才能明确诊断。

AIP胆管受累与胰腺段胆管癌的鉴别。EUS可显示前者胆管壁光滑均匀增厚,后者管壁不规则增厚。IDUS对胆总管良、恶性狭窄的鉴别非常具有价值。AIP的胆总管狭窄在IDUS下呈良性狭窄特点,管壁为对称而均匀的环腔增厚,管壁内外表面光滑且各层连续、完整无破坏,典型者可呈现"三

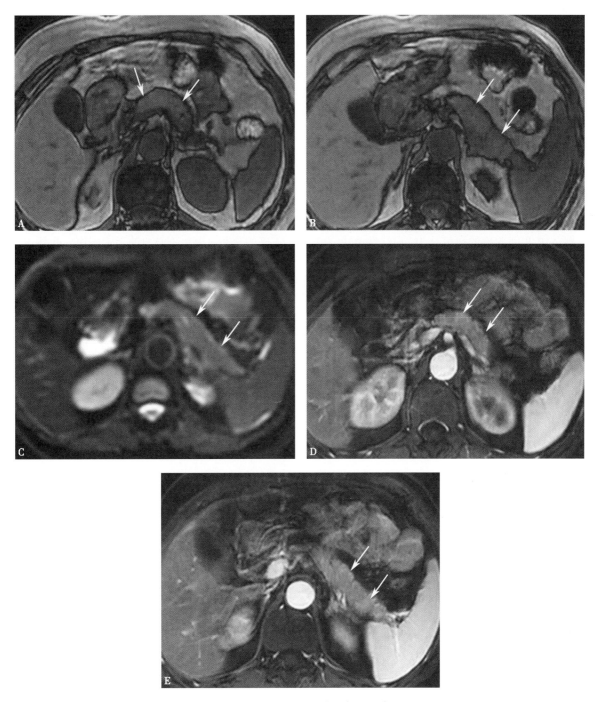

图 6-2-31　自身免疫性胰腺炎 MRI 表现

A、B. MRI T$_1$ 显示胰腺形态饱满，呈"腊肠样"弥漫性肿大，周边低信号环似"鞘膜"，境界清晰（箭头）；C. T$_2$ 示胰腺呈高信号；D、E. 增强 MRI 显示胰腺实质强化欠均匀，胰尾部为著，主胰管未见明显扩张

明治"征；若胆总管无狭窄，则可观察到广泛增厚的胆管壁（>0.8mm），这更有助于 IgG4 相关的硬化性胆管炎的诊断。

3. 临床关切点　AIP 有其自身的临床症状、影像学、血清学、组织学、激素治疗反应和胰腺外器官受累等特点，但缺乏特异性指标。影像学表现在 AIP

的诊断中占有至关重要的位置。常规超声可作为 AIP 的初筛检查，诊断的敏感性不高；增强 CT 或 MRI 可显示 AIP 更多特征性的影像学征象；MRCP、EUS、IDUS、ERCP 在 AIP 诊断中的作用日显重要，不仅能更清晰地观察胰腺、胆管系统和胰周的情况，还可引导进行活组织病理学检查。血清 IgG4 水平是

1型AIP较为特异的血清学标志，IgG4水平高于正常上限2倍可提高诊断的准确性。但7%～10%的胰腺癌患者也有IgG4升高，2型AIP血清IgG4一般不升高。通过影像学、血清学等无创检查，约70%的AIP患者可明确诊断。临床对AIP的诊断需要综合多方面的检查结果，任何单一的检查手段包括穿刺病理学都不能作为"金标准"，与胰腺肿瘤及普通胰腺炎的鉴别更是诊断的难点。

近年来EUS新技术如弹性成像、内镜超声造影、计算机辅助的EUS，对准确诊断AIP具有很好的应用前景。小样本的EUS下采用弹性成像技术鉴别AIP和胰腺癌的研究认为，局灶性AIP的弹性成像表现为病灶区和周围胰腺实质均为均匀一致的硬度增高的蓝色，硬度比1.0；而胰腺癌病灶区呈蓝绿相间的蜂窝状表现，病灶外胰腺因胰管扩张、胰腺肿胀而硬度增高呈蓝色；正常胰腺则呈硬度较低的均匀绿色；AIP弹性成像的特征性表现有助于与胰腺癌的鉴别。内镜超声造影显示，82%～90%的AIP表现为特征性的网状或树状富血管增强模式，而100%的胰腺癌表现为乏血管增强特征；灌注定量分析利用时间-强度曲线可准确地鉴别AIP和胰腺癌。基于支撑向量机的数字图像处理技术的计算机辅助EUS诊断系统提供了一种鉴别慢性胰腺炎和AIP的新方法。近年来临床诊断AIP的标准几经修改，反映出对AIP的认知从表浅到深入、从典型到不典型、从局限到全面的过程。正确的诊断可避免不必要的手术创伤。此外，目前对AIP的发病机制仍知之甚少，对诊疗新指标、新药物、新技术的研发转化指导意义有限。

（丁　红）

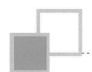

第七章　腹膜及腹膜后间隙

第一节　腹膜及腹膜后间隙超声检查要点和难点

一、概述

腹膜属于浆膜，由间皮及结缔组织构成，被覆于腹盆壁内面及腹盆腔脏器的表面，是人体面积最大配布最为复杂的浆膜。腹膜后间隙位于腹膜和腹横筋膜之间，上以膈肌为界，下达真骨盆上缘，两侧以腰方肌为界，是一个较大潜在的腔隙。腹膜后间隙病变包括腹膜后非肿瘤性病变和腹膜后肿瘤。腹膜后非肿瘤性病变如腹膜后脏器炎症性病变引起的腹膜后脓肿、腹膜后血管脏器破裂引起的腹膜后血肿以及腹膜后纤维化。腹膜后肿瘤发病率并不高，分原发和继发两种，但大多数为恶性。良性肿瘤的组织来源与恶性肿瘤相同，但发病率更低，肿瘤生长缓慢，体积较大，呈分叶状，较为多见的有脂肪瘤、纤维瘤、神经节细胞瘤和良性畸胎瘤等。恶性肿瘤最多为发生于间叶组织的肉瘤，如纤维肉瘤和脂肪肉瘤。全身各部位的恶性肿瘤均可扩散、转移至腹膜后的淋巴结。腹膜病变如腹膜炎、结核性腹膜炎和腹膜恶性病变。本章节主要讲述腹膜及腹膜后间隙相关疾病的超声表现，注重病变的性质、来源、部位为临床诊疗提供影像学依据。

二、超声检查方法与内容

（一）患者准备

1. 需空腹8～12h，最好于检查前排便，以减少气体干扰，必要时可灌肠清除肠道粪块和气体。

2. 接受消化道钡剂造影的患者，须在2～3天后空腹接受超声检查。

3. 饮水、口服胃肠造影剂及充盈膀胱有利于腹膜及腹膜后脏器的观察。

（二）体位

根据检查的部位及受气体干扰的情况进行选择。仰卧位最常用，还有俯卧位、侧卧位及胸膝位。若图像显示不清晰，可尝试其他体位，达到显示最佳图像的目的。

（三）仪器

常规超声仪器，腹膜检查选用3～5MHz凸阵探头和5～10MHz线阵探头。腹膜后间隙检查选择腹部检查条件，一般使用3～5MHz凸阵探头，肥胖者可选用2.5MHz，婴幼儿可选用高频探头。

（四）检查方法

1. **腹膜检查**　因腹膜覆盖整个腹腔，胃肠气体干扰影响观察，尽量避开胃肠。由于肝脏占据右上腹部大片面积，直接贴近腹壁，在肝脏处检测，腹膜的脏层和壁层显示很清楚。肝脏组织回声细密均匀透声最好，肝包膜为脏腹膜和腹壁的壁腹膜分界清楚，肝脏移动是发现腹膜结节和粘连的最准确部位。肝前下边缘处又是腹水和粘连带最常发生处，超声最易检出，结果最准确。

2. **腹膜后间隙检查**

（1）通过显示腹膜后脏器（胰腺、肾、肾上腺等）、腹膜后大血管和脊柱、腹膜后壁肌肉图像，从而进行腹部后间隙的超声解剖定位，还可通过显示肾脏和肾脂肪囊外面的肾周筋膜声像图，将腹膜后间隙区分为肾旁前间隙和肾旁后间隙。

（2）未触及肿瘤或要求全面检查有无腹膜后肿物者，则需进行自上而下、从左到右作系列连续扫查观察。重点检查肝门部、脾门部深处，腔静脉及腹主动脉旁，必要时结合其他影像学检查。

（3）肿瘤中等大小时，患者胸膝位，经腹侧扫查，腹膜后肿瘤因受腹膜限制不能向腹壁侧移动，此为肿瘤"悬吊"征阳性；腹腔内肿瘤则由于重力作用压向腹壁，周围胃肠道被压扁或被挤压到肿瘤周围。

（4）对临床已触及腹部肿物者，超声检查可在肿块区进行纵切、横切及斜切面观察，注意肿物与邻近器官的关系。

（五）基本切面图像与分析内容

1. **基本切面图像**

（1）经胰腺长轴横切面：此切面的胰腺及其浅

部图像，包括胰腺、十二指肠降部、胆总管下段、门静脉、脾静脉和肠系膜上动脉所占据的区域，相当于腹膜后肾旁前间隙（图7-1-1）。

（2）经腹主动脉长轴纵切面：显示肝左叶及其浅部的腹主动脉长轴。在其腹侧有腹腔动脉、肠系膜上动脉发出；腹主动脉和下腔静脉位于肾周围间隙（图7-1-2）。

（3）经肾门肾脏冠状切面：显示肾门部肾动、静脉。肾和肾血管所处空间是肾周围间隙；肠系膜上动、静脉在肾旁前间隙内走行。

2. 分析内容

（1）病变部位：原发性腹膜后肿瘤表现为腹膜后固定的占位性病变，具有位置深和移动性小的特点。肿块与前腹腔脏器无关，贴近后腹壁的脊柱、腹主动脉、下腔静脉、腰大肌和腰方肌，向前压迫腹腔内脏器。

（2）病变大小：一般边界清晰，呈圆形、椭圆形、分叶状或不规则形。体积通常较大。

（3）病变内部回声：原发性腹膜后肿瘤种类繁多，由于组织来源、病理类型、生长速度、有无坏死等因素不同，肿瘤内部回声可表现为囊性、实性或混合性回声。实性肿块内可呈低回声，中等回声或强回声，点状回声分布可均匀或不均。瘤体可因出血坏死出现囊性变，或因钙化而出现声影。

（4）病变周邻关系：病变与腹膜后间隙内脏器及大血管紧邻，脏器可被推挤，腹膜后血管有移位、绕行或被肿物包绕等征象。腹膜后脏器与大血管之间的间距增宽。肿块前方或两侧有活跃的肠腔气体强回声，肿块的后方则无此气体强回声。

（5）其他征象：病变不随呼吸、肠蠕动、手推动或体位变化而移动。深呼吸运动或改变体位时可见肿物与腹腔内脏器之间的相对位置有明显变化。

（6）应用彩色多普勒血流显像观察腹膜后病变内部及周边的血流是否丰富，了解肿块与周围大血管的关系。如周围主要供应血管是否受压、推移、血管壁浸润，血管是否被包绕于肿瘤组织内等，对手术治疗有很大帮助。

三、超声检查适应证

1. 明确定位诊断，通过各切面的连续扫查，可显示病变与周围组织器官及大血管的关系，以明确肿瘤的位置。

2. 通过病变与周围器官的关系及组织器官被挤压情况，判断其侵及范围。

3. 对肿瘤良、恶性的定性诊断，超声对大多数

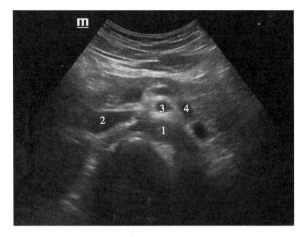

图7-1-1 经胰腺长轴横切面
1. 腹主动脉 2. 下腔静脉 3. 肠系膜上动脉 4. 脾静脉

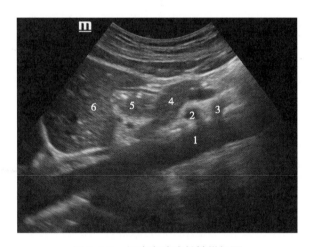

图7-1-2 经腹主动脉长轴纵切面
1. 腹主动脉 2. 腹腔动脉 3. 肠系膜上动脉 4. 胰腺
5. 十二指肠 6. 肝左叶

腹膜后肿瘤不能提供特异性的组织学诊断，但通过应用彩色多普勒检查肿瘤内血管情况，结合肿瘤的形态，对肿瘤的良恶性可做出倾向性的提示。

4. 腹膜炎的超声检查，即确定有无腹膜炎及发现腹膜炎的始发病灶。

四、超声检查注意事项与方法改进

腹膜后间隙位置深在，前方有胃肠气体干扰，后方为脊柱、髂骨和肥厚肌肉的阻挡，尤其肥胖者较难满意显示。腹膜后肿瘤组织学种类繁多，其声像图表现大多缺乏特异性，定性诊断率较低。要求超声医师在扫查过程中逐个甄别，结合解剖病理知识，描述大体的病变部位和病变性质，以及判断可能的病理类型。这主要靠超声医师的解剖和病理知识及临床经验积累。

对于病变体积较大定位困难者应结合其他影像学检查方法。超声作为初筛手段，主要任务是发现病变，提供给临床有关病变的初步信息，再进一步做 CT 或 MRI 检查。超声医师可以借助 CT 和 MRI 修正自己的诊断，手术和病理结果丰富自己的临床和病理知识，减少腹膜后病变的漏诊和误诊。此外，可利用超声造影技术，观察肿块内部的血供情况、与周围大血管的毗邻关系及肿块浸润范围。超声优势是实时动态、扫查灵活、探头可以从多方位、多角度对腹膜后病变进行检测，并能在超声引导下做精准穿刺活检或者微创治疗、置管引流等。

第二节　腹膜后间隙及腹膜病变的临床与超声诊断

一、概述

腹膜后病变是指发生在腹膜后间隙的非肿瘤性病变和肿瘤，不包括腹膜后正常器官如肾、肾上腺和胰腺等的病变。肿瘤早期症状不明显，缺乏特异性，肿瘤增大可压迫及浸润邻近器官甚至出现远处转移，腹膜后肿瘤占全身所有肿瘤的 0.2%，主要来自腹膜后脂肪、疏松结缔组织、筋膜、肌肉、血管、淋巴、神经以及胚胎残余组织等。多见于男性，约 70% 为恶性肿瘤。

二、腹膜后非肿瘤性病变

（一）腹膜后脓肿

1. 临床病理、流行病学及发病特征　来自于肾（肾盂肾炎）、大肠（憩室炎）、阑尾和胰腺的炎症性病变，可以导致腹膜后脓肿，常由大肠埃希菌引起。儿童大部分非结核性腰大肌脓肿是由扁桃体炎、中耳炎或皮肤疖子的革兰阳性球菌引起的。胆道系统穿孔可以发生在腹膜后间隙内，并形成含有胆汁的脓性包块。来自椎体的结核感染可以造成腹膜后寒性脓肿，常局限于腰大肌。

最常见的腹膜后脓肿包括：

（1）肾周脓肿、盆腔脓肿的侧方延伸，以及与盲肠、回肠末端和十二指肠穿孔、腹膜后阑尾炎以及与急性胰腺炎有关的脓肿。

（2）坏死性胰腺炎常累及左、右结肠旁沟、横结肠系膜的根部，偶累及小肠系膜、膀胱周围间隙、阴囊和股三角。

（3）筋膜下脓肿常由于椎体结核，侵入腰大肌或位于腰方肌前方并可向下延及髂窝和腹股沟韧带的下面，从此处脓肿可向不同方向扩展，可累及腹股沟区的股三角，沿股深动脉进入大腿内侧，后方沿坐骨神经进入臀区或腰区。

2. 超声诊断与鉴别诊断　脓肿的声像图表现主要是液性无回声区和低回声病灶（图 7-2-1），其病灶能明确者一般以下几种情况：①肾周脓肿；②坏死性胰腺炎的脓肿；③腰大肌结核性冷脓肿。不能明确者：①胃肠道穿孔进入腹膜后；②后位阑尾炎；③腹盆腔脓肿等。

腹膜后脓肿的来源有时很难定位，即使手术探查时也如此。CT 扫描是评估腹膜后最好的方法，但要找到炎症灶的精准位置有时也有困难。局部引流，无论是手术、超声引导还是 CT 引导的经皮引流，对于有明确定位的脓肿已足够，但对较广泛的腹膜后脓肿可能是不允许的。同样，对局限的腹膜后脓肿可行腹膜后途径引流，而对广泛的腹膜后脓肿则适合作经腹腔引流。

（二）腹膜后纤维化

1. 临床病理、流行病学及发病特征　腹膜后纤维化很罕见，约每 3 万住院患者中有 1 例。本病常包裹压迫输尿管并最终引起肾积水和肾损害。好发于 40～59 岁，男性发病是女性的 2 倍。本病约 2/3 的患者为特发性的，这些患者常伴发自身免疫性疾病，大约 12% 的腹膜后纤维化病例与使用麦角酰胺类药物有关，此种药物用于治疗血管性偏头痛。这部分患者中女性是男性的 2 倍，如早期停药可使纤维化消失。腹膜后纤维化患者中 8% 有原发性或转移性恶性肿瘤，这些肿瘤本身可能不大，但可有明显的促结缔组织生成作用，在肉眼上难以与良性腹膜后纤维化区别。

2. 超声诊断与鉴别诊断　超声检查时见：

（1）继发性改变：腹膜后纤维化包裹输尿管，压迫肾周，最终引起输尿管梗阻、肾盂积水。超声最早和最常见的是肾盂肾盏扩张。由于输尿管长期受压，输尿管腔狭窄，尿液内结晶体易于析出形成结石（图 7-2-2）。在没有发现原发病灶前易误诊为结石引起梗阻。对长期尿路梗阻者要想到本病的可能。

（2）原发病变：有部分患者是由腹膜后病变引起，如腹膜后转移性肿瘤、原发性肿瘤等。淋巴瘤是最常见的病变，而且近年来发病率增加较快；

（3）腹膜后增厚：后腹膜致密增厚，可厚达数厘米，包绕腹膜后结构，主要沿腹主动脉分布（图 7-2-2、图 7-2-3）。超声检查较难以发现和鉴别。本病少见，腹膜后纤维组织增厚无明确特异表现，极

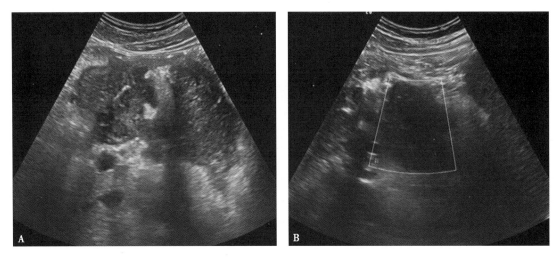

图 7-2-1　发生于腹膜后的脓肿，沿腹膜后血管间隙及盆腔的侧后深面延伸

A. 腹膜后间隙处大范围液性脓肿区域，向下延伸；B. 近髂窝处盆腔深面脓肿，内未见彩色血流信号（史秋生教授供图）

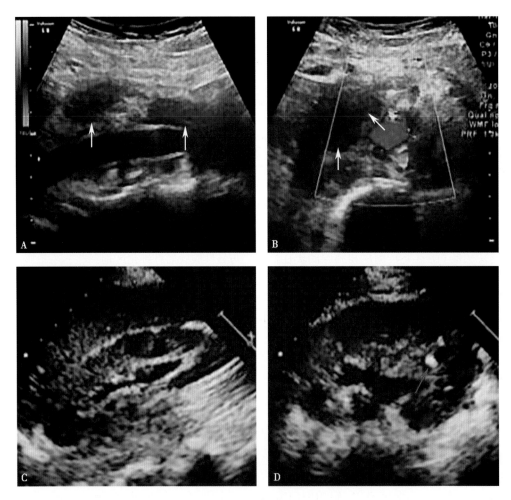

图 7-2-2　肾脏结石

男，53 岁，不明原因腰腹部酸痛 3 个月余，常规经腹超声发现腹主动脉周围纤维化组织呈低回声（A、B 箭头），腹主动脉管壁光滑。双肾轻度积水（C、D），粉红箭头所指显示右侧肾脏结石（史秋生教授供图）

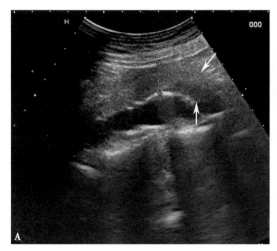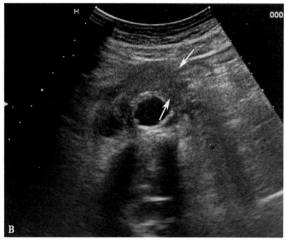

图 7-2-3　腹膜后纤维化

粥样硬化的腹主动脉前方及两侧见中等回声结构（箭头），腹主动脉走行正常，范围显示广泛，边界探测不清，内部回声较均匀，无血流信号，右侧输尿管扩张

A. 腹主动脉纵切面；B. 腹主动脉横切面（丁红教授供图）

易漏诊和误诊。当发现肾周组织增厚，回声高于脂肪组织要考虑本病的可能。

本病最常用的辅助检查是静脉肾盂造影，如发现输尿管向内偏移、输尿管肾脏积水及输尿管的受压，应高度怀疑为腹膜后纤维化。还可作 CT 或 MRI 来进一步阐明病变的程度，两种方法均能确定输尿管受累的水平，并能描述纤维化的整体进程。因患者可能有肾功损害，而 CT 造影剂可能加重肾功能的损害，MRI 成像则不存在这样的危险，且可能区分恶性与良性的腹膜后纤维化，所以可能是目前最好的检查方法。剖腹探查取活检时应作多位点的深部活检，可能找出散布于硬化组织中的局灶性癌变。

（三）腹膜后出血

1. 临床病理、流行病学及发病特征　成人腹膜后间隙大量出血最常见于腹主动脉瘤破裂、外伤、出血体质或使用抗凝药物所致。由肾和肾上腺引起的出血并不常见。肾周出血性囊肿有时含有间隙相等的放射状条纹，大概是 Liesegang 周期性沉淀现象的表现。

2. 超声诊断与鉴别诊断　超声显像见腹膜后不规则或椭圆形的类囊性占位，早期由于腹部受腹压较大，血肿形成缓慢，血肿体积较小，这种类囊性结构的特点是无真性囊壁存在，边缘可见低回声或稍高回声结构是附壁血栓的反射，囊腔内透声较好，一旦腹部压力解除，腹压减小，血肿体积可逐渐或迅速增大。彩色多普勒显像多无血流信号，但如果是假性动脉瘤型的腹膜后血肿，囊腔内显示蓝

红色血流信号，可能找到与动脉相通的窦道。如有活动性出血者，可行超声造影检查，可见囊腔内呈高增强；也可行超声引导下诊断性穿刺，或血肿较大者，未形成凝血块时可超声引导下经皮穿刺直接注射凝血酶治疗。在除外腹内实质脏器、损伤出血时，应高度怀疑创伤性腹膜后血肿的存在，超声检查具有无创性、价廉、操作简便、可作床旁检查的优点。

三、淋巴结

（一）正常解剖

腹膜后间隙的淋巴结位于腹膜后间隙内大血管的周围，收纳来自下肢、盆腔、腹腔和腹膜后器官的淋巴，注入胸导管腹段。这些淋巴结包括髂外、髂总和腰淋巴结。

（二）淋巴结肿大

腹膜后淋巴结肿大多见于两大类疾病，淋巴瘤和恶性腹膜后淋巴结转移。恶性淋巴瘤是淋巴细胞恶性增生所形成的肿瘤，组织病理学上可分为霍奇金病和非霍奇金淋巴瘤。

1. 淋巴瘤　起源于淋巴结和淋巴组织的免疫系统恶性肿瘤，其发生大多与免疫应答过程中淋巴细胞增殖分化产生的某种免疫学细胞恶变有关，通常根据其中占优势的细胞成分进行病理学分类，可分为霍奇金病和非霍奇金淋巴瘤两大类。临床上以青少年多见，男性多于女性，以无痛性进行性的淋巴结肿大和局部肿块为其特征性的临床表现，并可有相应器官压迫症状。腹膜后淋巴瘤可以是全

身淋巴瘤的一部分，有发热、消瘦、乏力等全身症状，病变多见于腹腔大血管周围。

超声表现为大小不等的圆形或椭圆形低回声区，边界清晰，轮廓光整，可呈结节状，当邻近数个淋巴瘤粘连融合时可呈分叶状或大块状。有时因内部回声较低而易误诊为囊肿。彩色多普勒血流显像可显示淋巴瘤内的血流，并可判断淋巴瘤与腹膜后大血管及其分支的位置关系（图7-2-4）。

2. 腹膜后转移癌　来自许多脏器，转移到腹膜后的肿瘤主要侵犯目标是淋巴结。肿瘤转移到腹膜后淋巴结肿大绝大多数是低回声肿块，分布均匀，无明显衰减，多分布于腹主动脉及下腔静脉周围。孤立性淋巴结肿大呈散在的圆形或卵圆形结节，边界清楚；更多的肿大的淋巴结聚集则呈蜂窝状低回声肿块，位于脊柱和大血管的前方，或围绕

血管；更多的肿大的淋巴结聚集成团，则淋巴结之间的分界可以消失，低回声区连成一片，形成分叶状的轮廓。彩色多普勒血流显像可显示肿大淋巴结内的血流信号，并可判断肿大淋巴结与腹膜后大血管及其分支的位置关系（图7-2-5）。

腹膜后转移癌的患者多有原发性肿瘤的病史，超声检查除发现腹膜后淋巴结肿大外，有时尚能发现腹内原发病的影像特征，一般不难做出诊断。如无原发肿瘤的病史，超声检查见肿大的淋巴结者，应与腹膜后的淋巴瘤鉴别；淋巴瘤系全身性淋巴组织疾病，常合并浅表淋巴结肿大；转移癌可能合并锁骨上淋巴结肿大，其他浅表淋巴结很少受累。腹膜后淋巴结肿大需与腹膜后纤维化相鉴别，腹膜后纤维化是机体对从薄壁小动脉漏出的动脉粥样硬化斑块中含有的不溶性脂质产生的自身免疫反应，

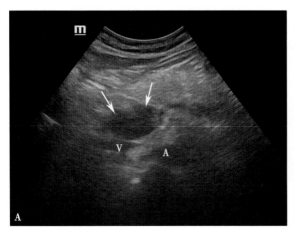
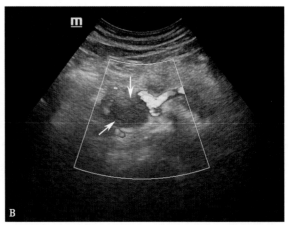

图 7-2-4　淋巴瘤超声表现

57岁男性淋巴瘤患者，A. 低回声团块位于腹主动脉（A）及下腔静脉（V）前方；B. 彩色多普勒见肿块位于腹腔干的右侧

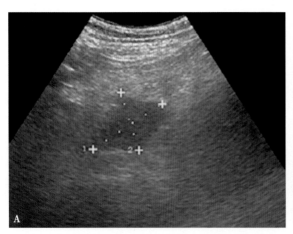
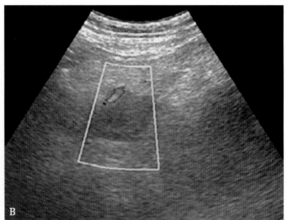

图 7-2-5　淋巴结转移癌超声表现

56岁男性，膀胱癌术后5年。A. 腹主动脉旁见低回声结节，大小48mm×44mm，边清，形态规则，内部回声均匀；B. 彩色多普勒见肿块边缘少许血流信号

腹膜后纤维化多与动脉粥样硬化同时存在,主要分布于主动脉前方及两侧,很少引起主动脉移位,范围显示广泛,边界探测不清,但非融合状或分叶状,内部回声较均匀,多无血流信号,无肠系膜淋巴结转移及腹腔种植。

四、腹膜后肿瘤

腹膜后间隙的组织结构复杂,可发生许多不同种类的肿瘤。目前按肿瘤的组织来源可将腹膜后原发肿瘤分为:间叶组织起源的肿瘤、神经组织起源的肿瘤和生殖细胞起源的肿瘤。

(一)脂肪瘤和脂肪肉瘤

1. 脂肪瘤　腹膜后脂肪瘤是罕见的良性肿瘤,是腹膜后间隙局限性脂肪组织增生所致(不包括发生在肾脏、肾上腺、胰腺等实质性脏器的脂肪瘤)。腹膜后脂肪瘤早期常无症状,瘤体生长到相当大的程度才出现症状,通常患者以腹部包块或以邻近器官受压症状为主诉前来就诊。良性脂肪瘤形态学类型多种,Fornage 等根据其形态学类型的不同超声表现有很大差异,认为脂肪瘤的回声类型主要取决于瘤体内脂肪和其他结缔组织混合形成界面的数量而异。脂肪组织越单纯,瘤体内的回声也越低越均匀。腹膜后脂肪瘤位置较深的,不随呼吸和体位改变而活动,声像图表现:类圆形或椭圆形、分叶状或不规则形,内部回声一般稍强,比较均匀,有时可见细线样回声,后方回声可稍增强,与脂肪肉瘤难以鉴别。彩色多普勒显示内部无或有稀少的血流信号。

2. 脂肪肉瘤　脂肪肉瘤为最常见的腹膜后肿瘤,占软组织肿瘤的 16%～18%,原发性病变多见,约 1/3 来自肾周脂肪组织,极少直接由脂肪瘤恶变而来。多发生在 50 岁以上的男性。生长缓慢无痛。病理切面呈油脂状,或有胶冻样区,大多有包膜,常有出血坏死及黏液样变。好发于肾周脂肪组织和脊柱旁。超声表现特点主要有:病变范围较大,形态不规则或分叶状,大多有完整包膜,肿瘤边界清楚,当肿瘤无完整包膜或浸润邻近组织时,边界不清晰,加压推挤时形态不变;内部回声大部分呈不均匀,多为低回声或中等强度回声,当有出血或囊性变时,可出现不规则无回声区或低回声区,因黏液样变可见点状、条状或斑片状较强回声,但后方回声无明显衰减;CDFI:肿瘤内部无或可见点状血流信号,有文献报道肿瘤周边出现丰富血流信号;较小的肿瘤一般不引起腹部器官受压,较大的肿瘤可使脏器挤向外上方或外下方,肠管被挤于肿块前方或两侧,肾周较大的脂肪肉瘤可使肾脏被挤压移位,甚至肾脏轮廓明显缩小,腹部大血管有受压、包绕、移位等现象。肿瘤沿肠系膜根部生长时,可见肠系膜根部血管被抬高,受压以及类似腹腔内占位性病变的表现。因此,实际探测过程中,应扩大范围,多切面扫查,才能判断肿块来源(图 7-2-6)。此外,术后易复发。

(二)平滑肌肉瘤

发生在腹膜后者较多见,发病年龄多在 40～50 岁,女性多见,肿瘤与腹壁组织粘连紧密,常有腹痛。超声表现为瘤体多较完整,可呈椭圆形、分叶状或不规则结节状,边界清晰,有类似包膜的回声,内部呈低、中等回声,后方衰减明显。较大的肿瘤内因出血坏死而呈大片无回声区。有钙化灶形成时可出现局灶性强回声,并伴有声影。CDFI:

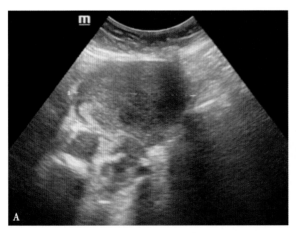
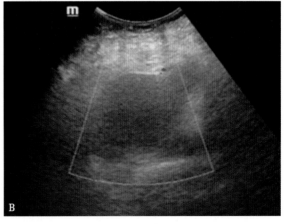

图 7-2-6　脂肪肉瘤超声表现

55 岁女性左肾癌术后 3 年,A. 左肾区见低回声团块,与腹主动脉及附近肠管分界不清,形态规则,内部回声不均匀,其旁扫见多个低回声结节;B. 彩色多普勒肿块内部可见点状血流信号

其内可见丰富血流信号，并可测到低阻型动脉频谱及静脉频谱（图7-2-7）。

（三）神经源性肿瘤

原发于神经源性肿瘤占腹膜后肿瘤的第2位，包括来自脊神经鞘、脊神经纤维的肿瘤。由于本病

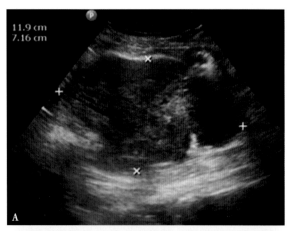

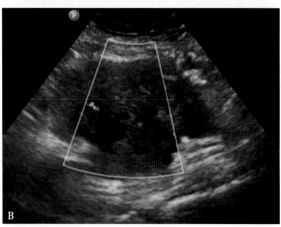

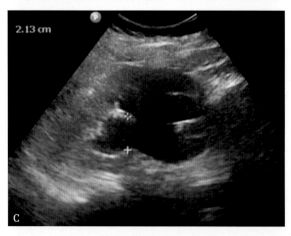

图7-2-7 平滑肌肉瘤超声表现

44岁女性，腰痛6个月。A.左侧腹脐水平可见低回声团块，大小为119mm×72mm，呈分叶状，边界清，内部回声不均匀；B.彩色多普勒见丰富血流信号；C.左肾积水

早期无特异性临床表现，故容易延误诊治形成巨大腹膜后占位病变。腹膜后良性外周神经肿瘤较少见，恶性外周神经瘤相对较多见。神经源性肿瘤包括神经母细胞瘤、神经纤维瘤、神经鞘瘤和副神经节瘤。

1. **神经母细胞瘤** 多发生于婴儿及5~6岁以下儿童，男女发病率为（2~4）:1。大多数在出生时即已存在。由于神经母细胞有内分泌功能，可排出多量儿茶酚胺衍生物，50%~90%的病儿有尿香草扁桃酸（VMA）增高。超声表现为双肾上极或腹主动脉旁实质性肿块，病变较大，呈圆形、分叶状或不规则形，边界一般较清楚，如肿瘤向周围组织浸润，则境界常较模糊和不规则。内部可为均匀低回声，后方回声可有轻度增强。当有出血、坏死或囊性变时，可出现无回声区。如有局限性钙化灶时，可出现强回声并伴有声影。CDFI：其内可见丰富血流信号，并可测到低阻型动脉频谱及静脉频谱。

2. **神经纤维瘤** 来源于神经鞘内的神经膜细胞多发生于肾脏周围和脊柱两侧，肿瘤一般多发，即所谓神经纤维瘤病，好发于脑神经根、脊神经根和神经丛，皮肤等处。超声表现为病变区略呈圆形或椭圆形，后缘所处位置较深，常在肾附近、两侧髂静脉汇合处及腰骶联合的前方探及。境界常较明显清晰，也有类似假包膜的较强回声。内部呈稍不均匀的低回声，后壁及远处回声不增强（图7-2-8）。

3. **神经鞘瘤** 来源于神经组织施万细胞，其病因不明。通常为孤立性、表面光滑、生长缓慢的肿块，多为良性，但可恶变。初期一般无症状。肿块较大时可压迫神经引起感觉异常和疼痛。超声表现为肿瘤呈圆形或椭圆形，轮廓光滑，包膜清楚且回声较强。内部呈均匀低回声，瘤体增大至一定程度可因供血不足发生中心坏死、液化，内可见单个或多个大小不等的无回声区。彩色多普勒显示肿瘤内部多无血流信号或仅见稀疏点状血流信号。多房性者其间隔较细不规则。肿块后方回声可稍增强。恶性神经鞘瘤生长快，形态不规则，常无明显包膜回声，内部回声不均与卵巢癌类似，在女性患者中需注意寻找卵巢以资鉴别（图7-2-9、图7-2-10）。

4. **副神经节瘤** 起源于神经嵴，与交感神经同源并伴行，1912年，Pick建议将肾上腺内嗜铬细胞瘤命名为嗜铬细胞瘤，而肾上腺外嗜铬性肿瘤称为副神经节瘤。以腹膜后较为常见，尤其多见于腹膜后大血管旁，其次为纵隔、颈部、颅底、膀胱等，大多为非功能性，少数有功能者，也可称之为异位嗜铬细胞瘤，为继发性高血压的病因之一。因此对腹

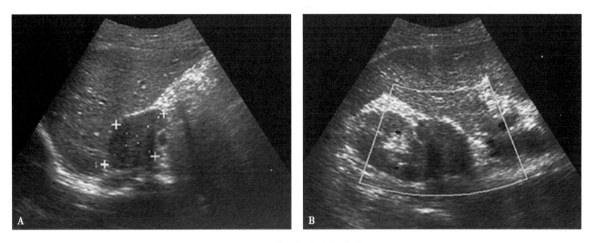

图 7-2-8 神经纤维瘤超声表现

45 岁男性。A. 右侧肾上腺区见低回声团块,大小 54mm×35mm,边清,形态规则,内部回声均匀;B. 彩色多普勒未见明显血流信号

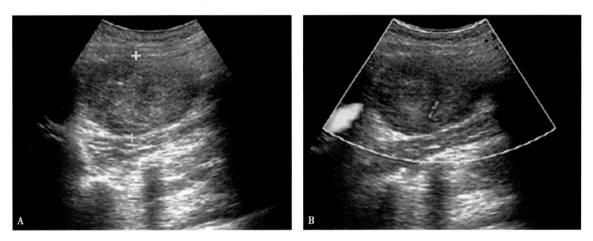

图 7-2-9 神经鞘瘤病例一超声表现

26 岁女性。A. 腹主动脉、下腔静脉偏右,胆囊及右肾之间显示低回声团块,大小 79mm×52mm,边清,形态规则,内部回声不均匀,可见点状、小斑块状强回声;B. 彩色多普勒见短棒状血流信号

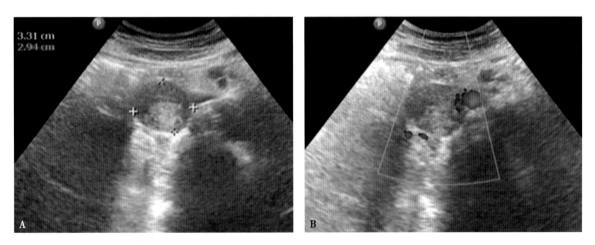

图 7-2-10 神经鞘瘤病例二超声表现

46 岁女性。A. 胰腺后方腹主动脉旁扫见低回声团块,大小 33mm×29mm,边清,形态规则,内部回声均匀;B. 彩色多普勒见少量血流信号

部大血管旁的肿块检查时要特别注意,动作要轻,观察要细,不可轻易加压和推挤,以免引起血压的突然升高。声像图表现:类圆形的非均质性的低回声团块,内部可见点状强回声,若有玻璃样变时,相应区域可见无回声区,呈蜂窝样改变,有完整包膜,其内及周边彩色血流信号比较丰富(图7-2-11、图7-2-12)。

(四)原发性生殖细胞瘤

原发性生殖细胞瘤包括恶性畸胎瘤和良性囊性畸胎瘤

1. 恶性畸胎瘤 由3个胚层中的一种或多种分化不良的胚胎组织所构成,可与其他生殖细胞肿瘤,如精原细胞瘤、绒毛膜上皮癌合并存在。超声表现为病变区呈圆形,轮廓大多不规则,与周围组织间分界多不清晰,内部回声粗大,强弱不一,分

布不均匀,可有较强回声,有时可伴有声影,也可有小的散在无回声区。后壁及远侧回声有时可稍有增强。

2. 良性囊性畸胎瘤 来源于胚胎残留组织,多见于腹膜后间隙上部、两侧肾上腺区,脊柱附近和骶尾部,超声表现肿块呈不规则形或椭圆形,多数为单房性,少数为多房性。囊壁较厚,回声较强。外壁光滑整齐,内壁粗糙不平,有时可见形态不规则的较强回声光团,由囊壁突向囊腔(图7-2-13)。肿块内部呈低回声,可布满颗粒状漂浮光点回声或出现分层现象(图7-2-14)。如出现圆球样强回声团伴浅淡声影,可能为毛发团。有时可见强回声伴声影,则提示骨骼或牙齿等结构的存在。良性囊性畸胎瘤常有完整包膜,因而可见侧方声影。内部油脂样物质透声性良好,可至后方回声增强。

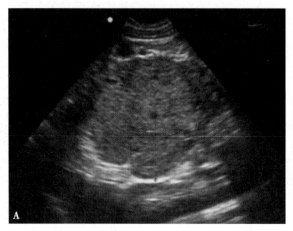
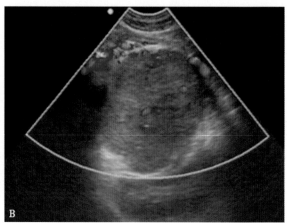

图 7-2-11 副神经节瘤病例一超声表现

25 岁男性。A. 上腹部见低回声团块,大小 101mm×86mm,边清,形态规则,内部回声不均匀,可见强回声光斑,伴声影;B. 彩色多普勒见内部及周边血流信号较丰富

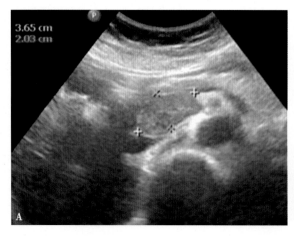
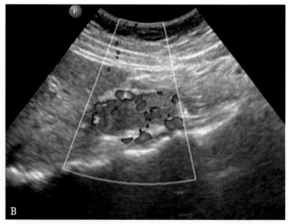

图 7-2-12 副神经节瘤病例二超声表现

43 岁女性。A. 上腹部横切扫查见胰腺后方见低回声团块,大小 36mm×20mm,边清,形态规则,内部回声均匀;B. 纵切面彩色多普勒见内部及周边丰富血流信号

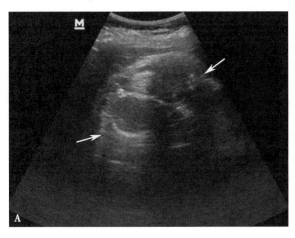 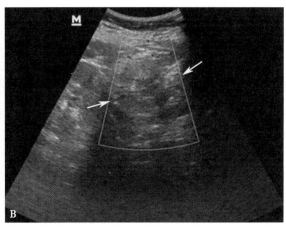

图 7-2-13 良性畸胎瘤囊壁强回声表现

70 岁女性。A. 右肾与肝右后叶之间见杂乱回声团块，大小 84mm×78mm，周围见壳样强回声，边清，形态不规则；B. 彩色多普勒见少许血流信号

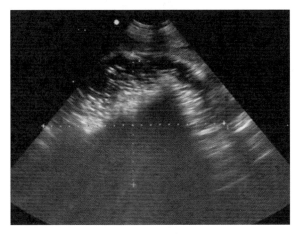

图 7-2-14 良性畸胎瘤囊内分层表现

28 岁女性，右侧肾上腺区扫见巨大混合回声团块，大小 139mm×101mm，边清，形态规则，内部回声不均匀，无回声内充满脂质状强回声，分层样改变

五、腹膜病变的临床与超声诊断

（一）腹膜炎

1. 临床病理、流行病学及发病特征　腹膜炎是指腹腔内因各种原因引起腹膜炎症，包括原发性和继发性，原发性是指腹腔内并无明显的原发感染病灶，病原体经血行、淋巴或经肠壁、女性生殖道进入腹腔而引起的腹膜炎。继发性是指因腹腔内器官炎症、穿孔、损伤破裂，或术后并发症等，细菌进入腹膜腔所致，是临床最多见的类型。临床表现为腹痛和腹部触痛，其部位依基础病因及炎症程度而定。

2. 超声诊断与鉴别诊断　腹膜炎的超声检查

有两大目的，即确定有无腹膜炎和发现腹膜炎的始发病灶。首先是腹膜的正确检测方法和检测部位，分辨正常腹膜的超声表现，其次识别异常腹膜及测量腹膜厚度。在临床怀疑腹膜炎时要全腹扫查，了解整个腹腔实质脏器和空腔脏器有无异常，如肝、胰腺、脾脏有无感染病灶，胆管、胆囊、胃有无梗阻扩张，小肠蠕动及扩张情况，腹腔各个间隙有无积液，有无局限性压痛区等。腹膜炎的超声表现主要包括：

（1）肠麻痹：肠蠕动消失或者明显减弱，肠管不扩张。局限性腹膜炎时围绕炎症病灶周围的肠蠕动消失。

（2）腹腔积液：一般腹腔积液大于 500ml 时才可能见液性暗区，积液多位于腹腔低垂部位，如肝肾、脾肾间隙、盆腔、下腹部肠间隙。局限性腹膜炎积液多位于病灶区域。如胃穿孔时，积液位于左肝后小网膜囊内；急性坏死性胰腺炎积液位于小网膜囊内、左肾前间隙、结肠旁沟；化脓性阑尾炎位于右下腹部和盆腔等。

（3）腹膜增厚：弥漫性腹膜炎时腹膜广泛增厚，但增厚程度较轻，一般在 2～5mm，要以高频探头放大图像才能检查出来，但在原发病灶区域腹膜增厚明显。腹膜增厚最可靠的区域是肝包膜，胰腺和胃之间的小网膜囊，但检测难度较大，对医师检测手法和识别经验要求较高。肠壁浆膜层增厚也是一可靠明确征象。

（4）腹膜结节：腹膜结节大小和数量，依原发病不同而有异。结核性腹膜炎结节一般在 2～5mm，化脓性炎症一般较大，在 1cm 以上，邻近原发灶，结核性较弥漫,而化脓性较局限,恶性结节周围腹膜光滑。

(5)大网膜增厚、粘连和肠系膜增厚。

(二)结核性腹膜炎

1. 临床病理、流行病学及发病特征 是一种腹膜的原发性特异性感染,几乎总是由结核分枝杆菌引起。根据病情分为急、慢性两种。急性型少见,常由腹腔内结核病灶如干酪样肠系膜淋巴结结核的突然破裂,或粟粒性结核血行播散所致,其临床表现颇似急腹症。慢性型多见,多由潜伏在腹膜的结核菌再激活所致,起病较隐匿,主要有厌食、乏力、贫血和体重减轻,可以有慢性腹痛及发热。可有腹水,多数患者有轻度腹部压痛。病程短、身体抵抗力差者腹水是其主要表现,病程长、身体抵抗力较强者多以粘连为主。结核性腹膜炎是累及整个腹膜腔的疾病,其基本病理改变是结核结节,弥漫广泛分布于腹膜上,结节在亚毫米级,也可多个结节融合成大结节至数毫米至数厘米大小。结核性病变致组织增厚、干酪坏死和粘连。粘连可发生在腹腔的任何两者紧邻部位,如小肠聚集粘连、小肠与肠系膜粘连,大网膜与肠管粘连,大网膜增厚并与腹壁粘连,子宫、输尿管和卵巢粘连至盆腔封闭等。

2. 超声诊断与鉴别诊断 超声检查方法和声像图表现:

(1)全腹扫查:采用双探头检查,腹部凸阵探头扫查整个腹腔和腹膜后,针对腹腔实质脏器,然后选取浅表线阵探头,放大观察腹壁、腹膜。

(2)检出实质脏器的病变,鉴别与结核性腹膜炎的关系。肝脏、脾脏和胰腺有可能受结核累及,可发现结核性病灶。女性需查子宫和附件,观察子宫和附件的位置和形态,尤其要观察子宫直肠窝的积液,是否有粘连和盆腔封闭。

(3)壁腹膜结节:多在0.2mm~1cm之间,以0.2~0.5mm居多。结节弥漫性分布于腹膜上,呈斑点状弱回声突向腹膜表面,大小和形态不一,衬托在腹水中清晰显示,但无腹水者则难以检出腹膜结节。肝包膜是最佳检查部位,肝组织的良好透声性和均匀细密的回声特点,能清晰显示脏层和壁腹膜病变及腹膜腔的改变。

(4)壁腹膜增厚:结核性腹膜炎的腹膜基本病变是增厚、结节和粘连。厚度大于0.2mm,线状回声不规则(图7-2-15)。

(5)壁层下筋膜增厚:壁层下筋膜为稍不均匀弱回声,介于腹肌与壁腹膜之间,整齐清楚;结核性腹膜炎时壁层下筋膜增厚在1mm以上,可达5mm,呈边缘不整齐的弱回声带。

(6)腹腔积液,大网膜增厚,小网膜囊增厚,肠粘连,肠系膜淋巴结和腹膜后淋巴结肿大,多见于右下腹部的肠系膜根部和回盲肠处的淋巴结群。淋巴结肿大、融合和干酪坏死,约1~3cm,无血流信号;有时见局限性腹壁或腹腔的结核性包块与脓肿相似。

(三)腹膜恶性病变

1. 原发性恶性间皮瘤

(1)临床病理、流行病学及发病特征:是一种起源于间皮的上皮与间质成分的肿瘤。常见于男性,这可能与职业有关,患病高峰年龄在45~65岁,但也有见于儿童的报道。20%的儿童间皮瘤位于腹膜,被认为与石棉暴露有关。多数患者确诊后的中位生存年龄为6~18个月。一般最先主诉为腹痛、腹部肿块或腹围增加,伴厌食、恶心、呕吐、便秘及

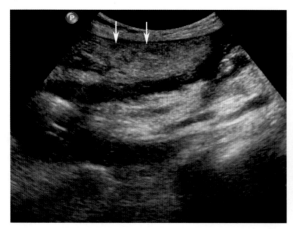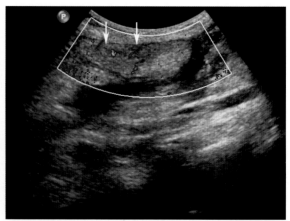

图 7-2-15　壁腹膜增厚
结核性腹膜炎的腹膜增厚(左图)粘连。增厚腹膜内可见散在的彩色血流信号(右图)(廖锦堂教授供图)

体重减轻。有时不明原因发热可以为唯一主诉,在疾病早期无异常体征。腹水的发病率为 100%,多为少至中量腹水,与腹部转移瘤常合并大量腹水不同。间皮瘤累及腹膜,病变特点是腹水、肿块和粘连。

(2)超声诊断与鉴别诊断:超声表现为少至中等量腹水,性质是渗出液或血性液体,故腹水浑浊,腹水中有纤维间隔。脏、壁两层腹膜可见单个或多个结节,小在数毫米,大者达数厘米。结节圆隆、突起、基底宽,有血流信号。超声造影可见造影剂进入结节内。大网膜增厚呈饼状,约占 89.5%,以均匀低回声为主(图 7-2-16)。大网膜、肠系膜和脏腹膜、壁腹膜粘连,可以有肠袢聚集,不全性肠梗阻。超声鉴别诊断:患者年龄偏大,平均 50 岁左右,从事与石棉有关的工作。与腹膜炎鉴别。腹水、肿块和粘连与结核性腹膜炎、腹腔转移性肿瘤鉴别。结核性腹膜炎多发生在青少年,腹膜弥漫性改变,病变累及整个腹膜,即在整个腹腔都能找到病变。而间皮瘤病变面积也可以较大,但远离病变区的腹膜正常。继发性腹膜炎和腹腔脓肿,有原发病灶,如胃肠穿孔和化脓性阑尾炎等。腹膜转移瘤有原发病灶和病史,腹水量较多。非间皮瘤的原发性肿瘤腹腔粘连较轻,腹水也较少。超声引导穿刺活检具备简单、安全、准确性高和费用低的特点,可以得到准确的病理诊断。

2. 腹膜转移性肿瘤

(1)临床病理、流行病学及发病特征:是最常见的腹膜肿瘤,15% 以上为腺癌,主要来自胃、卵巢、胰腺及结肠。也见于肉瘤、淋巴瘤、白血病、类癌及多发性骨髓瘤。临床表现似晚期癌肿,如虚弱、体重减轻及各种腹部表现,如腹痛、腹胀、恶心和呕吐等,其中尤以进行性腹水引起的腹胀为著。

(2)超声诊断与鉴别诊断:腹腔内任何肿块都可能是继发性的,都可能发生在腹腔脏器,也可能发生在腹膜、肠系膜和大网膜,超声首要是检出病灶,除少数病例和有明确特征表现者,要鉴别源于腹膜还是腹腔,几乎是不可能的。超声发现腹部病灶要鉴别与腹腔脏器的关系,血管有无移位,邻近脏器是否清楚,有无推挤等。如上腹部肿块邻近胆囊和胰腺,要查十二指肠位置,通过是否正常,胆总管有无扩张,主胰管是否正常,门静脉有无推挤,脾动静脉和肠系膜上动脉有无移位,腹主动脉周围有无淋巴结肿大,以及腹腔有无积液等,进行综合考虑。腹膜转移性肿瘤来源和类型较多,声像图表现复杂,腹膜、肠系膜、大网膜增厚、结节和肿块,腹腔积液、肠管粘连等(图 7-2-17、图 7-2-18)。

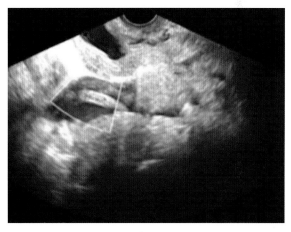

图 7-2-17　腹膜转移病例一超声表现

50 岁女性,宫颈癌放疗后 1 年,右侧盆腔腹膜增厚,厚 6mm,彩色多普勒见丰富血流信号

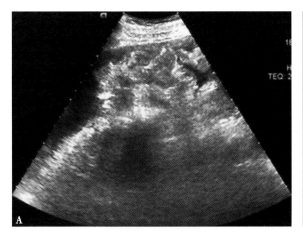

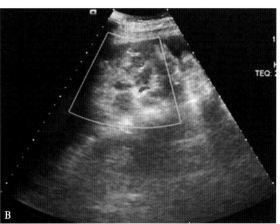

图 7-2-16　腹膜间皮瘤超声表现

46 岁男性。A. 腹水,网膜弥漫性增厚,最厚处 39mm;B. 彩色多普勒可见血流信号

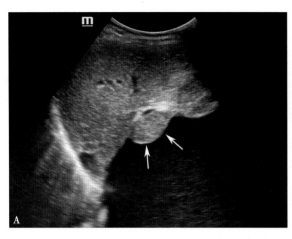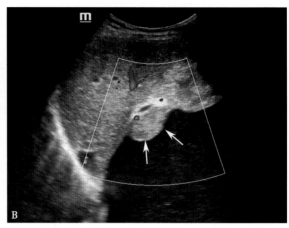

图 7-2-18 腹膜转移病例二超声表现

54 岁女性，卵巢癌术后 3 年。A. 肝右叶下方见多个结节样低回声(↑)，大小 33mm×26mm，边不清，相互融合，内部回声不均匀；B. 彩色多普勒见内部点状血流信号

(四)腹膜假性种植

主要指腹膜的广泛性肉芽肿性病变。多为异物肉芽肿反应，如纤维素残留、纱布碎屑，特别是手套润滑粉。尽管本身是惰性物质，但在受损的组织中仍会引起肉芽肿性反应，这与肿瘤坏死因子对局部组织中巨噬细胞刺激有关。按不同的反应强度，可表现为急性肉芽肿性腹膜炎或慢性肉芽肿性病变。后者有时难以与局部肿瘤复发或腹膜种植区分，尤其在癌肿手术后发生者更易混淆。当前没有一种技术能够在术前准确区分这种腹膜肉芽肿性病变与肿瘤的腹膜种植，剖腹探查时肉眼观察也不可靠，只有充分的病理检查才能确诊。由于本病可与腹膜癌性种植同时存在，故必要时应在多部位、多点穿刺活检以免漏诊。

(程 文)

第八章　泌尿系统

第一节　泌尿系统超声检查要点和难点

一、概述

超声检查是一种操作简便、费用低廉、无创、无辐射的影像学检查方法，不仅可以观察器官的结构变化，亦可观察其血流动力学参数，目前超声新技术还可以检测组织硬度、进行超声造影观察组织的微血流灌注情况等。因此，超声检查在泌尿系统疾病的诊断和鉴别诊断中发挥重要的作用，是首选的影像学检查方法。

二、超声检查方法与内容

（一）常规超声检查原则与分析内容

1. 检查泌尿系统器官的位置、形态及大小　肾脏正常位于脊柱两旁，紧贴两侧腰大肌。与腰方肌相邻。双肾上段距正中线较下段近，其长轴呈"八"字。右肾相当于第12胸椎至第3腰椎水平，左肾较右肾约高2cm。

肾脏位置异常多见于异位盆腔，罕见的情况可异位于胸腔或对侧。肾下垂、游走肾是由于肾蒂过长或周围组织松弛等原因所致，可以还纳到原位，不属于异位肾。

冠状切面扫查时，正常肾脏呈"蚕豆"状，肾门位置稍内凹，多数情况下肾皮质与肾髓质可分辨清楚。肾的平均长度10～12cm，宽6～7cm，厚3～5cm。

正常肾皮质回声稍低于肝脏、脾脏实质回声，髓质回声低于皮质，呈楔形围绕肾窦放射状排列。肾窦由肾盂肾盏、肾门区血管、淋巴管及脂肪组织组成，呈不规则高回声，宽度约为肾脏的1/2～2/3。

在胚胎时期肾小叶融合不完全时，可于肾表面形成切迹，局部肾实质呈分叶状，声像图表现为肾包膜向实质内延伸的楔形或条形高回声带。

形态异常常见于重复肾、马蹄肾、肾积水、肾脏局灶性占位病变等。肾脏增大常见于急性肾炎、急性肾盂肾炎、肾积水、多囊肾、肾代偿性肥大、肾结核及肾肿瘤等，肾脏缩小常见于慢性肾炎、肾动脉狭窄、肾发育不全等。

输尿管是细长的管状器官，上端起源于肾盂，下端终止于膀胱，分为腹段、盆段和膀胱壁内段。全程有三个生理性狭窄。第一狭窄位于肾盂输尿管移行处，第二狭窄位于输尿管跨越髂血管处，第三狭窄位于膀胱壁内。三个狭窄部位是输尿管结石嵌顿的常见位置。

正常输尿管较纤细，超声不容易显示，仅于膀胱高度充盈或喷尿时可见轻度扩张的管道状结构，彩色多普勒超声可于膀胱内双侧输尿管开口处探及间歇性喷尿现象。当输尿管有病变时，其近端管腔扩张，内呈薄壁管状回声。

膀胱是储存尿液的肌性囊状器官，其形态大小与膀胱充盈程度相关。超声检查时应适度充盈膀胱，充盈不足及过度充盈均影响膀胱内病变的观察。

前列腺形态呈栗子状，上端宽大称为底部，与膀胱、精囊及输精管壶腹部相邻，下端窄小称为尖部，后方与直肠相邻。超声检查可经腹壁、经会阴部或经直肠进行。经腹壁超声分辨率低，容易漏诊细小病变，多用于前列腺体积的估算。经会阴超声可获取前列腺冠状切面。经直肠超声检查时探头直接置于前列腺后方的直肠内，扫查路径短，图像分辨率高，前列腺内部结构显示清晰，可精确显示前列腺的边界及移行区的体积，准确引导前列腺穿刺活检，已成为前列腺超声检查的首选方法。

2. 检查脏器的血管和血流动力学状态　肾动脉发自腹主动脉，至肾门后分支为段动脉进入高回声的肾窦，再分支为叶间动脉，穿行于肾柱内，至皮质与髓质交界处，形成与肾包膜平行的弓状动脉，由弓状动脉向皮质表面发出小叶间动脉。肾静脉与相应的动脉伴行。通过彩色多普勒超声可检测肾脏的动静脉血流情况。正常肾脏彩色多普勒超声血流图呈树枝状，可测量肾各级血管的收缩期峰值流速、舒张末期流速、阻力指数、搏动指数等。在肾动脉狭窄、慢性肾衰竭、肾移植术后排斥及血管并发症时,肾脏血流动力学出现相应异常。

3. 检查脏器的弥漫性病变 肾脏弥漫性病变是各种原因引起的肾实质损害,包括原发性和继发性病变,前者包括肾小球肾炎、肾盂肾炎、急性肾小管坏死等,后者包括各种全身性病变引起的肾实质损害,如狼疮性肾炎、糖尿病肾病、高血压肾病、肾脏淀粉样变性等。其超声表现为非特异性,早期超声表现可完全正常,随着病变的进展,肾实质回声逐渐增强,皮髓质分界不清,肾实质回声可高于肝脾实质回声,甚至与肾窦回声相似。肾脏弥漫性病变早期肾脏体积可稍大,晚期体积常缩小。其确诊需行肾组织穿刺活检。

膀胱壁弥漫性增厚常见于膀胱炎、长期尿路梗阻等,超声检查在适度充盈膀胱时可清晰显示膀胱壁厚度。

前列腺体积弥漫性增大常见于前列腺增生及弥漫性前列腺癌。前者前列腺左右对称,体积增大以内腺区为主,外腺区受压;后者前列腺左右不对称,内部回声不均匀,彩色多普勒内部血流信号增多、较杂乱。

4. 检查脏器的局灶性病变及鉴别诊断 泌尿系统超声检查的重要用途之一是对局灶性病变进行诊断和鉴别诊断。超声检查可检测病灶的形态、大小、边界、内部回声以及与周围组织结构的关系等,并可应用彩色多普勒超声检测病变内血流情况。

(二)超声造影原则与分析内容

通过静脉注射造影剂微泡后进行超声检查,可提高泌尿系统疾病的超声诊断准确率。由于肾脏血供较丰富,与肝脏相比注射的造影剂剂量相对较少,所用造影剂通常为肝脏造影剂量的一半。膀胱及前列腺超声造影剂剂量与肝脏相似。选取病灶显示清晰的切面,聚焦点置于病灶底部。若需要再次注射,两次注射时间间隔应大于15min。注射药物的同时启动计时器开始计时,存储动态图像2min即可,此后每30s存储静态图像,至造影剂大部分廓清。

泌尿系统超声造影通常采用灰阶图进行病变的定性分析,也可应用时间-强度曲线对病灶行定量分析,可应用的参数包括:造影剂到达时间、达峰时间、峰值强度、曲线斜率、曲线下面积、廓清时间等。

三、超声检查适应证

(一)常规超声检查适应证

1. 先天性异常:肾发育不全、肾缺如、异位肾、融合肾等诊断与鉴别诊断。

2. 囊性肿物:孤立性肾囊肿、多囊肾、囊性肾

发育不全等的诊断与鉴别诊断。

3. 肾肿瘤:肾实性肿瘤、肾盂肿瘤、转移性肿瘤等。

4. 肾感染性疾病:肾盂肾炎、肾脓肿、脓肾、肾周围脓肿、肾结核、黄色肉芽肿性肾盂肾炎等。

5. 肾创伤。

6. 肾结石。

7. 肾积水的病因诊断和鉴别诊断。

8. 肾血管性疾病:肾动脉狭窄、肾动脉栓塞及肾梗死、动静脉瘘等。

9. 移植肾及其并发症。

10. 肾实质弥漫性病变。

11. 输尿管先天畸形的诊断。

12. 输尿管梗阻病因鉴别诊断。

13. 膀胱壁病变及膀胱腔内病变的检查。

14. 膀胱容量及残余尿量的测定。

15. 前列腺炎症、增生、肿瘤的超声检查。

16. 超声引导下介入操作。

(二)造影超声检查适应证

1. 肾脏实质性占位病变的诊断与鉴别诊断。

2. 肾囊性病变的鉴别诊断。

3. 肾创伤的评估。

4. 膀胱占位病变的诊断和鉴别诊断。

5. 膀胱输尿管反流的诊断。

6. 前列腺占位病变的诊断及鉴别诊断。

7. 泌尿系统肿瘤消融治疗后评估。

四、超声检查注意事项与方法改进

超声检查具有实时、无创、无放射性、可重复性强等优点,已经成为泌尿系统疾病诊断不可或缺的检查方法。但也存在一些局限性。

超声检查的操作者依赖性强,诊断的准确性很大程度依赖于检查者的技术熟练程度和经验积累。超声检查结果的可靠程度也与患者的个体差异有密切关系。如肥胖患者由于脂肪组织对超声的散射和折射导致衰减,深部器官分辨率下降。检查膀胱前列腺时如果膀胱过度充盈或充盈不佳均不利于超声检查。

若病灶受周围肠积气掩盖或病灶本身呈等回声,超声检查常难以分辨。有些肾血管平滑肌脂肪瘤的回声与肾周脂肪囊类似,当病灶呈外生性生长时亦容易漏诊。

对于复杂囊肿及复合性囊肿,超声辨别其良恶性存在一定的困难。彩色多普勒超声及超声造影对此类病变可提供一定的帮助。

对体积较小特别是包膜下的肾肿瘤，超声容易漏诊。因此超声检查时，必须多切面连续性扫查，不仅要行长轴切面的扫查，还应行短轴切面自上向下连续性扫查，重点观察肾上下极、肾包膜有无局限性隆起等。

肾脏弥漫性病变早期声像图无明显异常，随着肾实质损害的加重，逐步出现肾脏体积增大、实质回声增强、肾动脉血流阻力指数增高等非特异性表现，其诊断需密切结合病史、体征、相关实验室检查结果等。

正常输尿管超声常显示不清，其内有病变时输尿管近端扩张，此时应仔细观察扩张的输尿管远端病灶，可通过俯卧位经腰部检查输尿管上段、仰卧位探头加压检查输尿管中段，适度充盈膀胱检查输尿管下段。

检查膀胱时，经常出现混响伪像、部分容积效应及旁瓣伪像，可通过变换探头方向、改变患者体位、调节聚焦、降低增益等降低或避免伪像。

经腹部前列腺检查由于扫查途径远，前列腺内部结构难以清晰显示，目前多用于前列腺体积的估测。经直肠检查扫查途径短，可使用较高频率的探头，前列腺轮廓及内部结构可清晰显示，因此前列腺疾病的超声诊断应首选经直肠超声检查。

第二节　先天畸形的临床与超声诊断

一、肾脏先天性异常

（一）概述

人类胚胎时期在子宫内发育时会形成 3 个肾原基，按其出现的顺序分别为前肾、中肾及后肾。前肾为一过性无功能肾，在胚胎第 3～5 周完全退化。中肾亦为一过性器官，大部分退化，仅残余少许组织在男性形成睾丸输出小管、附睾和输精管，女性形成卵巢冠和卵巢旁体。后肾是真正的肾脏，由骶部区域形成后在妊娠第 6～9 周上升至腰部。

泌尿系统的先天性异常以肾脏的异常为主，常伴有生殖系统及其他脏器的先天性异常。其种类繁多，包括肾脏数目异常、位置异常、轴向异常、形态异常、体积异常、结构异常、实质异常、肾窦异常及血管异常等。

（二）分类

1. 肾数目异常

（1）肾不发育（renal agenesis）：可发生在一侧或两侧。

双侧肾不发育的发生率较低，约 1/10 000，以男性为主，但是对患儿的影响最大，患儿几乎都不能存活。通常双侧肾脏完全缺如，偶尔在腹膜后可见小块残存的间质组织，其中包含原始的肾小球，有细小动脉穿入这些组织，但无肾动脉。输尿管全部或部分缺如。伴并发多发性畸形，如肺发育不全胸腔容积过小、肾上腺异位或不发育等。孕母的羊水量过少，多为低出生体重儿（1000～2500g），约 40% 为死产。患儿有特殊面容，两眼间距增宽，上睑有突出的皮肤皱褶垂过内眦呈半圆状下垂至脸颊，鼻圆钝，下颏向后倾斜，下唇与下巴之间有深沟，耳巨大而软、无软骨等，即所谓 Potter 面容。活产的患儿多因肺发育不良于出生后 24～48h 因呼吸窘迫而死亡。极个别存活数天者，最终死于肾功能衰竭。

单侧肾不发育的发生率显著高于双侧，由于没有明显症状，大多是在其他原因行影像学检查时发现。其发生率约 1/1500，男女之比为 1.8∶1。由于男性中肾管的分化早于女性苗勒管（副中肾管）的发育，所以男性发生畸形较多，在输尿管芽形成之时发生闭合未发育所致，肾缺如侧也常无输尿管，膀胱三角区不发育，10% 患者同侧肾上腺缺如。单肾缺如常发生在左侧，有家族遗传倾向。

单侧肾不发育可同时伴发由中肾管分化而来的结构异常，男性常合并单侧输精管、精囊、射精管缺如或发育不良，女性则与畸形发生时间相关（图 8-2-1）。

如果畸形发生于妊娠第 4 周以前，此时生殖嵴未分化，午非管和苗勒管发育，畸形常表现为一侧泌尿生殖系统器官完全缺失，女性患者表现为孤立肾和单角子宫。

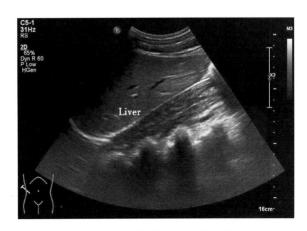

图 8-2-1　单侧肾不发育超声图
右侧肾窝未见肾脏显示，腹部、盆腔内均未见右肾显示

如果畸形发生在第4周，主要是输尿管芽和中肾管的分化异常，中肾管发育不良影响了苗勒管的交叉融合，女性患者孤立肾合并子宫发育异常（双角子宫、残角子宫、纵隔子宫等）。

如畸形发生于第4周以后，此时中肾管和苗勒管都已分化成熟，临床表现为单侧肾脏不发育，而生殖腺发育正常。

（2）额外肾（supemumerary kidney）：是单独存在的第三个肾脏，为泌尿系最罕见的畸形。发生在左侧为多。

超声表现：额外肾多位于一侧或两侧正常肾脏的下方，其体积较小、与肾切面结构相似。额外肾体积仅为正常肾的1/3左右，肾窦轮廓较小，髓质较小且数量较少，皮质厚度较薄。彩色多普勒检测仅可在肾内显示短小、纤细的树枝状动脉与静脉血流信号。

2. 肾结构异常

（1）肾发育不全（hypoplasia）：是由于胚胎时期肾脏血液供应障碍或其他原因生肾组织未能充分发育，形成较小的肾脏，肾脏体积通常小于正常体积的50%以上，但肾单位及导管的分化和发育是正常的，只是肾单位的数目减少，故肾小盏及肾小叶的数目也减少。出生婴儿中发生率约1/800。患侧肾功能差，排尿量少。

超声表现：患侧发育不全肾常位于肾区或略低位置，体积小，肾长径范围约5～7cm，宽约3～4cm，厚约2～3cm，大小取决于胚胎期肾发育结果，包膜不光滑，少数肾包膜可呈分叶状，皮质较薄，髓质较小或显示不清，回声基本正常，仍可见一定比例的肾窦回声。彩色多普勒显示患侧肾内血流信号明显减少，血流速度减慢，阻力指数与搏动指数可在正常范围（图8-2-2）。

健侧肾代偿性增大，外形饱满，实质增厚，肾窦宽度增加，肾形态和内部结构的比例与正常肾接近。若无后天性急性与慢性肾损害，健侧肾血流动力学监测的各项指标均正常。

（2）囊性肾发育异常（cystic dysplasia of kidney）：即多房性肾囊性变（multicystic kidney），常为单侧性，无家族性，无性别差异。该病是胎儿早期输尿管梗阻的最严重后果。患肾失去正常形态，被不规则的分叶状囊肿所替代，囊肿的大小及数目不等，常伴有输尿管畸形、缺如，囊肿壁被覆有立方或扁平上皮，其间的组织含有正常的肾小球、近球肾小管、结缔组织。对侧肾可有代偿性增大。

临床常表现为腹部肿块，是婴儿期常见的腹

部肿块之一，位于腹部一侧，超声检查为多房性囊肿，排泄性尿路造影表现为患侧肾脏不显影。若用大剂量造影剂，在肾实质期由于造影剂居于囊肿间的血管内，故可见肥皂泡样的肾形态。

超声表现：患侧肾脏失去正常形态，仅显示多个大小不等的囊性无回声区，正常实质不能显示或

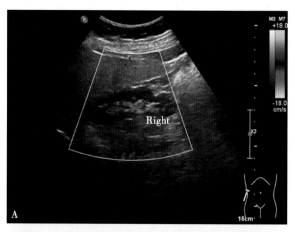

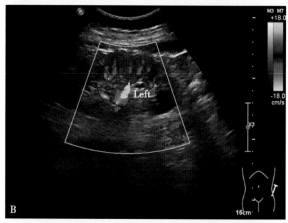

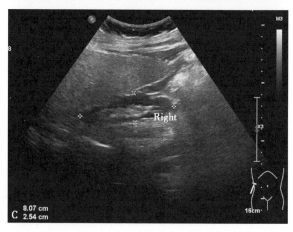

图8-2-2 肾发育不全超声图
右肾体积明显小于左侧，包膜凹凸不平，实质薄，彩色多普勒血流信号稀疏。左肾大小正常，血流分布正常
A. 右肾彩色多普勒；B. 左肾；C. 右肾灰阶显示

难以显示,部分囊腔之间相互连通,患侧肾大小不一,婴幼儿患者肾脏体积较大,表面不光滑,可呈结节状或分叶状,囊内无回声区透声好,后伴增强效应。中青年患者肾脏因有不同程度的退化或者萎缩,肾体积明显减小,肾包膜增厚,回声增强,甚至可因纤维化或者钙化而呈现强回声,后伴明显声影。彩色多普勒显示血流信号稀少。健侧肾代偿性增大,其外形及内部结构正常

（3）多囊肾（polycystic renal disease）：多囊肾是由于胚胎发育过程中,肾小管与集合管之间的连接发生障碍,致使分泌的尿液排出受阻而形成无数个大小不等的潴留性囊肿,是一种遗传性疾病。两侧肾脏弥漫性病变,体积增大,满布大小不等的囊肿,由于囊肿压迫肾组织亦可使肾功能受损,临床上分为常染色体隐性多囊肾（婴儿型多囊肾）和常染色体显性多囊肾（成人型多囊肾）。

婴儿型多囊肾（infantile polycystic renal disease,IPCD）属常染色体隐性遗传,其病因不明。大多数在胎儿期即可被超声检查发现。由于多数出生后不久即死亡,因此在儿童和成人较少见,后者常并发先天性肝纤维化。

病理所见双肾增大,皮质似海绵状,扩张的集合管在髓质内形成圆形小囊肿,并呈条状放射形排列延伸至皮质,间质水肿轻度纤维化。肾脏有正常的分叶数,肾盂被肿胀的肾实质所压迫。肝脏门脉区胆管扩张且增多,其周围结缔组织增生。

超声表现：双肾弥漫性增大,多为正常肾的两倍以上,晚期肾脏可占满中上腹部乃至整个腹部。肾表面不光滑,肾内弥漫性分布直径约 0.3～2cm 的无回声区,仅有极少数囊肿直径>3cm 者（图 8-2-3）。

病情较轻的婴儿型多囊肾,可因囊肿较小,有时不能显示囊腔,仅表现为肾实质弥漫性回声增高,难以分辨肾实质与髓质的界限,肾窦因受累或被推压而显示不清。彩色多普勒显示血流信号稀少。

成人型多囊肾（adult polycystic renal disease,APRD）属常染色体显性遗传,有明显的家族遗传性。与婴儿型多囊肾显著不同的是本病的囊肿直径通常大小悬殊,直径从几毫米到几厘米甚至十几厘米不等。

其病因和发病机制尚不明确,既往认为是肾小管阻塞的后果。但近年研究证实囊状肾单位并非完全闭塞,从形态学上可看到在多囊肾的各个部位正常和异常肾小管并存,即使在病变后期,也可发现囊状肾单位与肾小球和排泄系统相通,具有一定的功能。根据囊液的特性可以区别囊肿构成的来源。囊液浓缩近似血浆,提示来自近曲小管；囊液为低钠液体并富含葡萄糖、肌酐、钾离子、氢离子等,可能源自远曲小管。然而导致肾单位局部节段扩张的原因则不清楚。正常肾小管基底膜顺应性甚低,难以高度扩张,Carone 等认为形成囊状肾小管基底膜的结构和弹性度必须相应减弱以增加其顺应性。动物实验时应用二苯胺（diphenylamine）及二苯噻唑（diphenylthiazole）能影响肾小管基底膜而导致肾囊性变。Darmady 提出多囊肾患者由于遗传因素,机体内可能有某种特殊代谢产物,高度浓集的代谢产物长期作用于肾小管而引起囊性变。总之,其发病机制尚有待研究阐明。

病理所见为双肾增大,大小不等的囊肿满布于皮质与髓质,夹杂有不等量的肾实质。囊肿可起源于肾单位或集合管的任何部位,囊内含有淡黄色

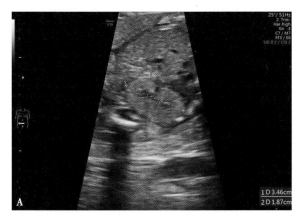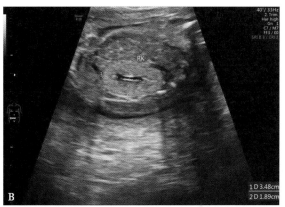

图 8-2-3　婴儿型多囊肾超声图
中孕期胎儿,双肾体积增大,实质回声明显增强,肾窦回声减小
A. 左肾；B. 右肾

液体，颜色可因出血、感染而混浊变深。囊壁被覆单层上皮，因囊肿压迫肾组织，致肾小管萎缩及硬化，肾小球消失，肾功能受损，同时也压迫肾内血管或伴有肾小动脉硬化。

大多数患者在 40 岁左右出现症状，男女性别无明显差异，常有家族史。临床表现以腰痛、腹部肿块及肾功能不全为主。随着囊肿逐渐增大使肾包膜紧张致腰痛，如有囊内出血或并发感染可使疼痛加剧，出现血尿、血块，合并结石阻塞输尿管时则发生肾绞痛。以后逐渐可打及肿块。当病变进展时，肾组织受压，肾功能受损则出现慢性肾功能不全，最终出现尿毒症。偶见因并发感染或梗阻而出现急性肾功能衰竭。在出现肾功能衰竭之前，常有集合管功能受损使浓缩功能降低，而钠重吸收则不受影响。50%～70% 的患者伴有高血压。超声检查可明确诊断。肾盂造影显示肾外形增大，轮廓不规则，肾盂肾盏拉长、变形和多处受压征象。20%～46% 病例合并多囊肝、多囊胰或多囊脾。合并颅内动脉瘤的发生率亦很高。一般于症状出现后存活 10 年，肾功能衰竭和继发性感染为死亡的主要原因。

超声表现为双肾体积增大，包膜凹凸不平，其内可见较多大小不等的无回声区，呈圆形或椭圆形，若囊肿较多互相推挤可呈不规则形，囊内透声良好，若合并囊内出血与感染，则囊腔内可见细弱点状回声（图 8-2-4）。

（4）单纯性肾囊肿（Simple cyst of kidney）：常见于 50 岁以上成年男性，故也有学者认为可能是后天性的，囊肿常是孤立、单侧病变，也可以是双侧多发病变。囊肿自肾实质产生，不与肾盏或肾盂相通，其大小不一。周围的肾实质受压变薄，囊壁与肾实质紧密贴合不易剥离。囊内为浆液，含少量的乳酸脱氢酶、氯化物、蛋白与脂肪、胆固醇结晶及少量尿液，可合并囊内出血。临床常无症状，可因腹部肿物在超声检查或排泄性尿路造影时偶然发现，显示肾盂肾盏受压、拉长及变形。

超声表现为肾实质内无回声区，呈圆形或椭圆形，边界清楚，囊壁纤细，内部透声良好，后方回声增强，彩色多普勒可显示周围血管绕行，内部无血流信号（图 8-2-5）。如合并囊内出血或感染，则囊内出现细弱点状回声，改变体位可见移动。一般不需治疗。如囊肿直径大于 5cm 且有压迫症状，可行囊肿去顶术或肾部分切除术，也可行超声引导下囊肿穿刺抽吸硬化治疗。

（5）肾髓质囊肿（medullary sponge kidney）：又

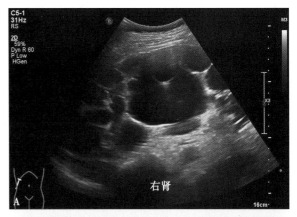

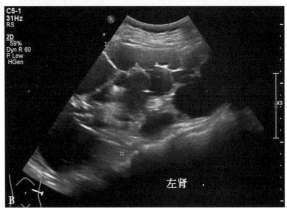

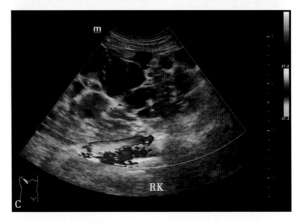

图 8-2-4　成人型多囊肾超声图
双肾体积明显增大，其内布满大小不等的无回声区（A. 右肾；B. 左肾），彩色多普勒血流信号稀疏（C. 右肾）

称海绵肾，髓质集合管扩张症（medullary tubular ectasia）。系指一侧或双侧肾髓质集合管广泛囊状扩张的一种先天性异常，其发病机制尚未阐明，可能与感染、梗阻、遗传有关。肾脏形态正常或略大，病变限于肾锥体，髓质集合管呈均匀弥漫性扩张，直径约 1～3mm，囊壁被覆上皮，内含有钙质或小结石，扩张的囊腔近侧与集合管、远侧与肾乳头内小管或直接与肾盏相通。

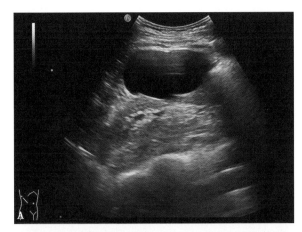

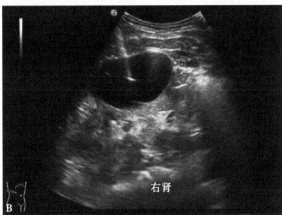

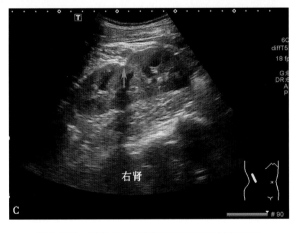

图 8-2-5　单纯性肾囊肿超声引导下抽吸硬化
右肾囊肿向肾脏轮廓外突起,超声引导下行肾囊肿抽吸硬化治疗,1年后复查囊肿完全消失,局部肾包膜凹陷
A. 穿刺前;B. 穿刺中;C. 硬化治疗后1年

一般多无症状,往往至成年时才被发现,多见于男性,40～60 岁。因并发结石、感染或血尿行排泄性尿路造影而被诊断,表现为髓质显著增大,X 线平片上可见多发小结石呈放射状排列。肾功能正常,可有轻度肾浓缩功能减退及高尿钙症。

超声表现:由于肾髓质囊肿多为微小囊肿,超声无法显示囊腔,仅表现为肾髓质回声明显增强,沿着肾窦呈放射状排列,部分患者髓质区可见微小结石,表现为髓质区细小强回声(图 8-2-6)。肾皮质及肾窦区回声无明显异常。

3. 肾位置、形态异常

(1)异位肾(renal ectopia):胎儿期肾胚芽位于盆腔内,随着发育肾逐渐上升到正常位置,若上升

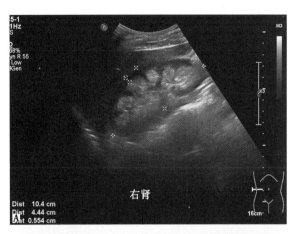

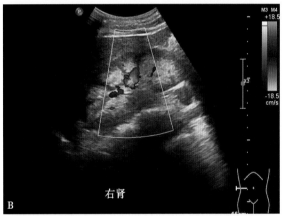

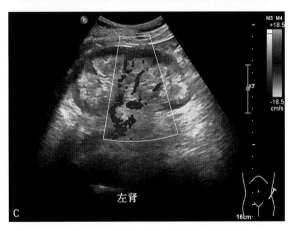

图 8-2-6　肾髓质囊肿超声图
双肾髓质区回声明显增强,沿着肾窦呈放射状排列
A. 右肾;B. 右肾彩色多普勒;C. 左肾彩色多普勒。血流信号显示无明显异常

发生障碍或过度上升，或误升向对侧，即形成异位肾。可位于盆腔、髂部、腹部、胸部、对侧或交叉。

1）盆腔肾（pelvic kidney）：其发生率为 1:500～1:1200。肾较小，呈扁平、球形、并有一定程度的向前旋转；输尿管也较短，有轻度曲折。肾功能正常。易并发尿路梗阻、结石、感染而引起症状，主要表现为疼痛、血尿、排尿困难、膀胱刺激症状、腹部肿块和胃肠症状。超声检查、肾盂造影、放射性核素肾图扫描可协助诊断。无症状的异位肾不需任何治疗，如有并发症则进行相应处理。

超声表现：盆腔异位肾常见于膀胱顶部偏向一侧，少数可在髂腰部或膀胱的侧方显示。异位肾体积虽小，但肾形态可正常，包膜不光滑、有分叶现象（图 8-2-7）。实质厚度与正常肾厚度相仿，但髓质轮廓较小，肾窦轮廓不清。

2）胸内肾（thoracic kidney）：很罕见，男性多发。可发现于任何年龄。除肾血管异常外，还可并发先天性膈疝，缺损小者只能通过肾蒂，无其他脏器进入胸腔内。一般无症状，在体检或胸部 X 线检查时发现膈上有肿物。肾盂造影可以确诊。

超声表现：胸内肾多见于肾的上 1/3～2/3，位于胸内，其结构与正常肾无明显区别。

3）交叉异位肾（crossed ectopic kidney）：系指一侧肾脏由原侧跨越中线移位至对侧，而其输尿管仍位于原侧。可分为融合型和非融合型。前者较多见。异位肾的位置一般低于正常侧，肾盂位于肾的前面，输尿管仍从原路径进入膀胱，开口于正常部位。常合并其他泌尿系畸形。多数无症状，或有下腹痛、肿块及压迫症状。肾盂造影可协助诊断。

（2）融合肾（fused kidney）：由于原始肾组织的分裂停顿或发育异常、两侧肾脏相互融合，可为完全性或部分性，有各种类型，如马蹄肾、乙状肾、盘形肾、团块肾等。由于融合发生于胚胎早期，常伴肾脏位置异常和旋转不良。其血供可来自骶中动脉和髂总动脉。

马蹄肾（horse shoe kidney）：在融合肾中最常见，发病率约 1/500。多见于男性。两侧肾脏的上极或下极可在脊柱之前或腹部大血管之前相互融合，95% 病例是下极融合，其融合部分称峡部，为肾实质或结缔组织构成，多横跨于腹主动脉分叉上方。肾脏位置较正常低，肾盂因受融合的限制，不能正常旋转，因此伴发肾旋转不良，肾盂多朝向前方。输尿管越过融合部前方下行，由于引流不畅，易并发积水、感染或结石。大约 1/3 病例无明显临床症状，多数在尸解时发现。5%～10% 病例可扪及腹部包块。排泄性尿路造影显示肾长轴的延长线与正常肾盂相反，向足侧方向交叉。无症状者不需治疗；有合并症者则根据具体情况处理。

超声表现：双肾位置偏低且靠近脊柱，肾的轴向由正常的内上至外下改变为外上至内下或垂直，双肾下极在腹主动脉与下腔静脉前方相连，肾盂朝向前方，输尿管开口位置多较高（图 8-2-8）。若并发结石或梗阻则有相应的超声表现。

（3）肾旋转异常：在肾脏正常发育过程中，肾轴应发生 90° 旋转，否则为旋转异常。可分为 4 种旋转异常：腹侧旋转（未旋转），腹中向旋转（旋转不全），侧向旋转（反向旋转）和背侧旋转（旋转过度）。其中最常见的是旋转不全，即肾盂朝向前方；如旋转过度，则肾盂朝向后方。尿路造影可明确诊断，如无并发症存在无需治疗。

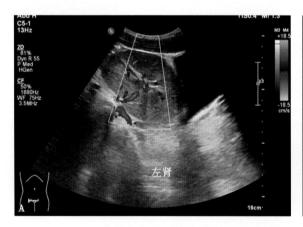
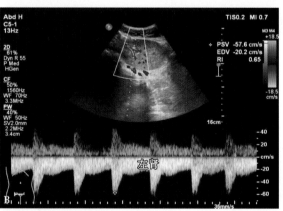

图 8-2-7　盆腔异位肾超声图
左肾区未见正常肾脏显示，盆腔可见异位肾脏，彩色多普勒其内血流分布正常
A. 左侧背部及肾区未见肾脏图像，于盆腔膀胱上方见肾脏图像；B. 多普勒显示肾内动脉频谱

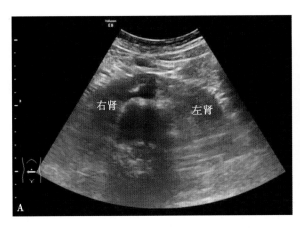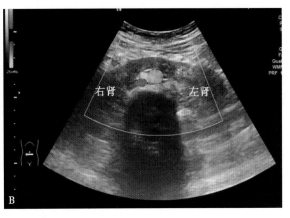

图 8-2-8　马蹄肾超声图

腹部横切面,双肾下极于腹主动脉前方互相融合

A. 灰阶超声横切面见跨越椎体和腹主动脉的双肾连接组织;B. 彩色多普勒显示马蹄肾跨越椎体和腹膜后大血管

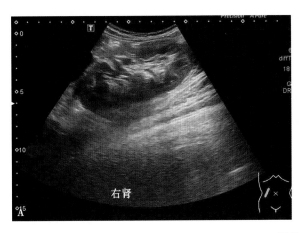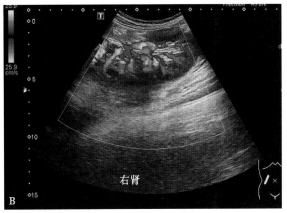

图 8-2-9　肾旋转不全超声图

肾脏长轴切面,肾门朝向腹壁前方

A. 灰阶图像;B. 彩色多普勒图像

超声表现:通常可在肾短轴切面图上,观察肾门与脊柱的关系,肾门朝向并接近脊柱水平,属于肾旋转正常或基本正常。若显示肾门朝向前腹壁,为肾旋转不良的超声表现;当发现肾门朝向外侧时,应考虑肾反向旋转;若显示肾门朝向后方为旋转过度(图 8-2-9)。一般单纯的肾旋转异常,肾脏大小与外形仍可为正常。

(4)肾血管异常:原始的肾脏血管来自骶中动脉、髂动脉或低位腹主动脉。在正常发育的情况下,随着肾脏逐渐上升,原有的血管逐渐萎缩而被肾动脉取代。如原始供应血管持续存在,则可成为肾血管异常原因之一,成为肾或输尿管的副血管(图 8-2-10)。多见于输尿管的前方或肾盂输尿管连接处附近,可影响或阻碍尿液排泄。在临床上,肾血管异常除可产生输尿管梗阻外,无其他重要意义。

二、尿路异常

(一)尿道下裂

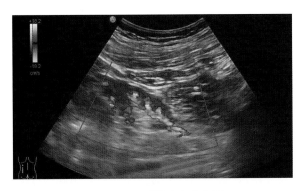

图 8-2-10　副肾动脉超声图

俯卧位背部扫查,左肾下极可见副肾动脉

1. 概述　尿道下裂是一种男性外生殖器尿道开口位置异常的先天缺陷,尿道口异位分布于正常

尿道口至会阴部的连线上，多数患者可伴有阴茎向腹侧弯曲。尿道下裂是小儿泌尿系统中的常见畸形，国外报道约 250 个新生男婴中就有 1 例尿道下裂。该病可以是单一的缺陷，也可以是复杂畸形的某个组成部分（如两性畸形）。

在尿道下裂中，阴茎筋膜和皮肤在孕期 8～14 周发育过程中未能在阴茎腹侧正常发育，尿道沟融合不全时可形成尿道下裂，同时尿道海绵体也发育不全，在尿道下裂的远端形成索状，可导致阴茎弯曲。多数的尿道下裂病例没有明确的病因，大部分学者认为有多个因素参与尿道下裂的形成。有少数病例可能是由于单基因突变引起，而文献中报道的多数病例与产妇高龄、内分泌水平、促排卵药、抗癫痫药、低体重儿、先兆子痫以及其他环境因素相关。

在绝大多数情况下，出生后尿道下裂直观即可诊断，无需超声检查。超声主要用于胎儿严重尿道下裂的诊断或发现合并的畸形。依尿道口解剖位置，本病可分为 4 型：①阴茎头型：尿道口位于冠状沟的腹侧，多呈裂隙状，一般仅伴有轻度阴茎弯曲，多不影响性生活及生育。②阴茎型：尿道口位于阴茎腹侧从冠状沟到阴囊阴茎交接处之间，伴有阴茎弯曲。③阴囊型：尿道口位于阴囊部，常伴有阴囊分裂，阴茎弯曲严重。④会阴型：尿道外口位于会阴部，阴囊分裂，发育不全，阴茎短小而弯曲，常误诊为女性。

由于阴茎弯曲纠正后，尿道外口会由不同程度的向会阴回缩，故近年来按阴茎下弯矫正后尿道口的退缩位置来分型的方法被很多医师接受。严重的尿道下裂患儿常有其他伴随畸形，包括隐睾、腹股沟疝、鞘膜积液、阴茎阴囊转位、阴茎扭转、小阴茎、重复尿道等，少数患者可合并肛门直肠畸形。

2. 超声表现 胎儿时期超声检查可发现尿道下裂畸形，分为 3 型：①可显示阴茎，无阴囊结构；②显示阴囊，不显示阴茎结构；③部分病例阴茎可朝向足侧，也有部分病例阴茎朝向头侧，其中"花瓣状阴囊镶嵌团块征"是阴茎阴囊型和会阴尿道下裂的特征表现。必须指出，超声诊断胎儿尿道下裂的敏感度和准确度都较低，不推荐应用。

（二）肾盂输尿管连接部梗阻

1. 概述 肾盂输尿管连接部梗阻（ureteropelvic junction obstruction UPJO）是引起肾积水的一种常见的尿路梗阻性疾病。可见于各个年龄组，以小儿多见，发病率约为 1∶1000。男、女发病比例为 2∶1，其中 2/3 发生在左侧。有 10%～40% 的患儿为双

侧发病。约 25% 患者在 1 岁内被发现，50% 于 5 岁前被诊断，由于产前围生期超声检查的普及，很多患儿在胎儿期即被发现并诊断。UPJO 的确切病因尚不十分明确。引起 UPJO 的病因甚多，通过肉眼和光镜观察可将 UPJO 的病因归纳为 3 类：

（1）管腔内在因素：管腔内的内在因素主要有肾盂输尿管连接部（UPJ）狭窄、瓣膜及息肉。其中，狭窄是 UPJ 梗阻的常见原因，主要表现为 UPJ 处肌层肥厚、纤维组织增生。狭窄段一般长约 2cm，切面直径仅为 0.1～0.2cm，常伴有高位输尿管开口。UPJ 瓣膜为一先天性皱襞，可含有肌肉。息肉多呈葵花样。

（2）管腔外在因素：最常见原因为来自肾动脉主干或腹主动脉供应肾下极的迷走血管或副血管，跨越 UPJ 使之受压，并使输尿管或肾盂悬挂在血管之上。此外，纤维索带压迫或粘连等致使 UPJ 扭曲，高位输尿管开口致使肾盂输尿管粘连或成角都可导致 UPJO。

（3）功能性梗阻：表现为 UPJ 处动力性功能失调。其特点为 UPJ 无明显的腔内狭窄及腔外压迫因素，逆行尿路造影时输尿管导管能顺利通过，但却有明显的肾积水。

2. 病理生理 由于肾盂输尿管连接部的梗阻妨碍了肾盂尿顺利排入输尿管，使肾盂排空发生障碍而导致肾脏的集合系统扩张。起初，肾盂平滑肌逐渐增生、蠕动加强，试图通过远端的梗阻排出尿液；当不断增加的蠕动力量无法克服梗阻时，就会导致肾实质萎缩和肾功能受损。研究表明，尿路梗阻对肾脏的影响与梗阻发生的时期有密切关系，妊娠早期输尿管闭锁会引起同侧肾脏不可逆的多囊性肾发育不良，妊娠中期的完全性单侧输尿管梗阻也可导致同侧肾脏的发育异常。肾盂输尿管连接部梗阻一般在妊娠晚期形成，引起的肾功能损害并不十分严重，持续性梗阻会导致肾功能的进行性损害，出生后尽早解除梗阻可以减低肾脏损害。

3. 临床表现

（1）腹部包块：在新生儿及婴儿，常以腹部无痛性包块就诊，触诊包块多呈囊性感、表面光滑、无压痛，部分患者有包块大小变化病史。

（2）疼痛：除婴幼儿外，绝大多数患者均能陈述上腹部痛和脐周疼痛，腹痛多为间歇性并伴呕吐，颇像胃肠道疾患。大量饮水后出现腰痛是本病的一大特点，是肾盂因利尿突然扩张而引起的疼痛，另外，还可因合并的结石或血块堵塞而引起绞痛。

（3）血尿：血尿发生率在 10%～30%，可因肾盂

内压力增高,肾髓质血管断裂所致,也可由感染或结石引起。

(4)感染:尿路感染多见于儿童,一旦出现,病情重且不易控制,常伴有全身中毒症状,如高热、寒战和败血症。

(5)高血压:无论在小儿还是成人均可出现高血压,可能是因肾内血管受压而导致的肾素分泌增多所致。

(6)肾破坏:肾破坏多为外伤性所致,常导致急性腹膜炎。

(7)尿毒症:本病常合并其他泌尿系畸形,或因双侧肾积水,晚期可有肾功能不全表现,如无尿、贫血、生长发育迟缓及厌食等消化系统紊乱症状。

4. 声像图表现

(1)肾盂肾盏分离扩张:肾积水表现为肾盂肾盏分离扩张,其内呈无回声区,后方回声增强,其扩张程度与肾积水量和梗阻时间长短密切相关。轻度肾积水时,无回声区仅局限在肾盂内,中重度肾积水无回声区逐渐扩展到肾盏。

(2)肾实质的改变:轻度肾积水时肾实质无明显变化,随着梗阻的加重及时间的延长,肾实质可受压变薄、萎缩,重度肾积水时肾实质被压缩呈菲薄带状高回声。

(3)肾脏的大小及外形改变:轻度肾积水时肾盂分离扩张较小,肾外形无明显变化,中度及重度肾积水时肾脏体积增大,如为肾外肾盂,扩张的肾盂大部分突出于肾门外呈烟斗状(图8-2-11)。

根据肾盂扩张程度及积水量,可将肾积水分为轻、中、重度(表8-2-1)。可以反映狭窄的程度。

(三)巨输尿管

1. 概述　先天性巨输尿管是由于输尿管末端肌肉结构发育异常(环形肌增多、纵形肌缺乏),导致输尿管末端功能性梗阻、输尿管甚至肾盂严重扩张、积水。该病的特点是输尿管不同程度的扩张,末端功能性梗阻而无明显的机械性梗阻,又称为先天性输尿管末端功能性梗阻。男女比例约2:1~4:1,大约25%的患者于双侧出现。

2. 病理生理　输尿管远心端向壁内段移行时,会在输尿管壁内重排肌层,所有层次都变成纵向,远端输尿管和输尿管膀胱连接部区域的交感和副交感神经支配可调节输尿管的蠕动。异常蠕动阻止尿液正常流动,导致功能性梗阻。梗阻后尿液积聚导致输尿管扩张及肾积水。

3. 声像图表现　巨输尿管表现为患侧输尿管显著迂曲扩张,并以输尿管中下段为主,同侧肾盂

肾盏扩张积水,输尿管扩张程度与肾积水程度不成比例。部分患者可于输尿管末端膀胱开口处见扩张的输尿管与膀胱经狭小的通道相连。可合并输尿管结石,当合并感染时,扩张的输尿管内可见点状或云雾状回声(图8-2-12)。

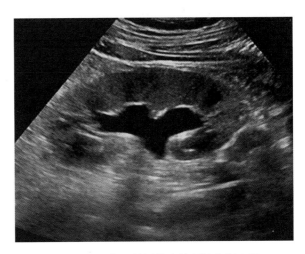

图 8-2-11　肾盂输尿管连接部狭窄超声图
肾盂扩张,输尿管不扩张,肾盂与输尿管连接处回声增高,明显狭窄

表 8-2-1　肾积水程度

肾脏改变	轻度	中度	重度
肾大小	正常	轻度增大	显著增大
肾盂肾盏	分离≤1.5cm,肾锥体顶端呈杯状	肾盂肾盏分离扩张,肾锥体顶端呈圆弧状	肾盂肾盏显著扩张
肾实质	厚度正常	轻度变薄	显著变薄

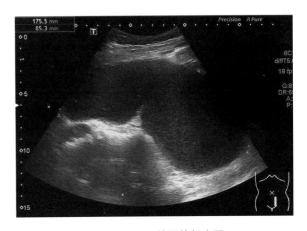

图 8-2-12　巨输尿管超声图
左侧巨输尿管并感染,左侧输尿管全程扩张,内可见细弱点状回声

三、膀胱输尿管反流

(一)概述与进展

正常的输尿管膀胱连接部具有活瓣样功能,尿液只能从输尿管流进膀胱而不能从膀胱向输尿管倒流。因某种原因使这种活瓣样功能受损时尿液即倒流入输尿管,严重时到达肾脏,这种现象称膀胱输尿管反流(vesico-ureteric reflux,VUR)。VUR分为原发性和继发性两种。前者系活瓣功能先天性发育不全,后者继发于下尿路梗阻,如后尿道瓣膜、神经源性膀胱等。膀胱输尿管反流与尿路感染和肾瘢痕之间有密切的关系,反流可导致高血压和肾功能衰竭。

近年认为反流与遗传因素有关。在反流性肾病家属中,有同样反流的患者常为显性基因遗传或性联遗传,与组织相容抗原 HLA-A3、HLA-B12 有关,反流患者中,家族性的占27%~33%。

(二)解剖原因与相关功能

1. 解剖生理特点 输尿管膀胱连接部解剖生理特点与反流的形成有密切关系。正常输尿管肌层主要由疏松不规则螺旋形肌纤维组成,进入膀胱壁段才呈纵行纤维,外被纤维膜称瓦耶(Waldeyer)鞘,包绕下行附于膀胱三角区深层,该鞘起着输尿管膀胱连接部的瓣膜作用,当膀胱排尿时鞘膜收缩使输尿管口闭合,尿液不会向输尿管反流。

2. 先天发育异常 反流原因为输尿管膀胱连接部的先天性异常。主要是输尿管膀胱壁内段的纵行肌肉发育不良,致使输尿管口外移,黏膜下段输尿管缩短从而失去抗反流的能力。另一原因是黏膜下段输尿管的长度与其口径不相称。正常无反流时黏膜下段输尿管的长度与其直径的比例为5:1,而有反流者仅为 1.4:1。此外,输尿管旁憩室、输尿管开口于膀胱憩室内、异位输尿管口、膀胱功能紊乱也可造成膀胱输尿管反流。重复肾重复输尿管常伴输尿管口开口发育异常,当膀胱收缩时,尿液反流入输尿管。

输尿管膀胱连接部的活瓣作用取决于膀胱内黏膜下段输尿管的长度和三角区肌层保持这个长度的能力,以及膀胱逼尿肌对该段输尿管后壁足够的支撑作用。婴儿期由于膀胱壁内走行的输尿管段管道过短(小于 6mm)或膀胱三角区发育不成熟,瓣膜机制失去正常功能。随着年龄的增长,输尿管膀胱连接部及膀胱三角区的发育逐渐完善,瓣膜功能恢复,反流可渐消除。但若膀胱内压不断增高使输尿管膀胱连接部变形,可破坏抗反流机制。

3. 泌尿系感染 泌尿系感染的炎症改变常使输尿管膀胱连接部失去瓣膜作用引起反流。

(三)膀胱功能障碍与输尿管反流

逼尿肌不稳定,反流尿液自膀胱逆流入输尿管或肾盂,当膀胱扩张尿液又回流入膀胱,使膀胱尿液排空不全,形成残留尿增多,当膀胱内压上升时,黏膜下段输尿管被压缩而不产生反流。这种活瓣机制是被动的,但输尿管的蠕动能力和输尿管口的关闭能力在防止反流中也起一部分作用。

(四)肾损害

反流对肾功能的影响与尿路不完全性梗阻对肾脏的影响是一样的。反流时上尿路内压增加,远端肾单位首受其害,因此肾小管功能受损早于肾小球。无菌反流影响肾小管的浓缩能力,且持续时间较长。肾小球功能在有肾实质损害时受影响,并与肾实质损害的程度成正比。反流可以影响肾脏的发育,如抑制其胚胎发生,导致肾发育不全或肾发育异常;长期反流的病儿则发生肾脏不生长等情况。

反流患者发生高血压的机会较高。高血压的发生与肾瘢痕有关。肾瘢痕越多,发生高血压的危险越高。随访患严重瘢痕的小儿 20 年以上,双侧病变者 20% 有高血压,单侧病变者则为 8%。如反流未能有效控制,肾瘢痕进行性发展可导致肾功能衰竭。

(五)临床表现

膀胱输尿管反流的症状主要从两方面表现:肾积水和尿路感染。反流导致上尿路内的尿液无法排空,到一定程度即会产生肾盂和输尿管扩张而在超声上反映出来。因此凡超声发现的不明原因肾积水患儿都应行排尿期膀胱尿道造影(cystourethrography,CUG),以排除反流。由于相当一部分患儿是无症状反流,在高危人群中用超声进行反流筛查有实际意义。尿路感染在儿童中更多的表现是非特异性的,包括发热、嗜睡、无力、厌食、恶心呕吐和生长障碍等。在婴幼儿无菌反流可表现为肾绞痛,但表现不典型;儿童可指出在膀胱充盈或排尿时,肋部疼痛;学龄儿在并发急性肾盂肾炎时,也有腰、腹部疼痛和触痛。

(六)超声诊断

常规超声检查可作为诊断反流的筛查,并不能确诊膀胱输尿管反流。X 线排尿性 CUG 是确定膀胱输尿管反流诊断和分级的金标准。凡超声检查发现的肾积水和反复泌尿系感染发作者,均应进行 CUG 检查。

由于 CUG 检查需要多次接触放射线,而处于生长发育期的患儿对射线相对敏感,为减少患儿的放射性暴露，可采用超声造影替代 X 线进行排泄性尿路超声造影。已有大量文献报道证实，超声造影较 X 线下尿路造影对膀胱输尿管反流的诊断更优越，其敏感性、特异性均超越传统的 X 线尿路造影（图 8-2-13）。

由于小儿对检查的恐惧和不合作，为防止产生假阴性结果，造影时可予镇静剂。一般参考 CUG 的标准，根据超声造影的结果将原发性膀胱输尿管反流分为 5 级：

Ⅰ级：反流仅达输尿管；

Ⅱ级：反流至肾盂肾盏但输尿管无扩张；

Ⅲ级：输尿管轻度扩张或（和）弯曲，肾盂轻度扩张和穹隆轻度变钝；

Ⅳ级：输尿管中度扩张和弯曲，肾盂肾盏中度扩张，但多数肾盏仍维持乳头形态；

Ⅴ级：输尿管严重扩张和迂曲，肾盂肾盏严重扩张，多数肾盏中乳头形态消失。

四、隐睾

（一）概述

隐睾是指睾丸未下降入阴囊内，未下降的睾丸可以停留在腹股沟区或腹膜后。

妊娠早期睾丸位于胚胎肾附近，由头侧悬韧带及腹侧韧带将其位置固定，腹侧韧带发育成引带，头侧悬韧带则逐渐退化。妊娠第 7 个月初期，引带开始膨胀出腹股沟外环，进入阴囊内。此后在腹腔压力及引带的作用下睾丸经腹腔下降穿越腹股沟管进入阴囊内。

隐睾的发生与激素水平，睾丸引带和精索过短，腹股沟管发育不良及睾丸系膜粘连等有关。隐睾多发生于单侧，双侧隐睾发生率约 10%～25%。隐睾经常伴发有腹股沟斜疝。

（二）病理变化

阴囊内温度比体温低 1.5～2℃，这个"低温"条件是睾丸产生精子所必需的，停留在腹腔或腹股沟区的睾丸不具备这种"低温"条件。长期处在高温环境下的睾丸常发育不良、曲精小管退化，引起生精功能障碍，甚至恶变成为睾丸恶性肿瘤。

（三）临床表现

患侧阴囊空虚、发育差，触诊阴囊内无睾丸，发生于右侧者多于左侧。单侧者阴囊发育不对称，双侧者可无明显阴囊。约 80% 的睾丸可在体表触及，多位于腹股沟区。触及到的患侧睾丸较健侧体积略小，质地偏软，有时睾丸和附睾分离或者没有附睾，不能推入阴囊。隐睾常伴有腹股沟斜疝。并发嵌顿疝、睾丸扭转时，出现阴囊或腹股沟急性疼痛和肿胀。

（四）超声诊断

超声表现为单侧或双侧阴囊内未探及睾丸回声，并于同侧腹股沟或腹膜后见睾丸样回声，呈椭圆形，体积较正常睾丸小，边界清楚，通常回声均匀，彩色多普勒可见少许条状血流或无明显血流信号显示（图 8-2-14）。合并感染时隐睾体积增大，回声不均匀，彩色多普勒显示其内血流信号增多。合并扭转时其体积增大、回声不均匀，其内无血流信号显示。隐睾有恶变倾向，恶变时睾丸体积增大，实质回声不均匀，其内可见不规则低回声团块，边界清楚，彩色多普勒显示其内血流信号较丰富（图 8-2-15）。也可表现为整个睾丸增大、回声不均匀，无正常实质显示。

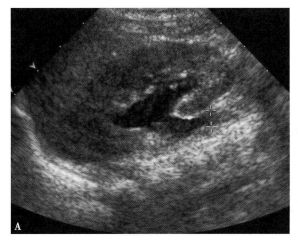
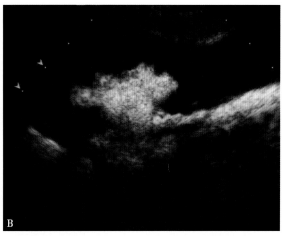

图 8-2-13　膀胱输尿管反流超声造影

A. 常规超声显示肾盂轻度积水；B. 经导尿管膀胱内注入六氟化硫微泡造影剂后 5min，可见扩张的肾盂内造影剂回声

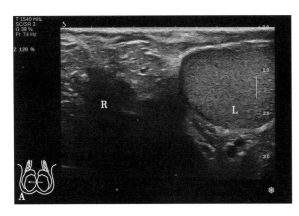 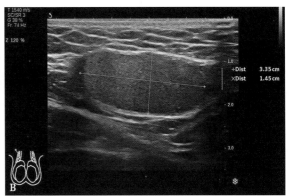

图 8-2-14 隐睾超声图

右侧阴囊内未见睾丸，右侧腹股沟区探及睾丸回声，其形态、大小、回声与左侧睾丸类似

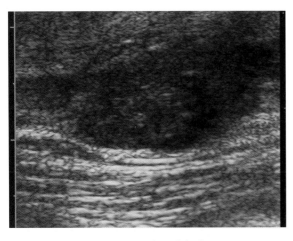

图 8-2-15 隐睾恶变超声图

男性，19岁，2岁时发现隐睾，未治疗。近日左腹股沟触及约2cm硬结节，触痛，不活动。超声检查左侧阴囊内未见睾丸回声，左侧腹股沟内可见约1.5cm×1.1cm低回声团，边界欠清楚，内部回声欠均匀，其间显示微小点状强回声。手术切除，病理为精原细胞瘤

鉴别诊断包括：

（1）回缩睾丸：指出生后睾丸已经降入阴囊内，后因其他原因回缩并固定于腹股沟区。

（2）滑动睾丸：指睾丸未固定于阴囊内，而是停留在同侧腹股沟区，在外力作用下可降至阴囊内，并于腹股沟与阴囊之间滑动。睾丸大小、回声与正常相近。

（3）睾丸异位：指睾丸未降入阴囊内，而是出现在同侧腹股沟及腹膜后以外的其他部位，如耻骨联合上方、会阴部、大腿根部，也可异位于对侧腹膜后、腹股沟或阴囊内。

（王金锐　孙德胜）

第三节　泌尿系结石的临床与超声诊断

一、概述：尿石症形成机制

泌尿结石是泌尿系的常见病。结石可见于肾、膀胱、输尿管和尿道的任何部位。但以肾与输尿管结石为常见。临床表现因结石所在部位不同而有异。肾与输尿管结石的典型表现为肾绞痛与血尿，在结石引起绞痛发作以前，患者没有任何感觉，由于某种诱因，如剧烈运动、劳动、长途乘车等，突然出现一侧腰部剧烈的绞痛，并向下腹及会阴部放射，伴有腹胀、恶心、呕吐、程度不同的血尿；膀胱结石主要表现是排尿困难和排尿疼痛。

许多因素影响泌尿系结石的形成。尿中形成结石晶体的盐类呈超饱和状态，尿中抑制晶体形成物质不足，是形成结石的主要因素。

1. 流行病学因素　包括年龄、性别、职业、社会经济地位、饮食成分和结构、水分摄入量、气候、代谢和遗传等因素。上尿路结石好发于20～50岁。男性多于女性。男性发病年龄高峰为35岁。女性有两个高峰：30岁及55岁。上尿路结石发病率与经济收入和饮食结构变化有关。实验证明，饮食中动物蛋白、精制糖增多，纤维素减少，促使上尿路结石形成。大量饮水使尿液稀释，能减少尿中晶体形成。相对高温环境及活动减少等亦为影响因素，但职业、气候等不是单一决定因素。

2. 尿液因素　形成结石物质排出过多：尿液中钙、草酸、尿酸排出量增加。长期卧床、甲状旁腺功能亢进（再吸收性高尿钙症）、特发性高尿钙症（吸

收性高尿钙症—肠道吸收钙增多，肾性高尿钙症-
肾小管再吸收钙减少），其他代谢异常及肾小管酸
中毒等，均使尿钙排出增加。痛风、尿持续酸性、
慢性腹泻及噻嗪类利尿剂均使尿酸排出增加。内
源性合成草酸增加或肠道吸收草酸增加，可引起高
草酸尿症。

尿量减少，使盐类和有机物质的浓度增高。尿
中抑制晶体形成物质含量减少，如枸橼酸、焦磷酸
盐、镁、酸性黏多糖、某些微量元素等。

3. 解剖结构异常　如尿路梗阻，导致晶体或基
质在引流较差部位沉积，尿液滞留继发尿路感染，
有利于结石形成。

4. 结石的成分　大多数草酸钙结石原因不明。
磷酸钙和磷酸镁铵结石与感染和梗阻有关。尿酸
结石与痛风等有关。胱氨酸结石是罕见的家族性
遗传性疾病，尿中排出大量胱氨酸所致。结石的形
态、大小、硬度与结石的化学成分有密切的关系，
草酸钙结石质地较硬，表面光滑，呈桑葚状；磷酸
钙结石与磷酸镁铵结石常较大，表面粗糙不平，其
硬度较草酸钙低；氨基酸结石含钙少，常较软。

二、超声诊断

（一）肾结石超声诊断

典型的肾结石表现为肾脏内团块状强回声，后
方伴明显声影（图 8-3-1）。声像图所见肾结石的形
态、回声强度与结石的成分、密度、大小及位置等
有密切关系。草酸钙、磷酸钙结石或其他混合成分
的结石，质地较坚硬，超声波于结石表面全反射，
表现为弧形强回声伴声影。尿酸、胱氨酸结石体积
较小，透声性较好，可呈团块状高回声或强回声，
后方无声影或声影较弱，因此可显示结石的全貌。
特殊类型结石：

1. 鹿角型结石　结石可充满整个肾盂，并可向
肾盏内延伸，当结石充满整个肾盂和肾盏时，其外
形轮廓酷似"鹿角"状而得名。X 线可较清楚地显
示结石全貌。超声声像图上不能显示结石的整个
轮廓，仅可显示结石的表面，表现为肾盂和肾盏内
多个大小不等的强回声团，后伴明显声影。结石后
方与肾盏间隙的肾脏断面解剖结构显示不清。

2. 梗阻性肾结石　若肾结石嵌顿引起梗阻时，
结石的近端可见无回声区。如嵌入肾小盏或大盏
柄部的结石，可引起局部肾小盏或大盏扩张积水；
若肾结石移动至肾盂输尿管连接部并造成梗阻时，
则表现肾盂乃至肾盏扩张积水。

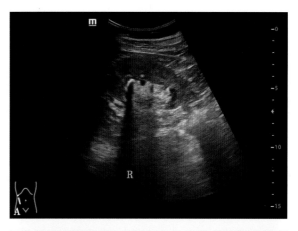

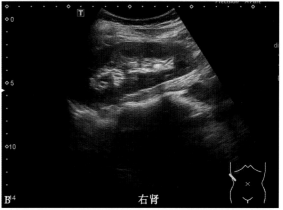

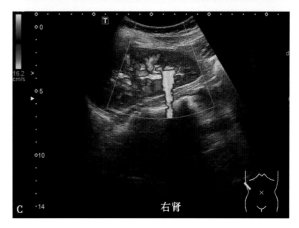

图 8-3-1　肾结石超声图
A. 草酸钙结石，呈弧形强回声伴声影，无法显示结石全
貌；B. 尿酸结石，呈团块状强回声，后方声影不明显，可
显示结石全貌。C. 结石后方伴彩色快闪伪像

（二）输尿管结石超声表现

输尿管结石的患者多数有典型的肾绞痛症状，
多急性发作。声像图表现为肾窦分离扩张，内为透
声较好的无回声区，输尿管扩张呈条状无回声，扩
张的输尿管远端可见强回声团，与管壁分界清楚，
后伴明显声影。

输尿管结石的大小、形态、存留位置及结石的成分不同，声像图所见可有较大的差别。其回声与肾结石类似。

肾盂输尿管连接部（第一狭窄部）结石，经侧腰部作肾门横斜切面扫查，在肾门内侧偏下方可清晰显示结石回声；在此基础上，探头角度略向下方转动，接近于纵切面扫查时，可显示输尿管上段（腹段）的结石。

对于肾门输尿管连接部和输尿管腹段结石，还可经背部扫查，行肾门部横切面显示肾盂输尿管连接部后，探头向内下方侧动，在肾盂或输尿管无回声区中断的位置显示结石回声；在前腹部由肾门向下移行扫查，分别可在腹主动脉和下腔静脉外侧，寻找扩张的输尿管，并向下移行追踪扫查至两侧髂血管的前方，仔细观察第二狭窄部的结石，需自腹段或盆段输尿管向下移行扫查，以膀胱内尿液作为透声窗，显示输尿管膀胱入口之后，仔细观察有无结石强回声团。

由于受肠气干扰，输尿管中段（盆段）结石超声较难显示。可应用探头逐步加压法推开肠气，或饮水充盈膀胱后检查。

（三）膀胱结石

膀胱腔内显示大小不等的强回声团，后伴声影，常位于膀胱三角区。膀胱结石的回声强度与结石的成分和大小有密切关系。通常所见结石为0.5～1.5cm，体积较大的膀胱结石可达到数厘米，声像图仅能显示结石的表面轮廓，而不能显示结石的全貌，呈圆弧形强回声团，后伴明显声影。结石两侧有披纱样旁瓣伪像。2～4mm的小结石表现为点状强回声，无明显声影或仅有弱声影。结石位于膀胱的最低位，有随体位改变向重力方向滚动的征象。体积稍大的结石，彩色多普勒检测可出现彩色快闪伪像。

（四）前列腺结石

表现为前列腺内散在排列的强回声，相互聚集，后方无明显声影；在伴有前列腺增生的患者中，前列腺结石常出现在移行区和外周带交界处，且呈弧形排列。堆积在前列腺尖端部的结石，其后方可伴有声影。彩色多普勒可见快闪伪像。

鉴别诊断：

1. **髓质结石** 通常发生于肾髓质囊肿的囊内，较小时呈点状强回声伴彗尾，较大时可伴声影。

2. **肾内钙化灶** 钙化灶通常外形不规则，位于实质区，位于皮质或包膜下的强回声多为钙化灶。

3. **钙乳症囊肿** 囊内强回声可随体位改变而

移动、沉淀，后方伴弱声影，沉淀后可形成液 - 液平面（图 8-3-2）。

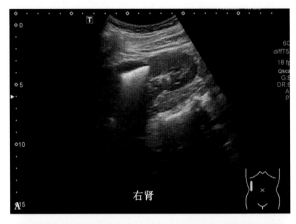

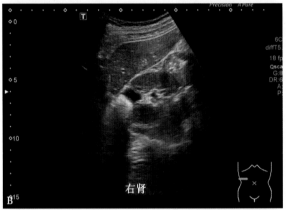

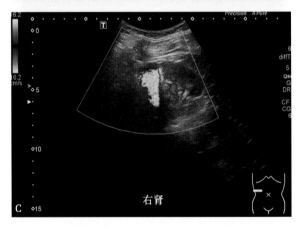

图 8-3-2　肾钙乳症囊肿超声图

A. 右肾中部囊肿，囊内可见点状强回声堆积呈液 - 液平面；B. 改变体位可见其沿着重力方向移动；C. CDFI 可见彩色快闪伪像

（王淑敏　孙德胜）

第四节　泌尿系肿瘤的临床与超声诊断

一、囊性肾脏病变

囊性肾脏病变主要是指肾脏内各个部位发生的囊性为主的病灶,多为先天性,在患慢性肾病患者的肾脏中常可发生后天获得性囊肿。根据囊性病灶发生的数目可分为孤立性肾囊肿、肾多发囊肿及多囊肾;根据病灶发生的部位可分为肾皮质囊肿、肾盂及肾盂旁囊肿。大部分良性肾囊性病灶结构简单,易确诊,此类囊性病灶常称之为单纯性肾囊肿。部分良性囊性病灶内结构复杂,内部出现的厚壁、分隔、实质性结节、附壁钙化等征象可同时出现于囊性肾癌及肾细胞癌伴部分液化坏死病灶中,但三者良恶性程度及处理方式不同,因此需相互鉴别。

(一)单纯性肾囊肿及复杂性肾囊肿

1. 临床病理、流行病学及发病特征　肾囊肿常常在常规影像学检查中偶然发现,随着腹部影像学特别是超声检查的普及,肾囊肿检出的患者数量越来越多。并且随着年龄的增长,肾囊肿的检出率也呈现上升趋势,特别在超过 50 岁的人群中,至少单个肾囊肿的检出率可大于 30%。单纯性肾囊肿囊壁菲薄,多呈单囊,囊腔内充满澄清液体,镜下囊壁上皮细胞无异型,偶可见透明细胞。

2. 超声诊断与鉴别诊断　典型单纯肾囊肿声像图上常表现为圆形或类圆形孤立无回声区,囊壁菲薄光整,后方回声增强,侧壁后方可见声影。囊肿位于肾内时可对周边肾内结构造成压迫,甚至出现集合系统的局部分离。当囊肿向外隆起时,可使肾外形局部增大。

并不是所有肾囊肿都呈现以上典型的表现。当囊肿直径小于 1cm 或更小时,囊腔内无回声区有时并不明显而容易造成漏诊,如果同时伴有囊壁钙化灶时,则往往只注意到呈现斑块样强回声的钙化灶而遗漏囊肿的存在。当囊肿囊壁出血或囊液出现感染时,囊肿内囊液常可呈现弥漫性等低回声或絮状回声。当肾囊肿内出现厚壁、分隔、实质性结节、附壁钙化等征象时,肾囊肿在各种影像学检查中常呈现为复杂的囊性病灶。随着越来越多的复杂性的囊性病灶的发现,如何鉴别这些囊性病灶为良性肾囊肿还是囊性肾癌或肾癌伴液化坏死并指导临床处理逐渐成为大家关注的焦点。1986 年 Bosniak

MA 等学者根据囊性病灶 CT 影像内的形态及增强特征,对囊性病灶进行分类(Ⅰ、Ⅱ、Ⅲ、Ⅳ型)。在经过临床及影像科医生多年广泛的应用之后,1990 年 Bosniak MA 等学者在原来的分型基础上引入 ⅡF 型的概念,最后分为四类五型(Ⅰ、Ⅱ、ⅡF、Ⅲ、Ⅳ型)。具体特征见表 8-4-1。

Bosniak Ⅰ型囊性病灶,即单纯性肾囊肿,常呈圆形或椭圆形,轮廓规则与肾实质分界清晰,内无分隔、钙化及强化,超声呈现为清晰光整的纤薄囊壁,内部呈无回声伴后方回声增强(图 8-4-1)。

Bosniak Ⅱ型囊性病灶,比Ⅰ型囊性病灶结构略微复杂,可有发丝样细分隔(<1mm)(图 8-4-2),良性钙化(囊壁或分隔上细小短条状钙化),囊壁及分隔均无造影剂强化。CT 上表现为高密度小囊肿(<3cm;>20HU)亦归为此类。

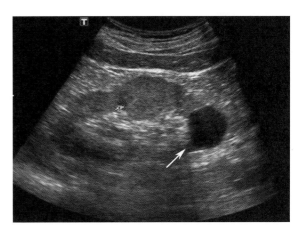

图 8-4-1　Bosniak Ⅰ型囊性病灶

患者,男,61 岁,1 型糖尿病查体发现双肾囊肿。肾下极可见一无回声区,囊壁纤细光整,内未见分隔,后方伴回声增强

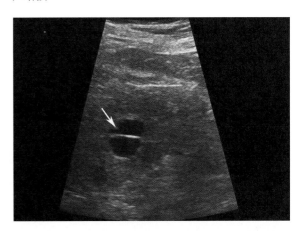

图 8-4-2　Bosniak Ⅱ型囊性病灶

患者,男,62 岁,常规体检发现左肾囊肿。左肾实质内可见一囊性无回声区,中间可见一发丝样纤细分隔,分隔光整。囊肿囊壁基本光整,后伴回声增强

Bosniak ⅡF 型囊性病灶，介于Ⅱ型和Ⅲ型，内可见多发纤细或轻度增厚的分隔，但分隔光滑（图8-4-3）。CT 上表现为高密度囊肿（≥3cm；>20HU）亦归为此类。

大部分Ⅰ、Ⅱ型囊性病灶超声可做出明确诊断，但囊肿内伴出血或感染时囊内出现低至高回声时二维超声无法确诊病灶是否为囊性，需行超声造影增强检查观察病灶内有无造影剂充填，如无造影剂充填强化则表明为囊性病灶，病灶直径小于3cm为Ⅱ型，大于3cm 则为ⅡF 型（8-4-1）。

表 8-4-1 Bosniak 分类及处理建议

分型及关键特征	处理建议
Bosniak Ⅰ型（单纯肾囊肿） 常呈圆形或椭圆形 内呈无回声伴后方回声增强 轮廓规则与肾实质分界清晰 无分隔、钙化及强化	无需随访
Bosniak Ⅱ型 细分隔（<1mm） 良性钙化（囊壁或分隔上细小短条状钙化） 高密度小囊肿（<3cm；>20HU） 无造影剂强化	无需随访
Bosniak ⅡF 型 无法明确划分为Ⅱ型或Ⅲ型 多发纤细分隔或轻度增厚，但分隔光滑 钙化可呈增厚的短条状或结节状 无明显的造影剂强化 高密度的大囊肿（≥3cm）	建议随访 首次诊断后于第 6、12 个月进行影像学检查，检查结果如无进展，之后每年一次复查至少持续 5 年
Bosniak Ⅲ型 囊壁均匀增厚或结节状改变 分隔不规则增厚或伴钙化 分隔可见造影剂强化	建议外科切除 部分病例可行保守治疗和消融手术
Bosniak Ⅳ型 囊壁增厚 分隔明显的不规则及结节状增厚 分隔外可见造影剂强化的实性成分	考虑恶性，除非病理结果否认 建议外科切除 穿刺活检术（对病灶实性成分）对明确病灶恶性结果有一定的作用 部分病例可行消融手术和保守治疗

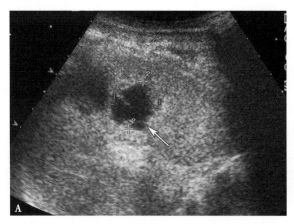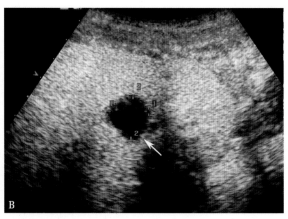

图 8-4-3 Bosniak ⅡF 型囊性病灶

患者，男，68 岁，体检发现双肾多发病灶。A. 肾实质内可见一无回声区，内可见多发分隔，分隔较纤细，未见明显实性回声，后方回声增强。B. 超声造影增强显示病灶内分隔未见明显强化

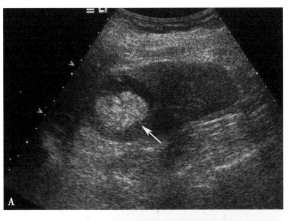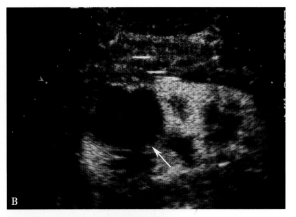

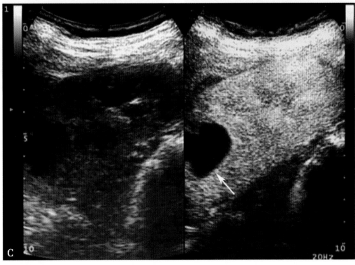

图 8-4-4 Bosniak ⅡF 型囊性病灶

患者,女,48 岁,体检发现右肾囊肿 4cm×3cm。A. 肾上极实质内可见一高回声为主实性病灶,边界光整。B. 超声造影增强示病灶未见增强。C. 6 个月后复查,病灶缩小,高回声消失,呈一囊性病灶伴局部低回声,超声造影增强示病灶未见增强

Bosniak Ⅲ型囊性病灶,在影像学上往往被认为良恶性难以鉴别,可表现为囊壁均匀增厚或伴结节状不规则增厚,分隔不规则增厚或伴钙化,同时分隔可见造影剂强化(图 8-4-5)。

Bosniak Ⅳ型囊性病灶,与Ⅲ型病灶类似,囊壁增厚,分隔明显的不规则及结节状增厚,以及紧贴囊壁或分隔外可见造影剂强化的实性成分(图 8-4-6)。

3. 临床关切点 由于良性肾囊肿、囊性肾癌或实性肾癌伴部分液化坏死均可表现为肾脏内的囊性病灶,而三者的病理特征、临床处理和预后却截然不同,特别是后者表现有更高的侵袭性。因此对囊性病灶进行鉴别对指导如何进行临床管理显得非常关键。目前肾囊性病灶的 Bosniak 分类方法已为泌尿科及影像科医生广泛使用,但临床工作中常有部分囊性病灶的结构特征难以辨认,不同观察者的对肾脏复杂囊性病灶的分类有时并不一致。如

何更准确地对囊性病灶进行 Bosniak 分类并更好地指导临床处理肾脏囊性病灶成为临床工作中的关切点。以往 Bosniak 分类往往是基于增强 CT 或 MRI 影像特征,根据病灶恶性风险程度逐渐增高的顺序而对肾囊性病灶进行的分类。普通灰阶及彩色多普勒超声不仅可以区分 CT 高衰减或伪增强的病灶,并且在区分Ⅰ型或Ⅱ型病灶和更高类别的病灶中可以起到很好的作用。但由于不能很好地提示分隔是否有血供,所以并不被采纳用于对ⅡF型及以上类型之间的区分。但随着超声造影技术的成熟和广泛应用,超声影像将对肾囊性病灶的分类起到很重要的作用。

Bosniak Ⅰ型囊性病灶,即单纯性肾囊肿,常呈圆形或椭圆形,轮廓规则与肾实质分界清晰,内无分隔、钙化及强化,超声呈现为清晰光整的纤薄囊壁,内部呈无回声伴后方回声增强。此类囊肿随时

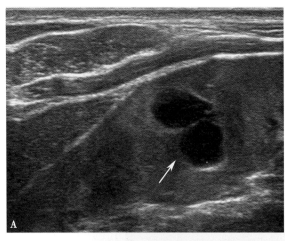
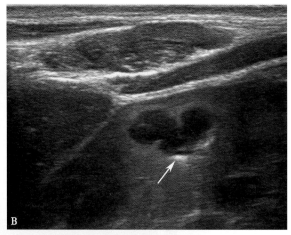
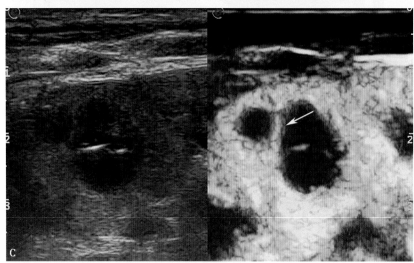

图 8-4-5 Bosniak Ⅲ型囊性病灶

患者,女,56 岁,因胰腺炎检查发现右肾囊性病灶。A、B. 肾实质内可见一无回声区,不同切面扫查发现囊肿内可见多发分隔,部分分隔略增厚。B. 囊壁局部可见钙化灶附着,见箭头。C. 超声造影示分隔可见造影剂充填强化,见箭头

间会增大,但极少会向更高类别的囊性病灶发展,因此并不认为需要随访。但囊肿过大出现不适症状、出血或反复感染的情况下可考虑行经皮穿刺抽吸加硬化治疗术。

Bosniak Ⅱ型囊性病灶绝大部分认为是良性病灶。但通过荟萃分析发现,在排除了早期引入 Bosniak ⅡF 型概念之前的研究并认为保守治疗的那部分 Bosniak Ⅱ型囊性病灶都为良性的前提下,Bosniak Ⅱ型囊性病灶的恶性率小于 5%。在实际临床工作中,拥有更复杂特征的病灶容易被错误划分为此类,而造成此类病灶的恶性率被高估。即便此类病灶最后被证实为恶性,其生物学表现相对良性,因此,此类病灶也不被推荐需要随访。但需引起重视的是,如果在影像上将病灶划分入Ⅱ型并不确定时,那么此病灶应当划分入ⅡF 型。

Bosniak ⅡF 型囊性病灶,此分类概念是为了降低原Ⅱ型病灶的恶性率及Ⅲ型病灶的良性率而最后被 Bosniak MA 引入。此类的病灶的特征常介于Ⅱ型和Ⅲ型之间,可见多发纤细或轻度增厚的分隔,但分隔光滑,钙化可呈增厚的短条状或结节状且无明显的造影剂强化。高密度的大囊肿(≥3cm,>20HU)也归为此类。大部分ⅡF 型囊性病灶为良性,根据回顾性文献分析报道,此类病灶恶性率约为 8%~27%。此类病灶往往进展缓慢,如果短期内复查难以察觉病灶的变化,因此建议首次发现并诊断后第一年内每 6 个月进行一次影像学复查,检查结果如显示无明显进展,之后每年一次复查且至少持续 5 年。

Bosniak Ⅲ型囊性病灶,划为此类的病灶在影像学上往往被认为良恶性难以鉴别,可表现为囊壁均匀或伴结节状不规则增厚,分隔不规则增厚或伴钙化,同时分隔可见造影剂强化。此类囊性病灶恶

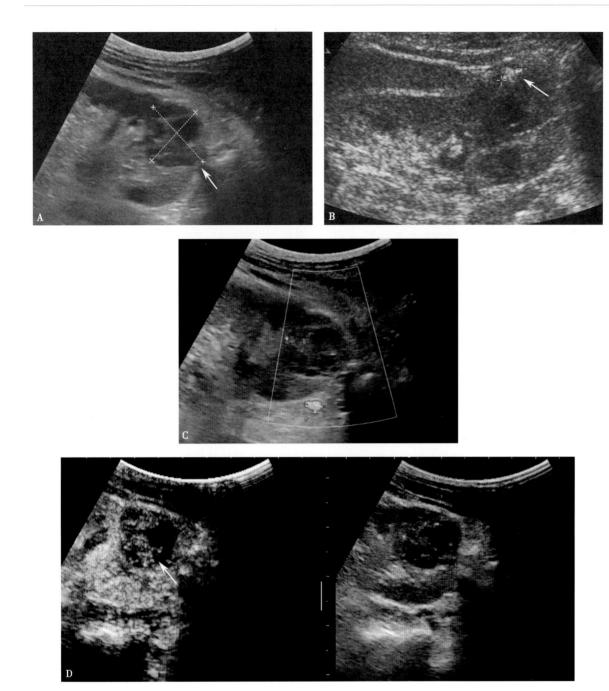

图 8-4-6 Bosniak Ⅳ型囊性病灶

患者,男,65 岁,体检发现左肾复杂囊性病灶。A. 肾实质内可见一多房囊性病灶,内可见多发不规则增厚分隔及实性回声。B. 病灶周边可见不规则粗大钙化。C. 彩色多普勒示病灶实性部分可见血流信号。D. 超声造影示病灶内实性部分可见造影剂充填强化

性率约为 54%,同时有文献指出此类病灶恶性率与病灶大小呈正相关。一般此类病灶均建议手术切除,在不能耐受手术等其他情况下亦可考虑密切随访复查或行热消融术治疗。

Bosniak Ⅳ型囊性病灶,与 Bosniak Ⅲ型病灶类似,囊壁增厚,分隔明显的不规则及结节状增厚,以及紧贴囊壁或分隔外可见造影剂强化的实性

成分。此类病灶基本认为是恶性,恶性率约 80%～90%。此类病灶通常均建议手术切除,但考虑到此类恶性病灶潜在远处转移可能较低,在特定的情况下亦可采取相对安全的保守的处理方式。

肾细胞癌部分液化坏死和囊性肾癌都表现为复杂的囊性病灶,且均建议手术,但由于囊性肾癌相对恶性程度及远处转移的发生率低,因此在临床

工作中应当注意区分肾细胞癌伴液化坏死和囊性肾癌。前者囊性成分表现为主的囊性结构，而后者往往表现为多房的囊性结构。最新的数据表明在与癌相关生存率和总生存率方面，囊性肾癌均低于肾细胞癌，因此根据囊性肾癌的惰性表现，国际泌尿病理协会对此设立一个新的专业术语称其为"低度恶性潜能的肾脏多房囊性瘤"。目前有少量文献表示对 Bosniak Ⅲ型的囊性病灶进行密切的随访复查是安全的，虽然缺乏大样本的随访统计，但对手术高风险或预期寿命有限的患者来说是一种可选的保守处理方式。如果选择保守的处理方式，在充分告知患者的情况下复查可在前两年内每 6 个月进行一次，之后每年进行一次，如果病灶分类从Ⅲ型进展为Ⅳ型或实性结节超过 3cm 或快速明显增大则需采取治疗。穿刺活检术在肾细胞癌诊断中被认为是一种安全、可靠、准确的方法，并被广泛应用，但在囊性病灶中穿刺活检术并未获得明确的认可。由于囊性病灶特别是Ⅲ型的病灶中大部分为囊性只有少部分实性成分，穿刺活检术常难以获得满意的组织条进行病理诊断，因此不建议对Ⅲ型病灶行穿刺活检术。而对于Ⅳ型囊性病灶一般建议手术切除，但在高龄、多种并发症或其他不适合手术的情况下可建议对其实性成分进行穿刺活检。虽然热消融术已经开始应用于肾细胞癌的治疗，但还没有足够多的证据表明其在囊性肾癌治疗中的效果，因此热消融术目前仍局限在不宜手术并不接受复查随访的Ⅲ型及Ⅳ型病灶中使用。同时，在使用热消融术前应当充分告知患者目前此方法在囊性肾癌中开展的情况。

（二）肾盂憩室

肾盂憩室又称肾盂肾盏憩室或肾盂源性囊肿，是临床比较少见的肾脏囊性病变。临床表现不典型，常规超声诊断也较为困难。

1. 临床病理、流行病学及发病特征 肾盂憩室是指与肾盂肾盏交通的囊性病变，但其与尿路相通，所以并非真正的囊肿，镜下囊壁的组织来源与肾盂相同，有移行上皮覆盖。肾盂憩室的病因学目前并不明确，大多数学者认为肾盂憩室是由于胚胎期输尿管芽发育异常所形成。也有学者认为可由后天获得，由于创伤、结石损伤或感染等原因引起梗阻而继发肾盂肾盏囊样扩张而成。在文献报道中，肾脏影像学检查中发生率为 0.2%～0.6%，本病可发生于任何年龄，在儿童和成年人中的发病率相似，男女发病率基本相同，左右侧病变发生率也无明显差异，一般为单侧性，多位于肾脏上极。本病大多无明显临床症状，有时憩室体积较大时可伴有腰部胀痛，当憩室并发结石或感染的时候可以出现腰痛、发热、尿路刺激征及血尿等症状。

2. 超声诊断与鉴别诊断 肾盂憩室一般体积较小，直径常在 3cm 以下，超声表现为肾窦内或肾窦周围内的无回声区，多为圆形，囊壁光滑，界限清楚，其内透声良好，灰阶超声与肾单纯性囊肿相似。肾盂憩室由于与肾盂相通，因此相对于其他囊肿有其特征性，相对于膀胱充盈良好的状况下，排尿后检查可发现憩室的体积有不同程度的缩小。另外，当憩室内尿液钙质浓缩时，可形成钙乳，此时，在声像图上憩室腔内低位有强回声分布，或者集聚呈团形成憩室内结石。这些声像图表现对于肾盂憩室的确定非常有价值。

鉴别诊断：肾盂旁囊肿也位于肾窦内或肾窦旁，在形态和位置上有时难以鉴别，但由于肾盂旁囊肿不与肾盂和肾盏交通，排尿前后囊肿大小没有变化，另外肾盂憩室有肾钙乳出现时也可资鉴别。钙化性肾囊肿，囊肿壁钙化引起的强回声有时与肾盂憩室内钙乳的强回声类似，应加以鉴别，前者的强回声呈弧形或环状分布于囊壁，而后者位于腔内低位，而且变换体位可移动。肾盏积水，由于梗阻而引起肾盏扩张很像憩室，尤其是肾盏局限性积水时，鉴别显得较为困难，但在肾盏分布的位置规律和肾盏的固有形态上有所差别，也可根据体位变换时强回声的移动加以鉴别。

3. 临床关切点 肾盂憩室多数无症状而不需特殊治疗，一般情况无需特殊关注，但在误诊为肾脏其他囊性疾病时，如处理不当时可致严重后果。对症状重、憩室并发结石的患者，需要外科治疗。

（三）肾盂旁囊肿

肾盂旁囊肿（parapelvic cyst）是起源于肾实质，临近肾盂或肾蒂，侵入肾窦的囊性病变。

1. 临床病理、流行病学及发病特征 肾盂旁囊肿为非遗传性，可因先天发育异常或后天性肾内梗阻形成，约占肾囊性病变的 1%～3%。免疫组织研究揭示肾盂旁囊肿内皮组织均存在 CK18，未发现 D2-40 和 CD34 的存在（CK18、D2-40、CD34 分别为肾小管、淋巴上皮、血管上皮细胞的特异标记物），证明肾盂旁囊肿是由于肾小管进一步扩张引起的肾脏囊性病变。其最常见的临床表现包括疼痛（98%）、泌尿系感染（9.5%）及血尿（4.8%），囊肿较大时或可压迫周围其他组织，引起较严重的肾积水、肾血管性高血压及肾功能衰竭。

临床上，按照影像学检查结果，可将肾盂旁囊肿简易分型为肾蒂背外侧型（囊肿轮廓的 2/3 处于肾蒂背外侧）和肾蒂腹内侧型（囊肿轮廓的 2/3 处于肾蒂背内侧）。根据肾盂旁囊肿 CT 特征，可将其分为 I、II 两型。I 型多为位于单侧肾窦内或由肾窦外侵入肾窦，呈膨胀性生长的单发圆形或类圆形囊样低密度影；II 型多呈发生于双侧肾窦内、围绕肾盂"匍匐"状延伸的多发"蔓藤"状或不规则形态囊样低密度影。

2. 超声诊断与鉴别诊断 超声声像图显示为肾窦内或肾窦边缘的类圆形无回声区，囊壁形态整齐，与周围肾实质组织分界清晰，囊内无回声，透声好，后方回声增强，临近肾蒂处，可有压迹出现，部分集合系统受压迫时可出现局部肾集合系统分离（图 8-4-7）。并且在膀胱高度充盈，使肾盂轻度扩张的情况下多方位扫查，显示其与肾盂不连通，排尿后囊肿不缩小。

超声检查时肾盂旁囊肿与肾盂源性囊肿或肾小盏扩张难以鉴别。若 X 线静脉尿路造影或增强 CT 扫描显示其内无造影剂进入，则可诊断肾盂旁囊肿。若囊肿显影或增强，则为肾盂源性囊肿。当肾盂旁囊肿伴有感染或出血时，有时难与囊性肾癌辨别。囊性肾癌多囊壁厚薄不均，或囊内伴实性成分，壁结节突起及囊内分隔，CT 增强扫描可见病变突起不均匀强化。

3. 临床关切点 目前临床上肾盂旁囊肿的治疗方法主要有腹腔镜去顶术、经输尿管镜钬激光囊肿 - 肾盂内引流术等。术前超声能够提供肾盂旁囊肿位置、大小、数量及与周围组织的解剖关系等信息，以明确分型，从而帮助临床选择最优的手术方式、路径，有利于术中避开囊肿周围重要组织，防范术中重大的并发症产生。肾盂旁囊肿可以在超声引导下行穿刺抽液 + 硬化剂治疗术，但在术前

需行增强 CT 或尿路逆行造影以明确鉴别肾盂憩室和肾盂旁囊肿，因后者与肾集合系统相通，注射硬化剂时可流经肾集合系统、输尿管等泌尿系统并造成严重后果。

（四）多囊肾

超声对多囊肾的诊断具有很好的优势。临床上多囊肾分为婴儿型和成人型两大类。婴儿型多囊肾又可根据不同年龄阶段在临床上分为围生期型、新生儿型、婴儿型和少年型四种类型。但临床上以成年型多囊肾较为常见。两者在发病机制、表现形式、病程及预后等方面具有明显的不同。

1. 成人型多囊肾

（1）临床病理、流行病学及发病特征：成人型多囊肾（adult polycystic renal disease, APRD），是最常见的多囊肾性肾脏疾病。具有明显的家族史，遗传外显率几乎 100%。绝大多数双侧肾同时受累，但程度可不同。全肾呈现出大小不等的囊腔，大小差距明显，从几毫米至十几厘米不等。囊肿之间很少见到正常的肾脏组织，肾盂受压变形。约 30%～60% APRD 患者伴有肝囊肿，10% 伴有胰腺囊肿，5% 伴有脾囊肿，甲状腺、卵巢、子宫内膜、精囊、肺、脑和垂体等囊肿发生率也高于正常，约 20% 的患者伴发脑瘤以及结肠憩室。

由于病变程度及伴随病变不同，临床表现及其严重程度有很大差异。多数人在 40 岁左右出现临床症状，表现为腰部胀痛，甚至肾绞痛、血尿、尿路感染和腹部包块等。高血压发病较早，对于伴发脑动脉瘤的患者，高血压显著增加了动脉瘤破裂的危险，成为影响预后的重要因素之一。

（2）超声诊断及鉴别诊断：早期肾脏仅轻度增大，随着囊肿的增大，双侧肾脏弥漫性增大，包膜不平整，可呈结节样或凹凸不平，轮廓明显不规则；

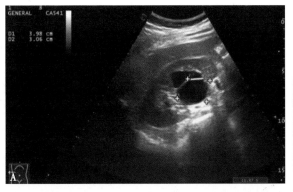
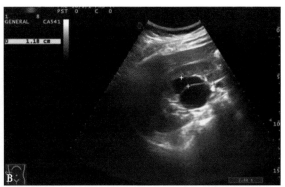

图 8-4-7 肾盂旁囊肿超声表现

患者，女，51 岁，体检发现右肾囊性病灶。A. 右侧肾内可见一囊性无回声区，大部分位于肾盂内，与肾盂形成明显切迹，B. 囊肿前方集合系统受压可见局部分离

肾内可见弥漫分布大小不等的类圆形无回声区,肉眼难以对囊肿进行计数,部分囊肿可因相互挤压而呈不规则形(图8-4-8)。当合并出血或感染时,一个或数个囊肿内部呈密集细点状回声,部分囊肿壁伴钙化呈强回声,部分可见肾实质者回声明显增强、增粗,肾盂变形,有时可能显示肾盏梗阻积水。

鉴别诊断:多发性肾囊肿,囊肿数目虽多,但可计数,而且囊肿间可见到正常肾实质回声。肾结核,结核性肾病与成人型多囊肾合并感染声像图都表现为肾脏的广泛破坏。但是前者有结核病史及相应的临床症状,且多为单侧肾脏病变。可波及输尿管和膀胱,内部无典型的囊性回声。钙化更为常见。

(3)临床关切点:为缓解因占位效应引起压迫症状或影响脏器功能者,可行超声引导下对较大的囊肿(直径>5cm)进行硬化治疗,硬化剂是否使用

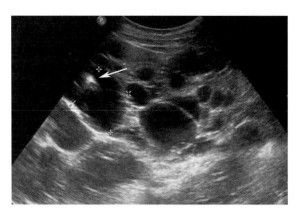

图8-4-8 成人型多囊肾超声表现
肾内可见弥漫分布大小不等的类圆形无回声区,部分囊肿因相互挤压而呈不规则形,部分囊肿壁伴钙化呈强回声,见箭头

及用量应参考患者具体肝肾功能情况而定。患者如果出现肾衰竭,可进行肾移植术,改善患者的预后及生活质量。

2. 婴儿型多囊肾

(1)临床病理、流行病学及发病特征:多囊肾是在胚胎发育过程中,由于肾小管与集合管之间的连接发生障碍,导致尿液生成后自肾小管排出受阻,形成无数个大小不等的尿潴留性囊肿。本病为常染色体隐性遗传疾病,患儿的父母亲均可无同类型病史,但是两者之一可携带有相关的遗传基因。发病率约在1:6000到1:4000。本病为双侧肾脏损害,但程度可以不同,根据肾脏结合管的受累程度和(或)伴发肝囊肿和肝门区纤维化的情况,生存率有明显的差别,只有极少数病变较轻者可存活到儿童,成人罕见。临床主要表现为肾功能不全的症状和体征,发病越快预后越差。肾功能不全进展缓慢者,相继可出现门静脉高压和肝功能不全的表现。

(2)超声诊断及鉴别诊断:双侧肾脏弥漫性增大,过度增大的肾脏可占据大部分腹腔;轮廓随着疾病进展表面可光滑饱满也可呈结节样隆起,肾实质回声增强,皮髓质分界不清为主要特点,肾实质内弥漫性分布不计其数的小囊(图8-4-9),直径在1~2mm,使肾内回声粗乱,不易识别出囊腔,较大的囊少见,无正常肾实质回声。肾周脂肪组织可变薄,随着病情进展界限可变得不清晰。肾盂常不能分辨。常伴有胎儿膀胱不充盈,胎儿肺发育不全,羊水量过少。可伴有肝脏回声增高、增粗及脾脏肿大等门静脉高压的声像图特征。

鉴别诊断:应与出生后的婴儿因疾病导致的急性肾功能损害进行鉴别,多有病史,可资鉴别。

(3)临床关切点:超声是诊断多囊肾的首选影

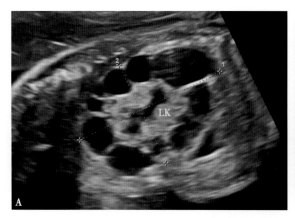 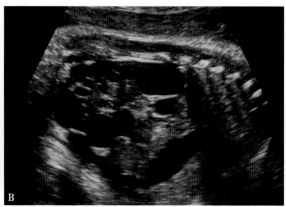

图8-4-9 婴儿型多囊肾超声表现
胎儿左肾(LK)实质内弥漫性分布不计其数大小不等的小囊(1~2cm),正常肾实质回声消失

像学方法。特别是在围生期即能够对可疑病例进行动态观察，并做出较准确的诊断。一方面可有产前咨询医师系统评估以及时终止妊娠，另一方面可以提醒双亲考虑是否再次妊娠。

对于少年型患者，超声检查不仅可以监测肾脏形态的变化，而且可以对门静脉纤维化及其导致的门静脉高压进行评价。

（五）获得性囊性肾病

获得性囊性肾病（acquired cystic kidney disease，ACKD）是终末期肾病常见的并发症。Dunnill 于 1977 年首次描述此病，两侧肾脏多发囊肿且无遗传性肾囊肿病史，在 ACKD 的进展过程中最重要的因素是终末期肾病和长期透析。

1. 临床病理、流行病学及发病特征　ACKD 常发生于晚期慢性肾病，ACKD 的发病机制尚不明确，本病的发病机制有多种假说，有报道认为是因透析未能排出的毒性物质，致囊物质和聚胺等多物质蓄积，导致肾小管基膜改变、上皮增生、间质纤维性变或肾小管内草酸结晶等引起肾小管阻塞和扩张造成的。也有研究认为，终末期肾病时，由于肾单位减少，体内向肾因子增多，促使残存肾单位增生，从而形成囊肿。ACKD 表现为两侧肾脏的多发囊肿，囊肿直径常 <0.5cm，但也有部分囊肿直径能达到 2～3cm。ACKD 通常无症状（约 86%），只有 14% 的患者出现症状，最常见的症状为血尿、腰痛、尿路感染。终末期肾病中 ACKD 的发病率取决于透析的持续时间，血液透析和腹膜透析患者都可以发生 ACKD，未透析的患者发病率只有 7%，而透析 10 年的患者发病率高达 80%，男性与女性发病率无差异。

2. 超声诊断与鉴别诊断　ACKD 的典型超声表现是两侧肾脏大小正常或缩小，而常染色体显性多囊肾病的肾脏常常增大，肾脏厚度缩小，皮质回声增强且每侧肾脏多发囊肿（>3 个），囊肿主要生长在皮质，偶有髓质受累（图 8-4-10）。ACKD 的声像图具有以下特征：①肾呈慢性肾衰竭表现；②单侧肾内见 3 个或 3 个以上囊肿；③囊肿直径较小；④囊壁常较厚且毛糙，部分见纤细带状回声分隔，部分囊壁可见斑点状强回声；⑤囊肿大小随透析时间延长，变化不明显；⑥囊肿近期突然增大，或囊内有实性新生物，可提示囊肿恶变。ACKD 的声像图特征取决于发病机制及病理学基础，如囊壁厚而毛糙、形态不规则，符合 ACKD 由肾小管基膜改变、上皮增生、间质纤维性变及肾小管扩张等病理学改变，部分囊壁一侧伴有斑点状强回声应与

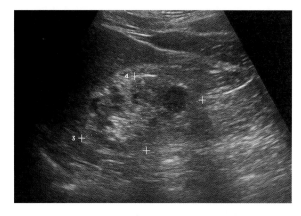

图 8-4-10　获得性肾囊肿超声表现

患者，男，47 岁，慢性肾病多年。右肾外形明显缩小（7.8cm×4.5cm），肾实质回声增强，皮髓质分界不清，肾内可见多发大小不等的囊性暗区，部分囊壁毛糙，部分囊肿形态欠规则

草酸盐结晶阻塞相关，而囊肿以多发为主，则提示 ACKD 系弥漫性病变在局部的突出表现。

3. 临床关切点　ACKD 最严重的并发症是肾细胞癌，终末期肾病患者肾癌的发病率为 1%～4%，囊肿直径 >3cm 的患者发生恶变的风险更高，透析的持续时间也是恶变的重要风险因素。晚期肾病透析的患者进行超声检测具有重要临床意义。

（六）Von Hippel-Lindau 综合征

1895 年德国眼科医生 Von Hippel 发现视网膜血管母细胞瘤（Retina Hemangioblastoma，RHb）具有家族特性，1926 年瑞典眼科医生 Arvid Lindau 也观察到视网膜和小脑的血管母细胞瘤是中枢神经系统（CNS）血管瘤病灶的一部分，并具有遗传性。到 1964 年，Melmon 和 Rosen 总结了多篇临床报告，将 CNS 血管母细胞瘤合并肾脏或胰腺囊肿、嗜铬细胞瘤、肾癌以及外皮囊腺瘤等疾病正式命名为"Von Hippel-Lindau 综合征"，简称 VHL 综合征（希佩尔 - 林道综合征）。VHL 综合征还有其他不常见的命名，包括：视网膜血管瘤、囊肿性视网膜血管瘤（小脑及视网膜内血管瘤样囊肿形成）、家族性小脑 - 视网膜血管瘤、小脑视网膜血管母细胞瘤、视网膜小脑血管瘤。

1. 临床病理、流行病学及发病特征　Von Hippel-Lindau 综合征发生率为 1/40 000～1/36 000，疾病的发病年龄、对器官的影响和病变程度在不同患者中差别很大，临床表现呈多样性及年龄依赖性。VHL 综合征患者平均寿命不超过 49 岁。其主要死亡原因是中枢神经系统血管母细胞瘤破裂出血、肾细胞癌和嗜铬细胞瘤引起的恶性高血压。

目前认为 VHL 综合征是由 VHL 基因的突变引起。VHL 基因是一个抑癌基因，位于染色体 3P25 区，编码含有 214 氨基酸，分子量为 30ku 的细胞蛋白。VHL 编码的蛋白参与构成多蛋白复合体，可以负性调节低氧诱导的如血管内皮生长因子（VEGF）mRNA 表达。VHL 基因突变可造成该蛋白功能丧失，VEGF 表达升高而发生富含血管的血管母细胞瘤。VHL 基因突变在其他肿瘤发生中的机制尚未弄清。目前知道 VHL 基因不同位点的突变类型或称基因类型导致疾病的不同表现型，新生血管生成是肿瘤发生、发展的必要条件，散发肾细胞癌中也有 70% 发生 VHL 基因突变或高甲基化抑制。VHL 基因突变的人群携带率估计为 3/100 000 左右，外显率接近 100%。其遗传特征为常染色体显性方式，子女有 50% 概率发病，故对其子女也应严密随访。遗传性 VHL 基因突变占到了 80%。而大约 20% 的病例，是由于基因在生殖细胞（卵子或精子）形成时或在胎儿生长早期发生新的突变所致。

VHL 综合征累及的器官及肿瘤按发生概率排列依次为：胰腺囊肿（90%）、中枢神经系统血管母细胞瘤（72%）、肾囊肿（63%）、肾上腺嗜铬细胞瘤（60%）、视网膜血管母细胞瘤（59%）、肾透明细胞癌（45%）、胰腺内分泌肿瘤（17%）和胰腺浆液性囊腺瘤（12%）；对于男性，则有 60% 的患者具有附睾乳头状囊腺瘤。

本病肾脏损害较常见，发生于 2/3 的 VHL 综合征患者，表现为肾肿瘤、肾囊肿。近 70% 的 VHL 综合征患者最终可出现肾癌，约 50%～70% 的患者死于肾癌；50%～70% 的患者存在肾囊肿。出现肾癌的平均年龄为 35～40 岁，目前发现最小患者仅 16 岁。

VHL 综合征中肾囊肿往往表现为双侧性多发性，偶可出现类似多囊肾样改变，但此类囊肿很少导致肾功能不全或肾性高血压；VHL 综合征中肾囊肿在病理上可表现为单纯性囊肿、不典型囊肿和恶性囊肿。单纯性囊肿表现为无强化的囊状液性病灶，其虽是良性病变，但往往是肾癌的前体。肾肿瘤多表现为实性肿块或有壁结节的囊性病变。癌肿可为实性，也可以为囊性或囊实性。病理解剖发现部分肾囊肿的囊壁内就存在癌组织。肾细胞癌好发生于皮质，富含血供。部分囊性患者则可能因实性成分较少而被囊肿遮蔽。但对于这类病灶，注意囊壁和分隔的厚度及强化特点，是能够将其列为高度疑似肿瘤病灶的。病理组织学表明，某些囊肿壁内存在上皮不典型增生和隐匿病灶，故需密切

随访。当发现囊肿增大或囊内、囊壁可见病变时应考虑囊肿恶变的可能。临床上观察到肾囊肿比肾癌一般要早发 3～7 年，且复发率高。

VHL 综合征的临床诊断标准：包括以下 3 条中的任意 1 条即可诊断：①中枢神经系统 1 个以上的血管母细胞瘤；②1 个中枢神经系统血管母细胞瘤及 1 个或多个腹腔脏器病变；③1 个中枢神经系统血管母细胞瘤或本病的腹腔脏器病变加上明确的家族史。但是并非所有患者在诊断时都会发生中枢神经血管母细胞瘤，而且由于我国长期实行计划生育政策，加上本研究中患者父母和祖父母一代医疗水平较差，家族史难以作为参考资料。所以上述诊断标准仅能适用于部分患者。对于虽然没有发生血管母细胞瘤，但胰腺和肾脏出现多发相关病变的患者，仍应高度怀疑，并行基因检测。

2. 超声诊断与鉴别诊断 VHL 综合征表现为一系列的病变，基本组成分为两部分：①视网膜、脑干、小脑或脊髓的血管母细胞瘤；②腹腔脏器病变（嗜铬细胞瘤、肾囊肿或肾细胞癌、胰腺囊肿等）。不同病变的组合其临床表现不相同。VHL 综合征是根据视网膜和中枢神经系统两个以上不同部位的血管母细胞瘤或一个血管母细胞瘤伴有腹腔器官的病变而作出临床诊断。腹脏器官两个以上的病变或有家族史的患者有一个上述病变也要考虑该病的可能。诊断主要通过影像学检查和眼底检查。不同年龄段的患者上述病变发生率是不同的。如嗜铬细胞瘤常早发，而肾细胞癌很少在脑和眼底病变出现之前发生，但其后的发生率可高达 70%。所以在临床工作中已诊断或有上述病变怀疑是 VHL 综合征的患者，应该定期随访，常规行超声或 CT 检查，临床观察到 VHL 综合征的肾囊肿经过 3～7 年有恶变为肾癌的可能，所以肾囊肿应视为肾细胞癌的前体给予严密观察。超声检查可作为肾囊肿及肾肿瘤及高危人群的初筛检查，以便早期发现病变。

VHL 综合征的肾脏病变按良、恶性分类包括肾囊肿、肾癌。肾囊肿超声表现为多发大小不等类圆形无回声，边界清晰，囊内回声均匀。40%～60% 的 VHL 综合征合并肾癌，几乎均为透明细胞癌，呈双侧多发、多中心性、囊实性生长。囊性肾癌于超声扫查囊壁呈等密度且厚薄不均，边界不清，增强扫查可见囊壁及壁结节呈"快进快出"明显强化，囊性部分不强化。VHL 综合征中肾癌超声表现具有以下特点：①肾癌常表现为双侧多中心性；②伴有肾囊肿且常为双侧性多发性囊肿；③肾癌较一般肾

癌发生早，平均 35 岁；④均为透明细胞癌且分级较低；⑤生长缓慢（肿瘤直径平均每年增长 0.26cm），转移一般只出现在直径 >7cm 的肾癌；⑥血流信号丰富。

VHL 综合征的肾脏病变按病灶成分可分为 3 种类型，单纯囊性、囊实性以及实性病灶。①单纯囊性病灶（肾囊肿）：超声扫查及增强表现为肾脏多发囊肿，从散在数个至弥漫整个肾脏。囊肿直径多在 1.5cm 以下，其间可见散在数个较大囊肿。超声表现为囊肿壁光滑，边界清楚，囊内回声均匀，增强后囊壁无强化。囊肿间可见散在分布的斑点状、斑块状及小条状钙化。②囊实性病灶（肾癌）：超声表现为囊肿壁不规则，可见壁结节，囊肿内可见粗大分隔；增强后囊肿壁、壁结节和粗大分隔可见明显强化，部分病灶在实质期实性部分强化范围较动脉期和静脉期扩大。③实性病灶（肾癌）：超声扫查及增强表现类似常见的散发性肾癌，但 VHL 综合征肾癌较散发性肾癌发病年龄早，且常为双侧性、多发性，并与多发囊肿同时存在。24%～45% 的 VHL 综合征患者有肾细胞癌，60% 有肾囊肿，两者常混合存在。

与多囊肾鉴别：VHL 综合征中肾囊肿与成人型常染色体显性遗传多囊肾的鉴别点在于成人型多囊肾患者可出现多囊肝、高血压及肾功能衰竭等，而 VHL 综合征肾多发囊肿可合并肾细胞癌、胰腺囊肿或肿瘤、CNS 和肾上腺肿瘤。

与散在性肾癌鉴别：VHL 综合征并发肾癌的超声表现与散发性肾癌相比有显著区别，VHL 综合征并发肾癌超声表现为双侧、多中心性、囊实性生长；而散发性肾癌超声一般表现为单侧单中心生长，肿瘤生长迅速或肿瘤较大时可合并中央出血坏死灶，但鲜有囊实性改变。因此当超声发现肾肿瘤为双侧、多中心、囊实性生长时，应考虑为 VHL 病可能。VHL 综合征特征具体见表 8-4-2。

3. 临床关切点 如今没有方法可以逆转患者 VHL 基因的突变。尽管如此，早期识别 VHL 综合征特征性的临床表现并进行治疗，这能从本质上减少并发症的发生并提高患者的生活质量。VHL 综合征患者平均寿命不超过 49 岁。其主要死亡原因是中枢神经系统血管母细胞瘤破裂出血、肾细胞癌和嗜铬细胞瘤引起的恶性高血压。VHL 综合征是一种多器官性肿瘤疾病，目前手术仍为 VHL 综合征的主要治疗手段，可根据患者病情，多科合作进行一次或多次手术切除病变组织。中枢神经病变根据部位行手术或 X 线刀、伽马刀治疗。对于嗜铬细胞瘤及副神经节瘤可在充分术前准备的基础上，行手术切除，首选方式为腹腔镜肿瘤切除术。

随着腹腔镜技术的进步，泌尿外科医生可以在充分评估患者病情的基础上，行经腹膜后或经腹的腹腔镜一起尽可能多的切除病变，包括肾脏肿瘤、嗜铬细胞瘤、副神经节瘤等。VHL 综合征肾囊肿囊壁可发生恶变，肾癌发病的平均年龄为 39 岁，比散发性肾癌平均发病年龄提前 20 年以上，患者一生会不止发生一个，75% 为双侧，因此首选保留肾单位手术，包括肿瘤剜除术。绝大多数 VHL 综合征肾细胞癌为小型、侵袭性小的低级别肿瘤，但其生长速度因人而异，变化很大。目前直径达 3cm 的肾细胞癌建议保留肾单位的手术切除，以降低转

表 8-4-2　VHL 综合征特征

病变	发病率	发病年龄	临床表现	主要辅助检查	治疗
CNS 成血管细胞瘤	60%～84%	33 岁	神经系统症状	头部、脊髓增强 MRI	手术
视网膜成血管细胞瘤	60%	25 岁	视力下降、视野缺损、失眠	检眼镜、眼底荧光造影	激光或冷冻治疗
肾癌	50%	39～44 岁	无特殊症状，晚期可有血尿、腰疼等症状	腹部增强超声、CT	手术、靶向药物
肾囊肿	15%～36%	39 岁	无特殊症状	腹部增强超声、CT	手术、监测
嗜铬细胞瘤	10%～20%	30 岁	高血压、心悸、大汗或无症状	内分泌检查、胸腹盆增强 CT、生长抑素受体显像	手术
阴囊囊肿	25%～60%	14～18 岁	无症状	阴囊超声	监测
胰腺神经内分泌肿瘤	9%～17%	29～38 岁	一般无症状，可能为恶性（8%～50%）	胸腹盆增强 CT、生长抑素受体显像	手术
胰腺囊肿	35%～70%	37 岁	无症状	胸腹盆增强 CT	监测

移风险并保留肾功能。对于直径 <3cm 的肾细胞癌,可行超声引导下经皮射频消融或冷冻消融。直径≥3cm 或伴有肾内多发病灶的肾细胞癌建议行肾部分切除或全肾切除术。

综上所述,VHL 综合征是一种罕见的常染色体显性遗传性疾病,表现为血管母细胞瘤累及小脑、脊髓、肾脏以及视网膜。其若干病变包括肾脏血管瘤、肾细胞癌以及嗜铬细胞瘤等。VHL 综合征的影像表现为全身相应器官出现多发相关肿瘤和囊肿。在这些病变中,肾多发囊肿合并胰腺多发囊肿最具提示意义。

(蒋天安)

二、肾脏恶性肿瘤

(一)肾细胞癌

1. 临床病理、流行病学及发病特征 肾细胞癌(renal cell carcinoma, RCC)是发生于肾小管上皮的一组恶性肿瘤,2004 年 WHO 分类的肾细胞癌病理类型和诊断标准。

(1)肾透明细胞癌:肾透明细胞癌(clear cell renal cell carcinoma, CCRCC)是最常见的 RCC。一种由胞质透明或嗜酸性的肿瘤细胞构成的恶性肿瘤,肿瘤内有纤细的血管网。因为在其他类型的 RCC 中也能见到胞质嗜酸性的细胞,不是肾颗粒细胞癌的专有特征,现认为即往曾使用的"肾颗粒细胞癌"是高分级的 CCRCC。癌细胞胞质透明或嗜酸性,胞膜清楚;组织间可见小的薄壁血管构成的网状间隔;肿瘤细胞呈巢状或腺泡状结构;部分肿瘤中可见坏死、纤维黏液样间质及钙化、骨化。常用的免疫组化抗体:CK8、CK18、vimentin(波形蛋白)、CD10 和 EMA 阳性。CCRCC 位于肾皮质,<5% 的病例呈多中心性和累及双侧肾脏,病变呈多中心性,双侧发生,且发病年龄小者应属典型的遗传性癌症综合征,如 von Hippel-Lindau 综合征。

(2)嫌色性肾细胞癌:嫌色性肾细胞癌(chromophobe renal cell carcinoma, CRCC)约占 RCC 的 5%。肿瘤呈实体性结构,有灶状钙化和厚纤维间隔。瘤体内的血管与 CCRCC 不同,为厚壁血管,瘤细胞体积大,胞质透明略呈网状。

(3)乳头状肾细胞癌:乳头状肾细胞癌(papillary renal carcinoma, PRCC)约占 RCC 的 15%。肿瘤累及双肾和多灶性者常多见。影像表现为少血供特征。病理学分为Ⅰ和Ⅱ两个亚型。

(4)多房性囊性肾细胞癌:多房性囊性肾细胞癌(multilocular cystic renal cell carcinoma)是一种特殊类型的 RCC,肿瘤完全由囊腔构成,囊腔内壁衬有小灶状透明细胞。

(5)Bellini 集合管癌:Bellini 集合管癌(carcinoma of the collecting ducts of Bellini)是指来源于 Bellini 集合管的恶性上皮肿瘤,罕见,构成比例不到肾恶性肿瘤的 1%。恶性程度其高。发病年龄 13~83 岁,平均约 55 岁,男女发病率之比 2:1。集合管癌诊断标准:瘤体位于肾锥体(体积小的肿瘤)、典型的组织学呈不规则小管状结构、细胞核分级高、炎性纤维性间质伴大量粒细胞、免疫组化高分子质量角蛋白阳性、荆豆凝集素阳性和无尿路上皮癌;次要诊断标准:肿瘤位于肾中央(体积大的肿瘤)、乳头状结构有宽大的纤维轴心和纤维化间质、广泛的肾内肾外和淋巴管及静脉浸润。

RCC 是肾恶性肿瘤最为常见的肿瘤,占成人恶性肿瘤的 2%~3%,男女之比约为 1.5:1,全球每年有超过 20 万的新增病例及超过 10 万例死亡病例。约 1/3 患者就诊前已出现转移,超过 40% 的局限性 RCC 患者术后出现复发。在中国 RCC 在泌尿系恶性肿瘤中的发病率排名第二,并有逐年升高的趋势。肾细胞癌最常见于 50~70 岁的成年人,年龄最小为 3 岁。皮革及石棉工人发病率较高,吸烟与肾细胞癌有明显相关性。肾细胞癌 85% 是透明细胞癌,5%~15% 为乳头状癌。获得性囊性变的肾透析患者易患肾透明细胞癌,其发病率高于正常对照组 30 倍。肾细胞癌也有家族史倾向,其发病率高出 1 倍。

肾细胞癌与乳腺癌、结肠癌及视网膜母细胞癌一样分为家族性(遗传性)和散发性(非遗传性)两类。据估计 4% 的肾细胞癌为遗传性,至少有 3 种类型:VHL 综合征相关性肾癌、遗传性乳头状肾癌(hereditary papillary renal carcinoma, HPRC)和遗传性透明细胞癌(hereditary clear renal carcinoma, HCRC)。VHL 综合征属常染色体显性遗传的一种遗传性肿瘤综合征,发生包括肾脏在内的多器官肿瘤;HPRC 是近年发现的一种遗传性肾癌,为双侧,多发性乳头状肾癌,发病早;对 HCRC 了解甚少,多为双侧,多发性透明细胞癌。

VHL 综合征是家族性肿瘤综合征,患者常出现多器官肿瘤,包括肾、小脑、脊椎、眼、胰腺、肾上腺、内耳和附睾等。此病较早出现双肾多发性肿瘤和多发性肾囊肿,肿瘤多发生于囊肿内,为透明细胞癌。据统计,VHL 综合征患者的每一患肾有 600 个透明细胞癌灶和 1100 个良性或不典型囊肿。这些肾肿瘤均为恶性,未经治疗者 40% 出现远处转移。多发性小脑和脊髓血管母细胞瘤血供丰富，虽然这些中枢神经系统肿瘤为良性肿瘤，但仍可出现严重并发症。视网膜血管瘤可为 VHL 综合征的早期临床表现，它是良性的多血管肿瘤，最早可在 1 岁时发现。内耳内淋巴囊肿瘤为低度恶性乳头状肿瘤，但可局部浸润。VHL 综合征患者可出现胰岛细胞瘤和胰腺囊肿，前者多为无功能性肿瘤，部分为恶性，可扩散。18%～20% 的 VHL 综合征患者有嗜铬细胞瘤，可为双侧，也可发生肾上腺外肿瘤，部分为恶性。附睾囊腺瘤多为双侧发病，均为良性。

肾癌基因定位：3 号染色体短臂异常，早期和晚期肾细胞癌均存在杂合性丢失（loss of heterozygosity, LOH），表明某些基因可能参与肿瘤的早期发生。

以前认为肾细胞癌起源于肾内的肾上腺残余，现在免疫组化和超微结构研究已证实它来源于肾近曲小管上皮。肾细胞癌来自皮质，内部有出血、坏死及大量硬化和纤维化灶，也会出现钙化及充满液体的单个或多个囊肿。

肾癌细胞有 3 种病理类型，即透明细胞型、颗粒细胞和梭形细胞。

肾癌患者早期多无症状，仅 19% 有典型的疼痛、血尿和腰部肿块。

2. 超声诊断与鉴别诊断　RCC 在超声图像上的表现主要是皮质区的低回声区，常也有等回声区、略高回声区和混合回声（图 8-4-11），囊性肾癌呈多个小囊伴分隔。RCC 呈圆形或椭圆形，部分可凸出肾表面或挤压肾窦，较大的 RCC 可侵犯邻近脏器。有部分肿瘤于瘤体周边，能显示低或略高回声的假包膜，较大的瘤体（>3.0cm）内，常能检出无回声的出血坏死区。彩色多普勒血流图显示：多数肿块有较丰富的供血且多为动脉，阻力较高，血管多呈扭曲状，仍有少部分的 RCC 是乏血供的，仅有点状血供（图 8-4-12）。超声造影特征：大部分 RCC 超声造影特征：瘤体呈高增强（图 8-4-13）；快速或同步增强，造影剂的快速或同步廓清（以肾皮质做参照）；增强和减退的方式多表现为中央型；造影时明显增加了 RCC 瘤体周边的环形包绕，即提高了假包膜的显示率（图 8-4-14）；造影也同时突

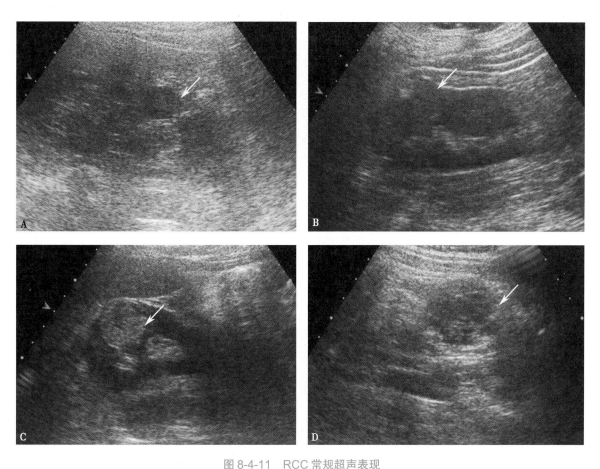

图 8-4-11　RCC 常规超声表现

二维常规超声显示 RCC 可表现为多种回声：A. 低回声；B. 等回声；C. 略高回声；D. 混合回声

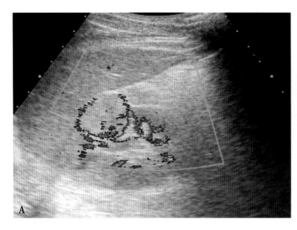
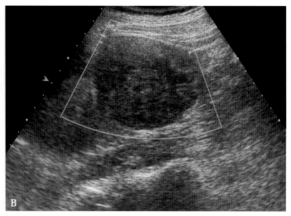

图 8-4-12 RCC 彩色多普勒超声表现

彩色多普勒超声显示：A. 多数 RCC 有较丰富的供血且多为动脉，血管多呈扭曲状；B. 有少部分的 RCC 是乏血供的，仅有点状血流

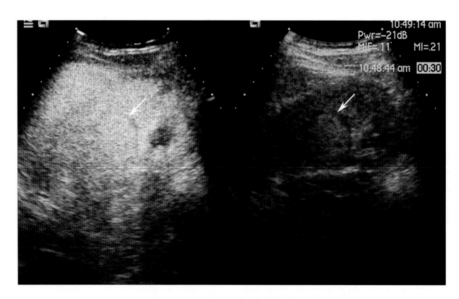

图 8-4-13 RCC 超声造影表现

肾透明细胞癌超声造影后瘤体呈显著高增强表现

出显示了瘤体内出血和坏死区（图 8-4-15）；瘤体内的高增强是 RCC 的主要特征。RCC 的超声造影有助于发现肿瘤的结构特征和血供特点，帮助鉴别肾的良恶性肿瘤，弥补了常规超声难以显示的瘤体特征。

鉴别诊断：RCC 需要与肾柱肥大、肾叶畸形、肾血管平滑肌脂肪瘤、炎性假瘤、肾囊肿和其他肾肿瘤相鉴别。其中，与低回声的肾血管平滑肌脂肪瘤是主要鉴别难点。单纯从超声造影特点难以对 RCC 和血管平滑肌脂肪瘤进行鉴别，因为两者造影特点有相同之处。二维回声特点是主要鉴别依据，比如大多数血管平滑肌脂肪瘤都是高回声，有时可伴瘤内出血形成杂乱回声。RCC 则以低回声

和等回声为主。RCC 的纵横比多大于 1，而血管平滑肌脂肪瘤相对更倾向小于 1。

鉴别时，尤其是皮质区的占位，以透明细胞癌最常见。

3. 临床关切点 超声可以多体位、多切面、多途径和多模态超声综合评价肾癌，不仅评价肿瘤的回声、大小、位置、血供、数量、假包膜是否存在以及是否存在侵犯邻近组织等，还可以评价是否有肾积水或挤压肾门、与肾门肾主动脉或肾静脉之间的关系。肾癌若小于 3cm，病理组织学描述，肾癌外围有一重要结构，即假包膜，由纤维组织和受压的肾小球所构成，其存在的重要作用是，将癌组织与正常的肾皮质隔离，防止癌过早侵袭正常组织。但

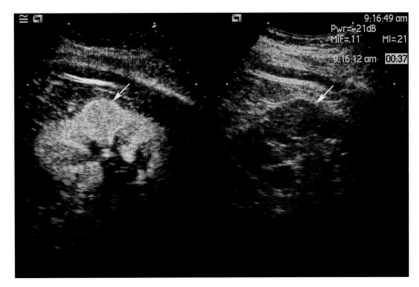

图 8-4-14 RCC 假包膜
超声造影后提高了 RCC 假包膜的显示率,表现为瘤周环形高强化

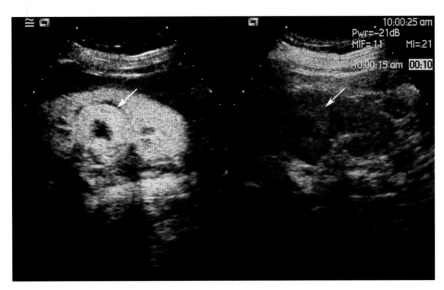

图 8-4-15 RCC 瘤内出血坏死灶
超声造影后突出显示了 RCC 瘤内出血坏死灶,表现为瘤内充盈缺损区

影像诊断,如常规超声或 CT 甚至 MRI,均较难识别这一重要结构的存在,其原因是假包膜菲薄。若使用超声造影,可以大大提高假包膜的显示,其机制是微气泡进入纤维组织和受压的肾小球,很难排出,所以假包膜的环状增强显示持续时间长,即廓清(wash out)时间长。发现假包膜的重要临床价值是,若肾癌有假包膜,并且没有侵犯肾包膜和肾窦,肾癌最大直径 <3.0cm,手术可以选择剜除术,即仅切除肿瘤而保留患肾,这是目前国际上推崇的保肾手术。

超声在肾癌诊断上的缺陷:超声除深部衰减和气体全反射的共性缺陷以外,还存在肾脏腹侧面较

小肾癌容易漏诊,而 CT 或 MRI 更佳。如果患者肥胖或肠腔气体多,应首选 CT 检查。

超声造影在肾癌检查时应关注,由于肾血流极为丰富且流速快,大量微气泡进入瘤体,容易产生容积效应,导致瘤体内部出血坏死区被遮盖,影响诊断的准确性。另外,肾是单供血(与肝脏供血对比),瘤体增强时间、增强强度、廓清时间及增强特征均以肾皮质作参照。

4. 展望 超声三维成像技术日趋成熟,三维实时动态可以完整显示瘤体外观及假包膜,显示瘤体内部的每个纵切面和横切面,而常规超声仅能显示纵切面,因此,三维图像能提供更为丰富的瘤体

外部和内部结构。超声造影三维动态图,可以显示瘤体周边的滋养血管,还可以显示瘤体内部血管网的分布及密度,为良恶性肿瘤的鉴别,提供更丰富的图像信息(图 8-4-16)。

靶向超声微气泡:恶性肿瘤滋养血管有 VEGF 血管生长因子参与血管内皮调控,制作携抗 VEGF 抗体的微气泡,即靶向超声微气泡,可以在肾癌血管内皮细胞上聚集,这样肾癌区内存在有大量的含 VEGF 抗体的微气泡,导致该区域突出显示(图 8-4-17)。未来还会制作出许多相关恶性肿瘤特异基因或相关位点的靶向微气泡,使该肿瘤区突出增强显示,而其他区域无增强显示,实现超声基因组织学诊断的长远目标。

(二)尿路上皮癌

1. 临床病理、流行病学及发病特征 膀胱、输尿管和肾盂的内衬上皮与人体其他部位的上皮明显不同,包括多层上皮细胞。其中一些典型细胞可见纵行核沟成熟后可形成非常巨大表面细胞又称"伞细胞"。伞细胞有核异型不应该被误为发育不良。伞细胞表面是"不对称的单位膜",为模板块蛋白蛋家族构成的一特殊三层性硬膜。

尿路上皮癌较少见,占肾肿瘤的 5%,男女之比约为 3:1,上尿路肿瘤常为多发,除原发灶外,膀胱是常见的转移部位。尿路上皮癌主要的病因是吸烟,戒烟可以显著减少发病率。滥用复合止痛剂也是诱发因素之一,因为此类药物含有非那西汀、非那宗和咖啡因。长期大量服用复合止痛剂患者在出现上尿路肿瘤之前一般先有肾乳头坏死。非那西汀代谢物邻氨基酚可能是致癌原因。从事苯胺染料、纺织、塑料和橡胶等职业者好发,慢性炎症、上尿路结石也可发生上尿路上皮癌。

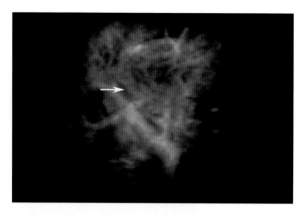

图 8-4-16 RCC 三维超声造影图像
三维超声造影显示了 RCC 瘤体周边粗大扭曲的滋养血管以及瘤体内部紊乱的微小血管网的分布

限制性片段多态性分析显示尿路上皮癌的 9 号染色体、靠近 p53 位点的 17 号染色体、靠近 RB 位点的 13 号染色体和靠近肾癌基因位点的 3 号染色体均有异常改变。

尿路上皮癌 90% 是移行上皮癌,包括原位癌、乳头状癌和扁平癌。鳞状细胞癌占 7%,易向深部组织浸润,一般与慢性肾盂炎或感染有关,预后较移行上皮癌差。腺癌较少见,常与感染、炎症或结石有关。

2. 超声诊断与鉴别诊断 尿路上皮癌超声诊断通常分上尿路和下尿路,本篇只论述上尿路上皮癌,下尿路上皮癌在膀胱肿瘤中有详细的描述。上尿路上皮癌是指肾盂和输尿管上段。肾盂或上段输尿管内早期尿路上皮癌影像诊断十分困难,其原因是肿瘤直径太小,肾盂或输尿管内无积水或积血,肾盂的正常结构无法与肿瘤回声区分,即无法识别。当肿瘤生长达到 >1.0cm,并造成局部肾盏

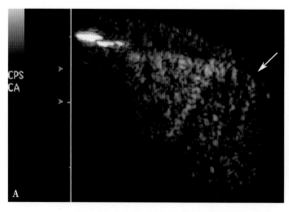
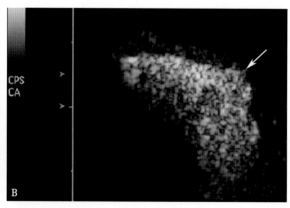

图 8-4-17 RCC 靶向超声造影图像
携抗 VEGFR2 抗体的靶向超声微泡评价裸鼠原位移植肾透明细胞癌新生血管,靶向微泡组(B)增强程度明显高于对照组(A)

或肾盂形成积水或存在血凝块时，影像诊断才能发挥作用。通常肿瘤呈低回声或等回声（图 8-4-18），瘤体可位于肾盏、肾盂或输尿管上段，肿瘤呈乳头状突起，瘤体以上的肾盂可出现尿液少量的积聚，有时尿液内可出现絮状血尿或血凝块。彩色多普勒超声血流信号仅在较大的肿瘤有显示，即显示瘤体内出现少量的血流（图 8-4-19）。

尿路上皮癌的 TNM 分期：

T- 原发肿瘤

T_X　原发肿瘤不能确定

T_0　无原发肿瘤证据

Ta　非浸润性乳头状癌

Tis　原位癌

T_1　肿瘤浸润到上皮下结缔组织

T_2　肿瘤浸润肌层

T_3　（肾盂）肿瘤浸润超过肌层，浸润肾盂周围脂肪或肾实质

　　（输尿管）肿瘤浸润超过肌层，浸润输尿管周围脂肪

T_4　肿瘤浸润邻近器官或穿透肾脏浸润肾周脂肪

N- 局部淋巴结

N_X　局部淋巴结不能确定

N_0　无局部淋巴结转移

N_1　单个淋巴结转移，最大直径≤2.0cm

N_2　单个淋巴结转移，最大直径 2.0～5.0cm 或单个淋巴结转移，最大直径＜5.0cm

N_3　淋巴结转移，最大直径＜5.0cm

M- 远处转移

M_X　不能确定远处转移

M_0　无远处转移

M_1　远处转移

分期

0a 期	Ta	N_0	M_0
0is 期	Tis	N_0	M_0
Ⅰ期	T_1	N_0	M_0
Ⅱ期	T_2	N_0	M_0
Ⅲ期	T_3	N_0	M_0
Ⅳ期	T_4	N_0	M_0
	Any T	N_1、N_2、N_3	M_0
	Any T	Any N	M_1

以上是临床分期，超声对该肿瘤的分期可参考执行，但并非首选分期技术。

超声造影在诊断和鉴别诊断上发挥的作用更明显。超声造影可以鉴别血凝块和实体肿瘤；若是

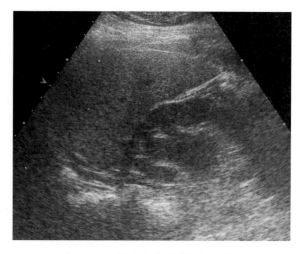

图 8-4-18　尿路上皮癌常规超声表现

肾盂内见不规则低回声团块，边界欠清晰，术后病理证实为浸润性高级别尿路上皮癌

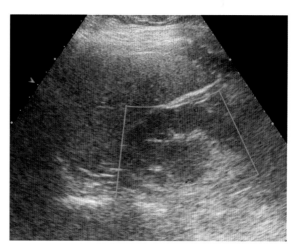

图 8-4-19　尿路上皮癌彩色多普勒超声表现

彩色多普勒超声显示肾盂肿块内见少许彩色血流信号

尿路上皮癌，瘤体会出现增强（图 8-4-20），若是血凝块或脓尿为无增强。增强 CT 或 MRI 也有良好的诊断和鉴别能力。

3. 临床关切点　该病在确诊时出现特异性症状的概率与其临床亚型相对应。确诊的肿瘤中，75%为浅表性的，20%～25% 为浸润性的，8%～20% 为转移性的。80%～90% 的患者出现血尿，另有部分患者会有尿路感染，膀胱刺激或膀胱容量减少而出现尿频症状。特定的病变部位和肿瘤浸润的加深可导致输尿管的梗阻，腰部的不适或疼痛和肾功能障碍。极少数患者会有骨髓转移或肿瘤的局部侵犯而疼痛加剧。40 岁以上者出现血尿，应进行尿液细胞学、泌尿系超声或 CT 检查甚至内镜。筛查

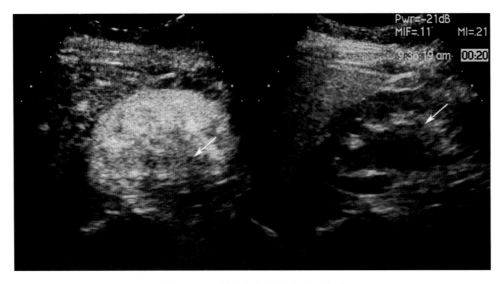

图 8-4-20　尿路上皮癌超声造影表现

超声造影后肾盂内肿瘤略晚于肾皮质增强,呈偏低强化,术后病理证实为浸润性高级别尿路上皮癌

无症状的血尿患者虽可增加早期诊断率,但未显示能影响总的生存率。尿液脱落细胞学和超声检查广泛应用于尿路肿瘤诊断和长期随访监测,因两种检查无创且费用经济。而尿液脱落细胞学检查对低级别肿瘤其特异性高但缺少灵敏度。对血尿患者和高危患者应用超声进行全尿路多次反复检查,可以提高检出率,尤其是肾盂和膀胱内的尿路上皮癌。但对输尿管内的肿瘤检出率低。而输尿管肾盂镜可直视下检查整个上尿路上皮是否存在病变,适合于上尿路上皮癌的长期随访和监测。

4. 展望　内镜超声已应用在冠状动脉、食管和胃,将来也可应用于肾盂、输尿管和膀胱,这样可以准确地观察到肾盂内、输尿管和膀胱的尿道上皮癌的大小和浸润的范围,对肿瘤的分级有重要价值。

(三) 淋巴瘤

肾原发性淋巴瘤(renal lymphomas)是指单独发生于肾脏,而非系统性发生的淋巴瘤累及肾脏。

1. 临床病理、流行病学及发病特征　肾原发性霍奇金病和非霍奇金淋巴瘤少见。但是,肾移植后淋巴组织增生异常是最常见的病变。在未移植患者,肾原发性淋巴瘤常表现为肾肿块,影像学检查是最主要的检查手段,如超声、CT 和 MRI,最终诊断应进行肾和骨髓活检。肾原发性淋巴瘤常有播散。

系统性发生的淋巴瘤中,肾是第二个最常见的转移部位,是肾原发性淋巴瘤的 30 倍。

发生于移植肾的肾原发性淋巴瘤多为 EB 病毒相关的单形性或多形性 B 细胞增生,与患者使用免疫抑制剂有关。原发性或继发性肾淋巴瘤的肾脏切除标本显示单个或多发结节,或肾弥漫增大,可伴发肾盂积水。继发者常见双侧肾弥漫受累(10%~30%)。肿瘤质地均一而硬韧,灰白色,可有坏死、出血、囊性变、钙化和肾静脉瘤栓形成。血管内大 B 细胞淋巴瘤常累及肾脏,但无大体改变。肾淋巴瘤有三种生长方式,最常见的是瘤细胞在肾单位之间弥漫浸润,致肾脏显著增大;第二种生长方式是肾内有一个或多个瘤块;最少见的是肾内所有血管均有瘤细胞。淋巴瘤的几乎所有亚型均可发生于肾脏,原发性和继发性肾淋巴瘤中最常见的是弥漫性大 B 细胞淋巴瘤及其亚型。

临床特点无特异性,常见症状有季肋部和腰背部疼痛、血尿、发热、体重下降、高血压,肾功能不全或急性肾功能衰竭。并发症有肾功能衰竭和高钙血症。

继发性肾淋巴瘤提示患者已到 III 期,预后差。原发性肾淋巴瘤常有肾外播散,也提示预后差。放疗、化疗可延长生存期和改善肾功能及临床症状。

2. 超声诊断与鉴别诊断　肾淋巴瘤在超声的表现大致有三种:弥漫型、巨块型和囊肿型。

弥漫型:整个肾脏弥漫型增大,肾实质增厚,肾皮质回声增强,常表现为双肾受累。肾窦可轻度扩张。彩色多普勒超声血流图显示肾内各级动脉血流阻力略升高(resistance index, RI > 0.60),超声表现无特异性,此型肾淋巴瘤超声、CT 或 MRI 均无法明确诊断。诊断此型的最佳方法是超声引导下的肾组织活检。获取的肾组织在光镜下见大量淋巴细胞浸润。

巨块型：最常见在肾窦内见一圆形或椭圆形的低回声区，肿块可挤压肾窦导致肾盂轻中度积水，肾脏明显增大，失去正常形态，肾实质受压。肾窦正常结构消失。彩色多普勒超声血流图显示肿块内血流丰富，并可见血流从肿块的某一位置向周围发散，呈"树枝"样改变（图 8-4-21）。肿块的血流与肾脏血流无关，互不相通，无滋养血管伸入肿块内。超声造影可以更清晰观察肿块内血供特征及与患肾血供之间的关系；注射超声造影剂，肿块内快速呈"树枝"样增强，并由一侧向外增强（图 8-4-22），增强持续时间长，其增强的特征非常类似淋巴结，即血流由门起始，呈"树枝"样向周围延伸。巨块型在超声图像尤其是彩色多普勒超声血流图和超声造影有特征性的表现，是最容易诊断和识别的肾淋巴瘤。

囊肿型：肾内见囊性病变，多为单发，大小不一，常规声像图的表现与单纯性肾囊肿完全一样，无任何区别，故极易漏诊。超声造影偶尔可以发现有部分囊壁增强增厚，应注意淋巴瘤可能，但没有特异性，很难诊断。部分病例发展到一定阶段会出现囊壁增厚和囊内出血，这就要考虑是否存在囊性肾癌或淋巴瘤。

3. 临床关切点　肾淋巴瘤在肾恶性肿瘤极少见，巨块型肾淋巴瘤存在特征性的淋巴结"树枝"样血供，容易诊断。囊肿型肾淋巴瘤应重点观察囊壁的厚度及囊壁是否存在血供。因此，若囊壁增厚应选择超声造影，囊壁增厚增强，应考虑此病。

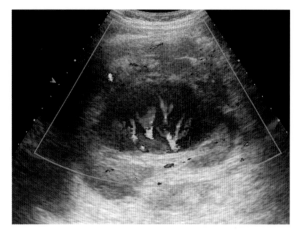

图 8-4-21　肾原发性淋巴瘤彩色多普勒超声表现

彩色多普勒超声显示肿块内血流丰富，血流从肿块的某一位置向周围发散，呈"树枝"样改变

（四）肾母细胞瘤

1. 临床病理、流行病学及发病特征　肾母细胞瘤（nephroblastoma）也称 Wilms 瘤，该瘤来源于肾胚基细胞的恶性胚胎性肿瘤，再现肾脏的发生和发育过程，并常显示不同的分化特点。肾母细胞瘤在儿童中发病率约 1/8000，男女无差别，双侧肾发病率相同。首诊患者年龄在男性和女性分别为 37 个月和 43 个月，而且 98% 的患者年龄 <10 岁。发生于成人的肾母细胞也有报道。肾母细胞瘤在世界各地发病率较为稳定，提示环境因素在本瘤的发生中不起主要作用，但是，肾母细胞瘤在不同种族中有不同的发病率，提示本瘤可能与遗传有关，总体

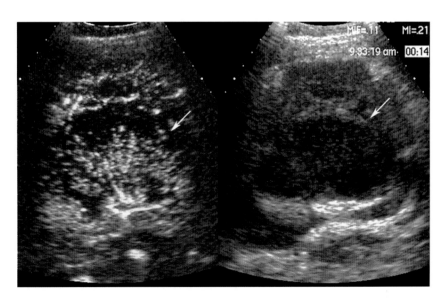

图 8-4-22　肾原发性淋巴瘤超声造影表现

超声造影后皮质期肿块呈"树枝"样快速增强，并由一侧向外增强

上非洲裔美国人发病率较高,而亚洲人发病率较低。

大多数肾母细胞瘤为单发,但有7%呈单侧肾多发,5%累及双侧肾。肾母细胞瘤多为圆形实性肿块,周围包绕纤维性假包膜,与周围肾实质分界清楚。切面呈均一的灰白色或棕褐色,质地柔软。当肿瘤大部分成分为成熟的间叶组织时,质地硬韧而呈旋涡状。当肿瘤呈息肉状突入肾盂肾盏时,可呈葡萄状。有时囊性变明显,偶见肾母细胞瘤发生在肾外部位。肾母细胞瘤最常见转移部位是淋巴结、肺和肝,除此以外其他部位的转移少见,如:骨和脑。如果出现不合规律的转移,应考虑原发肿瘤并非肾母细胞瘤。

肾母细胞瘤常在父母给孩子洗澡或穿衣服时触及腹部包块而被发现。临床症状常见腹痛、血尿、高血压,外伤引起肿瘤破裂继发急腹症也可见。偶见贫血、肾素增多引起的高血压和肿瘤产生的红细胞生成素所致红细胞增多症。

2. 超声诊断与鉴别诊断 肾母细胞瘤在超声上的表现是:圆形、低回声或等回声、有包膜、呈巨块型、尺寸较大(>5.0cm)和患肾被挤压或被侵犯,仅显示残存肾实质或肾窦回声(图8-4-23)。彩色多普勒超声显示肿块内和周边有少量血流。肾母细胞瘤有血管内侵犯倾向,有5%~10%发生肾静脉或下腔静脉瘤栓。肾母细胞瘤有特殊的患病人群,因此,当小儿肾内有巨型肿块占位,应首先考虑是肾母细胞瘤。近几年,也有成人肾母细胞瘤的病例报道,应注意与其他的肾肿瘤相鉴别。

3. 临床关切点 肾母细胞瘤是一种多见于小儿肾的恶性肿瘤,超声诊断可以进行准确诊断。其他影像诊断检查,如CT、MRI或PET/CT均需小儿配合或实施必要的麻醉。实施其他影像学检

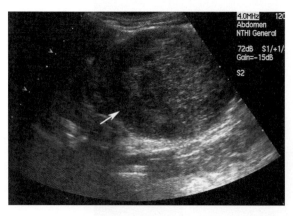

图8-4-23 肾母细胞瘤常规超声表现
肾母细胞瘤呈类圆形低回声团块,尺寸较大(>5.0cm),患肾被挤压或被侵犯

的目的是:其一,超声无法明确诊断,临床诊断与超声诊断有冲突;其二,超声虽已明确诊断,但要了解腹腔及肾周淋巴结有无转移或肺有无转移灶。超声除能显示肿瘤本身及残余肾的征象外,还能实时观察肿瘤与患肾及周围脏器之间的关系和侵犯情况;彩色多普勒超声还能判断肾静脉内是否存在血栓或瘤栓;了解肿瘤血供情况。总之,超声多种技术的应用,如弹性成像和超声造影对本病的认识和鉴别诊断有更大的帮助。

(五)肾肉瘤

1. 临床病理、流行病学及发病特征 肾原发肉瘤为少见的肾恶性肿瘤,约占所有肾肿瘤的1%。其中主要是间叶组织肿瘤,如透明细胞肉瘤、横纹肌样瘤、平滑肌肉瘤、肾血管肉瘤和骨肉瘤等。较罕见,多发生在小儿。病因及发病特征不清楚。

2. 超声诊断与鉴别诊断 肉瘤的超声影像特征就是肿块较大,等回声或低回声,非常类似Wilms瘤的声像图表现。超声无法来区分这些肉瘤。有些肉瘤生长在肾脂肪囊内,如,肾脂肪肉瘤和神经内分泌肉瘤,只有通过超声引导下行肿块的组织活检才能明确诊断。

3. 临床关切点 临床上非常关注这些肿瘤侵犯的范围、大小、有无淋巴结肿大、有无其他脏器的病变及病理。而超声或CT等其他影像学检查能提供临床所要的大部分信息,病理的信息可通过影像的准确定位和引导下获取肿块组织而完成。

三、肾脏良性肿瘤

(一)血管平滑肌脂肪瘤

1. 临床病理、流行病学及发病特征 血管平滑肌脂肪瘤(angiomyolipoma,AML)是一种良性间叶性肿瘤,肿瘤内有多少不等的脂肪组织,梭形和上皮样平滑细胞以及异常的厚壁血管。

AML属于血管周细胞来源的遗传性病变。分子生物学研究证实,本病是单克隆病变,免疫组化和超微结构也证实本瘤组织发生上来自单一种类细胞。病因和病理机制不清。男女发生比率不同,青春期后发病以及免疫组化孕激素受体(PR)常阳性,提示本病可能与激素有关。男女发病率比例为1:4,无结节硬化症者发病年龄介于45~55岁,有结节硬化症者发病年龄介于25~35岁,青春期可能会影响AML的发展。AML约占肾肿瘤的1%,以往认为是一种少见的肿瘤,现在超声技术的广泛应用,使AML的发现率大幅升高,散发的AML例数是结节性硬化症伴AML的4倍,后者属于常染

色体显性遗传性疾病。AML 常无症状，多由影像学发现。如果瘤体较大或出血，季肋部可疼痛、血尿、可触及包块等症状和体征。此外，AML 还与淋巴血管平滑肌瘤变（LAM）有关，LAM 是一种常发生于年轻女性肺的进展疾病。组织病理学和遗传学证实 AML 和 LAM 有许多相同的特点。

2. 超声诊断与鉴别诊断　超声是发现 AML 的主要影像学方法。AML 在声像图上表现呈多样化，主要以强回声或略强回声多见（图 8-4-24），少见的有等回声和低回声（图 8-4-25）。AML 可累及双肾或单肾，圆形多见也可呈不规则形，以肾实质为主，常突出肾进入脂肪囊，肿块大小不等，位于肾门处较大的 AML，可挤压肾门引起肾窦轻度积水或高血压。偶有较大的 AML 自发性出血。AML 边缘光整、锐利，后方回声无衰减。彩色多普勒超声血流图显示：肿块多为少血供；肿块内呈点状或细小血流束（图 8-4-26），也可见周边较为丰富的血流。超声造影表现：AML 的超声造影表现为多样化，主要有四种表现：①快速增强、增强的强度低于肾皮质，廓清延迟晚于肾皮质；②慢速增强、增强不均匀、肿块内有片状的非增强区；③呈环形增强或不增强，即肿块外缘先呈环形增强，逐渐向内缓慢增强。不增强的 AML 多见于较小且强回声的肿块，这一类型的 AML 常常不增强，即微泡无法进入瘤体内的血管；④快速增强、增强的强度等同于肾皮质，廓清时间明显延迟，远远晚于肾皮质（图 8-4-27）。超声造影三维显示：AML 瘤体内血管密度少，且粗大、无扭曲。与 RCC 有明显区别。

3. 临床关切点　AML 需与 RCC 相鉴别。高回声的 AML 需与略强回声的 RCC 相鉴别。低回

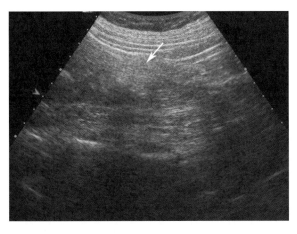

图 8-4-24　AML 高回声表现
二维常规超声显示肾内肿块呈高回声，边界清晰，术后病理证实为 AML

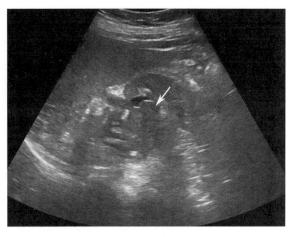

图 8-4-25　AML 低回声表现
二维常规超声显示肾内肿块呈低回声，术后病理证实为 AML

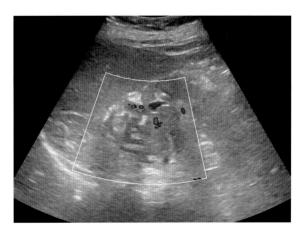

图 8-4-26　AML 彩色多普勒超声表现
彩色多普勒超声显示 AML 肿块内见点状或细小血流

声的 AML 与 RCC 是鉴别的难点。AML 在超声上的回声取决于瘤体内脂肪的多少及排列；脂肪含量多，脂肪细胞排列紊乱或排列与声束垂直，散射回波能量大，瘤体呈强回声；脂肪含量少，回波能量小，瘤体呈低回声。当 AML 呈低回声时，应用超声多模态技术（常规超声＋超声造影）可以鉴别。同时可应用 CT 和 MRI 也便于鉴别。另外，应结合患者的病史、临床症状、体征和超声随访也是重要的鉴别依据。若以上方法仍无法鉴别，可考虑超声引导下的肿块组织活检。

4. 展望　靶向微气泡的研发和未来临床应用，会对肾脏肿瘤的鉴别诊断带来革命性的突破。超声图像大数据识别系统的建立和应用以及超声组织病理学的发展。这种疾病的鉴别将变得更为容易。

（二）嗜酸细胞腺瘤

1. 临床病理、流行病学及发病特征　嗜酸细胞

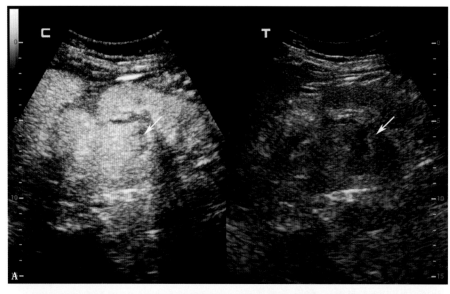

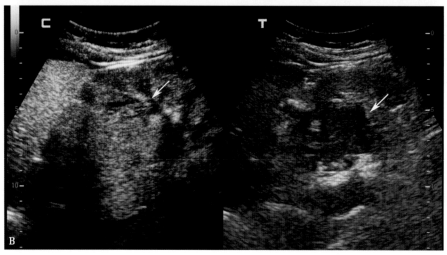

图 8-4-27　AML 超声造影表现

超声造影后：A. 皮质期肿块快速增强，呈中等强化，强化程度与肾皮质相近；B. 延迟期肿块廓清时间明显延迟，晚于肾皮质廓清，术后病理证实为 AML

腺瘤（oncocytoma）是肾良性上皮性肿瘤，肿瘤由胞质嗜酸性的大细胞构成，其内线粒体丰富，可能来源于集合管。嗜酸细胞腺瘤边界清楚，但无包膜。多数呈棕色，约 33% 的肿瘤中央有放射状瘢痕，约20% 肿瘤有出血，大体上罕见坏死。由于嗜酸细胞腺瘤是良性肿瘤，故不对其进行分级。嗜酸细胞腺瘤约占肾小管上皮肿瘤的 5%，大多数肾嗜酸细胞腺瘤内核型正常与核型异常的细胞混合存在。有些嗜酸细胞腺瘤内检出 t（5；11）（q35；q13）易位，有些肿瘤有 1 号和 14 号染色体缺失。

发病年龄范围较广，高峰在 70 岁前后。男性约是女性的 2 倍。大多数嗜酸细胞腺瘤为散发。大多数患者无症状，且多数是因其他原因进行影像学检查时发现，少数患者出现血尿，季肋部疼痛，或触及包块。

2. **超声诊断与鉴别诊断**　嗜酸细胞腺瘤常规超声显示常为等回声或低回声。超声发现时瘤体较大，瘤体边界清楚，后方回声无衰减，瘤体内血供较少，瘤体内很少有坏死和钙化灶，无包膜（图 8-4-28）。超声造影：瘤体呈低增强，廓清较快（图 8-4-29），呈典型的乏血供表现。本病应与 RCC 和少脂肪的AML 相鉴别。具体鉴别的方法见上述。

3. **临床关切点**　嗜酸细胞腺瘤在泌尿外科通常是手术切除，由于肿瘤是良性肿瘤，因此，择期手术。如果肿瘤较大，挤压周围脏器，可考虑手术。影像学对本病的诊断至关重要。但是影像学的诊断必须依赖于肿瘤图像特征是否完整，患者临床症状和体征的采集以及其他检查的信息提供，这三项的综合判断才能准确的诊断。嗜酸细胞腺瘤在超声图像上非常类似于 CRCC 和 PRCC，后两种均是恶性肾肿瘤。

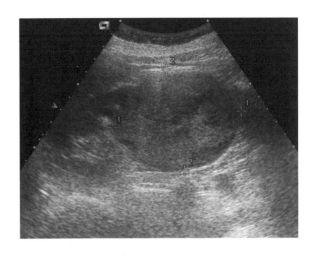

图 8-4-28 肾嗜酸细胞腺瘤常规超声表现
二维常规超声显示肿块呈中等回声，边界清楚，肿瘤内部可见特征性的中央放射状低回声区，术后病理证实为肾嗜酸细胞腺瘤

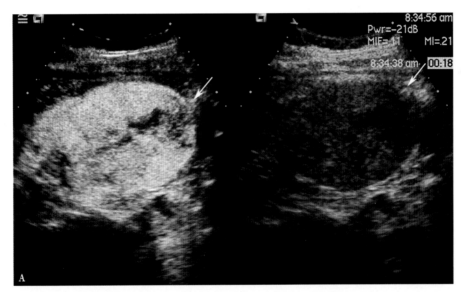

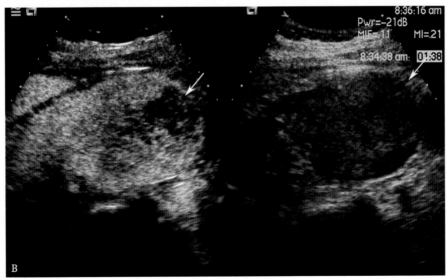

图 8-4-29 肾嗜酸细胞腺瘤超声造影表现
超声造影后：A. 皮质期肿块呈高增强；B. 延迟期肿块廓清早于肾皮质，术后病理证实为肾嗜酸细胞腺瘤

（杨 斌）

第五节 泌尿系感染的临床与超声诊断

一、概述

泌尿系感染又称尿路感染（urinary tract infection，UTI），是致病微生物侵入泌尿系统而引起的炎症反应，尿频、尿急、尿痛和排尿困难是其典型临床表现，根据感染的部位分为上尿路感染和下尿路感染。感染累及肾、肾盂及输尿管时称为上尿路感染，累及膀胱及尿道时则称为下尿路感染。女性泌尿系感染的发病率明显高于男性，男性青壮年多发生前列腺炎、附睾炎等男性生殖系统感染，老年男性由于前列腺增生等方面的原因下尿路感染的发生率也很高。

泌尿系感染的诱发因素主要有三种：①疾病导致的机体免疫功能下降、抗感染防御功能减弱或破坏，如糖尿病、慢性肝病、慢性肾病、营养不良、恶性肿瘤、先天免疫缺陷或长期应用免疫抑制剂等。②泌尿系统畸形、梗阻、结石、肿瘤、前列腺增生和神经源性膀胱等引起梗阻或尿动力异常，引起尿液潴留，病原菌局部繁殖，破坏尿路上皮防御能力。③留置导尿管、膀胱造瘘术、尿道扩张腔镜检查等操作时引起的医源性因素。

泌尿系感染的感染途径主要有四种，即上行感染、血行感染、淋巴感染和直接蔓延感染。引起泌尿系感染的致病菌主要有非特异性致病菌和特异性致病菌两类。非特异性致病菌引起的非特异性感染，主要由大肠埃希菌等普通致病菌所致，80%的社区获得性与50%的医院获得性泌尿系感染为大肠埃希菌，其他的革兰氏阴性菌（如变形杆菌、克雷伯菌）和（或）革兰氏阳性菌（如粪球菌）等致病的约占20%，另外，还有少量衣原体和支原体的感染。非特异性细菌感染最常见的感染途径是上行感染和血行感染。尿液镜检时尿液中白细胞和红细胞增多，每高倍视野白细胞超过3个说明可能存在泌尿系感染。尿液细菌菌落计数是诊断尿路感染的主要依据，尿液细菌菌落数≥105CFU/ml 应认为有感染。抗生素使用前的中段尿培养是诊断尿路感染的最可靠指标。在临床工作中，应仔细询问病史，寻找可能存在的诱因。尿路 X 线平片、静脉尿路造影、膀胱及尿道造影、超声、CT、放射性核素检查等有助于明确尿路梗阻的部位，寻找引发尿路感染的诱因。

特异性致病菌主要为结核分枝杆菌和淋病奈瑟菌等，近些年来，结核的发病有上升趋势。结核分枝杆菌感染多由于结核治疗不规范或过于乐观放松警惕以及人类免疫缺陷病毒（HIV）的感染等，多见于经济发展落后、医疗卫生条件较差的农村及边远地区，好发于青壮年，男女之比约 2∶1，平均年龄 40 岁（5～88 岁）。泌尿系结核多为血行感染，大多继发于肺结核，约占全部肺外结核的 10%～40%，仅次于淋巴结核，肾结核是泌尿系统最常见、最先发生的结核病变，并由肾脏蔓延至整个泌尿系统，输尿管和膀胱结核是肾结核的次发性病变。肾感染时可无症状，结核菌进入膀胱，引起膀胱黏膜及肌层损坏，患者出现尿路刺激症状及血尿，逐渐加重，抗感染治疗无明显效果。随着病程延长，肾结核病灶扩大，膀胱逐渐挛缩。输尿管对结核菌的感染反应强烈，表现为增生、溃疡和瘢痕狭窄，最终堵塞输尿管。少数患者在查体时发现本病，均为一侧"自截肾"，对侧肾形态正常或大致正常；"肾自截"的出现，大大加快了病肾损害进程。采用保守治疗时，临床要注意观察膀胱及对侧肾的变化，如果尿频加重，每次尿量减少，或对侧肾脏肾积水加重，则需要及时手术。

二、感染性病变

（一）急性感染

1. 临床病理、流行病学及发病特征 泌尿系感染又称尿路感染，大多起病急，症状明显，是尿路上皮对细菌侵入的炎症反应，是肾脏、输尿管、膀胱和尿道等泌尿系统各个部位感染的总称。按感染部位可分为上尿路感染和下尿路感染。可以是单纯性尿路感染（单纯下尿路感染和单纯上尿路感染），或者复杂性尿路感染（包括导管相关的感染等），严重者可以出现尿脓毒血症。

尿路感染有诊断意义的症状和体征为尿频、尿急、尿痛、血尿、背部疼痛和肋脊角压痛，如女性患者同时存在尿痛和尿频，则尿路感染的可能性可达90%。正常尿液是无菌的，尿路感染通常伴随有细菌尿和脓尿，如尿中有细菌出现，称为细菌尿，细菌尿可以是有症状的，也可以是无症状的。细菌尿的定义本身包括了污染，临床根据标本采集方式不同而应用"有意义的细菌尿"计数来表示尿路感染。脓尿是尿中存在白细胞（WBCs），通常表示感染和尿路上皮对细菌入侵的炎症应答。未经抗生素治疗前的中段尿标本培养是诊断尿路感染最可靠的指标。

急性膀胱炎是最常见的急性尿路感染，其临床表现为尿频、尿急、尿痛、耻骨上膀胱区或会阴部不适、尿道烧灼感。常见终末血尿，体温正常或仅有低热。患者可有耻骨上区压痛，但缺乏特异性。

急性单纯性肾盂肾炎患者同时具有尿路刺激征、患侧或双侧腰部胀痛等泌尿系统症状和全身症状。发热、心动过速、肋脊角压痛对诊断肾盂肾炎具有较高的特异性。

复杂性尿路感染是指患者发生尿路感染的同时伴有增加获得感染或者治疗失败风险的疾病，例如泌尿生殖道的结构或功能异常，或其他潜在诱发因素。常伴随有糖尿病（10%）、肾功能衰竭等其他疾病，且后遗症较多。复杂性尿路感染可伴或不伴有尿急、尿频、尿痛、排尿困难、腰背部疼痛、肋脊角压痛、耻骨上疼痛和发热等临床症状，而最严重和致命的情况一是尿脓毒症，二是肾功能衰竭。复杂性尿路感染的诊断标准有两条，即尿培养阳性以及具备一条或一条以上下述复杂性尿路感染潜在诱发因素：①残余尿 >100ml；②留置导尿管、支架管或间歇性膀胱导尿；③任何原因引起的梗阻性尿路疾病，如膀胱出口梗阻、神经源性膀胱、结石和肿瘤等；④膀胱输尿管反流或其他功能异常；⑤尿流改道；⑥化疗或放疗损伤尿路上皮；⑦围术期和术后尿路感染；⑧肾功能不全、移植肾；⑨糖尿病；⑩免疫缺陷等。

尿路感染按照伴随疾病可分为两类：①尿路感染并发的因素能通过治疗而得以去除的患者，如结石的去除、留置导管的拔除等。②尿路感染并发的因素在治疗时不能或者不能完全去除的患者，如永久性留置导管，治疗后结石残留或神经源性膀胱。

尿路感染除了应及时对症治疗、多饮水及调整生活方式等一般性治疗外，积极的抗菌药物治疗是尿路感染的主要治疗方法，应根据药敏试验选择用药。但是临床常常需在获得尿培养药敏试验结果前对有尿路感染的患者施行抗感染治疗，此时临床医师大多施行经验性抗菌药物治疗。然而有研究显示社区性单纯尿路感染患者中，有 60% 患者经验用药与最终的尿培养结果不符。

2. 超声诊断与鉴别诊断 急性泌尿系感染因感染的部位不同，临床表现不同，超声表现也不尽相同。

急性膀胱炎时，超声检查膀胱大多无明显异常改变，少数患者超声可见膀胱黏膜毛糙或轻度水肿增厚（图 8-5-1），膀胱内无回声区透声稍差，部分患者膀胱内可见雾点状回声漂浮，伴有不同程度的膀胱容量减少。

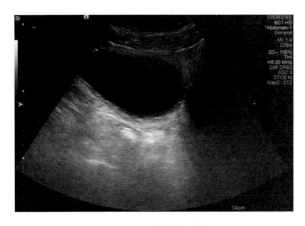

图 8-5-1 急性膀胱炎
女性，42 岁，急性膀胱炎，膀胱黏膜毛糙稍增厚，透声尚好

急性单纯性肾盂肾炎患病早期超声可无明显异常改变。随着病情的不断加重，患侧肾脏轻度肿大，外形饱满，肾实质回声减弱并逐渐增高，皮质与髓质分界不清（图 8-5-2），少数可有肾盏和肾盂黏膜的增厚，回声增高，甚至可见肾盂和肾盏增厚形成类似双层结构，并伴有肾盂和肾盏轻度分离扩张，CDFI 可见肾窦内血流信号不同程度的增多等。

3. 临床关切点 急性泌尿系感染超声检查常常无特异性，在进行超声检查时应注意阳性化验检查和体征以及对病因、病史的询问，对指导超声检查获得正确的检查结果有较大的帮助。超声检查应着重于对泌尿系感染的诱发因素的扫查和准确诊断，为临床的进一步治疗提供依据。

（二）肾脓肿

1. 临床病理、流行病学及发病特征 肾脓肿也称为肾皮质脓肿（cortical abscess of the kidney，CAK），是由其他部位的化脓性感染，经血行进入肾皮质引起严重感染形成脓性包囊而形成脓肿，可以有多发病灶，常继发于糖尿病或免疫力低下等合并症的患者，原发灶可以是皮肤疖肿、肺部感染、骨髓炎、扁桃体炎或外伤后感染等。多由于金黄色葡萄球菌经血行感染进入肾脏皮质所致，若细菌经血运到达肾皮质仅形成局灶性炎性肿块而没有液化，称为急性局灶性细菌性肾炎。

肾脓肿起病急，患者常常有较明显的原发病灶症状的同时出现突发寒战、高热、乏力、食欲减退，伴有患侧腰腹部腹肌紧张，腰痛、肾区压痛和叩击痛，可触及肿大肾脏等，实验室检查血白细胞升高、中性粒细胞增加、血培养有细菌生长。部分病例脓肿由于与集合系统相通而出现脓尿和菌尿，尿细菌培养阳性。

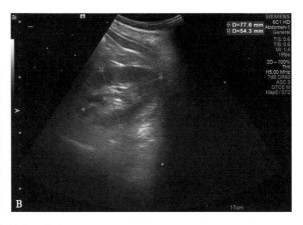

图 8-5-2 急性肾盂肾炎

男性，62岁，急性肾盂肾炎，肾脏体积增大，外形饱满，肾盏和肾盂黏膜增厚，回声增高。A. 肾脏长轴切面；B. 肾脏短轴横切面

与肾脓肿不同，肾积脓多因结石、肾或输尿管畸形引起梗阻及肾积水继发感染后肾实质广泛破坏形成一个积聚脓液的囊腔，是肾脏严重感染所致的广泛的化脓性病变。

肾脓肿尿路 X 线平片显示肾脏轮廓不清、腰大肌阴影模糊、消失，静脉尿路造影显示患侧肾脏肾功能减退或消失，脓肿较大时可见肾盂肾盏受压、变形。CT 可显示为多发的肾实质低密度影，增强后病变区域密度不均匀增强，但是仍低于正常肾实质。

2. 超声诊断与鉴别诊断 急性局灶性细菌性肾炎多表现为肾轮廓增大，外形饱满，肾实质回声不均匀，局部实质明显增厚（图 8-5-3），可见边缘不规则的高、低回声区域，CDFI 显示低回声区域内彩色血流信号明显增多。

若疾病未能得到有效控制形成化脓性感染时，声像图表现为肾轮廓明显增大，局部膨隆，肾内结构紊乱，肾实质内显示单个或多个透声较差的无回声区（图 8-5-3），边界模糊不清，其后方回声增强。

典型的肾脓肿的超声造影表现为病变区周边厚环状增强，脓肿壁增强早于周边肾实质，且表现为等和高增强，多消退为低增强，液化部分始终无增强，需要注意的是脓肿早期液化不多时，超声造影表现与其他肾实质病变表现有交叉，需要结合常规超声其他特征及临床病史、实验室检查等综合考虑，并随访观察。

若多个脓肿相互融合可形成较大的无回声区，脓肿壁稍厚，内缘毛糙、不光滑，仔细观察无回声区内有云雾点状回声漂浮或有沉积样回声。CDFI 脓肿内部无彩色血流信号。

脓肿破入肾盂肾盏或突破肾包膜时，显示脓肿内侧壁或外侧壁不连续，其周围可见透声较差的无回声区，并与脓肿无回声区相连续。

肾脓肿常合并存在肾结石或肾积水，因此超声检查时会一并呈现出肾结石或肾积水等相应的声像图表现。

超声检查时肾周脓肿须与肾包膜下血肿或肾周血肿鉴别。肾周血肿超声表现肾包膜下无回声区，内可见点状回声，若继发感染，也可以出现发热、腰痛等与肾脓肿相似的症状。鉴别的要点是肾周血肿一般有相应的外伤史或肾脏穿刺手术史等，超声检查时肾脏活动度虽减低，但是不如肾脓肿明显。超声造影肾周血肿区始终无增强，与肾脓肿造影表现不同。

3. 临床关切点 肾脓肿是肾实质的化脓性感染，初期为肾脏局部感染，仅可表现为局部肾实质明显增厚。呈现边缘不清、内部回声高低不均匀的肿块，同时有肾窦因受压移位，易于肾肿瘤相混淆，可利用 CDFI 和超声造影检测肿块内的血流情况，若其内血流彩色信号丰富，血管走行较为规则，应为局灶性急性细菌性肾炎，反之则高度提示肾肿瘤的可能。

如果肾脏局部炎症没有得到及时有效的治疗和控制，就会向周围扩散引起肾周脓肿或脓肾，超声检查有助于确定肾脓肿的大小、位置和深度、肾周有无积液或积脓，CDFI 及超声造影检查能够显示肾皮质血流灌注情况，确认肾脓肿局部肾皮质缺血区域的范围，对肾脓肿的临床评估及治疗方案的选择具有较大的帮助。尤其是超声动态观察肾脓肿治疗前后的转归情况，较为简单实用，且超声对

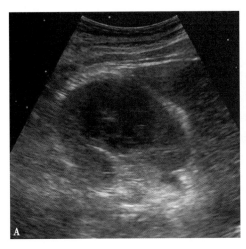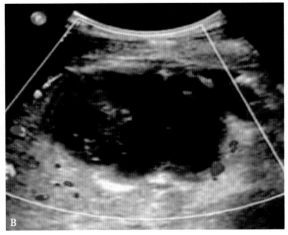

图 8-5-3　急性局灶性细菌性肾炎

男性，53 岁，发热、咳嗽、咳痰半月，右上腹疼痛 10 天，腹部超声右肾中上部可见大小约 4.7cm×3.6cm 不均质回声，边界不清（A. 右肾短轴切面），考虑为肾脓肿。患者于 7 天后复查超声，右肾实质性病变液化明显（B），内部无血流信号，并于超声引导下行右肾脓肿穿刺引流术，抽出 12ml 黏稠黄绿色脓液，送培养结果为大肠埃希菌

于肾内含液性病变的诊断敏感性和特异性均高于 CT 和 MRI，因此超声检查是肾脓肿首选方法。

（三）膀胱炎

1. 临床病理、流行病学及发病特征　膀胱炎是下尿路的常见病，多由细菌所致，亦可由真菌、寄生虫感染、物理性、化学性及机械性损伤引起，分为急性和慢性膀胱炎，通常只累及膀胱黏膜层和黏膜下层，膀胱壁正常或轻度水肿增厚，膀胱容积缩小。正常情况下细菌在尿液的冲洗下不易在膀胱黏膜存留，引发膀胱炎的机会不多。当存在下尿路梗阻或膀胱内异物、结石、盆腔炎症等可继发膀胱炎的外在因素，加之患者体弱或抵抗力的降低，可增加患有膀胱感染的机会。膀胱炎因感染菌的不同，有特异性膀胱炎和非特异性膀胱炎之不同。膀胱炎的主要表现为下腹部坠胀感及尿频、尿急、尿痛等膀胱刺激症状。女性由于尿道较短、径直等解剖学特点，较男性更易于发生膀胱炎。

临床上特异性膀胱炎是结核杆菌引起的膀胱结核，现临床已较少见到。结核性膀胱炎多由上尿路病变如肾结核的结核菌向下播散至膀胱所致。病理表现为膀胱黏膜充血水肿，结核结节形成，继而发生溃疡、肉芽肿和纤维化改变。病变可累及肌层，导致纤维组织增生并形成瘢痕，最终结果为膀胱挛缩。结核性膀胱炎早期可无任何症状，随着病情的进展可出现尿路刺激症状，最常见的是尿频。本病进展缓慢，尿频逐渐加重至每日十余次，甚至数十次。尿常规检查中有脓细胞和红细胞，未行抗结核治疗时尿沉渣中有抗酸杆菌，结核杆菌培养阳性。

非特异性膀胱炎多由大肠埃希菌引起，非特异性急性膀胱炎的病理变化是有黏膜的点状出血、黏膜和黏膜下层的充血水肿、白细胞和淋巴细胞浸润。重者可形成浅表溃疡，临床表现为尿痛、尿频、尿急、脓尿和血尿等。而非特异性慢性膀胱炎病程缓慢，病理表现黏膜充血较轻，水肿增厚明显，多有溃疡发生。轻者黏膜层及黏膜下层淋巴细胞、浆细胞、单核细胞浸润；肉芽和纤维组织增生，血管壁增厚，移行上皮化生等。重者可累及膀胱全层。炎症累及膀胱周围者，则形成膀胱周围炎；膀胱炎长期迁延不愈可使膀胱容量缩小。临床上除尿频、尿急外，尚有充盈时疼痛症状，尿检可有脓细胞。

腺性膀胱炎又称为囊腺性膀胱炎、腺性囊性膀胱炎，是慢性膀胱炎中的特殊类型，男性多于女性。病理改变为膀胱黏膜移行上皮细胞变性与化生，并向黏膜下生长、增生而形成细胞巢（von Brunn 巢或岛），可见腺体或腺管形成，腔内有分泌物，部分腺体呈瘤样增大或囊状扩张。腺性膀胱炎多发生在膀胱三角区及其周围，主要临床表现为不明原因的镜下或肉眼血尿，多呈间歇性或反复发作。病情较重者可伴有尿急、尿频、尿痛等症状。病变范围较大者可阻塞双侧输尿管开口，导致输尿管扩张和双肾积水。

真菌性膀胱炎多见于长期尿路感染和长期大

量应用广谱抗生素的人群。女性由于生理解剖的特殊性常伴有真菌性阴道炎。患者多有轻度尿道刺激症状，尿常规中可见红细胞、白细胞，但尿液细菌培养多为阴性。

化学性接触性膀胱炎主要见于膀胱恶性肿瘤术后，定期使用抗肿瘤药物灌注冲洗膀胱的患者，化疗药物对膀胱黏膜的刺激出现膀胱炎的有关症状。

2. 超声诊断与鉴别诊断

（1）急性膀胱炎：超声检查大多数患者膀胱无明显异常改变，少数患者超声可见膀胱黏膜毛糙或轻度水肿增厚（图 8-5-4），膀胱腔内无回声区透声稍差，部分患者膀胱内可见雾点状回声漂浮，伴有不同程度的膀胱容量减少。

（2）腺性膀胱炎：根据超声声像图表现的不同大致可分为三种类型：①结节型：表现为膀胱三角区或周围黏膜局限性增厚，表面不光滑或呈结节状。结节基底部宽大，内部回声不均匀，较大的结节内可见多个小无回声区。结节周围的膀胱壁厚度和回声正常。②乳头型：超声显示膀胱黏膜局部增厚，可见息肉样或乳头状肿物突入膀胱腔内，基底部较为窄小，轮廓清晰，肿物内部回声相对较高。③增厚型：超声可见膀胱壁弥漫性增厚，增厚的程度不一，轻度增厚者，仅有数毫米，重者可达几厘米，病情较重者可累及大部分乃至整个膀胱壁。增厚的黏膜表面不光滑，内部回声不均匀，可显示多个小无回声区或呈蜂窝样改变（图 8-5-5）。膀胱充盈受限，容量明显减少。此型腺性膀胱炎虽累及范围较大，但病变仅限于膀胱黏膜。

腺性膀胱炎不仅限于以上三种类型声像图表现，少数患者可具有多种类型腺性膀胱炎的声像图

改变。若合并膀胱结石、憩室及下尿路梗阻时，可呈现相应声像图改变。

（3）真菌性膀胱炎：声像图表现为膀胱内无回声区透声较差（图 8-5-6），其内可见纤细的环状真菌漂浮物体，周围有云雾状回声，彩色多普勒漂浮物内并不能检测到血流信号。排尿后再次充盈膀胱检查，不一定每次都能见到环状真菌漂浮物，只有当真菌繁殖充分才可见此种表现。

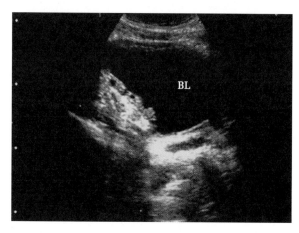

图 8-5-5 腺性膀胱炎

患者，男性，68 岁，前列腺增生 11 年，小便点滴不畅 8 年，突发解小便困难 5h，超声检查示膀胱壁弥漫性增厚，增厚的程度不一，增厚的黏膜表面不光滑，内部回声不均匀，可显示多个小无回声区或呈蜂窝样改变。BL：膀胱

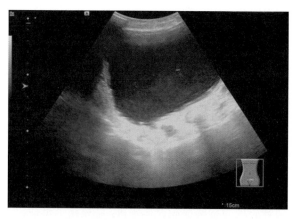

图 8-5-6 真菌性膀胱炎

女，68 岁，有真菌性阴道炎 2 年余，反复治疗，多次复发，1 个月前出现尿频、尿急、尿痛，超声检查膀胱壁不光滑，膀胱透声欠佳，尿液见漂浮云雾样点状回声，结合病史考虑真菌性膀胱炎，经治疗症状逐渐改善，尿频尿急消失，3 个月后复查膀胱超声，膀胱壁光滑，膀胱内无回声透声好

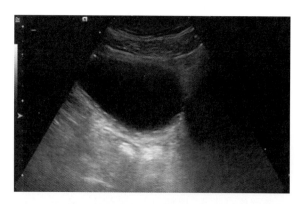

图 8-5-4 急性膀胱炎

女性，42 岁，突发尿频、尿急、尿痛 5 天，口服抗生素症状有缓解，超声检查发现膀胱黏膜毛糙，轻度水肿，考虑为急性膀胱炎，经积极抗感染治疗一周后症状消失

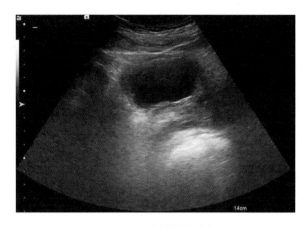

图 8-5-7　结核性膀胱炎

男，73 岁，有肾结核病史 30 余年，一直较稳定无临床表现，约 3 个月前出现腰酸、尿频、尿急，尿中找到抗酸杆菌，考虑为肾结核复发，予抗结核治疗，症状逐渐改善，但仍有尿频，超声检查膀胱壁增厚不光滑，内膜可见点状稍强回声，膀胱容量偏小，结合病史考虑结核性膀胱炎，经治疗 6 个月余，肾结核治愈，尿频尿急消失，膀胱壁较前光滑，无明显增厚

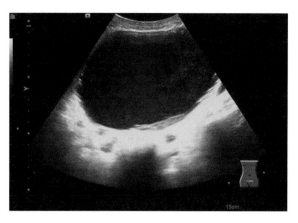

图 8-5-8　化学性膀胱炎

男，81 岁，膀胱癌内镜下切除术后 5 个月，膀胱灌注化疗 4 次，第二次化疗时初现尿频、尿急，停药后症状缓解，但第三、四次化疗，症状逐次加重，尿频、尿急伴腰酸、尿痛不适，超声见膀胱黏膜毛糙，局部表面不光滑，局部轻度增厚，结合病史考虑为化疗药所致化学性膀胱炎，经对症治疗停止灌注，尿频尿急尿痛消失，超声复查，膀胱壁较前光滑，无明显增厚

（4）结核性膀胱炎：超声检查和弥漫增厚型腺性膀胱炎声像图类似，均可表现为膀胱壁增厚，但膀胱结核多继发于肾结核，并常伴有肾积水，膀胱腔缩小，内膜可有强回声钙化斑，可与腺性膀胱炎鉴别（图 8-5-7）。

（5）化学性膀胱炎：膀胱容量轻度缩小，膀胱黏膜毛糙，局部表面不光滑，可有轻度增厚（图 8-5-8）。停止抗肿瘤药物灌注数周后，症状消失，声像图上膀胱黏膜、膀胱壁和膀胱容量等超声表现可恢复正常。

不同病因和病理性质的膀胱炎具有不同的声像图表现。鉴于各种病因所致膀胱炎的声像图表现并无特异性，因此超声诊断时，除了要与声像图表现类似的其他膀胱疾病进行鉴别之外，还应密切结合患者的临床表现综合分析。

腺性膀胱炎 CT 图像上膀胱壁局部明显增厚或可见基底较宽的隆起性病变，病变累及膀胱壁的范围较大，表面不光滑；增强扫描病灶的增强效果与周围正常膀胱壁相似，膀胱外膜光滑。而急性与慢性膀胱炎、真菌性及化学性膀胱炎的 CT 检查无明显改变。

典型的增厚型腺性膀胱炎黏膜明显增厚，其内可见蜂窝状或囊泡样小无回声区，较有特征性。但腺性膀胱炎中结节型和乳头型易与膀胱肿瘤混淆。对此，应用彩色多普勒在膀胱隆起病变内检测到明显血流信号时，应考虑为膀胱肿瘤，而腺性膀胱炎病变内很难检测到血流信号。另外膀胱肿瘤首发症状为无痛性肉眼血尿，而腺性膀胱炎多表现为尿频、尿急、尿痛等膀胱刺激症状，结合患者的临床症状可对鉴别诊断提供较大帮助。

超声实时观察膀胱结石和血凝块，二者均可随体位改变，可向重力方向移动或有漂浮感，而结节型和乳头型腺性膀胱炎在改变体位时，超声观察结节和乳头的位置无变化。

3. 临床关切点　膀胱镜检查是诊断膀胱炎的最有效方法，但是对于具有典型膀胱炎临床症状的患者又为禁忌证，且膀胱镜检查患者痛苦较大，并有创伤性，因此不适合作为诊断膀胱炎的常规方法。虽然病情较轻的急性和慢性膀胱炎的超声声像图表现无明显异常，但超声检查可诊断或除外膀胱的其他疾病，如膀胱结石、血凝块、肿瘤、憩室等。

CT 平扫膀胱壁不规则增厚，但难以确定病变性质，彩色多普勒超声检查能弥补 CT 检查的不足，不仅可观察膀胱壁增厚的程度与范围，尚可根据其 CDFI 表现，明确诊断是由腺性膀胱炎引起，还是膀胱肿瘤所致。

临床超声检查时要注意，对于无膀胱黏膜增厚的膀胱炎，超声检查即使无明显异常发现者，也不能排除膀胱炎的诊断，对此应密切结合临床症状作综合分析。

（四）慢性肾脏感染

1. 临床病理、流行病学及发病特征 肾脏感染性病变可分为特异性和非特异性两类,特异性感染包括肾结核等。

非特异性感染包括肾盂肾炎、脓肾、肾周脓肿等。慢性肾盂肾炎主要由于急性感染时期临床治疗不及时或治疗不彻底而转为慢性阶段。也有少数为急性肾盂肾炎治愈后因经尿道器械检查而又继发感染引起,肾脏大小多为正常低值或有不同程度的缩小。肾脏表面和肾实质有瘢痕形成,肾盏呈钝形扩张,实质萎缩,肾皮质与髓质分界不清,肾小球有不同程度的纤维化或硬化改变。

肾结核(renal tubercle,RTB)是较常见的肾特异性感染,也是泌尿系结核病中最多见的一种病,病程发生过程非常缓慢,多起源于肺结核,结核菌可经由血行、淋巴管、直接蔓延等多种途径传播。若经血行播散时,通常肾脏首先遭受结核杆菌感染,并可由肾脏向输尿管、膀胱及尿道蔓延。RTB的血行感染多见于双肾,首先引起肾皮质感染,此时并不引起临床症状,被称为病理RTB。若结核病灶累及范围逐渐扩大而出现尿频、尿急、尿痛、血尿、脓尿等临床症状,称为临床RTB。临床结核多见于一侧肾脏,由于结核病灶在肾内蔓延和对肾的破坏程度不同,肾的病理改变也有较大变化。病情严重者引起结核性肾积脓或有肾周围炎时,可出现腰痛或局部肿胀,并有明显压痛;引起肾积水时,可触及肾区肿块。若病情严重或合并其他脏器感染时可出现消瘦、发热、贫血等症状,尿常规检查呈酸性,可有脓尿、蛋白尿或镜下血尿,尿培养可找到抗酸杆菌。

结核病灶累及肾乳头并引起感染时,可形成干酪样溃疡,进而形成髓质空洞和肾盏积脓;病情较重者,整个肾脏可成为有无数个空洞的囊状结构;肾盂和输尿管受累时,可引起肾积水或结核性肾积脓;结核性肾钙化则为结核病灶区域内有大量钙盐沉着,既可局限于肾的一部分,亦可见于全肾弥漫性钙化,若肾功能完全丧失,被称为肾"自截",此时输尿管腔闭合。膀胱继发感染可经抗结核药物治愈或自行愈合。此外,结核杆菌经血行播散可引起附睾结核,顺行或逆行感染尚可引起输尿管、尿道、精囊和前列腺结核。

2. 超声诊断与鉴别诊断 慢性肾盂肾炎由于病情和病程不同,超声声像图可表现为肾脏轮廓增大、正常大小或肾脏轮廓有不同程度的缩小,病情较重的晚期患者,肾脏轮廓明显缩小,表面不光滑,肾实质萎缩变薄,髓质明显缩小,肾窦结构变形,边界模糊不清,CDFI显示肾内血流信号明显减少甚至显示不满意。

肾结核的声像图表现复杂多样,肾形态饱满不规则,肾内坏死液化所指的肾内囊状无回声区,肾内纤维化或钙化产生强回声,同侧的肾盂、输尿管积水表现为肾盂肾盏扩张(图8-5-9)。由于肾结核声像图复杂多样,因此超声检查时须与肾结石、肾积水、肾囊肿、肾肿瘤等病变鉴别。

肾结核可形成钙化,声像图上表现为强回声,可伴有声影,类似肾结石。二者的区别是肾结石的强回声通常位于肾窦内,有较明确的形态,声影出现率较高,而肾结核钙化多位于肾盂肾盏周边或肾实质内,回声多不均匀,呈带状、斑片状或点状强回声,边界不清;肾结石多数不引起梗阻,故肾盂和输尿管积水的概率较低,而肾结核引起肾积水的概率较高。

肾结核积脓者肾盂、肾盏多有破坏呈虫蚀状,集合区无回声分布多呈弯曲状或不规则扩张,扩张程度不重,多数为轻度,中度以上很少。由于肾结核输尿管继发病变高,致不完全性梗阻,输尿管回声增强,有僵硬感,扩张程度轻与肾积水不成比例。肾结石引起的积水集合系统多成平直扩张。

肾结核可出现肾外形增大呈团块样,易与肾肿瘤混淆。二者的区别是肾内结核肉芽肿缺乏球体感,低回声区边界不清晰,无包膜回声,内部多呈强回声或不均较强回声等,而肾肿瘤边界清楚,球体感明显,内部较少出现强回声;肾结核破坏肾盂及输尿管会引起肾盂结构挛缩,输尿管壁增粗管腔扩大及肾积水等改变,而肾肿瘤中这些表现则较少见。

肾囊肿超声表现为肾实质内出现圆形或椭圆形无回声区,囊腔内壁光滑,其后壁回声增强,两侧壁后方可有声影,如囊肿向内发展,其集合系统可见受压征象;如囊肿向外发展,肾局部向外凸出变形。肾结核囊肿形态多不规则,囊壁增厚毛糙,有时厚薄不均,甚至呈锯齿状,囊内壁有不均匀的斑片状强回声,囊内无回声区内有云雾状回声,合并钙化时,内有强光团伴声影。

3. 临床关切点 肾结核轻度时超声表现不明显,肾结核发展到中度和重度时才会有声像图改变,所以超声检查只对中重度的肾结核以及丧失功能的患肾才有较大的价值。

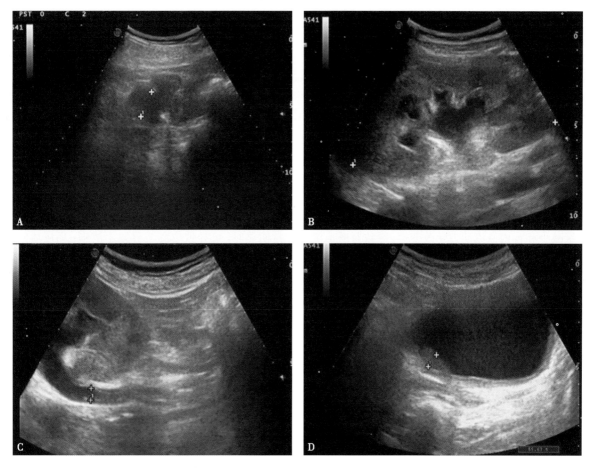

图 8-5-9 肾结核

A~D 为同一患者，女，66 岁，左肾结核 3 个月余，右侧肾盂、输尿管积水扩张，超声检查左肾萎缩，肾轮廓不清，表面不光滑，肾窦变形结构模糊。右肾形态饱满，右输尿管膀胱开口处膀胱黏膜明显增厚，伴输尿管扩张、肾盂积水，输尿管管壁增厚毛糙。后行左肾切除及抗结核治疗 7 个月，右侧输尿管不扩张，右肾积水消失，膀胱黏膜略毛糙，尿频、尿急及尿痛症状消失，TB 试验转阴性

（叶新华）

第六节 肾弥漫性病变的临床与超声诊断

肾脏弥漫性病变是指由各种原因引起的肾实质弥漫性损害。肾脏弥漫性病变分类复杂多样，按病因分为原发性、继发性和遗传性；按病理分为肾小球病变、肾小管病变、肾间质病变、肾血管病变；按功能分急性肾损伤、慢性肾脏病等。无论哪种分类，肾弥漫性病变的发病机制、病理生理、临床表现、超声表现之间都有不同程度的相互重叠。尽管肾弥漫性病变的病理改变因病因不同而不尽相同，或以肾实质充血、水肿为主，或以结缔组织增生为主，或以肾实质萎缩、纤维化为主，但几乎都有免疫机制的参与。本节按急性和慢性肾脏病来介绍。

一、急性肾损伤

（一）概述

急性肾损伤（acute kidney injury，AKI）是指由多种病因引起的肾功能快速下降而出现的临床综合征，既往也称为急性肾衰竭（acute renal failure，ARF），由于对 ARF 的定义长期未达成共识，缺乏统一的定义和诊断标准，所以国际专家组于 2005 年将 ARF 更名为急性肾损伤（AKI），定义为：不超过 3 个月的肾功能或结构方面异常，包括血、尿、组织学检测或影像学检查所见的肾脏结构与功能的异常。2012 年改善全球肾脏病预后组织又确立了最新的 AKI 定义、诊断及分期标准，该标准仍采用血清肌酐（Scr）和尿量作为主要指标，符合以下情况之一者即可诊断 AKI：① 48h 内 Scr 升高≥26.5μmol/L

（0.3mg/dl）；②Scr升高超过基础值的1.5倍及以上，且明确或经推断上述情况发生在7天之内；③尿量减少<0.5ml/（kg·h），且时间持续6h以上。AKI可发生于既往无肾脏病者，也可在原有慢性肾脏病的基础上发生，早发现、早诊断、早治疗，是避免AKI进展到严重阶段的关键。

（二）临床病理、流行病学及发病特征

AKI病因多样，根据病因发生的解剖部位不同可分为三大类：肾前性、肾后性和肾性。

1. 肾前性 AKI的常见病因包括血容量减少（如各种原因引起的液体丢失和出血）、有效动脉血容量减少和肾内血流动力学改变等，导致肾脏血流灌注不足引起肾功能损害，肾小球滤过率减低，肾小管对尿素氮、水和钠的重吸收相对增加，使血清尿素氮升高、尿量减少、尿比重增高、尿钠排泄减少，是临床较常见的AKI。临床上多以原发病表现为主，同时出现Scr不同程度的升高，伴有尿量的减少，多数患者无原发肾脏疾病的病史。

2. 肾后性 AKI也见于各种原因引起的急性尿路梗阻。肾脏以下尿路梗阻，使梗阻上方的压力升高，甚至出现肾盂积水，肾实质受压，如果短期内无法解除梗阻，肾小球滤过率（GFR）将逐渐下降，肾血流量降低，肾皮质出现无灌注或低灌注状态，导致肾脏功能急骤下降，又称为急性梗阻性肾病。

3. 肾性 AKI包括肾小球、肾小管、肾间质、肾血管性疾病导致的肾损伤，是我国最常见的AKI。

（1）肾小球疾病：急性肾小球肾炎、新月体肾炎、IgA肾病、膜性增生性肾小球肾炎等；其中急性肾小球肾炎常为β-溶血性链球菌"致肾炎菌株"感染所致，多继发于上呼吸道感染（如扁桃体炎）、猩红热、皮肤感染（脓疱疮）等，其致病抗原可导致机体各种免疫反应，导致肾脏损伤。

（2）缺血和中毒性急性肾小管坏死：肾前性损伤因素持续存在不缓解，肾毒性药物等。其中急性肾小管坏死（acute tubular necrosis，ATN）是肾性肾衰竭最常见的类型，常见病因是肾缺血或肾毒性物质损伤肾小管上皮细胞，引起急性肾小管坏死。

（3）急性间质性肾炎：过敏性间质性肾炎、其他由于感染或肿瘤引起的间质性肾炎等。

（4）肾血管疾病：肾动静脉血栓形成、大动脉炎、动脉硬化斑、主动脉夹层等。

（5）肾脏微血管病变：溶血性尿毒症综合征、血栓性血小板减少性紫癜、恶性高血压、弥散性血管内凝血等。

临床特征：急性肾损伤早期症状隐匿，易被原发疾病所掩盖，常见的临床表现与AKI的病因和肾功能损伤的程度有关，主要表现尿量减少、氮质血症、电解质紊乱、酸碱失衡等，同时伴消化系统、呼吸系统、循环系统等多系统的症状。以肾小管坏死为代表典型的临床经过表现为起始期、维持期（少尿期）和恢复期。

（三）超声诊断与鉴别诊断

1. 超声诊断 急性肾损伤超声表现：双侧肾脏多增大或正常大小，皮质回声可增高、减低或正常，可伴有肾髓质增大，回声减低；当皮质回声减低异常明显时，可导致皮髓质界限不清晰；当皮质回声明显增高，髓质回声增强时，也可导致皮髓质界限不清晰；彩色多普勒超声表现急性期肾血流增多或正常，肾内动脉阻力指数（RI）和搏动指数（PI）轻度增高或无明显异常改变（图8-6-1～图8-6-3）。结合临床及实验室检查可以初步诊断，确诊及病理分型有赖于超声引导下肾活检。

2. 鉴别诊断

（1）肾前性肾损伤：通过补液试验、尿液检查及超声双肾形态大小未见明显异常改变可以初步判断为肾前性肾损伤。

（2）肾后性肾损伤：通过超声检查可初步发现有无肾积水及导致尿路梗阻的原发病如结石、肿瘤、前列腺肥大等，超声检查可帮助确诊。

（3）肾性肾损伤：有明显肾炎或肾病综合征的表现，尿液检查异常，双肾超声可有肾实质回声增强，可伴有肾血流的改变，则考虑肾小球损伤所致肾衰竭。急性间质性肾炎：根据近期用药史，出现发热、皮疹、淋巴结肿大及关节酸痛、血嗜酸性粒细胞增多等临床表现，尿化验异常并有肾小管及肾小球功能损伤等作鉴别，肾活检可帮助诊断。肾血管异常可引起急性肾损伤，临床上较罕见，可表现为严重腰痛、血尿和无尿等，血管造影能明确诊断。

急性肾衰竭早期诊断与鉴别诊断困难，结合临床、实验室检查及超声改变，对于肾后性梗阻引起的急性肾衰竭较容易诊断，并能初步发现梗阻原因。对于肾血管性疾病及感染性疾病的超声改变详见相应章节。对于病因不明确的患者需要结合临床，实验室检查，并可行超声、腹部X线平片、静脉或逆行肾盂造影、CT或磁共振成像等影像学检查以明确诊断，病理分型或病因诊断则需要进行超声引导下肾活检。

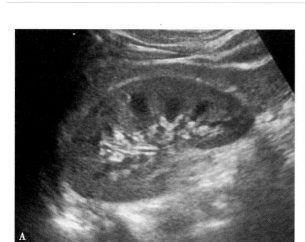
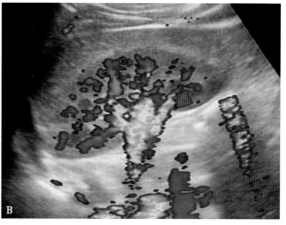

图 8-6-1　急性肾小球肾炎的超声表现

14 岁男性患者,急性肾小球肾炎,超声表现为双肾大小正常,皮质回声增强,皮髓质界限清晰,血流显示丰富。A. 二维灰阶图,皮质回声增强;B. 彩色血流图,血流信号显示丰富

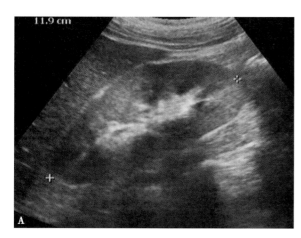
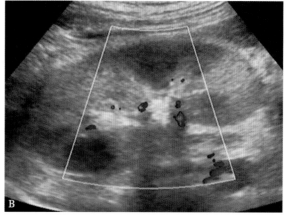

图 8-6-2　肾性急性肾衰竭的超声表现

56 岁男性患者,急性肾衰竭,超声表现为双肾大小为临界高值,皮质回声增强,皮髓质界限不清晰,血流显示减少。A. 皮质回声增强;B. 彩色血流信号减少

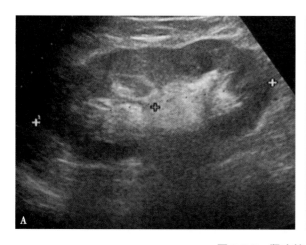
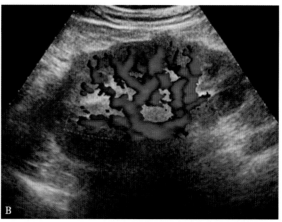

图 8-6-3　肾病综合征的超声表现

63 岁男性患者,肾病综合征,特发性膜性肾病(Ⅰ期),超声表现为双肾大小正常,皮质回声增强,皮髓质界限欠清晰,血流显示丰富。A. 二维灰阶图,皮质回声增强;B. 彩色血流图,血流信号显示丰富

二、慢性肾脏损伤

（一）概述

慢性肾脏病（chronic kidney disease，CKD）是指：①肾脏损伤（肾脏结构或功能异常）≥3个月，伴或不伴有肾小球滤过率（GFR）下降，临床上表现为肾脏病理学异常或肾脏损伤（血、尿成分或影像学检查异常）；② GFR＜60ml/（min·1.73m²）≥3个月，有或无肾脏损伤证据。慢性肾脏病包括各种原发的、继发的肾小球肾炎、肾小管损伤和肾血管的病变等。根据 GFR 可以将慢性肾脏病分为 5 期，终末期为尿毒症期，应进行肾脏移植或透析治疗。

（二）临床病理、流行病学及发病特征

CKD 的病因主要有原发性肾小球肾炎、高血压肾小动脉硬化、糖尿病肾病、继发性肾小球肾炎、肾小管间质病变（慢性肾盂肾炎、慢性尿酸性肾病、梗阻性肾病、药物性肾病等）、缺血性肾病、遗传性肾病（多囊肾、遗传性肾炎）。我国原发性肾小球肾炎、糖尿病肾病、高血压肾小动脉硬化是慢性肾脏病的主要原因。

不同病因 CKD 病变进展到后期，病理变化均可转化为程度不等的肾小球硬化，相应肾单位的肾小管萎缩、肾间质纤维化。疾病晚期肾脏体积缩小、皮质变薄，病理类型转化为硬化性肾小球肾炎，导致肾功能衰竭至尿毒症期。

临床特征：在 CKD 的不同阶段，其临床表现也各不相同。在早中期，患者可以无任何症状，或仅有乏力、腰酸、夜尿增多等轻度不适；少数患者可有食欲减退、代谢性酸中毒及轻度贫血。CKD 进入

肾衰竭期可出现：①水、电解质和酸碱失调；②心血管系统：高血压、心衰等症状；③血液系统：贫血、出血等症状；④神经、肌肉系统症状；⑤胃肠道症状：恶心、呕吐、消化性溃疡等；⑥皮肤瘙痒、肾性骨病、内分泌失调等系统症状；甚至危及生命。

（三）超声诊断与鉴别诊断：

1. 超声诊断　多数病例早期缺乏特异性的超声诊断指标，多表现为双侧肾脏大小正常或轻度缩小，肾实质回声正常，髓质面积正常或略增大，血流显示正常或略减少，阻力指数（RI）和搏动指数（PI）正常或轻度增高。随着疾病的进展，双肾体积逐渐缩小，表面不光滑；肾实质逐渐变薄，回声逐渐增强，肾髓质面积由略增大到逐渐减小，回声增强，与肾皮质界限不清晰；肾血流显示明显减少，阻力指数（RI）和搏动指数（PI）明显增高（图 8-6-4、图 8-6-5）。如果患者超声显示双肾缩小，回声增强，血流减少，结合临床及实验室检查等也可诊断慢性肾弥漫性病变的终末期或晚期，病因及病理分型有赖于超声引导下肾活检。

2. 鉴别诊断　慢性肾脏病鉴别诊断困难，如果有明确的高血压、糖尿病、痛风、狼疮等原发病，则考虑原发病的继发肾病；如果无原发病，双肾弥漫性病变常见于急慢性肾小球肾炎、急进性肾小球肾炎、肾病综合征、急性间质性肾炎等疾病中晚期所致的肾功能衰竭，病因诊断困难，病理分型或病因诊断则需要进行超声引导下肾活检。

（1）慢性肾小球疾病：多有肾小球疾病的病史，常见类型有系膜增生性肾小球肾炎、系膜毛细血管性肾小球肾炎、膜性肾病及局灶节段性肾小球硬化

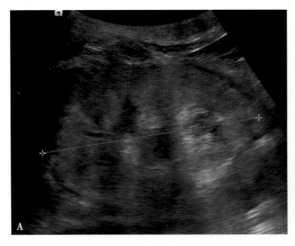
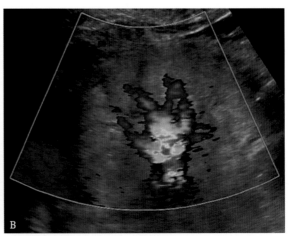

图 8-6-4　慢性肾衰竭的超声表现

11 岁男性患者，慢性肾小球肾炎，尿毒症期，超声表现为双肾缩小，皮质回声增强，皮髓质界限不清晰，血流显示减少。A. 二维灰阶图，皮质回声增强；B. 彩色血流图，血流信号显示稀疏

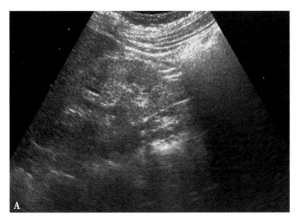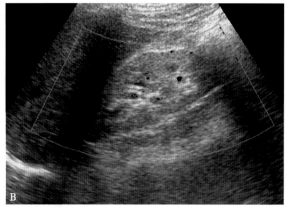

图 8-6-5　慢性肾小球肾炎尿毒症期的超声表现

51 岁女性患者，慢性肾小球肾炎尿毒症期，已经透析 3 年，超声表现为双肾缩小，皮质回声增强，皮髓质界限不清晰，肾内仅显示星点状血流。A. 二维灰阶图，皮质回声增强，体积缩小；B. 彩色血流图，血流信号显示稀疏

等。疾病晚期双侧肾脏体积缩小、皮质变薄，病理类型转化为硬化性肾小球肾炎，导致肾功能衰竭至尿毒症期。结合有肾脏病史，实验室检查肾功能改变，超声检查双肾改变容易诊断。

（2）糖尿病肾病：随着糖尿病患病率在我国的不断攀升，有研究表明糖尿病相关慢性肾脏病（DM-CKD）已超过了肾小球肾炎相关慢性肾脏病（GN-CKD），成为 CKD 的首要病因。该病的病理改变分为 3 种类型：结节性肾小球硬化型、弥漫性肾小球硬化型、渗出性病变。多数患者有糖尿病病史，结合肾功能改变及超声检查容易诊断（图 8-6-6）。

（3）痛风性肾病：是由于血尿酸产生过多或排泄减少形成高尿酸血症所致的肾损害。尿酸晶体析出，沉积在肾脏则形成痛风性肾病，髓质内存在大量析出的尿酸盐晶体，导致髓质回声增强，甚至

超过皮质回声。超声表现：双肾实质回声增强，伴有多发肾结石，常见于肾锥体内结石，呈致密排列，声影不明显。结合患者有痛风病史，多数有骨关节的改变，超声改变可考虑痛风性肾病。

三、临床关切点

对于临床表现为水肿和（或）伴有胸腹水，实验室检查出现蛋白尿、血尿或伴有尿素氮及肌酐升高的患者，要进行超声检查，主要关注双肾的大小，形态，还要注意肾的血流，测量肾内动脉的阻力指数，并除外肾后性、占位性等病变。肾脏弥漫性病变的超声表现常为非特异性，多种疾病会出现相同的超声表现，同一超声表现也可见于多种疾病，而且受患者体质、仪器调节及操作者经验等多种因素的影响，多数疾病在早期没有特异性的超声

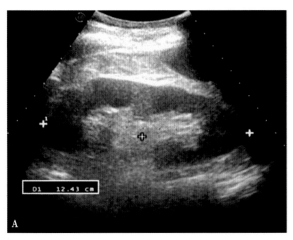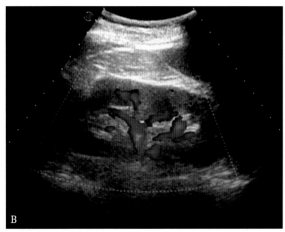

图 8-6-6　糖尿病肾病早期的超声表现

57 岁男性患者，糖尿病肾病（微量蛋白尿期），超声表现为双肾增大，皮质回声正常，皮髓质界限欠清晰，血流显示正常。A. 二维灰阶图，皮髓质分界欠清晰，体积大小正常；B. 彩色血流图，血流信号显示正常

改变,只有发展晚期或终末期时才能做出诊断。

双肾增大多见于肾脏疾病的早期。对于单侧肾脏增大的患者,多见于对侧肾有病变,而单侧肾脏出现代偿性增大。肾缩小与肾脏疾病的病程长短明显相关,双肾缩小多数原因是肾原发性疾病的终末期改变或全身疾病累及肾脏最终导致肾功能衰竭或尿毒症。不管是原发肾脏疾病或者是全身疾病导致肾功能衰竭,当患者出现双肾缩小或肾萎缩时,实验室检查会出现不同程度的肾功能不全,甚至达到尿毒症期。单侧肾脏缩小多数是单侧肾脏原发疾病引起,多数对侧肾脏会正常或代偿性增大,临床多表现为单侧肾脏原发病的症状,这时多数实验室检查肾功能正常或接近正常,或者伴有单侧肾脏原发病的实验室检查异常。对于病因不明的患者,超声引导下肾组织学穿刺活检才是诊断的金标准,对于肾弥漫性疾病的急性期肾脏较大,血流增多时肾活检容易出血;对于肾弥漫性疾病晚期肾缩小、皮质变薄,肾单位明显减少时,肾活检的诊断成功率减低。

超声检查是一种安全、方便、廉价、无创的技术,对于疑诊肾弥漫性病变,尤其伴有肾功能不全的患者,超声可作为首选影像学检查,增强 CT 和磁共振成像的造影剂有不同程度的肾毒性,对于有肾功损伤的患者应该慎用。

超声造影可以帮助观察血管性疾病,评价肾皮质的血流灌注情况,超声造影剂不经过肾代谢,无肾毒性,对于肾功能不全的患者可应用。超声弹性成像在肾实质的应用也有报道,但是目前尚没有公认的标准。

(张义侠 王学梅)

第七节 移植肾的临床与超声诊断

一、概述

肾移植是治疗终末期肾病最有效的手段之一,它是以外科手段将某一个体(供体)正常肾脏移到另一个体(受体)的特定部位,使其继续存活。根据肾脏来源分类,肾移植分为同质移植、同种异体移植和异种移植。由于组织的不相容性或其他原因,使得术后可能出现一系列并发症,导致移植肾失去功能,最终影响患者生存期。因此,肾移植术前评估、术后长期规律随访、早期发现移植肾并发症十分重要。

迄今为止,诊断移植肾并发症的"金标准",仍为移植肾穿刺组织病理学检查。然而,受穿刺的有创性、组织病理学读片的差异性以及移植患者接受程度等因素影响,此方法不适合移植肾术后长期随访及干预性治疗效果的评估。

随着医学影像技术的不断更新,移植肾并发症的诊断,已由最初完全依赖于组织病理学的有创诊断,逐渐迈向无创的医学影像学诊断。目前,常规医学影像学检查如超声、CT、MRI 能对移植肾的血供情况进行评估,放射性核素显像能对移植肾滤过功能做出准确评估。超声作为一种简便、无创、实时、快速、廉价、无辐射的影像学检查手段,尤其是操作的可重复性与结果的可靠性等显著特点,已成为临床肾移植术前、术后评估的最有效方法之一,并被各种指南推荐为首选检查方法。

本节将对移植肾的临床研究现状、术前及术后的超声评估进行讨论。

二、移植肾的临床研究现状

随着外科技术日臻成熟,组织配型技术的普遍开展使肾移植作为治疗终末期肾病最有效的方法,在全球范围内迅速推广。中国肾移植科学登记系统数据中心(Chinese Scientific Registry of Kidney Transplantation Data Center,CSRKT)统计数据表明,2015 年我国共完成肾移植手术 7131 例,仅次于美国,居世界第 2 位。同时,围术期抗体诱导治疗和新型强效免疫抑制剂的广泛应用,使肾移植的 1 年存活率超过 95%,活体亲属肾移植最长存活 40 年,尸体肾移植最长存活 37 年,活体非亲属肾移植最长存活 31 年,也对移植肾的诊断与治疗有了新的认识。

(一)肾移植适应证与禁忌证

1. 适应证

(1)年龄虽不是选择的主要目标,但以 12~65 岁的患者较为合适。近年来随着技术水平的提高,年龄范围有所扩大,如患者年龄超过 65 岁,但心、肺及肝等重要器官功能正常,血压平稳,精神状态良好,无严重心血管疾病可耐受手术者也可考虑行肾移植手术;儿童肾移植也在开展中。

(2)慢性肾炎终末期或其他肾脏疾病而导致的不可逆转的肾衰竭。从原发病来讲,最适合做肾移植的是原发性肾小球肾炎,其次是慢性肾盂肾炎、间质性肾炎和囊性肾病。此外,血管性肾病,如高血压性肾病、肾血管性高血压、小动脉性肾硬化;代谢性疾病,如糖尿病肾病、痛风肾病;全身系统疾病,如狼疮性肾炎;药物性肾损害以及梗阻性肾病等可行肾移植。

（3）经过血液透析和腹膜透析治疗后，一般情况好，体内无潜在的感染病灶，能耐受肾移植手术者。

（4）患者的血管条件比较好，心肺功能良好，无活动性溃疡、肿瘤、肝炎及结核病史，也无精神、神经系统病史。

（5）与供肾者的组织配型较接近。

2. 肾移植禁忌证 下列患者应视为肾移植的禁忌证或暂缓做肾移植术，以免加重病情，危及生命。

（1）恶性肿瘤，尤其是转移性恶性肿瘤或尚未治愈的恶性肿瘤。

（2）伴发其他重要脏器终末期疾病，如慢性呼吸功能衰竭、严重心血管疾病、心力衰竭、肝衰竭等（器官联合移植除外）。

（3）严重泌尿系统先天性畸形。

（4）精神病和精神状态不稳定者，或者尚未控制的精神病。

（5）肝功能异常，如肝硬化、重症肝炎等。

（6）活动期消化性溃疡或难以控制的消化性溃疡。

（7）全身严重感染和活动性结核病灶尚未控制患者，因免疫抑制药物的应用可使感染病灶发展和结核病灶扩散，造成严重后果。

（8）艾滋病活动期。

（9）淋巴细胞毒抗体或群体反应性抗体强阳性者。

（10）估计移植肾部位的血管条件较差或凝血机制紊乱者。

（11）当肾疾病是由全身疾病所引起的局部表现时，不能考虑肾移植，因为这一疾病将蔓延到移植的肾，如淀粉样变性、结节性动脉周围炎和弥漫性血管炎等。

此外，过度肥胖、癌前病变、依从性差、酗酒、药瘾及严重周围血管病变可作为肾移植的相对禁忌证。

（二）手术方式

目前肾移植术首选的移植部位是右髂窝。根据肾蒂及髂血管前后排列，一般左侧供肾植入右髂窝，右侧供肾植入左髂窝，但亦可植于同侧。各种原因不能使用右髂窝时，可在左髂窝植入。成人供肾移植给小儿时，因髂窝容积有限，可在腹膜后下腰部位或者在下腹部腹腔内进行。下面就移植术中与超声检查相关的技术操作逐一介绍。

1. 成人肾移植

（1）移植肾血管的重建：通常是先吻合静脉，再吻合动脉。最常用的供肾静脉和受者髂外静脉做

端-侧吻合。肾动脉与髂内动脉吻合，是首选的吻合部位，将髂内动脉放在髂外动脉前面，使其长轴较易转动，便于与肾动脉做端-端吻合，供肾动脉的长度与斜度应根据供肾安放位置及肾静脉长度来调整，两动脉血管走行一致，不可扭曲。当髂内动脉不能利用或者供肾动脉多支并带有腹主动脉袖片时，只能选用髂外动脉端-侧吻合。供肾单支肾动脉末端带有腹主动脉片，这样与髂外动脉做缝合时血管壁厚度接近，吻合口不易狭窄。如供肾存在多支动脉，在修肾时已合并一支，同单支动脉吻合法与髂内动脉做端-端吻合或与髂外动脉做端-侧吻合；如无法合并成一支，仍保留两只分开的肾动脉可以用下列方法进行重建，如髂内动脉远端分支条件较好，则可采用2根肾动脉分支与髂内动脉的2个分支作端-端吻合；将粗的一支与髂内动脉吻合，再将较细的一支与腹壁下动脉吻合，后者口径通常在$1.5\sim2.0$mm。对于小于1.5mm的肾上极和肾下极迷走血管不用保留，可予以结扎；或2根肾动脉分别与髂外动脉做端-侧吻合。如2支肾动脉开口较近，距离小于0.5mm，则可利用腹主动脉片与髂外动脉做端-侧吻合，或利用髂内动脉分支宽大的分叉处，只要修剪好，髂内动脉分叉处血管壁的大小形状与腹主动脉片相近，做端-端吻合，也能达到满意的效果，同时也避免了上述端-侧吻合的风险和并发症，此外，一般认为端-端吻合血流通畅度和供血较好。

（2）移植肾尿路的重建：移植肾开放血流后，移植肾色泽红润，张力良好，输尿管内有尿液流出或暂时虽无尿，但移植肾和输尿管血供良好，此时才可行尿路重建。

目前最常用的方法是将移植肾的输尿管直接植入膀胱，但也有其他各种输尿管与膀胱缝合法，无论哪一种吻合法，重建尿路的要求是保证尿流通畅、不发生吻合口狭窄、膀胱输尿管反流及吻合口漏。吻合的方法包括膀胱内吻合、膀胱外吻合和输尿管-输尿管吻合。对于挛缩膀胱或神经源性膀胱功能障碍等不能利用膀胱的病例，则用移植肾的输尿管与受者的一段游离回肠做回肠代膀胱术。

2. 小儿肾移植 肾移植在腹膜外髂窝处，供肾者的动脉和静脉与受者的主动脉和腔静脉做端-侧吻合，当患儿较大（体重大于20kg）移植肾血管的供肾静脉与受者髂外静脉做端-侧吻合，供肾动脉与受者髂内动脉做端-端吻合，最后采用间断缝合，否则会因小儿生长发育后，造成吻合口狭窄。如果供肾动脉是双支或者多支，与前述成人肾移植的处

理一样即可采用带多支血管的腹主动脉片与受者血管吻合，或者2根血管合并成一支，使口径增大，便于做血管吻合。

3. 移植后免疫抑制治疗 移植后期受者的排斥反应和长期免疫抑制治疗仍是临床面临的重要问题。《中国肾移植受者免疫抑制治疗指南（2016版）》给出以下建议：

（1）免疫抑制诱导治疗：除受者和供者是同卵双生姐妹或兄弟之外，所有的肾移植受者均需要接受诱导治疗以预防排斥反应。

（2）免疫抑制治疗初始方案：免疫抑制维持治疗是一个长期的治疗方案，因此，在移植术前或术中即开始启动。初始治疗用药可与诱导治疗合并用药或不合并使用。由于急性排斥反应在移植术后3个月内发生率最高，所以在此阶段内应给予充足剂量，待移植肾功能稳定后再逐渐减量以降低药物毒性。初始治疗方案普遍使用联合治疗以达到充分免疫抑制的疗效，同时可降低单个使用药物的毒性。

（3）免疫抑制治疗的长期维持：目前国内外最常用的免疫抑制维持治疗方案是以钙神经蛋白抑制剂为基础的三联免疫抑制方案，即环孢素或他克莫司联合一种抗增殖类药物（如霉酚酸类药物或咪唑立宾等）加糖皮质激素。同时，肾移植术后免疫稳态的建立是一个动态过程，且存在个体差异，应遵循选择性、协调性和特异性的用药原则。

4. 临床关切点 肾移植术的临床应用虽已开展近百年，但移植免疫抑制的治疗仍是当前亟待解决的难题。抗体诱导治疗虽可使术后早期急性排斥反应发生率降低30%~40%，但在何种情况下使用诱导治疗目前尚未统一。三联用药作为免疫抑制治疗的初始方案，目前仍处于经验性治疗阶段，尚无循证医学证据。免疫抑制的维持治疗是否撤除钙神经蛋白抑制剂或糖皮质激素仍存在很大争议。

5. 展望 随着肾移植术的不断开展，免疫抑制治疗研究的不断深入。探索适宜推广的临床用药方案，如围术期免疫抑制时间的选择，剂量的选择，个体化用药方案的选择；移植术后免疫抑制初始治疗方案的制定与剂量的选择；免疫抑制长期维持治疗的药物选择以及药物的调整是今后努力的方向。

三、肾移植术前术后的超声评估

（一）术前受体评估及供体评估

1. 检查方法与观测内容 取腹正中横切及侧腰部冠状切常规扫查切面，并结合右前腹肋间或肋缘下扫查，在深吸气末屏气利用肝脏胆囊作声窗来显示右肾。对于肥胖患者，行左腋前线肋间或肋缘下探头加压扫查，利用左肾作声窗可显示左肾血管。彩色多普勒取样框以完整显示肾动静脉全程为准，多普勒取样容积的大小为1~3mm，声速与血流夹角<60°。

灰阶超声观测供体肾脏及受体肾脏大小、形态、皮质厚度、肾锥体大小、皮髓质分界，肾盂及肾盏有无扩张，肾周围或肾窦内声像是否存在异常，输尿管有无扩张。

彩色多普勒观测供体肾动脉主干长度及有无狭窄，肾静脉结构有无异常，肾静脉主干长度等。此外，应观测并评估受体髂血管及分支有无异常。

2. 临床关切点 目前，临床仅通过灰阶超声与彩色多普勒超声对术前受体与供体进行超声评估，无法对供体肾脏及血管（包括肾动脉、肾静脉、段动脉、叶间动脉）、输尿管以及受体髂血管及分支的立体结构与走行进行直观的显示。高频超声的使用可以清晰显示弓形动脉的血流动力学特征，但对于弓形动脉远端的细小分支血管以及肾小球微血管的显示有限。需结合增强CT或MRI进行评估。此外，对于肾功能的评估，仍需采用放射性核素显像。

3. 展望 超声造影（contrast-enhanced ultrasound）作为一种微循环显像技术，其造影剂在血管内的分布、流动速度、微循环通过时间和流量均与红细胞相同，可形成良好的散射体，利用灰阶谐波技术，使作为血池示踪剂的微泡造影剂形成背向散射信号，明显提高低流量低流速血流的显示能力，清晰显示移植肾皮质微循环灌注的整个过程，且图像不受腹壁混响伪影和呼吸运动产生的非血流信号的彩色伪影的影响。因此，通过应用超声造影结合定量分析的方法能够客观准确地评价移植肾微循环结构和血流动力学改变。三维超声显像技术（three-dimesional color Doppler ultrasonography，3D-CDU）：可重建出与大体解剖相似的肾血管立体图像，更直观反映血管走行，利于标准化操作。利用超声造影结合三维成像技术，有望实现对供体肾脏形态、大小、肾实质血供、肾脏血管（包括肾动脉、肾静脉、段动脉、叶间动脉、弓形动脉、小叶间动脉）及受体髂血管空间走行的无创、全面地评价。

（二）移植术后评估

1. 检查方法 患者取仰卧位，充分暴露下腹部髂窝处，探头置于左或右髂窝移植肾部位进行常规超声及超声造影检查。因移植肾紧贴腹壁，位置表浅，具备良好的透声窗，探头一般使用腹部凸阵探头，造影检查选择仪器配备的造影成像软件。

灰阶超声观测移植肾大小、形态、皮质厚度、肾锥体大小、皮髓质分界、肾盂及肾盏有无扩张、移植肾周围是否存在异常以及输尿管有无扩张。

彩色多普勒超声观测肾动静脉主干、段动脉、叶间动脉、弓形动脉以及动静脉吻合口处血流情况，高频超声可探及皮质内小叶间动脉；取样容积选择1～3mm，声束与血流夹角<60°。常用测量指标为收缩期峰值流速（peak systolic velocity，PSV）、舒张末期流速（end diastolic velocity，EDV）及阻力指数（resistance index，RI）。

超声造影检查方法是在常规超声检查结束后启动造影模式，切面选择为经过肾门、包膜完整且显示移植肾面积最大的长轴切面，并保证移植肾中段置于切面正中；如果常规超声发现移植肾病灶，应选择病灶最佳显示切面及病灶和移植肾同时显示切面。使用造影剂注射用六氟化硫微泡（声诺维），剂量范围为1.6～2.4ml，依据超声设备、患者体重、身高及年龄在此范围内适当调节剂量；经肘静脉团注，继之快速推注5ml生理盐水。造影剂推注即刻开始计时，持续观察并同时储存图像，存储时间2min。造影结束后回放图像，采用目测（或定量分析软件）进行定性（或定量）分析。目前国内外采用的主要定量分析方法是时间-强度曲线（time intensity curve，TIC），即对感兴趣区组织回声强度随时间的变化进行定量测定；感兴趣区可选择整个移植肾切面或肾皮质等部位。

2. 正常移植肾超声表现 灰阶超声：功能正常的移植肾大小与正常人自体肾大小结构相同，因位置表浅，显示更清晰，移植肾轮廓清晰、大小正常或略大、肾皮质回声均匀、肾内结构界限清晰、皮髓质分界清晰；集合系统居中，回声明显高于周围实质，其内无分离。

彩色多普勒超声（color Doppler flow imaging）及能量多普勒超声（power Doppler imaging，PDI）显示彩色血流信号丰富，由肾门动静脉主干至皮质各级血管连续，血流信号达包膜下<3mm，呈"鸡冠花状"或"珊瑚状"，各级血管树层次分明，血流连续性好。各级肾内动脉频谱（段动脉、叶间动脉、弓形动脉）与正常肾脏基本相同，波形呈"低阻型"，阻力指数RI≤0.7（图8-7-1）。

超声造影：注射造影剂后，髂动脉、肾动脉主干、段动脉、叶间动脉、弓形动脉、小叶间动脉依次

增强（图8-7-2A）；随后肾皮质、肾髓质分别开始增强，皮质内由内向外快速增强，肾髓质开始增强时间通常略慢于肾皮质，造影剂从每个锥体的边缘开始灌注，由四周向中央呈缓慢增强（图8-7-2B），整个髓质的增强过程较肾皮质缓慢，从开始增强到整个髓质完全增强所需时间明显延长，通常皮质内造影剂已开始消退，髓质内部分锥体中央仍在继续增强，尚未达高峰；整个造影过程，移植肾实质呈均匀性增强，肾脏切面形如"火球"（图8-7-2C）。

3. 临床关切点 肾移植术后评估的首选影像学方法为超声，能够对移植肾大小、形态、内部结构及较大分支血管进行初步评估。超声造影作为微循环显像技术，能够弥补彩色多普勒显示微小血管的不足，且移植肾位置表浅，不受呼吸运动影响，利用造影配备的定量分析软件可对移植肾血流动力学特征做出定量评价。但对移植肾滤过功能的评估仍旧依赖于放射性核素显像。同时，不同个体之间造影剂量的使用，除与被检测者身高、体重、注射部位（如肘静脉或桡静脉）有密切关系外，也与不同仪器的造影模式、机械指数相关。

4. 展望 深入研究与开发无创伤性的移植肾功能诊断技术，及移植肾功能的准确评估是今后的热点与难点。移植肾实质（肾皮质、肾髓质）的微循环灌注特征尚处于初步研究阶段，尚需大样本进行验证，有望为移植肾超声造影常规随访的临床推广应用提供有力的支持。

（三）急性并发症

1. 肾移植术后肾周积液 移植肾周积液（peri-transplant fluid collection）发生率高达50%，包括淋巴囊肿、尿囊肿、血肿和脓肿等。所有这些肾周积液均可能压迫输尿管和髂静脉，导致肾盂积水和下肢水肿。在术后即刻，几乎所有患者均会出现少量肾周积液，初次检查时，应记录其大小并连续观察，以便需要时进行进一步治疗。

（1）血肿：血肿（hematoma）占移植肾周积液9%，它常于术后即刻发生，多由手术引起。其他可能的原因有，移植肾穿刺术后、急性排斥反应引起的移植肾破裂、动脉吻合口破裂或动脉瘤破裂等。当无尿或者伴有移植肾水平腹痛、移植肾肿胀、低血压或休克应该怀疑该诊断。若血肿不大，不会引起肾积水或压迫血管等并发症，一般能自行消退无需特别处理。当血肿增大造成输尿管梗阻时需要清除血肿。

灰阶超声：肾周可见规则或不规则形态的低回声区，其内可有漂浮的点状回声或线状回声分隔。

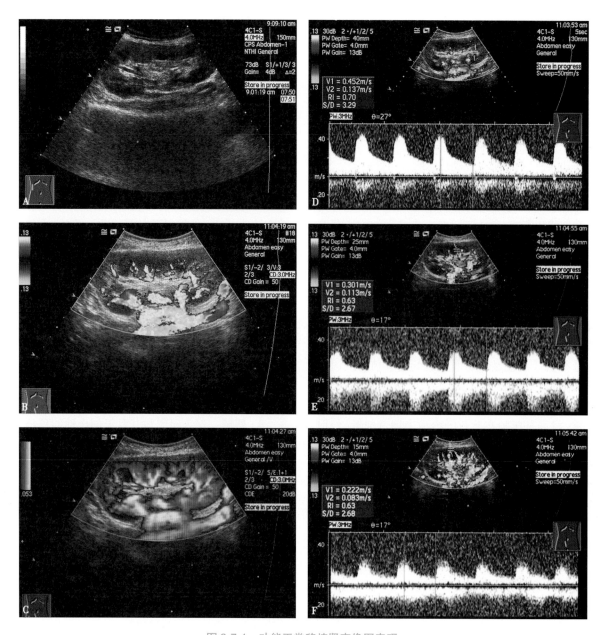

图 8-7-1　功能正常移植肾声像图表现

灰阶声像图（A）显示移植肾轮廓、肾内结构界限、皮髓质分界清晰,肾皮质回声均匀;集合系统居中,回声明显高于周围实质,其内无分离;彩色多普勒（B）及 PDI（C）显示彩色血流信号丰富,由肾门动脉、静脉主干至皮质各级血管连续,血流信号达包膜下 <3mm,呈"鸡冠花状"或"珊瑚状",各级血管树层次分明,血流连续性好;频谱多普勒（D～F）显示各级肾内动脉频谱(段动脉、叶间动脉、弓形动脉)与正常肾脏基本相同,波形呈"低阻型",阻力指数 RI≤0.7

超声可检测肾周血肿的范围、位置以及动态变化（图 8-7-3A、B）。

彩色（能量）多普勒超声:早期肾周血肿的彩色多普勒图像上无血流信号显示（图 8-7-3C、D）。

超声造影:在整个造影时相,低回声区内无造影剂充填（图 8-7-3E）。

（2）尿囊肿:肾盂、输尿管或输尿管膀胱吻合口处尿液外渗可导致尿囊肿（urinomas）。随着外科技

术的不断改进,此并发症发生率大大降低,一般移植中心不到 1%。尿囊肿一般发生在肾移植术后 1～3 周,可能原因有,供肾切除或修肾时损伤输尿管或供血血管、输尿管吻合口破裂、急性排斥反应发生输尿管全长坏死、输尿管被引流管或肾周血肿压迫坏死等。

灰阶超声:尿囊肿表现不具特异性,通常为无分隔的液性聚集,一般位于移植肾的下极附近。尿

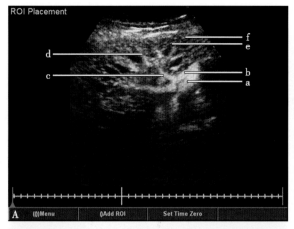
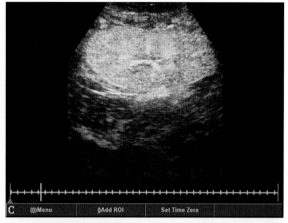
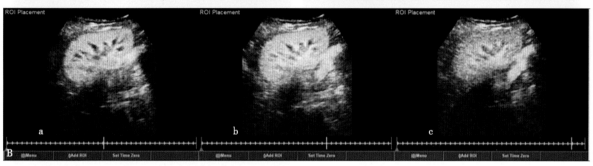

图 8-7-2 功能正常移植肾造影声像图表现

A. 造影声像图上，显示造影剂依次通过髂动脉 a、肾动脉主干 b、段动脉 c、叶间动脉 d、弓形动脉 e、小叶间动脉 f。B. 造影声像图上，显示 a 到 c 造影剂强回声由锥体的周边向中央"汇聚"式显影。C. 造影声像图上，显示整个肾脏实质呈造影剂强回声充填，肾脏切面形如"火球"

外渗可发生于腹膜外、腹膜内或同时发生；在后两种情况下，可伴有腹水的出现。通过超声引导下穿刺取样，分析积液的肌酐程度可证明积液性质，以分辨是否为尿囊肿（图 8-7-4）。

彩色（能量）多普勒超声：该区域无彩色血流信号。

（3）淋巴囊肿：淋巴囊肿（lymphocyst）是最常见的移植肾周积液，发生率约 0.5%～20%，通常发生在术后几周或几月内。由于移植手术或取肾时腹膜外或肾淋巴管被破坏所致，小的淋巴囊肿常见，一般无临床症状。但大的淋巴囊肿可造成梗阻，需要经皮引流或外科介入。

灰阶超声：淋巴囊肿为无回声，可有分隔。如有感染，则表现为混合性回声（图 8-7-5）。

彩色（能量）多普勒超声：该区域无彩色血流信号。

（4）脓肿：移植肾周脓肿（abscesses）一般继发于原有积液的感染，常发生于移植后 4～5 周，临床常需要紧急处理，超声检查有助于快速诊断，并可引导穿刺和引流等治疗。

灰阶超声：表现为含碎屑、低回声积液，有时伴有气体，或形成无回声/有回声界面随体位变化而移动，或有漂浮物（图 8-7-6A）。

彩色多普勒：显示肿块边缘可探及较丰富的血流信号（图 8-7-6B）。

2. 移植肾术后血管并发症

（1）肾动脉血栓：肾动脉血栓（renal artery thrombosis，RAT）是肾移植术后少见的并发症，发生率小于 1%，常出现在移植后早期，可导致移植肾失功。常见原因有：术后高凝状态、低血压、超急性排斥反应、吻合口狭窄、动脉分层、肾动脉过长或腹膜内植入时动脉扭转。移植肾血栓形成在临床表现上无明显特异性。主要表现为尿量突然减少，血肌酐、尿素氮增高，偶有发热和肾移植区疼痛。

灰阶超声：移植肾肿胀，呈低回声（图 8-7-7A）。

彩色（能量）多普勒超声：髂动脉及动脉残端有血流，整个肾内无血流灌注，肾静脉可出现持续反折血流信号（图 8-7-7B）。

超声造影：注射造影剂后，髂动脉可见造影剂灌注，但整个肾内未见造影剂充填（图 8-7-7C）。

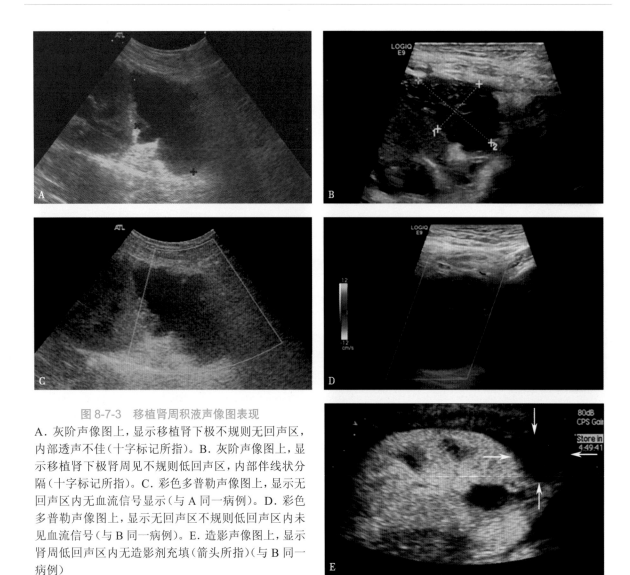

图 8-7-3 移植肾周积液声像图表现

A. 灰阶声像图上，显示移植肾下极不规则无回声区，内部透声不佳（十字标记所指）。B. 灰阶声像图上，显示移植肾下极肾周见不规则低回声区，内部伴线状分隔（十字标记所指）。C. 彩色多普勒声像图上，显示无回声区内无血流信号显示（与 A 同一病例）。D. 彩色多普勒声像图上，显示无回声区不规则低回声区内未见血流信号（与 B 同一病例）。E. 造影声像图上，显示肾周低回声区内无造影剂充填（箭头所指）（与 B 同一病例）

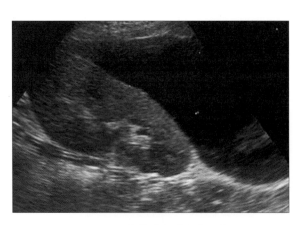

图 8-7-4 移植肾尿囊肿声像图表现
灰阶声像图上，移植肾周无回声区，内部透声好

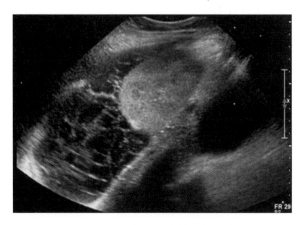

图 8-7-5 移植肾淋巴囊肿声像图表现
灰阶声像图上，显示移植肾周无回声区，内见多发线状分隔

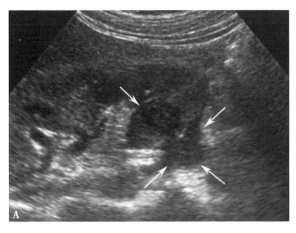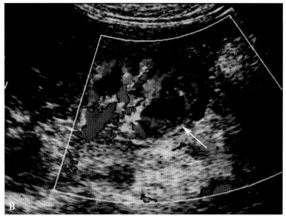

图 8-7-6 移植肾周脓肿声像图表现

A. 灰阶声像图上,显示移植肾下段肾内及肾周的不均质回声团块,内部透声不佳(箭头所指)。B. 彩色多普勒声像图上,显示团块边缘可探及血流信号(箭头所指)

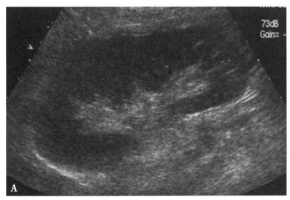

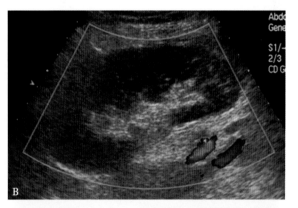

图 8-7-7 移植肾动脉血栓声像图表现

A. 灰阶声像图上,显示移植肾形态饱满。B. 彩色多普勒声像图上,显示髂动静脉血流,整个肾内无血流信号。C. 造影声像图上,显示注射造影剂后,髂动脉内有造影剂灌注(箭头所指),整个肾内无造影剂灌注,行移植肾切除术,术后病理显示急性排斥伴有肾动脉血栓形成和肾梗死

(2)移植肾动脉狭窄:移植肾动脉狭窄(renal artery stenosis,RAS)发生率为 1%~23%,占移植术后血管并发症的 75%,在术后 3 年内发生,以术后第一年最为常见。端 - 端吻合较端 - 侧吻合发生吻合口狭窄的概率更高。狭窄通常发生在血管吻合处或供体动脉的近端。原因有:供体肾动脉或受体髂动脉粥样硬化斑块、肾动脉夹层、打折或扭曲(肾

动脉过长)、血流湍流导致的内膜增生、器官灌注插管时内膜损伤以及过度分离导致的管壁缺血等。

灰阶超声:直接显示吻合口狭窄较为困难。

多普勒超声:在肾动脉局部探及高速血流信号,有研究报道,诊断标准为:收缩期流速≥180cm/s,或收缩期肾动脉与髂外动脉流速比 >1.6,叶间动脉 RI<0.55,肾动脉 PSV 与叶间动脉 PSV 比值 >6.0。

但彩色多普勒诊断指标会出现一定的假阳性及假阴性，这是由于移植肾的血流速度会受到多种因素影响，当合并动脉硬化、动脉严重狭窄及多段狭窄时，移植肾动脉血流速度会减低，导致假阴性；而移植术后早期吻合口水肿、外科手术缝线过紧、血管扭曲及术后出血等因素易引起移植肾动脉血流速度加快，造成假阳性（图8-7-8A、B）。

超声造影：可以直观显示狭窄段，有研究报道，超声造影对移植肾动脉的狭窄长度及狭窄内径的诊断与DSA一致性较好，对于诊断中重度RAS具有较高的诊断符合率（图8-7-8C～E）。

（3）移植肾静脉栓塞：移植肾静脉血栓（renal vein thrombosis）是指肾静脉主干和（或）属支内血栓形成，导致移植肾静脉部分或完全阻塞而引起一系列病理改变。肾静脉血栓形成不常见，发生率少于5%，一般发生于肾移植后第一周。临床表现为突然少尿、移植区压痛和肿胀。发病因素与肾循环障碍、血管壁损伤、血管高凝状态等直接相关。移植肾位于左髂窝的肾静脉血栓的发病率高，可能与左髂总静脉穿行骶骨和右髂总动脉之间受压迫有关。

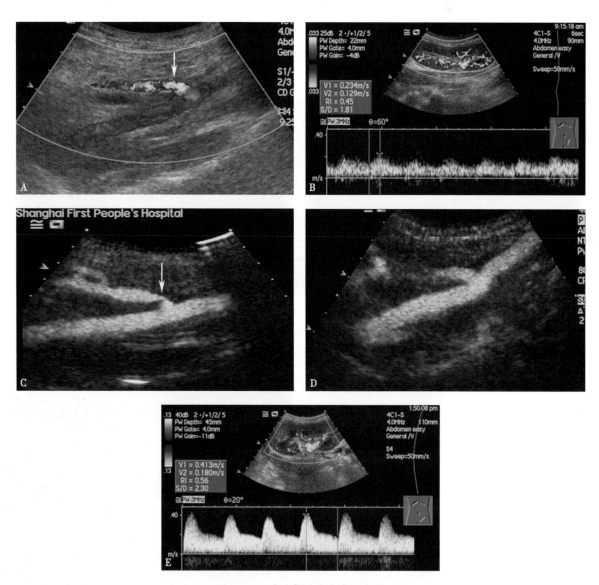

图8-7-8 移植肾动脉声像图表现

A. 彩色多普勒声像图上，显示移植肾吻合口处探及花色血流信号。B. 频谱多普勒声像图上，显示移植肾内叶间动脉阻力指数降低。C. 造影声像图上，显示注射造影剂后，可清晰显示狭窄段的内径与长度，行DSA检查狭窄位于吻合口上方2mm处，狭窄程度75%。D. 造影声像图上，显示该患者行球囊扩张成形术后两周，再次注射造影剂观察，移植肾患者吻合口内径增宽。E. 频谱多普勒声像图上，显示该患者行球囊扩张成形术后两周，移植肾内叶间动脉阻力指数增高

灰阶超声：移植肾肿大，皮质明显增厚，回声减低，肾静脉主干明显扩张，静脉内透声差，充满低或等回声。

多普勒超声：肾静脉主干内未探及血流信号；肾内动脉舒张期出现反相波，RI 增高；完全阻塞者，肾内无静脉血流信号，伴有侧支静脉者可见稀少血流信号（图 8-7-9）。

超声造影：肾内大动脉及肾实质呈缓慢浅灌注。

（4）其他血管并发症：移植肾假性动脉瘤是一种少见的血管并发症，发生率 1%。分为肾外型和肾内型，肾外型分为吻合口动脉瘤和感染动脉瘤，主要与排斥反应和外科技术有关，临床多无症状。肾内型假性动脉瘤也称动-静脉瘘，多为肾活检导致。95% 的瘘管能够自行闭合而无需治疗。

灰阶超声：表现为不规则无回声区，边界清晰。

彩色（能量）多普勒超声：红蓝相间湍流血流信号，流速明显增高，频谱呈毛刺状。瘘口处高速双向血流频谱（图 8-7-10）。

超声造影：造影剂由髂动脉进入，肾主动脉、假性动脉瘤瘤腔及移植肾实质依次显影，载瘤血管与充满造影剂的瘤体有通道相连。对于动-静脉瘘，超声造影能够探测到微循环中的瘘管以及瘘管闭合后的微小病灶，并能够清晰显示微小病灶的边缘。

（5）肾梗死：节段性梗死可由节段性或副肾动脉血栓形成或急性排斥反应导致。通常无症状，肾功能损害程度取决于梗死面积。

灰阶超声：楔形的高回声或者低回声区（图 8-7-11A）。

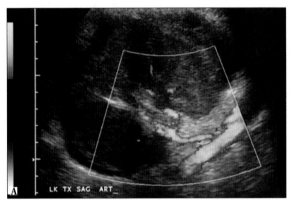
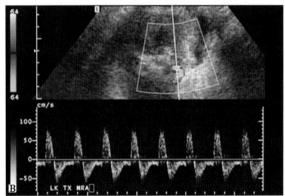

图 8-7-9 移植肾静脉栓塞声像图表现

A. 彩色多普勒声像图上，显示移植肾动脉内探及血流信号，静脉内未见血流信号。B. 频谱多普勒声像图显示移植肾动脉频谱呈现舒张期反相波

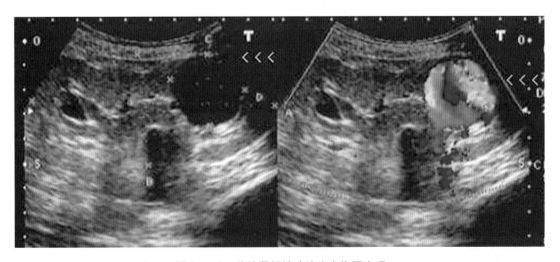

图 8-7-10 移植肾假性动脉瘤声像图表现

左图灰阶声像图显示移植肾下段无回声区，边界清晰；右图彩色多普勒声像图显示红蓝相间湍流血流信号

彩色（能量）多普勒超声：局部无多普勒信号（图8-7-11B）。

超声造影：梗死的区域或节段内无造影剂灌注，呈楔形（图8-7-11C）。

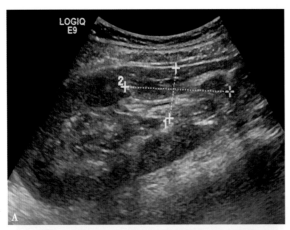

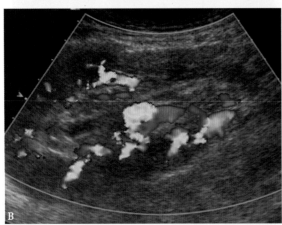

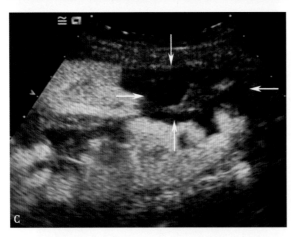

图8-7-11 移植肾梗死声像图

A. 灰阶声像图上，显示移植肾下段局部楔形稍高回声区（十字标记所指）。B. 彩色多普勒声像图上，显示该区域无血流信号。C. 造影声像图上，显示注射造影剂后，该区域内未见造影剂灌注（箭头所指）

3. 移植肾急性排斥反应 急性排斥（acute rejection，AR）是最常见的一种排斥类型，一般于术后数天到几个月内（通常在3个月内）发生，进展迅速。临床主要表现为体温升高、倦怠、移植肾肿胀疼痛、血压升高、肾功能降低、尿量减少。病理组织变化可分为间质型和血管型；间质型多见于肾移植术后早期，以细胞免疫性损害为主，肾脏病变以间质水肿和局限性出血及炎症细胞浸润最为突出，此种病变往往为可逆性改变；血管型多见于存活2周至几个月以上的移植肾，其病理变化以血管病变为主，表现为肾细小动脉的纤维素样坏死，可同时伴有淋巴细胞浸润和血管内血栓形成，该型除免疫活性细胞对血管内膜直接损害外，体液免疫也直接参与。

灰阶超声：图像显示移植肾体积急剧增大（前后径为著），形态肿胀，包膜张力增大，边界模糊；肾锥体肿大，正常三角状消失；皮质回声不均匀，强弱不等；皮髓质分界不清，肾窦回声减低，与周围实质回声对比减弱；肾周有时可见积液（图8-7-12A）。

多普勒超声：彩色多普勒显示整个移植肾血流信号分布稀疏，移植肾各级动脉连续的树枝状结构消失，呈断续的斑块（或斑点）状。频谱显示各级肾动脉频谱（段动脉、叶间动脉、弓形动脉）波形失常，呈"高阻型"，阻力指数RI>0.8。（图8-7-12B）

超声造影表现：整个造影过程，肾实质内造影剂充填稀疏；包膜下皮质较肾内皮质增强的强度减低，整个皮质增强的均匀性减低；髓质内可见散在的、大小不等、边界不清的低增强区。（图8-7-12C、D）

4. 临床关切点 超声作为肾移植后随访的首选影像学检查手段，已广泛用于术后急性并发症的筛查与诊断。超声造影对肾周积液的诊断具有重要的意义，能对彩色多普勒无法显示的肾皮质梗死灶做出明确诊断。对彩色多普勒超声怀疑肾动脉狭窄，利用超声造影能够清晰显示狭窄位置，为肾动脉狭窄的诊断提供更丰富的信息。此外，移植肾急性排斥反应具有一定的超声特征，包括形态、大小、彩色多普勒血流、频谱多普勒阻力指数以及造影特征。但对于早期诊断移植肾急性排斥反应，仍存在一定的争议，阻力指数临界值的选择尚待统一。同时，移植肾急性排斥反应与急性肾小管坏死的鉴别诊断尚处于研究阶段，明确诊断仍需组织病理学。

5. 展望 移植肾急性排斥反应与急性肾小管坏死的无创鉴别诊断是目前研究的难点。超声造影定量分析软件的开发与超声定量分析检测指标的研究是一个科研方向。

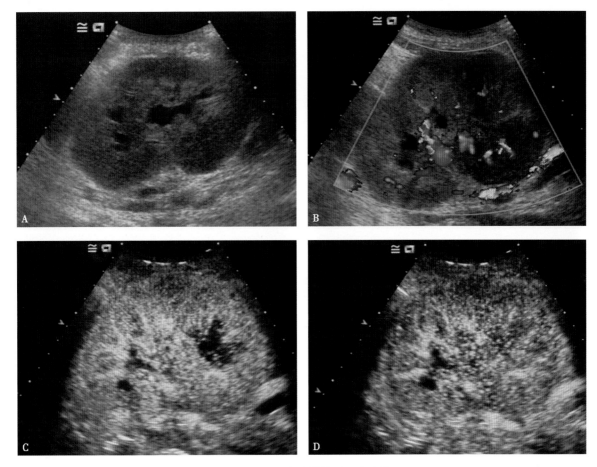

图 8-7-12　移植肾急性排斥反应声像图

A. 灰阶声像图上，显示移植肾形态肿胀，皮髓质分界不清，肾盂及肾盏轻度分离。B. 彩色多普勒声像图上，显示移植肾内血流信号分布稀疏，树枝状结构消失，呈斑点状。C. 造影声像图上，显示注射造影剂后，当肾实质达峰时，肾皮质增强程度较低，肾皮质及髓质内可见散在分布、大小不等的低增强区。D. 造影声像图上，显示注射造影剂后，当肾实质消退时，肾皮质增强程度较低，肾皮质及髓质内可见散在分布、大小不等的低增强区

（四）慢性并发症

1. 结石疾病　结石可来源于尸体或活体供肾或新生而来，可能为代谢紊乱（高甲状旁腺素、高钙血症、低枸橼酸盐尿症）、感染（变异菌属）或尿路异物（双 J 管）。

超声很容易发现停留在肾盏或者输尿管的结石。

灰阶超声：在集合系统中见强回声团，后方伴声影或不伴声影（图 8-7-13 A、B）。

彩色（能量）多普勒：结石处可见快闪伪像。

2. 恶性肿瘤　相比正常人群，肾移植受者发生肿瘤的风险增大 100 倍。大多数肾移植受者的肾癌为透明细胞癌，90% 发生于原肾，10% 发生于移植肾。一般发现于移植后 2～258 个月（平均 75 个月）。

灰阶超声：肾实质内低回声团块，边界清晰，有球体感，内部回声可均匀或不均匀（图 8-7-14A）。

彩色（能量）多普勒超声：在肿块边缘显示"抱球状"血流信号（图 8-7-14B）。

超声造影：肿块内部有明显造影剂充填，根据造影剂的血供丰富程度，肿块内造影剂增强，达峰时强度可高于或低于周围肾皮质，造影剂在肿块内部充填不均匀（图 8-7-14C、D）。

3. 移植肾慢性排斥反应　慢性排斥（chronic rejection，CR）是指移植肾存活一定时间之后（一般在 3 个月或 6 个月以后）发生，排斥反应缓慢地、隐匿地出现。CR 诊断标准是移植 3 个月后的进行性肾功能减退、血肌酐增高，并在排除其他原因的情况下通过移植肾活检确诊。临床主要表现与慢性肾病相似，有高血压、蛋白尿、肾功能渐进性降低。移植肾慢性排斥的发病机制目前尚不十分清楚，较公认的是由异种抗原依赖的免疫因素及非异种抗原依赖的因素导致移植肾功能的持续恶化和发展，

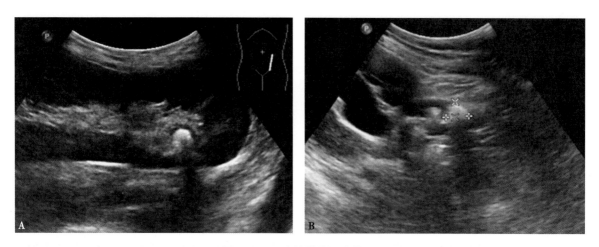

图 8-7-13 移植肾结石声像图

A．灰阶声像图上，显示移植肾下盏一个强回声团，后方伴声影。B．灰阶声像图上，显示移植肾输尿管上段管腔内一个强回声团，后方伴声影（十字标记所指）

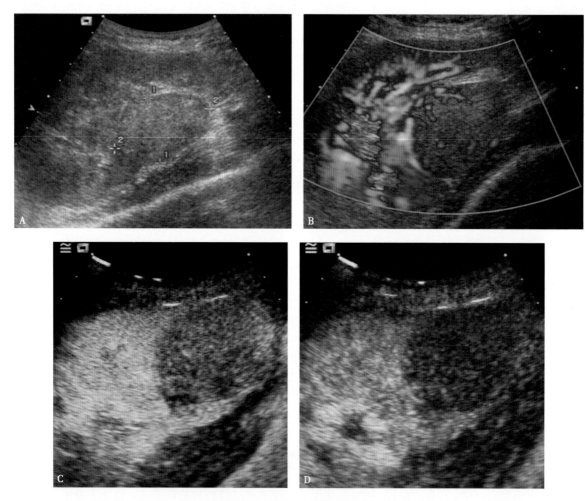

图 8-7-14 移植肾肿瘤声像图

A．灰阶声像图上，显示移植肾下段肾实质内等回声团块，边界清晰，形态规则，内部回声欠均匀。B．能量多普勒声像图上，显示团块边缘"抱球状"血流信号。C．造影声像图上，显示注射造影剂后，团块明显增强，在灌注相，团块增强程度低于周围肾皮质，边界清晰。D．超声造影声像图上，显示注射造影剂后，团块明显增强，在造影剂消退相，团块内增强程度进一步减低，术后病理证实为肾透明细胞癌

主要病理变化为血管内膜纤维组织及平滑肌细胞增生,内弹力层断裂或增厚,血管腔明显狭窄,可伴有微血栓形成,受累及的血管以细小动脉最为常见,严重时亦可累及较大的动脉如叶间动脉或弓形动脉等。

灰阶超声:二维图像显示体积增大或不增大,轮廓线模糊,边界不规整。皮质内可见点状增强回声分布,且与中心集合系统及肾窦回声融合在一起,集合系统边界显示不清,皮髓质分界不清。

彩色(能量)多普勒超声:彩色多普勒显示血流信号呈星点分布,色彩暗淡,时隐时现;多普勒频谱显示段动脉、叶间动脉、弓形动脉呈"高阻型",RI明显升高。

超声造影表现:与功能正常移植肾比较,造影剂团注后,皮质从开始增强到达峰所需时间延长(图8-7-15A、B);与功能正常移植肾比较,整个造影过程,肾脏的增强强度明显不均匀,始终可见散

在的、大小不等、边界不清的低增强区,分布于皮质、髓质及集合系统(图8-7-15C)。

4. 临床关切点 超声可对较大的结石做出明确诊断。对于疑似较小的结石,彩色多普勒超声的闪烁伪影可为诊断提供较丰富的信息。常规超声结合超声造影可诊断移植肾恶性肿瘤,但尚不能对不同病理类型的恶性肿瘤进行鉴别诊断。常规超声与超声造影可为诊断慢性排斥反应与慢性移植肾病提供较丰富的信息,但对于不同程度的慢性排斥反应与慢性移植肾病尚不能明确判断。

5. 展望 对移植肾长期大样本的超声造影随访是今后研究的重点,为建立不同程度慢性移植肾病的诊断提供有力依据。声脉冲辐射力成像技术(acoustic radiation force impulse, ARFI)因其安全、准确、可重复,目前已广泛应用于临床诊断肝纤维化。通过计算横向剪切波速率(shear wave velocity, SWV)对组织弹性进行定量评价,SWV值越高代

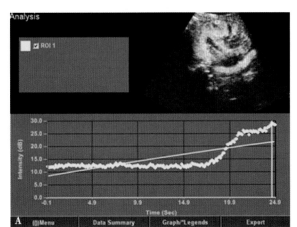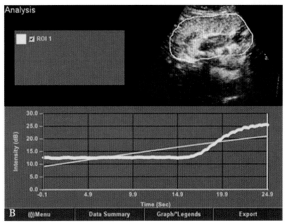

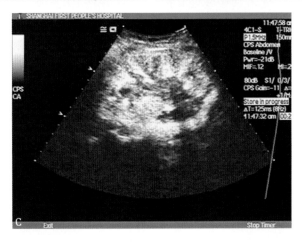

图 8-7-15 移植肾慢性排斥反应声像图

A. 采用 ACQ 定量分析软件对造影过程进行分析,将感兴趣区放在皮质部位,移植肾皮质从开始增强到达峰所需时间延长(>11s)。B. 采用 ACQ 定量分析软件对造影过程进行分析,将感兴趣区放在整个肾脏,整个移植肾切面达峰时间明显延迟(>23s)。C. 造影声像图上,显示移植肾皮质、髓质及肾窦内可见散在的、大小不等、边界不清的低增强区

表组织硬度越高。利用弹性成像技术可无创地评价移植肾实质纤维化程度，弥补超声造影在监测移植肾血管外对结构探测方面的不足，为传统诊断移植肾状态提供补充信息，也为移植肾功能分期诊断提供有力支持，是今后研究的热点。

（杜联芳）

第八节　膀胱疾病的临床与超声诊断

一、概述

膀胱分为尖、体、底、颈四部分（图 8-8-1），膀胱颈部位于膀胱的最下方，与男性前列腺及女性盆膈相连，男性膀胱位于直肠、精囊和输尿管的前方，女性膀胱位于子宫的前下方和阴道上部的前方。膀胱的形状、大小、位置及膀胱壁的厚度随尿液充盈的程度而异，膀胱壁自内向外由黏膜层、黏膜下层、肌层、浆膜层构成，肌层较厚，肌束间结缔组织和副交感神经纤维丰富，肌纤维相互交错，可分为内纵、中环和外纵三层，在尿道口处，中层肌纤维增厚形成括约肌。膀胱内壁覆有黏膜，当膀胱收缩时，黏膜聚集成皱襞称膀胱壁，正常膀胱排空时壁厚约 3mm，充盈时壁厚约 1mm。而在膀胱的底部，左右输尿管口和尿道内口间的三角形区域，膀胱黏膜与肌层紧密，缺少黏膜下层组织，无论膀胱充盈与否，始终保持平滑，此区称膀胱三角，是肿瘤、结核和炎症的好发部位。

膀胱的生理功能是储存尿液和周期性排尿。受检者有尿意、急于排尿时，膀胱所能容纳的尿量即为膀胱容量。超声检查时一般在腹中线处取膀胱的纵切面（图 8-8-2），测量其上下径（D1）与前后径（D2），然后将探头的位置横置，取膀胱的最大横切面，测量左右径（D3），膀胱容量通常按容积公式计算：$V(ml) = 0.52 \times D1(cm) \times D2(cm) \times D3(cm)$，正常成年人的膀胱容量 250～400ml，排尿后膀胱内并非完全排空，一般还有少量尿液残留，称为残余尿，正常成人的残余尿量小于 10ml。

膀胱的超声检查有经腹、经会阴、经尿道或经直肠等几种检查方式，检查时需要根据不同的扫查途径，选用不同的探头。经腹或经会阴扫查探头类型首选凸阵探头，成人常用的腹部探头频率为 3.0～5.0MHz，儿童常用的探头频率为 5.0MHz；经直肠扫查选用双平面直肠探头或端射式直肠探头，探头频率为 4.0～9.0MHz；经尿道扫查则选用微探头导管超声，探头频率为 7.5～12.5MHz。经腹部扫查检查前需要饮水 500～1000ml 以充盈膀胱；经直肠扫查检查前需排空大便，探头表面外裹消毒隔离探头保护套；而经尿道扫查则需要进行会阴部消毒、麻醉、铺无菌巾、超声探头消毒等准备。

二、膀胱尿路上皮癌

1. 临床病理、流行病学及发病特征　膀胱、输尿管和肾盂的内衬上皮与人体其他部位上皮明显不同，包括多层上皮细胞。其中一些典型细胞可见纵行核沟，成熟后形成非常巨大的表面细胞，又称"伞细胞"。根据最新的膀胱肿瘤的命名定义，膀胱、输尿管和肾盂部位上皮发生的恶性肿瘤统一为尿路上皮癌。膀胱尿路上皮癌男性比女性多见，男女比例为 3∶1～4∶1；但是女性膀胱尿路上皮癌往往更为晚期，死亡率比男性高。膀胱尿路上皮癌患者症状无特异性，最常见的症状是肉眼血尿。部分患者可表现为尿频、排尿困难等症状。

尿路上皮癌最重要的临床特点是容易复发，并且随着复发次数增加肿瘤更倾向恶性。许多患者可同时发生肾盂、输尿管和膀胱尿路上皮癌。即使行输尿管全切及膀胱壁部分切除，仍有 15%～

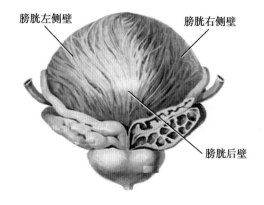
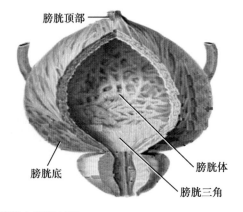

图 8-8-1　膀胱外观及膀胱内观解剖图

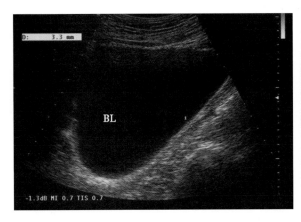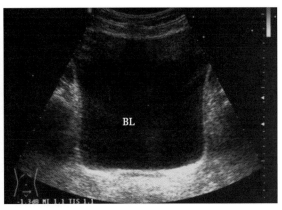

图 8-8-2 正常膀胱超声声像图(经腹部检查)

A. 膀胱纵切面声像图,在此切面上测量膀胱的上下径(D1)与前后径(D2);B. 膀胱最大横切面声像图,测量左右径(D3),膀胱容量计算公式 V(ml)=0.52×D1(cm)×D2(cm)×D3(cm)

50% 的患者发生膀胱尿路上皮癌。膀胱肿瘤电切后,表面正常的膀胱黏膜发生尿路上皮癌的概率为 50%~80%。如果男性患者行膀胱前列腺切除,残余尿道发生尿路上皮癌的概率为 0.7%~4%。大部分病例是膀胱尿路上皮癌诊断后 4~6 年才被发现。这种尿路上皮癌多中心发生的机制,被认为有两种:①"田野癌化(field cancerization)",尿路上皮始终接触尿液中的致癌因子而多发癌变;②近年分子生物学证据多指向一个癌灶蔓延导致多中心癌发生,因为多个癌灶的 P53 突变一致,高度提示癌灶的克隆扩散可能。

膀胱尿路上皮癌根据生长方式的不同分为乳头型和浸润型,乳头型肿瘤表面不光滑,其外形呈乳头状或菜花状凸入膀胱内,浸润型指肿瘤浸润膀胱肌层。

膀胱肿瘤的临床分期与病理分级有对应关系,但并不相等。根据肿瘤浸润膀胱壁的深度和范围,国际抗癌协会将膀胱肿瘤分为 6 期,即

Tis 期:原位癌;

T_0 期:乳头状肿瘤无浸润;

T_1 期:肿瘤仅限于黏膜;

T_2 期:肿瘤突破黏膜侵入浅肌层;

T_3 期:肿瘤侵入深肌层或至膀胱周围;

T_4 期:肿瘤突破膀胱壁,固定于盆腔或有周围和远处脏器转移。

其中 Tis、T_0、T_1 期为表浅性膀胱肿瘤,预后较好;T_2、T_3 和 T_4 期为浸润性膀胱肿瘤,预后较差。

2. 超声诊断与鉴别诊断 膀胱尿路上皮细胞癌的超声表现为充盈的膀胱内壁见局限性突起性病变,表面呈菜花样或者乳头状,大小不一(图 8-8-3A~D)。

膀胱尿路上皮癌的分期不同其超声检查声像图表现也不尽相同。T_1 期:膀胱壁局限性增厚,黏膜层回声连续性破坏,肿瘤边界清楚,有蒂或基底较窄,肌层回声完整,连续性好(图 8-8-3D);T_2 期:膀胱内病变基底较宽,边界不规则,与肌层界限不清(图 8-8-3A~C);T_3 期:膀胱壁回声连续性破坏、中断,缺损明显;T_4 期:肿瘤基底部膀胱壁局部中断,膀胱壁轮廓外有与肿块相连的低回声肿块或发现盆腔淋巴结肿大。声像图对膀胱壁高回声黏膜层破坏与否的显示有较高的特异性,而由于浅肌层和深肌层的回声强度相似或者一致,难以将两者截然区分开来。彩色多普勒可显示肿瘤基底部自膀胱壁伸入瘤体内的血流信号,可为点状、短棒状、长线状、分支状或彩球状(图 8-8-3B、C)。与经腹壁超声检查相比,经直肠超声检查频率较高,能更加细致地显示肿瘤与周围组织的关系,有助于进行膀胱肿瘤的分期和鉴别诊断。经尿道超声检查可将 T_2 期和 T_3 期膀胱肿瘤的诊断率提高到 95% 以上,但由于该方法属于有创性诊断,不易于常规开展。

膀胱的转移性肿瘤少见:大多源自肠道肿瘤的转移,多累及膀胱顶部,超声可见膀胱黏膜层尚光滑,而肌层与浆膜层连续性中断,与膀胱外异常回声分界不清。前列腺癌膀胱转移者,超声显示前列腺轮廓增大,形态失常,内部回声紊乱,可在近膀胱颈部和三角区显示低回声结节或团块,并凸入膀胱内。若肿瘤浸润输尿管口部,可见患侧输尿管扩张伴同侧肾不同程度的积水。

超声检查要注意膀胱尿路上皮癌与膀胱内异物或膀胱内凝血块的鉴别,异物可随体位改变而移动或向反重力方向漂浮,CDFI 检测不出异物内的

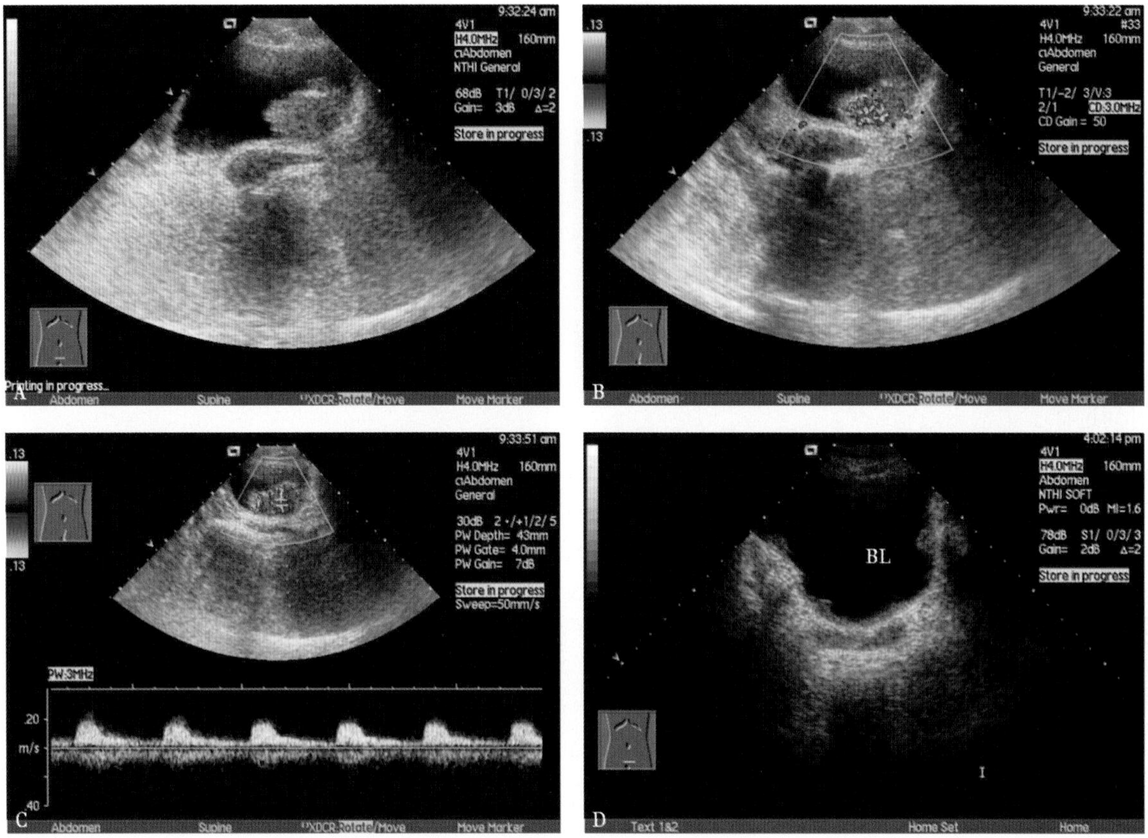

图 8-8-3　膀胱尿路上皮癌

A～C 为同一患者，男性，68 岁，发现肉眼血尿 1 天就诊，超声检查发现膀胱壁左侧三角区团状等回声，不移动（A），CDFI 内血流丰富（B），可测及高阻动脉频谱（C），手术病理证实为膀胱尿路上皮癌。D 为另一患者，膀胱内多发小团块等回声，不随体位改变移动，CDFI 血流不明显，经膀胱镜镜下电切手术病理证实为膀胱多发癌，术后行灌注化疗 6次，随访 5 年，未再复发

血流信号。膀胱内凝血块回声与膀胱肿瘤相似，但凝血块体积多相对较大且略呈扁平状，膀胱壁回声清晰完整，改变体位血块随重力漂动，检查时加以注意则不难做出正确诊断。少数病例血凝块附着于膀胱壁，不随体位改变移动，二维超声与膀胱尿路上皮癌鉴别有一定困难，但 CDFI 不能检测出血块内血流信号，这一点可有效将二者区别开来。另外，超声造影可明显增加对膀胱内肿瘤与凝血块或异物鉴别诊断的可靠性。

部分膀胱肿瘤的瘤体表面可出现钙质沉积，伴声影，类似膀胱结石。膀胱结石可随体位改变移动，而膀胱肿瘤的钙质沉积不随体位改变而移动，两者不同。

前列腺重度增生时前列腺中叶凸向膀胱腔内，易与膀胱肿瘤混淆，但前列腺解剖位置固定，前列腺增生凸入膀胱内的部分边界清晰，可显示尿道入口结构及内外腺界限，同时可通过辨别凸入膀胱组织的回声是否与前列腺组织相延续来鉴别。

腺性膀胱炎的乳头型和结节型表现为膀胱黏膜局限性隆起，超声初学者也常常易误诊为膀胱尿路上皮癌，但乳头型和结节型腺性膀胱炎病变仅限于膀胱黏膜，不累及肌层，不影响输尿管出口的通畅，通常 CDFI 在突起的乳头部或结节部不能检出血流信号。极少数不典型的鉴别困难的病例需膀胱镜下活检进行病理确诊。

膀胱壁子宫内膜异位症为子宫内膜异位于膀胱，临床表现也有血尿，与膀胱肿瘤导致血尿的鉴别要点是，膀胱内子宫内膜异位症患者血尿多有与月经周期同步的周期性，有痛经史，常累及膀胱后壁和侧壁，由外层向内层侵犯，致膀胱壁向腔内隆起，CDFI 检查通常其内无明显的血流信号。

膀胱尿路上皮癌的超声造影，肿瘤有明显的增强及消退过程，根据肿瘤的分化程度及分期的不同，造影模式可有差异。高级别膀胱尿路上皮癌常常表现为"富血供"显著增强模式，即"快进慢退"显著高增强：肿瘤增强时间早于周围膀胱壁，肿瘤增强达峰程度显著高于周围膀胱壁，肿瘤消退时间近似于或迟于膀胱壁；低级别膀胱尿路上皮癌常表现为"少血供"轻度增强模式，即"快进等退轻度高增强"，肿瘤增强时间早于或近似于周围膀胱壁，肿瘤增强程度轻度高于或近似于周围膀胱壁，肿瘤消退时间近似于周围膀胱壁。

膀胱肿瘤的分期不同其造影模式各有不同。非浸润性膀胱尿路上皮癌（Tis～T_1 期）表现为肿瘤区灌注相明显早于膀胱基底部低回声肌层，增强强度也高于基底部肌层及周围膀胱壁肌层组织，消退时间近似于正常周边膀胱壁；浸润性膀胱尿路上皮癌（T_2～T_4 期）表现为肿瘤组织和基底部肌层均显著增强，T_3 期肿瘤基底部浆膜层尚完整，T_4 期肿瘤突破浆膜层，浆膜层连续性中断，被增强的肿瘤组织替代。增强强度高于基底部肌层及周边膀胱壁肌层组织，消退时间晚于或近似于正常周边膀胱壁。

膀胱良性肿瘤超声造影表现与膀胱尿路上皮癌不同，肿瘤达峰增强程度轻度高于和近似于周围膀胱壁，肿瘤消退时间早于或近似于周围膀胱壁，肿瘤基底部与肌层分界清晰，部分肿瘤基底部可见细蒂。

慢性膀胱炎中各壁的增强强度及时间，尤其是局部增厚及隆起部分与膀胱壁其他部分近似。腺性膀胱炎达峰时增强程度轻度高于或近似于周围膀胱壁，肿瘤消退时间可快于或近似于周围膀胱壁。病灶的长轴多与膀胱壁平行。而膀胱内的血块在整个造影过程中均不出现增强。

膀胱肿瘤的其他影像学表现主要有：尿路造影膀胱壁僵硬、凹凸不平。肿瘤侵犯输尿管口时，可出现同侧输尿管和肾盂积水。CT 检查，膀胱壁局限性增厚或不规则肿块向腔内生长。肿块侵犯输尿管口时，可引起同侧输尿管梗阻。肿块可侵犯膀胱周围组织，如累及前列腺、精囊、卵巢、肠道等。部分患者可见盆腔淋巴结转移病灶。增强扫描早期肿块强化，延时扫描肿块表现为腔内充盈缺损。MRI 检查，基本表现与 CT 相同，肿块在 T_1WI 上为等信号，与正常膀胱壁信号相似，在 T_2WI 上高于正常膀胱壁信号。膀胱镜膀胱黏膜层不光滑，可见表面呈乳头状或菜花状的肿块凸入膀胱腔。

3. 临床关切点 膀胱尿路上皮癌的影像学表现对膀胱尿路上皮癌分期和指定治疗方案具有重要作用。超声可发现导致血尿的膀胱尿路上皮癌，但不能确定肿瘤是否侵犯肌肉和盆腔淋巴结。膀胱肿瘤的超声检查首先应明确膀胱内有无肿瘤，接下来观察肿瘤的数目、大小、位置、表面光滑度、肿瘤与膀胱壁的关系、肿瘤内的血流信息、膀胱周围组织和脏器有无浸润，最后观察有无腹盆腔转移肿大的淋巴结等。重点在观察肿瘤附着处膀胱壁的连续性和完整性、肿瘤对膀胱周围脏器侵犯情况以及估测肿瘤的分期。超声检查时应注意多角度、多切面的扫查手法，减少对膀胱小肿瘤的漏诊，在发现膀胱肿瘤的同时，应注意扫查肾及输尿管，排除肾盂和输尿管肿瘤的存在。超声检查测量膀胱肿瘤的大小较膀胱镜检查更为准确，但难以发现平铺在膀胱黏膜表面的早期肿瘤，对此需依赖于膀胱镜检查。

三、膀胱炎

见本章第五节"泌尿系感染的临床与超声诊断"。

四、膀胱结石

1. 临床病理、流行病学及发病特征 膀胱结石好发于男性，结石成分以尿酸和草酸钙为主，可分为原发性膀胱结石和继发性膀胱结石。原发性膀胱结石指结石在膀胱内形成，与营养不良和低蛋白饮食等因素有一定关系。继发性膀胱结石常见于前列腺增生导致的下尿路梗阻。有 4% 由于膀胱内异物的长期存在，以异物为核心周围包绕尿盐结晶所致；因膀胱肿瘤等其他疾病行膀胱手术治疗，若缝合线头存留过长，可以缝合线头为核心形成结石；据报道约有 20% 的膀胱结石为肾结石下行经输尿管排入膀胱的。

表面光滑的结石对膀胱壁刺激较小。表面粗糙的结石长期刺激膀胱壁，膀胱黏膜呈慢性炎性改变并可引起继发感染。结石长期刺激膀胱黏膜可导致膀胱壁发生癌变，病理类型多为鳞状上皮细胞癌。

膀胱结石临床表现为尿痛、尿急、尿频、血尿、排尿困难等症状。若排尿时结石嵌于膀胱颈口，可出现排尿突然中断并伴有向会阴部放射的剧烈疼痛，常需要改变体位才能继续排尿。膀胱结石合并感染时，可出现相应的膀胱炎的临床表现。

2. 超声诊断与鉴别诊断 超声检查可见膀胱三角区的前方显示大小不等的强回声，后伴声影，结石的回声强度与结石的成分和大小有密切的关系。结石大小多在 $0.5～1.5cm$，体积较大的膀胱结石可达数厘米，此时超声声像图仅能显示结石的表面轮廓，不能显示结石的全貌，呈圆弧形强回声团，后伴明显声影，结石两侧可有披纱样旁瓣伪像。$2～4mm$ 的小结石则表现为点状强回声，其后

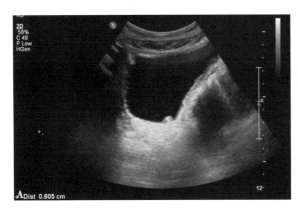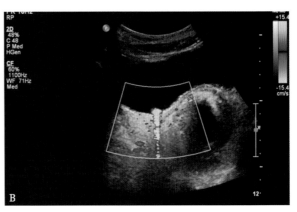

图 8-8-4　膀胱结石

A. 膀胱内小结石；B. 显示结石处快闪伪像

方声影不明显或仅有弱声影（图 8-8-4）。结石多位于膀胱的最低位，有随体位改变向重力方向滚动的征象。体积稍大的结石，彩色多普勒检测可出现彩色快闪伪像。膀胱小结石数量较多时，声像图上很难数清结石的数量，仅能大致估计结石的数目。

以膀胱术后缝合残留线头为核心形成的结石，垂吊在膀胱手术缝合处，改变体位检查可见结石基底部在原位不动，游离部可左右或上下晃动。

膀胱后壁前方三角区周围显示大小不等的强回声团，后伴明显声影，强回声团可随体位改变向重力方向移动（图 8-8-5），为膀胱结石的典型声像图表现，据此作出准确的超声诊断并不难。临床中膀胱肿瘤表面出现钙化时亦可表现为膀胱内强回声、后伴声影与膀胱结石类似，但该强回声不能随体位改变而移动，并于强回声后方见到肿瘤组织的软组织影，CDFI 其内常可记录到血流信号，以此

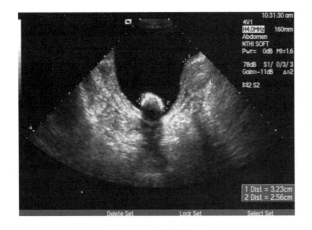

图 8-8-5　膀胱结石

膀胱内见 32mm×25mm 的团状强回声后方伴声影，随体位改变强回声沿重力方向移动

可与膀胱结石鉴别。膀胱内凝血块呈片状或无特定形态的强回声，后方无声影，CDFI 内无彩色血流信号，变换体位时膀胱凝血块形态会改变，而膀胱结石可随体位改变移动，除了泥沙样结石，形态不会发生改变。

膀胱结石腹部 X 线平片于膀胱轮廓内可见单发或多发类圆形高密度影，病灶可随患者体位发生位置变化。尿路静脉造影膀胱轮廓内单发或多发类圆形充盈缺损，病灶可随患者体位发生位置变化；而 CT 平扫时膀胱显示单发或多发类圆形高密度影，部分结石内呈分层状结构；当结石梗阻于输尿管 - 膀胱开口处时，尿路静脉造影和 CT 平扫均可显示同侧输尿管扩张。

3. 临床关切点　膀胱结石多由尿路梗阻继发形成，梗阻病因如前列腺增生、尿道狭窄、膀胱憩室等疾病继发形成；也可由肾或输尿管结石排入膀胱所致，超声检查时应注意寻找病因。

膀胱超声检查对直径 3mm 以上的结石诊断较为容易，但对于 3mm 以下的结石易漏诊，对此，改变体位实时观察可发现结石回声向重力方向移动或滚动。多发性微小结石，超声很难数清结石的具体个数，只能估计其大体数目。超声检查时要注意扫查结石的大小及数量，观察结石随体位变化而移动的情况。

五、乳头状尿路上皮肿瘤（膀胱乳头状瘤）

1. 临床病理、流行病学及发病特征　膀胱乳头状尿路上皮肿瘤，是膀胱少见的良性肿瘤，约占膀胱肿瘤的 2.2%，可发生于膀胱黏膜的任何部位，但以膀胱侧壁和三角区最多见。慢性炎症刺

激或下尿路梗阻引起膀胱移性上皮向固有层内生性生长，具有低度恶性潜能，肿瘤与之基底层分界清楚，无浸润现象，从组织学上观察应属良性肿瘤，但从生物学行为看，乳头状瘤又有复发倾向，Robbins认为乳头状瘤为乳头状癌的高分化早期，因而与低度恶性的膀胱乳头状癌难以鉴别，两者症状也颇为相似，主要表现为间歇性无痛性肉眼血尿、尿路刺激症状。膀胱乳头状瘤可为单发性或多发性，在膀胱黏膜表面形成乳头状突起，部分乳头细长呈绒毛状或分支状，有蒂与膀胱黏膜相连，细长的乳头漂浮于尿液内，易折断脱落，引起血尿。

2. 超声诊断与鉴别诊断 超声一般难以对乳头状尿路上皮肿瘤做出准确的病理分类。主要呈现的是影像学通用的征象描述。一般来说，超声于膀胱三角区内可见均质分叶状高回声，边界多清，形态可不规则，瘤体基底部较窄小，肿块局部膀胱壁边缘强回声显示连续光整，内部回声均匀，后方无衰减，膀胱充盈时肿块可呈"葡萄串"样摆动；CDFI无明显血流信号或可见点条状血管由膀胱壁穿入瘤体；PW探及低阻动脉血流频谱。膀胱乳头状瘤超声造影多表现为肿块开始增强时间早于周围膀胱壁，呈快速均匀性高增强，增强特点呈"快进慢退"型，而肿块附着处膀胱壁结构完整（图8-8-6）。

3. 临床关切点 超声难以做出准确的乳头状瘤的鉴别诊断。膀胱过度充盈时，由于膀胱腔内压力较高，膀胱乳头状瘤包块形态常会发生改变，体积减小，膀胱充盈不良时，体积发生改变，明显增大。临床可借助于超声造影检查，超声造影可清晰

显示膀胱黏膜未见明显受累，病变造影动态增强模式有助于明确诊断。

六、膀胱异物

1. 临床病理、流行病学及发病特征 膀胱异物均来自于外界，多为患者自己放入，少数为膀胱插管、手术时遗留物品，即所谓医源性膀胱异物。患者自行放入的异物大小、形态、回声等差异较大，多为日常生活中的常见物品，种类繁多，形状各异，但多为细长或线状物体，如圆珠笔芯、电线、麦秸秆、小木条、发夹、笔尖、铁钉等。医源性物品最常见的是留置的导尿管及球囊等，此种情况无疾病意义，也容易诊断。但是曾有超声诊断膀胱内遗留有手术纱布的报道。

膀胱内异物的存在可使膀胱出现刺激症状，出现尿频、尿急、尿痛与排尿困难等，若异物坚硬，可损伤膀胱壁，甚至出现膀胱破裂。长期留置易发生膀胱感染及产生膀胱结石。

2. 超声诊断与鉴别诊断 超声对膀胱异物的显示敏感性很高，膀胱异物没有特定的形状，随异物的材质、形态、表面光滑度等因素可呈现不同的声像图表现，可呈长管状、棒状、宽带状、圆弧形，异物回声多偏强（图8-8-7），金属异物回声则更强，且后方多伴彗星尾征；棉球和纱布呈宽大的高回声，后伴声影；缝线异物在未形成结石之前，超声显示较困难。实时观察异物在膀胱内位置可随体位改变移动，较长的异物在膀胱充盈差时，常常两端触及膀胱壁而活动受限。

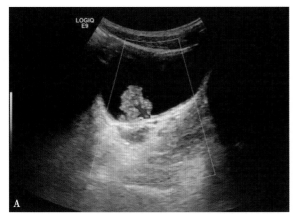
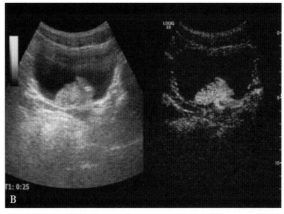

图8-8-6 膀胱乳头状瘤

患者，男性，24岁，发现血尿2次，超声检查膀胱左侧三角区见直径约34mm的均质菜花状高回声，边界清，形态不规则，基底部较宽，肿块局部膀胱壁显示连续，后方无衰减，CDFI见条状血流由膀胱壁穿入瘤体（A）；PW见低阻动脉血流频谱。超声造影显示病变开始增强时间早于周围膀胱壁，呈快速均匀性高增强，增强特点呈"快进慢退"型（B），肿块附着处膀胱壁结构完整

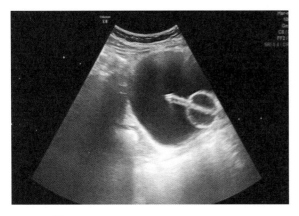

图 8-8-7 膀胱异物

患者，男性，82 岁，脑卒中 1 年，尿失禁，图示为膀胱内置导尿管球囊

膀胱异物所致的肉眼血尿患者，膀胱内血块留存并不少见，表现为膀胱无回声区内见团块状、扁平状或絮状略强回声，可随体位变化而位置发生改变，探头加压有浮动感，其形态各异，大小不等，后方无声影，膀胱壁显示清晰完整。与膀胱内凝血块不同，膀胱肿瘤自膀胱壁生长紧贴膀胱壁一般不能移动，且 CDFI 可显示实性回声内血流信号。

3. 临床关切点 膀胱内异物的诊断要结合问诊，患者大多能提供放入异物的种类，当然也有部分患者不会说出，为诊断带来困难，此时超声检查甚至 X 线检查与膀胱镜检查非常必要。超声检查时除了对异物的大小、长短形态的扫查之外，还要注意膀胱的损伤情况，观察膀胱壁的完整性以及有无血凝块的形成。

七、膀胱憩室

1. 临床病理、流行病学及发病特征 膀胱憩室分为先天性和后天性两类。先天性膀胱憩室即真性憩室，为膀胱壁的先天性发育缺陷，也可来自未闭的脐尿管，多为单发，男性多于女性。后天性膀胱憩室又称假性憩室，常呈多发性。多由前列腺增生症、尿道狭窄等下尿路梗阻性疾病引起。下尿路梗阻后，排尿阻力加大，膀胱内压力升高，膀胱壁肌层断裂，黏膜由肌束、纤维束间隙外凸而形成憩室。膀胱憩室大小相差悬殊，大者可超过膀胱，约有 5% 合并憩室内结石，偶见憩室内肿瘤生长。憩室好发于膀胱壁后壁的两侧，憩室壁由黏膜与纤维结缔组织构成，缺少膀胱壁肌层组织，可为多发性，而膀胱三角区不发生憩室。

膀胱憩室较小时无明显症状，较大的憩室会出现尿不尽。即患者排尿后，憩室内尿液流入膀胱，会再次产生尿意，故每次排尿分两段。巨大憩室可在下腹部触及肿块。

2. 超声诊断与鉴别诊断 超声检查于膀胱的侧方、后方或上方显示与膀胱相连的囊状结构，其大小、数目不一。通常所见膀胱憩室内径多为 2～3cm，多呈椭圆形或圆形，壁薄而光滑，其内无回声区与膀胱经由较窄小的口径相连通（图 8-8-8）。大多数憩室容积小于膀胱，若憩室较大，其内压力增加而推挤膀胱时，憩室容量可大于膀胱。

膀胱憩室合并感染时，超声显示憩室内有漂动、沉淀或分界平面的点状回声时，改变体位检查可见憩室内沉淀物向重力方向移动。憩室合并结

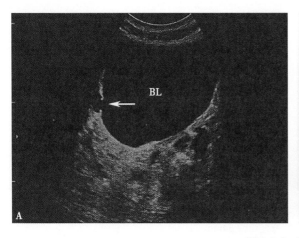

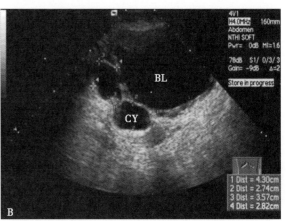

图 8-8-8 膀胱憩室

A. 膀胱单发憩室；B. 膀胱多发憩室

BL：膀胱憩室单发，较小；箭头所示处为憩室开口

石时憩室内显示强回声,伴有声影,强回声随体位改变向重力方向移动。憩室内凝血块则于憩室无回声区内显示云絮状高回声,随体位改变而有移动(图8-8-9)。

憩室内见到实质团状回声,呈偏高或中等回声,不随体位改变而移动,彩色多普勒显示团块内有血流信号时,则为膀胱憩室内肿瘤。据报道膀胱憩室内肿瘤中,腺癌和鳞癌所占比例较高,同时因憩室壁较薄、肌层发育不良或缺损等因素,肿瘤较易出现早期浸润或发生远处转移。

膀胱憩室的诊断要点是证实膀胱周围的囊性结构与膀胱相通。有两种方法:其一是寻找憩室开口,需在膀胱充满尿液时进行,分别对膀胱或憩室加压时,彩色多普勒可观察到尿液流动的方向;其二是排尿后膀胱容量减少,憩室体积也有不同程度的缩小。排尿对比不应一次性排空,以免肠腔下移、肠气干扰而影响检查,分次排尿可以反复比较。排尿后检查时可了解憩室的排空程度。超声诊断膀胱憩室应与妇科囊性病变、输尿管囊肿、先天性巨输尿管等疾病鉴别。妇科囊性病变较常见有卵巢和输卵管囊肿,表现为盆腔囊性肿块,但囊肿位于膀胱之外,轮廓清晰,包膜完整,多切面扫查囊肿壁与膀胱壁无延续关系。排尿前后检查囊肿大小不发生变化。输尿管囊肿位于输尿管膀胱入口处,其声像图表现与膀胱憩室类似。与膀胱憩室向膀胱外突出不同,输尿管囊肿是凸向膀胱腔内的,并随输尿管向膀胱内排尿活动呈现节律性舒缩的特点。先天性巨输尿管为输尿管扩张显示椭圆形或管状的无回声区,通常伴有不同程度的肾积水,而膀胱形态正常。

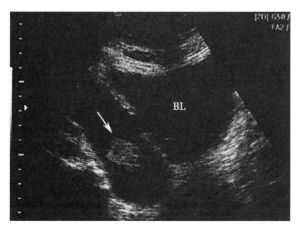

图 8-8-9 膀胱憩室伴憩室内凝血块
BL:膀胱;箭头示憩室内凝血块,可随体位改变移动

膀胱镜检查诊断膀胱憩室敏感性很高,膀胱镜可窥测到膀胱壁局部有异常开口,并可将镜头插入憩室内,了解憩室大小以及有无结石、肿瘤等并发症。

3. 临床关切点 超声检查主要是明确诊断有无膀胱憩室,并寻找到憩室开口。了解憩室的位置、大小和数目,同时尚可观察憩室内壁是否光滑,憩室排空情况,憩室内有无结石、肿瘤等并发症,以便为临床制定相应的治疗方案提供依据。

八、神经源性膀胱

1. 临床病理、流行病学及发病特征 神经源性膀胱是由于控制排尿的神经系统受到损伤,膀胱排尿动力缺乏引起的排尿功能障碍。多由先天性疾病如脊膜膨出、脊柱裂、颅骨发育不良等引起;此外,也可见于神经损伤,如脊髓、颅脑创伤或中枢神经、盆腔等手术损伤相关神经所致;少数可因患有某些全身性疾病,如脑卒中、脑炎、脊髓疾病和糖尿病等引起。

神经源性膀胱的主要症状包括逼尿肌反射亢进和反射减弱两种类型。反射亢进者可出现尿频、尿急、尿失禁等;而反射减弱型患者主要表现为排尿困难、膀胱过度充盈——尿潴留,但患者无明显尿意。

2. 超声诊断与鉴别诊断 神经源性膀胱超声显示膀胱中度或过度充盈,膀胱黏膜不光滑,表面粗糙不平,病情较重者,膀胱黏膜增厚可达1.0cm以上,表面有许多小梁或形成多个假性憩室,改变体位检查,常可于三角区周围显示有许多米粒大小的强回声或沉淀样高回声随体位改变向重力方向移动。排尿后检查,膀胱腔缩小不明显,即有多量的残余尿。膀胱黏膜水肿增厚尤以三角区更为明显,并可累及双侧输尿管口,引起一侧或双侧输尿管扩张和肾盂积水。逼尿肌反射亢进者,膀胱体积缩小,黏膜不同程度的增厚;逼尿肌反射减弱者,膀胱轮廓显著增大,其内有大量的尿潴留。

膀胱中度或过度充盈,黏膜明显增厚,表面不光滑,并可见许多小梁或假性憩室样改变,排尿后膀胱腔无明显缩小,即为神经源性膀胱典型声像图特征(图8-8-10)。但应指出,超声诊断本病时,必须密切结合曾患有某些先天性疾病,如脊柱裂、脊膜膨出或有脊髓、椎管等疾病和有相关疾病的手术病史,否则诊断应当慎重。

超声诊断神经源性膀胱应注意与前列腺增生所致慢性膀胱炎及腺性膀胱炎等鉴别:前列腺重度

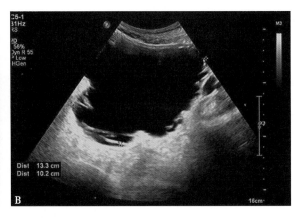

图 8-8-10 神经源性膀胱

A. 患者，男性，22 岁，先天性脊柱裂患者，膀胱黏膜增厚，表面不光滑，呈小梁状改变；B. 神经性膀胱炎患者（男性，77 岁，脑卒中瘫痪卧床 16 年），膀胱过度充盈，膀胱壁粗糙，小梁小房改变，局部可见膀胱憩室形成

增生所致慢性膀胱炎的声像图表现与神经源性膀胱类似。前者多见于老年男性，前列腺显著增大，表面不光滑，中叶不同程度地凸入膀胱腔。后者多见于青少年患者，而且曾患有某些相关的先天性疾病或有关疾病的手术病史，结合临床体征不难鉴别。

腺性膀胱炎膀胱增厚多较为局限，病灶周围的膀胱黏膜较为光滑，一般不引起输尿管扩张和肾积水，且无某些脊髓、神经损伤和先天性疾病的病史，较容易与神经源性膀胱鉴别。

神经源性膀胱患者 CT 与 MRI 检查可见膀胱体积增大，常可显示膀胱壁增厚，表面毛糙不平，但这些表现均无特征性，如病史有椎管病变，可对诊断提供较大帮助。

3. 临床关切点 静脉尿路造影、CT 和 MRI 检查虽然有一定的影像学改变，但缺少特征性，因此临床诊断本病多依靠超声检查，神经源性膀胱的声像图表现较有特征性，超声检查发现神经源性膀胱的声像图改变后，密切结合患者临床症状和病史，多能做出明确诊断结果，因此目前大多认为，超声检查是神经源性膀胱诊断的首要方法。

（叶新华 周 翔）

第九节　前列腺疾病的临床与超声诊断

一、概述

腹部超声作为一种简单实用的影像学方法已常规应用于前列腺疾病的检测，但由于前列腺位于盆腔深部，且有周围肠道气体的干扰，使经腹超声扫查对前列腺的显示存在明显的不足，高分辨力的直肠探头近距离地扫查前列腺可获得较清晰的图像。经直肠超声不但能够用于前列腺疾病的检测、分期，还能够用于引导前列腺的穿刺活检、冷热源消融治疗、放射性粒子植入和药物的导入，对于精囊疾病的诊断和介入治疗也有很好的效果。

（一）前列腺的解剖

前列腺位于盆腔的底部，其上方是膀胱，下方是尿生殖膈，前方是耻骨，后方是直肠，前列腺的周围由许多韧带和筋膜固定，前列腺与输精管、精囊紧密相邻，射精管由上部进入前列腺，并开口于前列腺尿道精阜部。前列腺包膜坚韧，但在射精管、神经血管束穿入前列腺处和前列腺与膀胱连接处及前列腺尖部处存在薄弱，不利于限制癌肿和炎症的发展。

前列腺是由腺组织和平滑肌组成的实质性器官，呈前后稍扁的板栗形，位于尿生殖膈上，上端宽大称为前列腺底部，邻接膀胱颈，下端尖细称为前列腺尖部，底与尖之间的部分称为前列腺体部。正常前列腺重约 8～20g，上端横径约 4cm，上下径约 3cm，前后径约 2cm。前列腺的体积与性激素密切相关，小儿前列腺较小，腺组织不明显，性成熟期腺组织迅速生长，中年后腺体逐渐退化。前列腺内有 30～50 个管状腺埋藏于肌肉组织中，形成 15～30 个排泄管开口在前列腺尿道精阜两侧的隐窝中，前列腺分泌的前列腺液即由此排出，腺泡腔内的分泌物浓缩凝固后形成淀粉样小体，可发生钙化而形成前列腺腺腔内结石。

前列腺的血供主要来源于髂内动脉的膀胱下动脉，血供较丰富，分支到前列腺可分为两组：前列腺包膜组和前列腺尿道组。后者在膀胱颈与前列腺连接处沿尿道纵轴走向发出分支，主要供应膀胱颈部和尿道周围腺体。包膜组动脉供应前列腺的腹侧和背侧，主要供应前列腺边缘部位。彩色血流图上可显示两组动脉分支，尤其是左右尿道支动脉和包膜组动脉。前列腺静脉主要以丛的形式出现，丛内静脉无瓣膜且与邻近的静脉存在广泛的吻合，主要分布在前列腺的前面与侧面。

（二）前列腺的分区

1. 五叶分法　前列腺传统上分为左右侧叶、后叶、中叶和前叶（图8-9-1）。两侧叶紧贴尿道侧壁，位于后叶侧部前方，前叶和中叶的两侧；后叶位于射精管、中叶和两侧叶的后方；中叶位于尿道后方两侧射精管及尿道之间；前叶很小，位于尿道前方、两侧叶之间，成人期已萎缩，临床上无重要意义。

2. 内外腺分法　从生理病理角度将前列腺分为内腺和外腺。内腺为前列腺增生好发部位，外腺为肿瘤好发部位。

3. 区带分法　由McNeal提出，将前列腺划分为前基质区、中央区、周缘区、移行区和尿道旁腺（图8-9-2）。前列腺前纤维基质区由非腺性组织构成，主要位于前列腺的腹侧，该区既不发生癌肿也不发生增生。中央区位于两个射精管和尿道内口至精阜之间并包绕射精管，较五叶分法中的中叶范围略大，约占前列腺体积的20%~25%，发生癌肿的比例占8%~10%；周缘区位于前列腺的外侧、后侧及尖部，约占前列腺体积的70%~75%，约70%的癌肿发生在该区；移行区位于精阜之上、近段尿道及近端括约肌周围，约占前列腺的5%~10%，此区是前列腺增生的好发部位，癌肿的发病比例约占20%~24%；尿道旁腺局限于前列腺近端括约肌内，约占前列腺体积的1%。

（三）前列腺的超声扫查方法

1. 经腹壁扫查　探头首选凸阵探头，成人常用的探头频率为3.5MHz，儿童常用的探头频率为5.0MHz。

2. 经会阴扫查　首选小凸阵或扇形超声探头，成人常用的探头频率为3.5MHz，儿童常用的探头频率为5.0MHz。

3. 经直肠扫查　选用双平面直肠探头或端射式直肠探头，探头频率为4.0~9.0MHz。双平面腔内探头为两种单平面扫描方式的组合，优选按正交扫描方向设计的探头且其中有一个为线阵扫描，可获得纵向及横向的切面图像（图8-9-3）。端射式探头将晶片安装在探头顶端，其扫描视野较大，便于从多角度扫描脏器，但获取的纵切面图像不如线阵纵向扫描清晰，且横向扫描获取的是斜冠状切面，较难获取真正的横切面图像（图8-9-4、图8-9-5）。

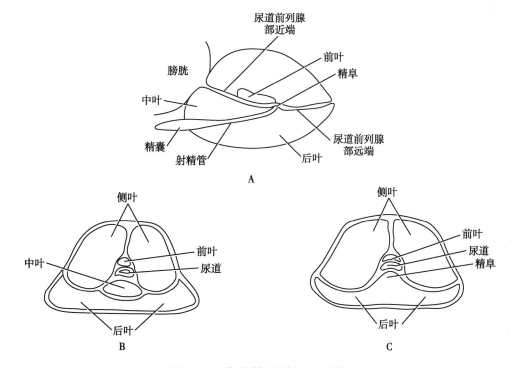

图8-9-1　前列腺解剖分区（五叶法）

A. 前列腺纵切面示意图；B. 前列腺横切面示意图（精阜以上平面）；C. 前列腺横切面示意图（精阜平面）

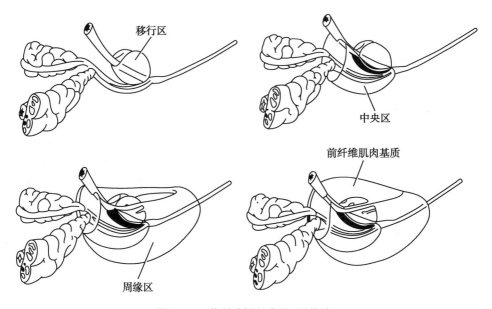

图 8-9-2　前列腺解剖分区（区带法）

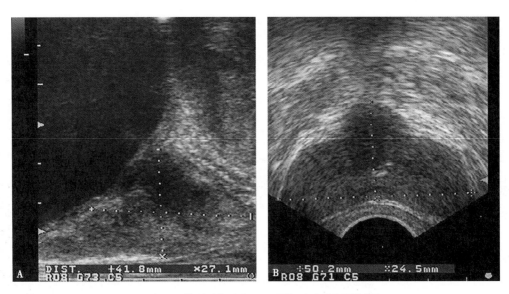

图 8-9-3　前列腺经直肠双平面探头声像图及测量
A. 正中矢状切面；B. 横切面

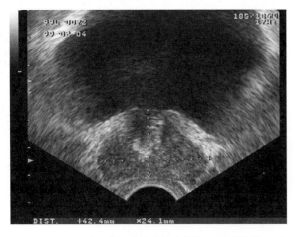

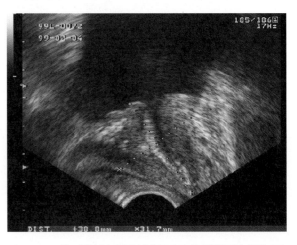

图 8-9-4　前列腺经直肠端射式探头声像图及测量（横切面）　　图 8-9-5　前列腺经直肠端射式探头声像图及测量（纵切面）

（四）前列腺正常声像图

正常前列腺横切图呈钝三角形，两侧对称，后缘中央微凹，包膜完整。可显示内腺区和中等偏高回声的外腺区。纵切图可显示膀胱颈部、前列腺底部、体部、尖部、前列腺部尿道和射精管。尿道内口距精阜的距离可在超声图像上测量。以射精管、尿道、膀胱颈部为标志，可较明确定位中叶、后叶和侧叶。两侧精囊在横切图上呈"八"字形，对称分布于前列腺底部上方，形态自然，底部较大，颈部较小，精囊内可见纤细扭曲的条状回声，囊壁厚度<1mm。

（五）前列腺测量和体积的计算

包括对整个腺体的测量和腺体局部分区的测量。临床上习惯使用长径、宽径和厚径的测值判断前列腺的大小。不同的探测径路获得的测值大致与前列腺解剖测值相近，即宽径4cm，长径3cm，厚径2cm。

通常使用椭球体公式计算，即 $V = 0.523 d_1 d_2 d_3$。其中 $d_1 d_2 d_3$ 为前列腺的3个径线。前列腺形态越接近椭球体则计算值越精确。由于前列腺的比重接近1.05，所以其体积数大致等于重量的数值。正常前列腺重量随年龄变化，儿童期前列腺在10g以下，青春期前列腺开始迅速增大，20岁后达到20g，当前列腺增生时体积增大。

（六）前列腺超声造影

超声造影成像技术是近年来发展起来的能客观反映组织灌注的技术，采用微泡造影剂使前列腺内微小血管显影，显示病灶内和周边组织的血流分布。前列腺超声造影需配备低机械指数造影软件和经直肠腔内探头的高端多普勒超声诊断仪。选择端射式探头或双平面探头，造影检查时探头频率3～5MHz。超声造影剂目前多采用六氟化硫微泡造影剂，常规超声对前列腺进行扫查，分别记录前列腺及病灶大小以及病灶血流信息情况。在前列腺横切面图像下选取最大切面进行超声造影检查。经肘部浅静脉团注超声造影剂六氟化硫微泡2.4ml，并用5～10ml生理盐水冲管，注射同时开始计时。超声造影记录时间不少于120s。如需2次注射，间隔时间大于6min（图8-9-6）。

（七）前列腺超声弹性成像

正常组织与病理组织弹性存在着差异，超声弹性成像技术可以显示和量化前列腺组织弹性，并且可以实时引导穿刺活检，可作为传统超声显像方式的补充。在前列腺疾病超声应用中，目前主要有

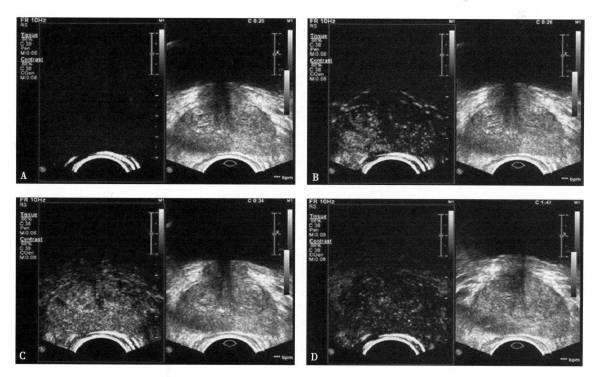

图8-9-6 正常前列腺灰阶造影

右图：正常前列腺灰阶声像图，左图：超声造影图像。A. 注射造影剂20s后未见造影剂灌注；B. 注射造影剂26s后开始灌注；C. 注射造影剂34s灌注达到峰值；D. 注射造影剂107s逐渐消退

应变弹性成像（strain elastography，SE）和剪切波弹性成像（shear wave elasticity imaging，SWE）。

SE 的主要原理是通过探头对组织施加一定的外部压力，或者通过自身的生理性运动，如心搏、呼吸等，产生低频振动并在组织中进行传播，然后检测组织在其轴向方向上产生的相应位移。不同组织的弹性系数不同，在外力作用后发生的应变也相应有所不同。用不同的颜色对组织的弹性进行编码，反映组织的相对硬度。弹性系数小的组织受压后位移变化大，多显示为红色；弹性系数大的组织受压后位移变化小，显示为蓝色；弹性系数中等的组织则显示为绿色。，此外，还可以计算感兴趣区域与参考区域的应变相对比值，即通常所称的弹性应变率。

SWE 原理，主要是沿波束方向高速发射聚焦激发声脉冲，产生"马赫锥"效应，即将一个固定的强剪切波源变成了一个沿波束方向移动的逐渐增强的剪切波源，然后采用超声探头探测因剪切波传播引起的组织位移并计算出剪切波速度，最终根据公式 $E=3pc$（E：杨氏模量，P：组织密度，c：剪切波在组织内传播速度）计算出弹性模量。SWE 彩色编码较硬的组织显示为红色，较软的组织显示为蓝色。与 SE 相比，SWE 既可以实时显示组织弹性的定性彩色编码，又可以对感兴趣区域进行随意的定量测量，是弹性成像技术的一大进步（图 8-9-7）。

二、前列腺增生的临床与超声诊断

1. 临床病理、流行病学及发病特征 良性前列腺增生（benign prostatic hyperplasia，BPH），又称前列腺肥大，是老年男性的常见疾病之一。组织学上 BPH 的发病率随年龄的增长而增加，最初通常发生在 40 岁以后，随着年龄的增长，排尿困难等症状也随之增加。BPH 的发生必须具备年龄的增长及有功能的睾丸两个重要条件。病因与性激素平衡失调有关，病理表现为腺体组织与平滑肌组织及纤维组织的增生，形成增生结节，增生的腺体压迫尿道，使尿道阻力增加。前列腺的解剖包膜和下尿路症状密切有关，由于有该包膜的存在，增生的腺体受压而向尿道和膀胱突出从而加重尿路梗阻。前列腺增生后，增生的结节将腺体的其余部分压迫形成"外科包膜"，两者有明显分界。增生部分经手术摘除后，遗留下受压腺体，故术后直肠指诊及影像学检查仍可以探及前列腺腺体。

前列腺增生的症状可以分为两类，一类是因前列腺增生阻塞尿路产生的梗阻性症状和刺激症状，如尿频、排尿无力、尿流变细、排尿缓慢、尿潴留等；另一类是因尿路梗阻引起的并发症，如肾积水，尿毒症等。

2. 超声诊断与鉴别诊断

（1）前列腺增生的超声表现：①增生前列腺体

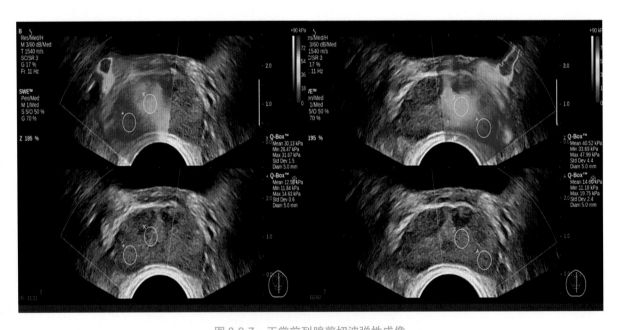

图 8-9-7　正常前列腺剪切波弹性成像
左上图：右侧移行区弹性测值 30.13kPa，右侧周缘区弹性测值 12.58kPa
右上图：左侧移行区弹性测值 40.52kPa，右侧周缘区弹性测值 14.60kPa

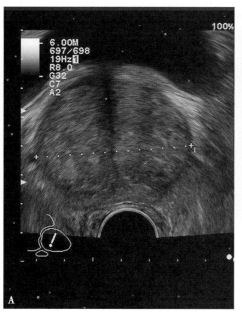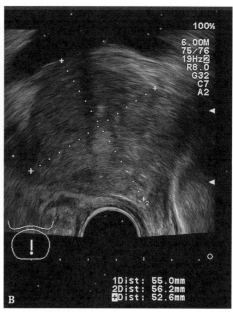

图 8-9-8　前列腺增生经直肠扫查声像图
A. 横切面；B. 正中矢状面

积增大，尤以前列腺前后径增大最为重要。临床上多用前列腺重量来确定是否存在 BPH，由于前列腺的比重在 1.00～1.05 之间，故前列腺重量基本等于其体积；②前列腺增生显著者腺体呈球形增大，可向膀胱凸出。在前列腺各部位增生程度不一致时，腺体可呈不对称改变（图 8-9-8）；③前列腺内回声不均，可呈结节样改变，增生结节多呈等回声或高回声。尿道受增生结节压迫而其走行扭曲。④前列腺内外腺比例失调，前列腺增生主要是内腺增大，外腺受压变薄，内外腺比例在 2.5∶1 以上（图 8-9-9）；⑤增生前列腺的内、外腺之间常出现点状或斑状强回声，可呈弧形排列，后方伴声影，也可表现为散在的点状强回声，后方不伴声影。前列腺结石多和良性前列腺增生同时发生，通常没有症状及较大危害，但靠近尿道的结石如果较大，会对后尿道产生压迫（图 8-9-10）。⑥彩色血流图表现为内腺血流信号增多，前列腺增生是良性病变，与正常腺体组织比较，增生组织的供血增加，因此内腺可以见到较丰富的血流信号，在增生结节周围可见血流信号环绕。⑦出现膀胱小梁小房、膀胱结石、肾积水等并发症，前列腺增生引起的尿路梗阻会引起残余尿量增多、尿潴留。可引起膀胱壁增厚，小梁、小房形成，膀胱结石及肾积水等并发症（图 8-9-11、图 8-9-12）。

（2）鉴别诊断：前列腺增生结节需要与前列腺癌鉴别，前列腺增生的发病部位主要位于内腺（移

行区），增生结节呈圆形或类圆形、规则，多呈中等回声，前列腺癌的发病部位主要位于外腺（周缘区），多呈不规则低回声区。前列腺增生结节也有发生在外腺者，对于鉴别困难的前列腺结节，超声造影和超声弹性成像可提供一定的帮助。前列腺增生组织造影增强表现与病灶周围组织增强表现无明显差异，结节与周围组织同时增强，为等增强或低增强。增强过程中病灶内造影剂灌注相对均匀，呈均匀性增强。少数病灶内呈无增强表现，极少数病灶增强过程中观察到不对称血管结构。前列腺癌造影除"快进、快出、高增强"表现外，同时

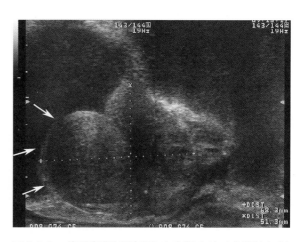

图 8-9-9　前列腺增生经直肠扫查声像图（中叶向膀胱突出）
前列腺增生声像图（箭头：中叶向膀胱凸出）

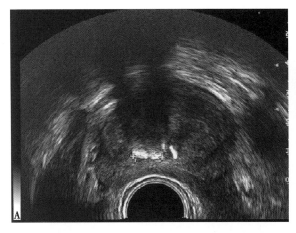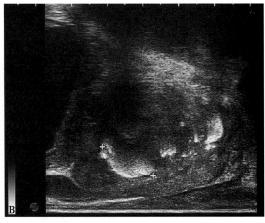

图 8-9-10 前列腺结石声像图

A. 横切面；B. 纵切面

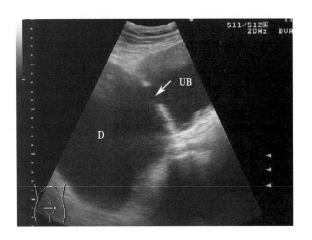

图 8-9-11 前列腺增生膀胱憩室形成声像图

UB：膀胱，D：憩室，箭头：憩室口

还可以观察到造影后边界清楚、内部不均匀性强化、病灶内存在无增强区等现象。前列腺增生弹性成像图与正常前列腺基本相同。良性增生好发于移行区，导致体积增大，周围受压，但没有引起移行区与周围组织硬度的明显增加，有别于前列腺癌。如有前列腺增生伴发的钙化或结石增加了周围组织的硬度，在弹性图上亦有相应的变化，但相比于前列腺癌性结节硬度仍较低。

3. 临床关切点

（1）前列腺增生的早期诊断：直肠指检可以了解前列腺的大小、形态、质地、有无结节及压痛、中

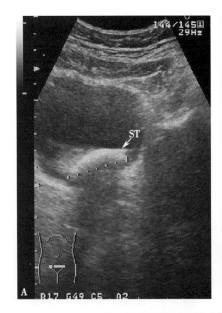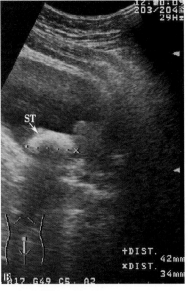

图 8-9-12 前列腺增生膀胱结石形成声像图

前列腺增生膀胱结石形成声像图。ST：结石，箭头所指

A. 横切面；B. 矢状面

央沟是否变浅或消失以及肛门括约肌张力情况。直肠指诊对前列腺体积的判断不够精确，目前经腹超声或经直肠超声检查可以更精确描述前列腺的形态和体积，前列腺增生结节、前列腺内外腺比例失调以及中叶突向膀胱是超声早期诊断前列腺增生的依据。

（2）前列腺体积的测量：前列腺体积可预测 BPH 患者发生急性尿潴留的危险性和手术的可能性。超声测量前列腺体积有面积容积法和公式法，面积容积法是从前列腺尖部至基底部每隔 5mm 间距做一系列横切面扫查，把每一个横切面的前列腺面积相加起来所得数值乘以 0.5 即为前列腺体积。此法测量的前列腺体积较精确，但耗时且需特殊探头附加装置，实用性较差。经直肠三维探头测量前列腺体积的方法源于面积容积法，测量速度较快，但设备昂贵不易普及。目前，较常用的前列腺体积估测法是公式法，即前列腺体积 = 上下径 × 前后径 × 左右径 × 0.52。公式法简便、通用，但要避免测量误差，经直肠测量前列腺大小产生的误差最小，主要是其对前列腺边界显示较其他探测方法更清晰。

（3）前列腺增生并发症的评估：超声检查除了可了解前列腺形态、大小、有无异常回声、突入膀胱的程度等情况之外，还可以发现前列腺增生尿路梗阻会引起残余尿量增多、尿潴留以及膀胱小梁小房、膀胱结石、肾积水等并发症。

三、前列腺炎的临床与超声诊断

（一）临床病理、流行病学及发病特征

前列腺炎是指前列腺特异性和非特异感染所致的急慢性炎症，前列腺炎可以发生在各个年龄段，多见于中青年男子。前列腺炎发病率为 9%，病理发病率约 6.3%~73.0%，泌尿外科门诊前列腺炎患者约占 25%，男性一生中曾经出现过前列腺炎症状者约占 50%，前列腺炎的复发率为 20%~50%。前列腺炎是 50 岁以下男性到泌尿外科就诊的最常见原因。

前列腺炎可分急性细菌性前列腺炎、慢性细菌前列腺炎、慢性非细菌性前列腺炎及无症状性慢性前列腺炎。由于精囊和前列腺彼此相邻，故前列腺炎常常合并有精囊炎。前列腺炎的病因有：由尿道炎引起的上行性感染；尿道内留置导尿管引起的医源性感染；邻近器官的炎症，如直肠、结肠、下尿路的感染通过淋巴管引起前列腺炎。此外，性行为频繁、盆腔充血等均可诱发前列腺炎。

急性前列腺炎可有恶寒、发热、乏力等全身症状；局部症状是会阴区胀痛或耻骨上区域有重压感，若有脓肿形成，疼痛剧烈；尿道症状为排尿时有烧灼感、尿急、尿频，可伴有排尿终末血尿或尿道脓性分泌物。炎症迁延不愈则形成慢性前列腺炎，最终导致纤维组织增生，前列腺缩小。慢性前列腺炎其临床表现多较轻微。前列腺液化验及细菌培养对诊断前列腺炎有较大的价值。

（二）超声诊断与鉴别诊断

1. 二维超声 一般情况下，无论是急性前列腺炎还是慢性前列腺炎，声像图特征都不明显。只有部分患者出现声像图改变，如前列腺内片状低回声区、前列腺结节、强回声钙化、囊性区、尿道周围低回声晕环及前列腺周围静脉丛扩张等。

急性前列腺炎并发前列腺脓肿时，超声表现为前列腺体积增大，内腺或内、外腺同时出现低回声病灶，形态多不规则，内部可见液性回声，透声性一般。

慢性前列腺炎的声像图的主要表现是前列腺外腺回声不均匀，可见片状低回声，形态不规则，边界不清晰。若累及范围较大，呈现大片低回声区，应避免将正常回声视为强回声病灶。

2. 彩色多普勒 急性前列腺炎或慢性前列腺炎急性发作时，部分患者的前列腺病灶会出现血流信号增加，脉冲多普勒会显示高速低阻的血流频谱（图 8-9-13、图 8-9-14）。前列腺脓肿彩色多普勒显示病灶周边可有较丰富的血流信号，病灶内部坏死液性区则无血流信号。

（三）鉴别诊断

前列腺脓肿未液化时表现为形态不规则的低回声区，边界不清晰，彩色多普勒超声显示低回声区血流较丰富，声像图与前列腺癌相似，此时需要结合患者病史、临床表现、实验室检查及直肠指检作出鉴别诊断。

（四）临床关切点

超声检查简便、直观，经直肠前列腺检查较经腹壁、经会阴检查能够更清晰地显示前列腺回声改变。二维超声结合彩色多普勒超声能够诊断典型的前列腺急、慢性炎症，有助于前列腺炎治疗疗效的评估。但一部分慢性前列腺炎临床症状、直肠指诊、前列腺特异性抗原检查均缺乏特异性，和前列腺癌声像图特征相似难与前列腺癌鉴别（图 8-9-15）。前列腺癌大多为低回声，等回声和高回声病灶较罕见，约 80% 位于周围区。慢性前列腺炎可发生于周围区，也可累及移行区，无包膜侵犯，超声表现为单发、多发低回声结节，经直肠超声造影检查具

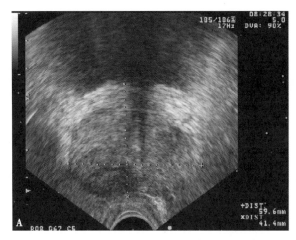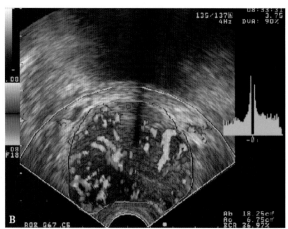

图 8-9-13 急性前列腺炎声像图

A. 灰阶声像图；B. 彩色血流图，血流丰富

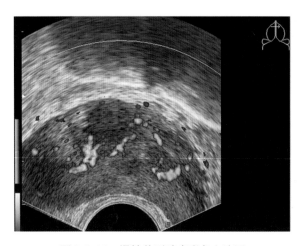

图 8-9-14 慢性前列腺炎彩色血流图

有较高的分辨率，能够清晰显示前列腺血供特征，部分前列腺炎症超声检查无明显改变，通过造影可以避开坏死组织，引导穿刺，获得足够的组织进行病理学检查。

研究发现前列腺周缘区组织弹性模量分布基本符合临床上公认的疾病的硬度变化，即正常前列腺<慢性前列腺炎<前列腺癌，部分慢性前列腺炎伴钙化硬度可以较大，明显大于一般的前列腺组织，但较前列腺癌还是明显偏低，故超声弹性成像对前列腺炎性结节和癌性结节的鉴别诊断及超声引导下穿刺也有较大的帮助。

四、前列腺癌的临床与超声诊断

（一）临床病理、流行病学及发病特征

前列腺癌（prostatic cancer，PCa）是男性生殖系最常见的恶性肿瘤之一，发病率随年龄而增长，且发病率有明显的地区差异，前列腺癌欧美国家发病率远高于我国，美国前列腺癌的发病率占男性恶性肿瘤第二位。随着人口老龄化和前列腺检查手段的增多，我国前列腺癌的发病率正呈明显升高趋势。以往发现的前列腺癌多数已属晚期，前列腺癌的肿瘤标志物"前列腺特异性抗原（PSA）"的发现，使前列腺癌的早期诊断早期治疗成为可能。

前列腺癌的起源有明显的区带特征，位于周缘区者占70%～80%，移行区者占10%～20%，中央区者约占5%。发生于周缘区者多与包膜距离3mm内，常见于前列腺尖部、底部及侧方血管神经穿入包膜处，这些部位较易指尖扪及，但仍有少部分的肿瘤位于前部，距包膜较远，不易触及。前列腺癌95%为腺癌，仅有5%为移行上皮癌、鳞癌及未分化癌。癌肿的生长方式有结节型、结节浸润型及浸润型。根据前列腺癌被发现的方式不同，可将其分为潜伏型、偶发性、隐匿性及临床型。潜伏型前列腺癌多为尸检时才被发现，多位于中央区及周缘区，且分化较好，患者生前无癌肿的症状或体征。偶发型前列腺癌指在切除良性前列腺增生时病理学检查发现的前列腺癌。隐匿型前列腺癌指临床上没有前列腺癌的症状及体征，但在其他部位的标本（如骨穿、淋巴结活检）病理学证实为前列腺癌。临床型前列腺癌指临床检查诊断（指检、影像学检查、PSA等）为前列腺癌，并经过穿刺活检和病理学检查证实。

前列腺癌早期无明显症状。随着病情的发展，当癌肿引起膀胱颈及后尿道梗阻时可出现尿频、尿急、尿潴留、血尿及排尿疼痛症状，前列腺癌发生转移时，表现为腰背痛、消瘦、无力、贫血等表现。

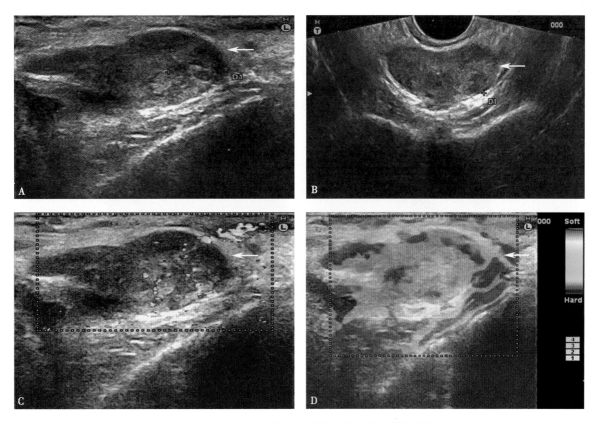

图 8-9-15　前列腺炎性结节声像图及应变力弹性成像

A. 前列腺炎性结节声像图（纵切面）；B. 前列腺炎性结节声像图（横切面）；C. 前列腺炎性结节彩色血流图（纵切面）；
D. 前列腺炎性结应变力弹性成像，箭头所指：前列腺炎性结节

（二）超声诊断

1. 二维超声　前列腺癌 70% 发生于周缘区。早期前列腺癌声像图往往仅显示周缘区的低回声结节或等回声结节，边界清晰或不清晰，形态欠整齐（图 8-9-16）。病灶向外生长，可超过包膜，进入前列腺周围脂肪组织。一部分前列腺癌灶内有钙化征象。由于经腹壁、经会阴前列腺检查的探头频率低，难以发现较早期的前列腺癌，因此以上表现主要是通过经直肠超声获得的（图 8-9-17）。中、晚期前列腺癌的声像图容易识别，表现为前列腺内部回声不均匀，边界不整齐，高低不平，甚至包膜不完整，左右不对称。晚期前列腺癌可侵犯精囊、膀胱、直肠等或发生远处转移（图 8-9-18、图 8-9-19）。

2. 彩色多普勒超声　彩色血流图在一部分前列腺癌显示低回声结节处彩色血流信号明显增加，当患者 PSA 增高，而声像图正常时，如果彩色多普勒检查发现非对称性和异常血流则提示有前列腺癌的可能性（图 8-9-20、图 8-9-21），进一步做前列腺穿刺活检能帮助确诊。

3. 超声造影　前列腺癌的生长过程可以诱导

血管生成，其组织内微血管的数量较周边组织明显增多，故检测前列腺内微血管密度的变化是发现前列腺癌的可行方法，超声造影可以显示微循环的灌注，提高前列腺癌诊断的敏感度和特异度，前列腺癌超声造影可以表现为"快进、快出、高增强"或不均匀增强，与对侧非病灶区比较呈明显不对称性（图 8-9-22），QontraXT 分析软件对血流灌注分析比

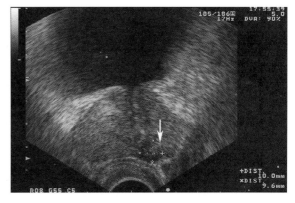

图 8-9-16　前列腺癌灰阶声像图
箭头所指：肿瘤

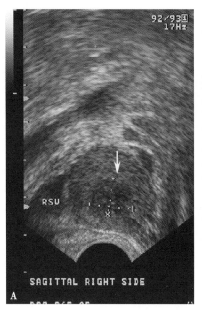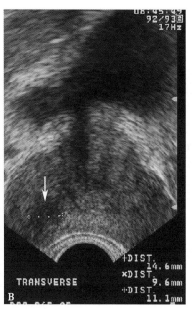

图 8-9-17 前列腺癌灰阶声像图
箭头所指：肿瘤
A. 前列腺右侧纵切面；B. 前列腺横切面

较直观、形象，能提供峰速时间、曲线下面积等有用参数。癌性病灶多呈峰速时间提前（图 8-9-23）。

4. 超声弹性成像 正常组织与病理组织弹性存在着差异，因此无创检测组织弹性的方法具有重要意义。前列腺超声弹性成像技术结合了直肠指诊和经直肠超声的优点，可以显示和量化组织弹性，突破解剖结构显像的局限性，并且可以实时引导穿刺活检，可作为传统超声显像方式的补充。前列腺肿瘤组织的密度大于周围正常前列腺组织，明显偏硬，弹性成像检出硬度较大的前列腺区域（弹性值高），使得穿刺活检的靶向性更高（图 8-9-24）。

（三）鉴别诊断

1. 前列腺增生 详见前述。

2. 膀胱颈部肿瘤 膀胱颈部癌可侵入前列腺，

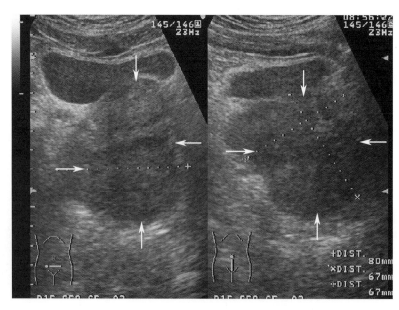

图 8-9-18 晚期前列腺癌声像图
箭头所指：肿瘤

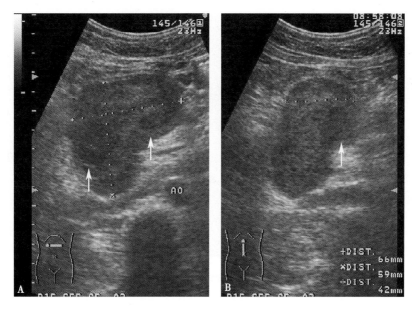

图 8-9-19　晚期前列腺癌肝转移声像图

箭头所指：转移瘤

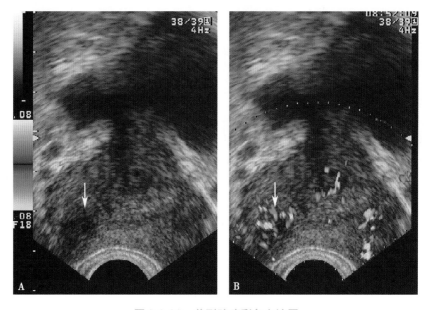

图 8-9-20　前列腺癌彩色血流图

箭头所指：肿瘤

前列腺癌也可侵犯膀胱，向膀胱内生长，此时两者须鉴别。鉴别要点是膀胱癌则自膀胱向前列腺内侵犯，而前列腺癌自腺体外后侧向前上延伸，膀胱颈部肿瘤彩色多普勒多能发现一支滋养血管，而前列腺癌少有这种典型的图像。此外，血清 PSA 检查也有助于两者的鉴别。

（四）临床关切点

经直肠超声检查能清晰地显示前列腺及周围邻近组织的受侵情况，对于 PCa 的早期发现和诊断起到了积极作用，已成为诊断 PCa 的常规检查方法。然而，多种前列腺疾病都可使血清 PSA 增高，因此当 PSA 增高时，需对前列腺疾病作出鉴别诊断，比如，外腺的低回声病灶还存在其他良性病变的可能性，如炎性结节、良性增生；加之内腺的增生结节需要与内腺的癌灶鉴别等，使得单纯的影像学诊断受到一定的局限性，最终仍然需要前列腺穿刺活检来帮助诊断。超声对盆腔淋巴结的显示能力不足，前列腺癌的临床分期多须依靠 CT、MRI。

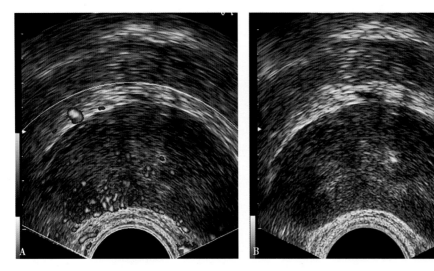

图 8-9-21　前列腺癌彩色能量图
箭头所指：肿瘤

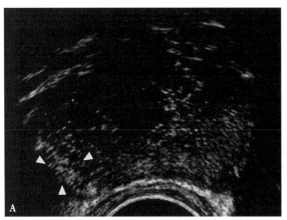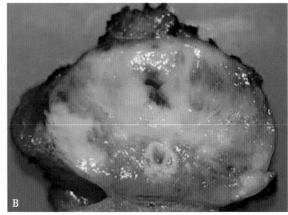

图 8-9-22　前列腺癌超声造影与病理病变对照
A. 前列腺癌超声造影，箭头所指：高增强；B. 前列腺癌病理标本

　　PSA 是对前列腺癌诊断和分期的一项重要指标。将 PSA 测定和经直肠超声检查结合分析是前列腺癌诊断的重要进展，可有助于提高前列腺癌的早期诊断率。前列腺癌组织、增生的前列腺组织和正常前列腺组织均可产生 PSA，但它们的每克组织对血清 PSA 水平上升的贡献明显不同，依次为 3ng/ml、0.3ng/ml 和 0.12ng/ml。计算前列腺体积可获得预计血清 PSA（PPSA）值。PPSA = 0.12V（前列腺体积）。比较实际 PSA 测值与 PPSA 可估计发生前列腺癌的可能性大小，并且可粗略估计肿瘤组织的体积（estimated tumor volume，TV），TV =（PSA − PPSA）/2。肿瘤的体积大小与前列腺癌的浸润和转移密切有关，也可将血清 PSA 除以前列腺体积，得到 PSA 密度（PSAD），PSAD = PSA/V。

PSA 密度反映每克组织可产生多少血清 PSA。对一些病例可做 1 年内的动态观察，了解有关指标的变化情况，如 1 年内血清 PSA 上升率 > 20% 则为不正常，经直肠超声引导下作前列腺穿刺活检可提高前列腺癌组织的检出率。

　　超声引导下前列腺穿刺活检术包括经会阴前列腺穿刺和经直肠前列腺穿刺术两种。经会阴穿刺术前一般不需要灌肠。穿刺前对会阴部进行消毒和局部麻醉，在直肠超声引导下对前列腺穿刺目标进行穿刺。经直肠前列腺穿刺术前患者需灌肠，用端射式直肠超声探头扫描前列腺，找到可疑目标后将电子穿刺引导线对准穿刺目标，穿刺后需服用抗生素以防感染。前列腺穿刺点数的增加能够增加穿刺的覆盖面积，减少漏诊率，但穿刺点数的增加也增加了创伤和并发症的概率,故穿刺点数的确定,需根据患者不同的情况决定,如果指检触及硬结、二维超声发现结节或彩色血流图上发现局部异常血流信号增多、超声造影发现异常区域或弹性成像发现高弹性区则可在系统穿刺基础上在怀疑目标处增加穿刺点数。

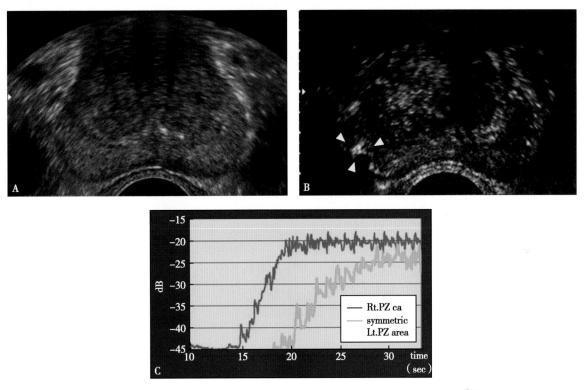

图 8-9-23　前列腺癌超声造影

A. 灰阶声像图;B. 超声造影声像图(箭头所指:肿瘤,高增强);C. 时间强度曲线(红色:右侧周缘区前列腺癌,绿色左侧周缘区对称区域)

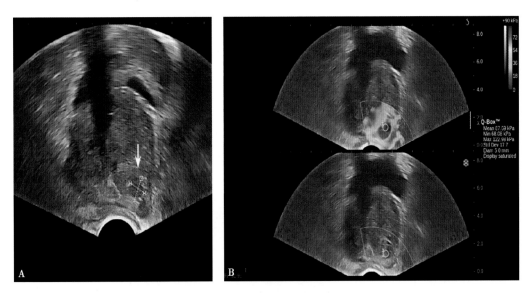

图 8-9-24　前列腺癌弹性成像

A. 前列腺灰阶声像图(箭头所指:肿瘤);B. 前列腺剪切波弹性成像(弹性测值 87.69kPa)

(胡　兵　冯　亮)

第十节 肾上腺疾病的诊断与鉴别诊断

一、概述

（一）肾上腺解剖

肾上腺（adrenal glands）为成对的内分泌器官，位于脊柱两侧，平 11 胸椎高度，紧贴肾上极，与肾共同处于肾筋膜内。右侧肾上腺为三角形，左侧为半月形，高约 5cm，宽约 3cm，厚为 0.5～1cm，重 5～7g。

双侧肾上腺有不同的毗邻结构：右侧肾上腺位于右肾上极内上方，前面为肝，前面的外上部无腹膜覆盖，直接与肝裸区相邻，内侧缘紧邻下腔静脉；左侧肾上腺位于左肾上极的内前方，前面的上部借网膜囊与胃后壁相邻，下部与胰尾和脾血管相邻，内侧接近腹主动脉。双侧肾上腺的后面均为膈。

肾上腺由纤维结缔组织包绕，有菲薄的纤维包膜，众多纤维结构深入腺体组织。双侧肾上腺由于筋膜的支撑与腹部大血管的位置相对固定，在深呼吸或者直立时，与肾脏的相对位置会发生变化（图 8-10-1）。

（二）超声检查方法

1. 仰卧经肋间扫查 是最常用的扫查切面。探头以腋前线为中点，沿第 7、8、9 肋间做斜行扫查，通过肝或脾作为声窗，声束方向指向内侧后方。此切面右侧肾上腺位于肝下缘、下腔静脉、右膈肌脚所组成的三角区内；左侧肾上腺位于脾脏、腹主动脉、左肾内上缘或左侧膈肌脚所组成的三角区内。

2. 仰卧经侧腰扫查 探头在右侧腋中线、左侧腋后线做冠状切，显示双肾冠状面，后向内前方侧动，分别于右肾内上方、左肾内上方及左肾上极与腹主动脉之间寻找双侧肾上腺病灶。

3. 俯卧经背部扫查 在背部分别纵切显示双侧肾脏，后将声束向内侧动，在右肾上极内前方及下腔静脉后方扫查右侧肾上腺病灶，在左肾上极内前方扫查左侧肾上腺病灶。

4. 仰卧经腹扫查 左肋缘下扫查，于腹主动脉外侧、胰腺体尾部及脾静脉后方寻找左侧肾上腺病灶（饮水 500～800ml 后以胃作为声窗可增加显示率）。

（三）正常声像图

正常肾上腺声像图多样，可显示为倒"V"形、倒"Y"形、三角形或带状等，内呈均匀低回声。其显示受超声图像成像质量、受检者体型及操作者的熟练程度等多种因素影响。其中左侧肾上腺显示率明显低于右侧。

空间位置上右侧肾上腺位于右肾上极内侧、下腔静脉外侧、右侧膈肌脚前方、右肝的后方。由于有右肝作为声窗，绝大部分情况下利用超声可以清楚显示右侧肾上腺。扫查右侧肾上腺一般选择在右侧腋前线和腋中线之间的肋间扫查，首先向内侧扫查显示下腔静脉，再向外侧扫查显示右肾上极。随后再将扫查切面向内侧旋转，在右肾上极刚刚消失的时候就可以显示位于右侧膈肌脚前方的右侧肾上腺了（图 8-10-2A）。正常肾上腺为条带样低回声，仔细扫查时，甚至可以显示肾上腺下级的两个分支，在此冠状面上，靠前方的是外侧支（图 8-10-2A 单个细长箭头所示），靠后方的是内侧支（两个细长箭头所示）。通常肾上腺在此切面上的厚度与后方的膈肌脚的厚度相近，如果肾上腺的厚度明显大于膈肌脚的厚度，就认为肾上腺增大了。

左侧肾上腺位于左侧膈肌脚的外侧（左侧）、左肾上极和脾脏之间。超声检查时一般选择冠状面

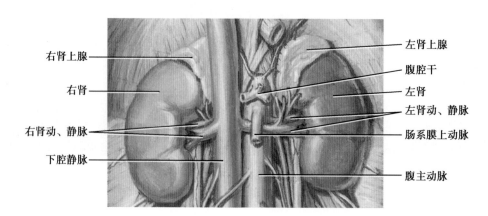

图 8-10-1 肾上腺解剖与毗邻关系

以脾脏和左肾作为声窗来显示。超声扫查左侧肾上腺时，患者取平卧位，探头置于左侧腋中-腋后线上做冠状面扫查。扫查平面可以由腋后线向前倾斜约20°。在上述切面的声像图上左侧肾上腺就位于脾脏、左肾上极和左侧膈肌脚围成的三角形区域内（图8-10-2B），显示较清楚时可以清晰显示左侧肾上腺为细带样低回声，中央有线样强回声，较肥胖者周围被高回声脂肪组织包绕。通常左侧肾上腺在此切面上的厚度与其内侧的膈肌脚的厚度相近，如果肾上腺的厚度明显大于膈肌脚的厚度，就认为肾上腺增大了。

在进行双侧肾上腺扫查时，应注意区别双侧膈肌脚的低回声与肾上腺低回声。一般膈肌脚直接贴附椎体，并且延续范围大。

二、肾上腺皮质增生

1. 临床病理、流行病学及发病特征 肾上腺皮质增生（adrenal cortical hyperplasia）是指肾上腺皮质非肿瘤性增厚，分为促肾上腺皮质激素（ACTH）依赖性、ACTH 非依赖性以及先天性肾上腺皮质增生症（CAH）三种类型。其中 ACTH 依赖性肾上腺皮质增生多数由于垂体病变或垂体外病变分泌 ACTH 过多，刺激肾上腺进入增生状态。CAH 是一种常染色体隐性遗传病，由于先天缺乏合成皮质激素所需的酶，负反馈作用致垂体分泌 ACTH 增多，导致肾上腺皮质增生及一系列临床症状。

临床表现：ACTH 依赖性及非依赖性肾上腺皮质增生通常引起库欣综合征（Cushing syndrome），少数可引起醛固酮增多症（aldosteronism）。CAH 则可出现男性化及失盐表现，严重患者通常在出生后1～4周内出现低钠血症、高钾血症、高肾素血症和低血容量休克等肾上腺危象表现。

（1）库欣综合征

1）向心性肥胖、满月脸、多血质。

2）全身及神经系统改变：如肌无力，常有不同程度的精神及情绪变化。

3）皮肤表现：皮肤薄，微血管脆性增加，易产生瘀斑。

4）心血管表现：高血压、常伴有动脉硬化、易形成动静脉血栓、心脑血管并发症发生概率增加。

5）对感染抵抗力弱。

6）性功能障碍：女性常见月经减少、不规则或停经，痤疮多见；男性可出现性欲减退，阴茎缩小，睾丸变软等。

7）代谢障碍：部分患者出现类固醇性糖尿病。

（2）原发性醛固酮增多症：过量醛固酮引起潴钠、排钾、细胞外液增加等生理学改变，早期可仅有高血压，随病情进展高血压及低血钾症状逐渐加重，主要临床表现如下：

1）高血压：部分患者可呈难治性高血压，出现心血管病变、脑卒中。

2）神经肌肉功能障碍：肌无力及周期性瘫痪；肢端麻木，手足搐搦。

肾脏表现：肾小管浓缩功能减退导致多尿，夜

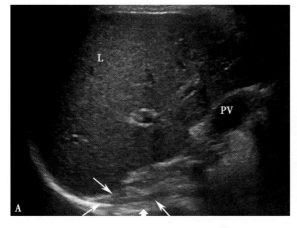
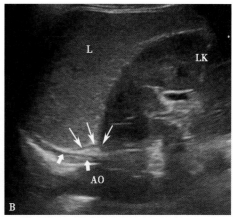

图 8-10-2　正常肾上腺声像图

A. 右侧正常肾上腺，细长箭头示右侧肾上腺呈低回声条带状，粗短箭头示膈肌脚低回声。L：肝脏；PV：门静脉。在此冠状面上，靠前方的是外侧支（单个细长箭头所示），靠后方的是内侧支（两个细长箭头所示）；B. 左侧腋中后线冠状面显示左侧肾上腺，AO 腹主动脉，其外侧粗短箭头示左侧膈肌脚，短细箭头示左侧肾上腺低回声条带。类似于右侧肾上腺，如出现分叉样条带，靠前方的为外侧支，靠后方的为内侧支。L：脏；LK：左肾

尿多继发口渴、多饮；易并发尿路感染；尿蛋白增多，少数发生肾功能减退。

3）心脏表现：心电图呈低钾图形；心律失常：室上性心动过速较常见。

4）其他表现：儿童生长发育障碍，糖耐量减低等。

2. 超声诊断与鉴别诊断 超声因其具无电离辐射、易用实时等优点，多用于儿童及胎儿 CAH 的诊断。轻度肾上腺皮质增生超声无法显示，中重度增生则为肾上腺弥漫性增粗、增大，可表现为"双手抱球征"，多为双侧，部分（约 40%）伴有结节形成（图 8-10-3）。

肾上腺结节性皮质增生需与肾上腺肿瘤鉴别，实验室生化检查是重要的鉴别指标，与肾上腺转移癌鉴别需要结合既往是否有恶性肿瘤病史。与肾上腺原发性肿瘤超声图像主要鉴别点包括：①肾上腺原发性肿瘤多为单侧单发；②肾上腺原发性肿瘤（除髓样脂肪瘤外）通常表现为低于肾上腺回声；③通常不伴有同侧肾上腺增粗增大；④对侧肾上腺体积正常或缩小。而当出现双侧肾上腺结节同时伴有弥漫性肾上腺增大时，更倾向于结节性增生而非肿瘤。

3. 临床关切点 肾上腺皮质增生诊断和治疗最重要的是完整的临床评估，需通过生化指标区分 ACTH 依赖性肾上腺皮质增生和 ACTH 非依赖性肾上腺皮质增生。超声对于肾上腺皮质增生诊断敏感性差，CT 是最常用的影像学检查方法。

三、肾上腺肿瘤

从组织来源分类，常见的肾上腺肿瘤包括来源于肾上腺皮质的肾上腺皮质腺瘤和肾上腺皮质癌；来源于肾上腺髓质的嗜铬细胞瘤；以及髓样脂肪瘤和肾上腺转移癌。然而，不同肾上腺肿瘤（除髓样脂肪瘤外）的影像表现差异并不足以分辨其组织学来源，更需要临床证据支持。

（一）肾上腺皮质腺瘤

1. 临床病理、流行病学及发病特征 肾上腺皮质腺瘤（adrenocortical adenoma）是最常见的肾上腺肿瘤，尸检发现发生率约为 2%。肾上腺偶发瘤绝大部分均为肾上腺皮质腺瘤，约占 80%，其中 75% 为无功能腺瘤，自发性分泌皮质醇激素瘤中位发生率约 12%，分泌醛固酮激素腺瘤中位发生率约 2.5%。肾上腺皮质腺瘤基本没有恶变可能是目前的广泛共识，目前全世界范围内仅有一例肾上腺皮质腺瘤恶变的病例报告。临床表现发生于肾上腺皮质束状带的肾上腺皮质腺瘤可分泌皮质醇激素，可引起库欣综合征（Cushing syndrome）；发生于肾上腺皮质球状带的肾上腺皮质腺瘤可分泌醛固酮激素，引起醛固酮增多症（aldosteronism）。需注意部分自发性皮质醇分泌性腺瘤并未引起库欣综合征的典型临床表现，却因皮质醇水平升高与多种并发症具有相关性，如高血压、葡萄糖不耐受、2 型糖尿病、肥胖、血脂异常及骨质疏松等。

2. 超声诊断与鉴别诊断 肾上腺区椭圆形或类圆形的实性低回声结节，边界清，有完整包膜，内部回声均匀，出现坏死或囊性变时，可出现无回声区。当肿瘤最大径 <4cm，恶性率 <2%（图 8-10-4）。

3. 临床关切点 其他影像学的特征性表现 CT 平扫中肾上腺皮质腺瘤表现为圆形或椭圆形，边界清楚，密度均匀的实性病变。CT 值≤10HU 是富脂肪的良性肾上腺腺瘤的典型表现，增强 CT 则表现为延迟期明显流出，延迟期造影剂绝对廓清率 >60%，

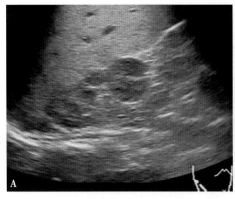
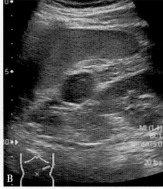
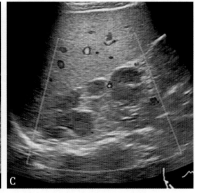

图 8-10-3 肾上腺结节性皮质增生超声表现

41 岁男性，以"头晕、头痛 1 余年，发现双侧肾上腺肿物 25 天"来诊。A. 双侧肾上腺区可见多个等回声结节相互融合，椭圆形或类圆形，边界欠清，内部回声均匀，后方回声稍增强。B. 病灶边缘及内部可见少量点条状血流信号

相对廓清率>40%。

当患者没有恶性肿瘤病史时，CT值≤10HU均考虑为良性肿瘤，而当患者有肾上腺外恶性肿瘤病史时；CT值≤10HU的肾上腺肿瘤中有7%为恶性。同时，约30%良性肾上腺皮质腺瘤的CT平扫的CT值>10HU，难以与恶性肿瘤及嗜铬细胞瘤鉴别。

欧洲内分泌协会（ESE）肾上腺偶发瘤指南（2016）提出，当发现影像学表现均提示良性，且病灶最大径<4cm时，则无需行进一步影像学检查。

（二）嗜铬细胞瘤

1. 临床病理、流行病学及发病特征　嗜铬细胞瘤（pheochromocytoma）由神经内胚层组织发生。尸检发病率约为0.1%，高血压患者中嗜铬细胞瘤发病率约为0.4%～2%。常发生于40～70岁。主要发生于肾上腺髓质，其中90%发生于单侧，多见于右侧。另有10%的嗜铬细胞瘤发生于肾上腺外，如腹主动脉旁、肾门、颈动脉体及膀胱等。肾上腺嗜铬细胞瘤多为良性，恶性仅占10%。而发生于肾上腺外的嗜铬细胞瘤约有40%为恶性。个别组织学表现为良性的嗜铬细胞瘤最终因转移被证实为恶性。嗜铬细胞瘤间歇或持续释放过多儿茶酚胺（肾上腺素、去甲肾上腺素与多巴胺）。临床表现变化多端，典型表现为阵发性血压升高伴心动过速、头痛、出汗、面色苍白。发作期间测定血或尿儿茶酚胺或其代谢产物显著升高。

2. 超声诊断与鉴别诊断　肿瘤大小不一，超声发现嗜铬细胞瘤直径多为3～5cm，类圆形或椭圆形，边界清楚，有完整包膜回声，内呈均匀等或低回声。当肿瘤内部出现囊性变时，内部可见边界清楚的无回声暗区（图8-10-5）。12%内部可出现钙化。彩色多普勒超声显示肿瘤内部可探及较丰富血流信号。当肿瘤为恶性时，可呈分叶状或不规则形，边界不清，包膜不完整，侵犯下腔静脉或肾包膜等，且可能发生肝转移。

因肾上腺嗜铬细胞瘤直径较大，可推压临近组织和器官。超声对于分辨肾上腺区肿物来源优势有二：其一，超声对于软组织分辨率高，肾上腺与肝脏或肾脏之间的脂肪及纤维结缔组织可清楚显示为高回声；其二，令患者做深呼吸，判断肿物与肝脏及同侧肾脏的相对运动情况，确定肿物来源。

（三）髓样脂肪瘤

1. 临床病理、流行病学及发病特征　髓样脂肪瘤（myelolipoma）是一种罕见的无功能性的良性肿瘤，主要以脂肪和骨髓成分构成。通常发生于50～70岁，无性别差异。尸检发生率约为0.08%～2%。直径从微小到30cm不等，平均约为10cm。通常无明显不适，当肿瘤内部发生出血坏死或压迫相邻脏器时，可出现腹痛或相关症状。

2. 超声诊断与鉴别诊断　肾上腺区类圆形或椭圆形高回声灶，边界清楚，内部多呈均匀高回声，部分内部可见局灶性钙化斑（图8-10-6）。当肿瘤内部出血或含有骨髓成分时，可呈高低不均质回声；当以骨髓成分为主要构成时，可表现为等回声或低回声，难以与其他肾上腺肿瘤进行鉴别。因肿瘤较软，随呼吸运动可有变形。当肿瘤较小时，可能难以与腹膜后脂肪组织区分。

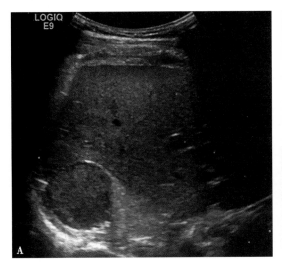
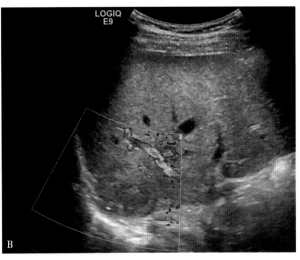

图8-10-4　肾上腺皮质腺瘤超声表现

49岁男性，"腰部不适半年余"来诊。A. 右侧肾上腺区可见一等回声节，大小约37mm×37mm，类圆形，边界清，内回声欠均匀，后方回声增强，与肝右叶、右肾分界清。B. 病灶边缘可见少量点条状血流信号

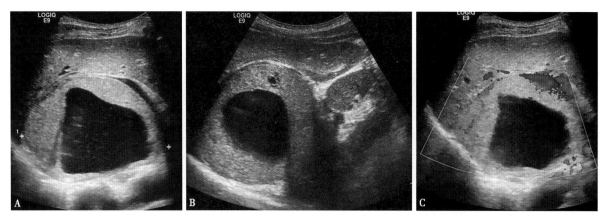

图 8-10-5 肾上腺嗜铬细胞瘤超声表现

61 岁男性，血压 127/84mmHg，否认"高血压、冠心病、糖尿病"病史。A、B. 右侧肾上腺区可见一囊实性病灶，大小约 112mm×77mm，边界清，类圆形，内部回声不均匀，内可见多个无回声暗区，内壁光滑，后方回声增强。肝右叶受压推移。C. 病灶实性部分可见点条状血流信号

3. 临床关切点 其他影像学检查的特征性表现髓样脂肪瘤 CT 表现为低密度，具有较高的诊断敏感性。

（四）肾上腺皮质癌

1. 临床病理、流行病学及发病特征 肾上腺皮质癌（adrenocortical cancer）是一种罕见的恶性肿瘤，发病率约为 2 例 /（100 万人口·年），在癌症尸解病例中仅占 0.2%。在肾上腺偶发瘤中，中位发生率为 8%（1.2%～11%）。多数为腺癌，发生于单侧。双侧肾上腺发病率无明显差异。多发生于 40～50 岁。多数肾上腺皮质癌为功能性肿瘤，最常见表现为库欣综合征（57%），也包括肾上腺生殖综合征（女性男性化或男性女性化）、性早熟和极少数表现为醛固酮增多症。功能性肾上腺皮质癌女性多发，无功能性肾上腺皮质癌则多见于男性。肾上腺皮质癌可侵犯肾包膜、肾上腺静脉及下腔静脉形成癌栓，可远处转移至肝、肺及骨骼。

2. 超声诊断与鉴别诊断 当肿瘤较小时，表现为类圆形或椭圆形均匀低回声结节，边界清楚，有包膜回声，仅从超声表现难以与肾上腺腺瘤、嗜铬细胞瘤等肾上腺良性肿瘤鉴别。

而当肿瘤体积逐渐增大，可出现分叶倾向，或边界不清，侵犯肾上极或下腔静脉，内部可因出血坏死呈不均质混合回声或出现不规则无回声暗区或强回声团（图 8-10-7）。

部分研究认为肾上腺皮质癌通常血供丰富，可有一定提示作用。

另需注意的是，即使怀疑肾上腺病变有可能为恶性病灶，除非考虑为转移性病变，为避免针道种植，不建议为确定其良恶性进行穿刺活检。

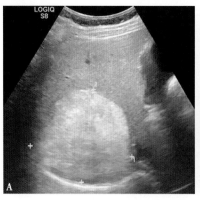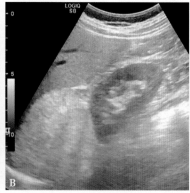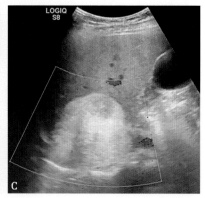

图 8-10-6 肾上腺髓样脂肪瘤超声表现

56 岁女性。A、B. 右侧肾上腺区可见一个高回声灶，大小约 93mm×80mm，类圆形，边界清，内部回声不均匀，可见片状不规则稍低回声区，后方回声稍增强，与右肾分界清。C. 病灶内未见明显血流信号

3. 临床关切点 其他影像学检查 CT 平扫检查肾上腺皮质癌 CT 值 >10HU，增强 CT 造影剂流出水平与肾上腺皮质腺瘤差异不大。PET/CT 则表现为高摄取病灶。

（五）肾上腺转移性肿瘤

1. 临床病理、流行病学及发病特征 肾上腺是继肺、肝和骨之后第四位发生转移瘤的器官，多来自于肺癌、乳腺癌、淋巴瘤及黑色素瘤等。肾上腺转移瘤（adrenal metastases）可发生于双侧或单侧。在肾上腺偶发瘤中，肾上腺转移瘤的中位发病率为 5%（0%～18%）。当有原发恶性肿瘤病史时，发现肾上腺肿物，有 52% 的概率是转移瘤。

2. 超声诊断与鉴别诊断 超声表现：肾上腺转移瘤超声表现没有明显特异性，肿瘤较小时，表现为类圆形或椭圆形低回声结节，边界清楚（图 8-10-8）。当肿瘤较大时，内部可发生出血坏死，呈高低混合回声。有恶性肿瘤病史时，如怀疑肾上腺转移，可通过超声引导下穿刺活检明确诊断。

3. 临床关切点 其他影像学表现平扫 CT 检查肾上腺转移瘤 CT 值多 >10HU；有肾上腺外恶性肿瘤病史时，CT 值 ≤10HU 的肾上腺肿瘤中有 7% 为转移瘤。增强 CT 表现与肾上腺腺瘤有明显差异，延迟期造影剂绝对廓清率 <60%，相对廓清率 <40%。

对于临床诊疗来说，影像学最重要的作用在于评估肾上腺肿瘤的恶性风险及对未经手术的肾上腺肿瘤进行随访观察。Geelhoed 等于 1982 年首次提出了肾上腺偶发瘤的概念，后经学者不断总结完善。欧洲内分泌协会（ESE）于 2016 年 8 月发布了针对肾上腺偶发瘤管理的临床实践指南。肾上腺偶发瘤（adrenal incidentaloma）是指在对非肾上腺疾病进行诊断和治疗过程中偶然发现的肾上腺占位性病变。不包括病史及体格检查明确提示肾上腺疾病检查或随访中所发现的肾上腺肿瘤。而对于肾上腺外原发恶性肿瘤随访中发现的肾上腺转移瘤虽不符合肾上腺偶发瘤的严格定义，但由于临床常见，仍被列为肾上腺偶发瘤的一种特殊类型。有文献显示，尸检发现无临床症状肾上腺偶发瘤的中位发生率约为 2%（1.0%～8.7%），并随年龄的增长而增加。在 50～60 岁年龄段，影像学发现肾上腺偶发瘤的概率约为 3%，老年人发病率则可达到 10%。肾上腺偶发瘤中 90% 的恶性肿瘤直径 >4cm，而仅有 24% 良性肿瘤直径 >4cm。超声图像对于肾上腺肿瘤良恶性鉴别缺少特异性表现，当发现肾上腺区肿物最大径超过 4cm 时，则应提示进一步检查除外恶性可能。

理解肾上腺偶发瘤的概念有助于超声科医生理清日常工作中的诊断思路。尽管超声由于成像

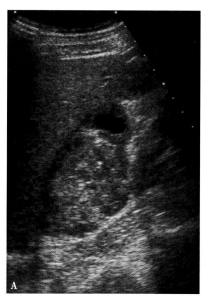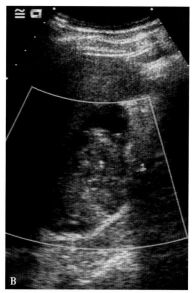

图 8-10-7 肾上腺皮质癌超声表现

41 岁男性，血清皮质醇（CORT）478.9nmol/L（正常值：64～340nmol/L）。A. 右侧肾上腺区可见一混合回声肿物，大小约 96mm×57mm×72mm，边界清，椭圆形，内部回声不均，可见密集强回声点及散在液性暗区，暗区内可见高回声条索，后方回声增强，该肿物与右肾、肝右叶紧邻，分界尚清，呼吸时与肝右叶同步运动，与肾上极非同步运动。B. 病灶内未见明显血流信号

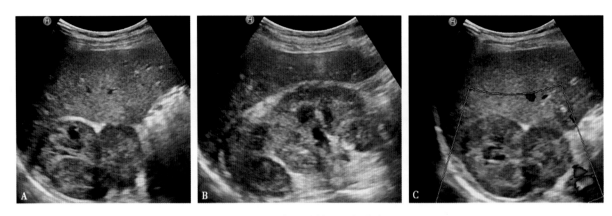

图 8-10-8 肾上腺转移瘤超声表现

52 岁女性，右肺腺癌伴全身多发转移 2 年余。A、B. 右侧肾上腺区可见一低回声灶，大小约 75mm×49mm，边界清，分叶状，内部呈高低混合回声，可见不规则无回声暗区，后方回声无明显改变。C. 病灶内未见明显血流信号

局限性，对肾上腺肿瘤的检出率低于 CT 及 MRI，有研究表明对于最大径大于 3cm 的肾上腺肿瘤，超声检出率为 100%，而对于小于 3cm 的肾上腺肿瘤，超声检出率仅为 65.2%。然而，超声在分辨肾上腺区肿物来源方面更有优势，且作为一项廉价、无辐射的检查方法，广泛应用于体检及各种术前检查，更大概率首诊发现肾上腺偶发瘤，因此需熟练掌握肾上腺肿瘤的检查方法和超声表现。

（周建华　李 擎　周翔）

参 考 文 献

[1] Franquet T, Montes M, Aizcorbe M, et al. Inflammatory pseudotumor of the spleen: Ultrasound and computed tomographic findings[J]. Gastrointest Radiol, 1989, 14(1): 181-183.

[2] Gottlieb K, Marino G. Acquiring and Improving Skills in Diagnostic Endosonography[M]// Gottlieb K, Marino G. Diagnostic Endosonography. New York: Springer, 2014.

[3] Grainer RG, Allison D, Adam A, et al. Diagnostic Radiology: a Textbook of Medical Imaging[M]. 5th ed. Philadelphia: Churchhill Livingstone, 2008.

[4] Ajani JA, D'Amico TA, Almhanna K, et al. Gastric cancer, version 3.2016, NCCN clinical practice guidelines in oncology[J]. J Natl Compr Canc Netw, 2016, 14(10): 1286-1312.

[5] Bloom CM, Langer B, Wilson SR. Role of US in the detection, characterization, and staging of cholangiocarcinoma[J]. Radiographics, 1999, 19(5): 1199-1218.

[6] Bruix J, Sherman M. Management of hepatocellular carcinoma[J]. Hepatology, 2005, 42(5): 1208-1236.

[7] Bryk DJ, Zhao LC . Guideline of guidelines: a review of urological trauma guidelines[J]. BJU Int, 2016, 117(2): 226-234.

[8] Campbell WL, Ferris JV, Holbert BL, et al. Biliary tract carcinoma complicating primary sclerosing cholangitis: evaluation with CT, cholangiography, US, and MR imaging[J]. Radiology, 1998, 207(1): 41-50.

[9] Cantisani V, Wilson S R . CEUS: Where are we in 2015?[J]. Eur J Radiol, 2015, 84(9): 1621-1622.

[10] Chen YI, Ghali P. Prevention and management of gastroesophageal varices in cirrhosis[J]. Int J Hepatol, 2012, 2012: 750150.

[11] Chung YE, Kim MJ, Park YN, et al. Varying appearances of cholangiocarcinoma: radiologic-pathologic correlation[J]. Radiographics, 2009, 29(3): 683-700.

[12] Coccolini F, Catena F, Moore EE, et al. WSES classification and guidelines for liver trauma[J]. World J Emerg Surg, 2016, 11: 50.

[13] Dixon MF. Gastrointestinal epithelial neoplasia: Vienna revisited[J]. Gut, 2002, 51(1): 130-131.

[14] Dong Y, Zhu Z, Wang WP, et al. Ultrasound features of hepatocellular adenoma and the additional value of contrast-enhanced ultrasound[J]. Hepatobiliary Pancreat Dis Int, 2016, 15(1): 48-54.

[15] D'Onofrio M, Crosara S, De Robertis R, et al. Contrast-enhanced ultrasound of focal liver lesions[J]. AJR Am J Roentgenol, 2015, 205(1): W56-W66.

[16] English A I. Guidelines for treatment of cystic and alveolar echinococcosis in humans. WHO Informal Working Group on Echinococcosis[J]. Bull World Health Organ, 1996, 74(3): 231-242.

[17] Giorgio A, Montesarchio L, Gatti P, et al. Contrast-Enhanced Ultrasound: a Simple and Effective Tool in Defining a Rapid Diagnostic Work-up for Small Nodules Detected in Cirrhotic Patients during Surveillance[J]. J Gastrointestin Liver Dis, 2016, 25(2): 205-211.

[18] Goldfeld M, Cohen I, Loberant N, et al. Littoral cell angioma of the spleen: appearance on sonography and CT[J]. J Clin Ultrasound, 2002, 30(8): 510-513.

[19] Cao X, Liu Z, Zhou X, et al. Usefulness of real-time contrast-enhanced ultrasound guided coaxial needle biopsy for focal liver lesions[J]. Abdom Radiol(NY), 2019, 44(1): 310-317.

[20] Guo J, Ma J, Sun Y, et al. Chinese guidelines on the management of renal cell carcinoma(2015 edition)[J]. Ann Transl Med, 2015, 3(19): 279.

[21] Guo LH, Xu HX. Contrast-Enhanced Ultrasound in the Diagnosis of Hepatocellular Carcinoma and Intrahepatic Cholangiocarcinoma: Controversy over the ASSLD Guideline[J]. Biomed Res Int, 2015, 2015: 1-5.

[22] Hamer OW，Aguirre DA，Casola G，et al. Fatty liver：imaging patterns and pitfalls [J]. Radiographics，2006，26（6）：1637-1653.

[23] Hinshaw JL，Lubner MG，Ziemlewicz TJ，et al. Percutaneous tumor ablation tools：microwave，radiofrequency，or cryoablation—what should you use and why [J] ？ Radiographics，2014，34（5）：1344-1362.

[24] Huang DY，Yusuf GT，Daneshi M，et al. Contrast-enhanced US–guided interventions：improving success rate and avoiding complications using US contrast agents[J]. Radiographics，2016，37（2）：652-664.

[25] Humphrey PA，Moch H，Cubilla AL，et al. The 2016 WHO Classification of Tumours of the Urinary System and Male Genital Organs—Part B：Prostate and Bladder Tumours [M]// Eble J N，Sauter G，Epstein JI，et al. Pathology and genetics：Tumours of the Urinary System and Male Genital Organs. New York：IARC Press，2004.

[26] Humphrey PA，Moch H，Cubilla AL，et al. The 2016 WHO classification of tumours of the urinary system and male genital organs—part B：prostate and bladder tumours[J]. Eur Urol，2016，70（1）：106-119.

[27] Jo PC，Jang HJ，Burns PN，et al. Integration of Contrast-enhanced US into a Multimodality Approach to Imaging of Nodules in a Cirrhotic Liver：How I Do It[J]. Radiology，2017，282（2）：317-331.

[28] Kambadakone A，Thabet A，Gervais DA，et al. CT-guided celiac plexus neurolysis：a review of anatomy，indications，technique，and tips for successful treatment[J]. Radiographics，2011，31（6）：1599-1621.

[29] Kang HC，Menias CO，Gaballah AH，et al. Beyond the GIST：mesenchymal tumors of the stomach[J]. Radiographics，2013，33（6）：1673-1690.

[30] Kang TW，Lim HK，Lee MW，et al. Perivascular versus nonperivascular small HCC treated with percutaneous RF ablation：retrospective comparison of long-term therapeutic outcomes[J]. Radiology，2014，270（3）：888-899.

[31] Katabathina VS，Flaherty EM，Dasyam AK，et al. Biliary Diseases with Pancreatic Counterparts：Cross-sectional Imaging Findings[J]. Radiographics，2016，36（2）：374-392.

[32] Katabathina VS，Menias CO，Shanbhogue AKP，et al. Genetics and imaging of hepatocellular adenomas：2011 update[J]. Radiographics，2011，31（6）：1529-1543.

[33] Kim TK，Jang HJ. Contrast-enhanced ultrasound in the diagnosis of nodules in liver cirrhosis[J]. World J Gastroenterol，2014，20（13）：3590-3596..

[34] Kucera JN，Kucera S，Perrin SD，et al. Cystic lesions of the pancreas：radiologic-endosonographic correlation[J]. Radiographics，2012，32（7）：E283-E301.

[35] Kudo M，Trevisani F，Abou-Alfa GK，et al. Hepatocellular carcinoma：therapeutic guidelines and medical treatment[J]. Liver Cancer，2016，6（1）：16-26.

[36] Lee NK，Kim S，Kim GH，et al. Hypervascular subepithelial gastrointestinal masses：CT-pathologic correlation[J]. Radiographics，2010，30（7）：1915-1934.

[37] Lee WK，Chang SD，Duddalwar VA，et al. Imaging assessment of congenital and acquired abnormalities of the portal venous system[J]. Radiographics，2011，31（4）：905-926.

[38] Lee WJ，Lim HK，Jang KM，et al. Radiologic spectrum of cholangiocarcinoma：emphasis on unusual manifestations and differential diagnoses[J]. Radiographics，2001，21 Spec No：S97-S116.

[39] Leung TW，Tang AM，Zee B，et al. Construction of the Chinese University Prognostic Index for hepatocellular carcinoma and comparison with the TNM staging system，the Okuda staging system，and the Cancer of the Liver Italian Program staging system：a study based on 926 patients[J]. Cancer，2002，94（6）：1760-1769.

[40] Lewis RB，Lattin GE Jr，Paal E. Pancreatic endocrine tumors：radiologic-clinicopathologic correlation[J]. Radiographics，2010，30（6）：1445-1464.

[41] Lewis RB，Mehrotra AK，Rodríguez P，et al. From the radiologic pathology archives：gastrointestinal lymphoma：radiologic and pathologic findings[J]. Radiographics，2014，34（7）：1934-1953.

[42] Li R，Yang D，Tang CL，et al. Combined hepatocellular carcinoma and cholangiocarcinoma（biphenotypic）tumors：clinical characteristics，imaging features of contrast-enhanced ultrasound and computed tomography[J]. BMC Cancer，2016，16：158.

[43] Lucey BC，Stuhlfaut JW，Soto JA. Mesenteric lymph nodes seen at imaging：causes and significance[J]. Radiographics，2005，25（2）：351-365.

[44] Arditi M，Frinking PJ，Zhou X，et al. A New Formalism for the Quantification of Tissue Perfusion by the Destruction-Replenishment Method in Contrast Ultrasound Imaging[J]. IEEE Trans Ultrason Ferroelectr Freq Control，2006，53（6）：1118-1129.

[45] Marques DT, Tenório de Brito Siqueira L, Franca Bezerra RO, et al. Resident and Fellow Education Feature: Imaging Evaluation of Peritoneal Disease: Overview of Anatomy and Differential Diagnosis[J]. Radiographics, 2014, 34(4): 962-963.

[46] Marrero JA, Fontana RJ, Barrat A, et al. Prognosis of hepatocellular carcinoma: comparison of 7 staging systems in an American cohort[J]. Hepatology, 2005, 41(4): 707-716.

[47] Maruno M, Kiyosue H, Tanoue S, et al. Renal arteriovenous shunts: clinical features, imaging appearance, and transcatheter embolization based on angioarchitecture[J]. Radiographics, 2016, 36(2): 580-595.

[48] Mazzaferro V, Yun SC, Poon RTP, et al. Liver Transplantation for Hepatocellular Carcinoma[J]. Annals of Surgical Oncology, 2008, 15(4): 1001-1007.

[49] Mazzaferro V, Regalia E, Doci R, et al. Liver transplantation for the treatment of small hepatocellular carcinomas in patients with cirrhosis[J]. N Engl J Med, 1996, 334(11): 693-699.

[50] McEvoy SH, McCarthy CJ, Lavelle LP, et al. Hepatocellular carcinoma: illustrated guide to systematic radiologic diagnosis and staging according to guidelines of the American Association for the Study of Liver Diseases[J]. Radiographics, 2013, 33(6): 1653-1668.

[51] McNaughton DA, Abu-Yousef MM. Doppler US of the liver made simple[J]. Radiographics, 2011, 31(1): 161-188.

[52] Melamud K, LeBedis CA, Anderson SW, et al. Biliary imaging: multimodality approach to imaging of biliary injuries and their complications[J]. Radiographics, 2014, 34(3): 613-623.

[53] Mellnick VM, Menias CO, Sandrasegaran K, et al. Polypoid Lesions of the Gallbladder: Disease Spectrum with Pathologic Correlation[J]. Radiographics, 2015, 35(2): 387-399.

[54] Menias CO, Surabhi VR, Prasad SR, et al. Mimics of cholangiocarcinoma: spectrum of disease[J]. Radiographics, 2008, 28(4): 1115-1129.

[55] Muradali D, Goldberg DR. US of Gastrointestinal Tract Disease[J]. Radiographics, 2015, 35(1): 50-68.

[56] Nikolaidis P, Hammond NA, Day K, et al. Imaging features of benign and malignant ampullary and periampullary lesions[J]. Radiographics, 2014, 34(3): 624-641.

[57] Okuda K, Ohtsuki T, Obata H, et al. Natural history of hepatocellular carcinoma and prognosis in relation to treatment study of 850 patients[J]. Cancer, 1985, 56(4): 918-928.

[58] Olthof SC, Othman A, Clasen S, et al. Imaging of Cholangiocarcinoma[J]. Visceral Medicine, 2016, 32(6): 402.

[59] Parente DB, Perez RM, Eiras-Araujo A, et al. MR imaging of hypervascular lesions in the cirrhotic liver: a diagnostic dilemma[J]. Radiographics, 2012, 32(3): 767-787.

[60] Park MH, Rhim H, Kim YS, et al. Spectrum of CT findings after radiofrequency ablation of hepatic tumors[J]. Radiographics, 2008, 28(2): 379-390; discussion 390-392.

[61] Park SE, Lee SH, Yang JD, et al. Clinicopathological characteristics and prognostic factors in combined hepatocellular carcinoma and cholangiocarcinoma[J]. Korean J Hepatobiliary Pancreat Surg, 2013, 17(4): 152-156.

[62] Park SB, Kim JK, Cho KS. Complications of renal transplantation: ultrasonographic evaluation[J]. J Ultrasound Med, 2007, 26(5): 615-633.

[63] Piyasena RV, Hamper UM. Doppler ultrasound evaluation of renal transplants[J]. Applied Radiology, 2010, 39(9): 24.

[64] Purysko AS, Remer EM, Filho HML, et al. Beyond appendicitis: common and uncommon gastrointestinal causes of right lower quadrant abdominal pain at multidetector CT[J]. Radiographics, 2011, 31(4): 927-947.

[65] Qian LJ, Zhu J, Zhuang ZG, et al. Spectrum of multilocular cystic hepatic lesions: CT and MR imaging findings with pathologic correlation[J]. Radiographics, 2013, 33(5): 1419-1433.

[66] Reynolds AR, Furlan A, Fetzer DT, et al. Infiltrative hepatocellular carcinoma: what radiologists need to know[J]. Radiographics, 2015, 35(2): 371-386.

[67] Rezvani M, Menias C, Sandrasegaran K, et al. Heterotopic pancreas: histopathologic features, imaging findings, and complications[J]. Radiographics, 2017, 37(2): 484-499.

[68] Ros PR, Buck JL, Goodman ZD, et al. Intrahepatic cholangiocarcinoma: radiologic-pathologic correlation[J]. Radiology, 1988, 167(3): 689-693.

[69] Sainani NI, Catalano OA, Holalkere NS, et al. Cholan-

giocarcinoma: current and novel imaging techniques[J]. Radiographics, 2008, 28(5): 1263.

[70] Sano F, Uemura H. The utility and limitations of contrast-enhanced ultrasound for the diagnosis and treatment of prostate cancer[J]. Sensors, 2015, 15(3): 4947-4957.

[71] Saraswat VA, Pandey G, Shetty S. Treatment algorithms for managing hepatocellular carcinoma[J]. J Clin Exp Hepatol, 2014, 4(Suppl 3): S80-S89.

[72] Sastre J, Díaz-Beveridge R, García-Foncillas J. Clinical guideline SEOM: hepatocellular carcinoma[J]. Clin Transl Oncol, 2015, 17(12): 988-995.

[73] Shah PA, Cunningham SC, Morgan TA, et al. Hepatic gas: widening spectrum of causes detected at CT and US in the interventional era[J]. Radiographics, 2011, 31(5): 1403-1413.

[74] Smeenge M, Mischi M, Pes MPL, et al. Novel contrast-enhanced ultrasound imaging in prostate cancer[J]. World Journal of Urology, 2011, 29(5): 581-587.

[75] Sohal DP, Mangu PB, Khorana AA, et al. Metastatic pancreatic cancer: American Society of Clinical Oncology clinical practice guideline[J]. J Clin Oncol, 2016, 34(23): 2784-2796.

[76] Srinivasa Babu A, Wells ML, Teytelboym OM, et al. Elastography in chronic liver disease: modalities, techniques, limitations, and future directions[J]. Radiographics, 2016, 36(7): 1987-2006.

[77] Sun K, Zhu W, Luo Y, et al. Transient Segmental Enhancement of Pyogenic Liver Abscess: A Comparison Between Contrast-Enhanced Ultrasound and Computed Tomography[J]. J Comput Assist Tomogr, 2018, 42(1): 133-138.

[78] Tanaka M, Chari S, Adsay V, et al. International consensus guidelines for management of intraductal papillary mucinous neoplasms and mucinous cystic neoplasms of the pancreas[J]. Pancreatology, 2006, 6(1-2): 17-32.

[79] Tanaka M. International consensus on the management of intraductal papillary mucinous neoplasm of the pancreas[J]. Ann Transl Med, 2015, 3(19): 286.

[80] Tarantino L, Ambrosino P, Di Minno MN. Contrast-enhanced ultrasound in differentiating malignant from benign portal vein thrombosis in hepatocellular carcinoma[J]. World J Gastroenterol, 2015, 21(32): 9457-9460.

[81] Tirkes T, Sandrasegaran K, Patel AA, et al. Peritoneal and retroperitoneal anatomy and its relevance for cross-sectional imaging[J]. Radiographics, 2012, 32(2): 437-451.

[82] Tirumani SH, Kim KW, Nishino M, et al. Update on the Role of Imaging in Management of Metastatic Colorectal Cancer[J]. Radiographics, 2014, 34(7): 1908-1928.

[83] Tirumani SH, Shanbhogue AK, Vikram R, et al. Imaging of the porta hepatis: spectrum of disease[J].Radiographics, 2014, 34(1): 73-92.

[84] Tomasian A, Sandrasegaran K, Elsayes KM, et al. Hematologic Malignancies of the Liver: Spectrum of Disease[J]. Radiographics, 2015, 35(1): 71-86.

[85] Vege SS, Ziring B, Jain R, et al. American gastroenterological association institute guideline on the diagnosis and management of asymptomatic neoplastic pancreatic cysts[J]. Gastroenterology, 2015, 148(4): 819-822; quize12-13.

[86] Vera R, Dotor E, Feliu J, et al. SEOM Clinical Guideline for the treatment of pancreatic cancer(2016)[J]. Clinical and Translational Oncology, 2016, 18(12): 1172-1178.

[87] Working Group IAP/APA Acute Pancreatitis Guidelines. IAP/APA evidence-based guidelines for the management of acute pancreatitis[J]. Pancreatology, 2013, 13(4): e1-e15.

[88] Wells ML, Fenstad ER, Poterucha JT, et al. Imaging findings of congestive hepatopathy[J]. Radiographics, 2016, 36(4): 1024-1037.

[89] White RD, Weir-McCall JR, Sullivan CM, et al. The celiac axis revisited: anatomic variants, pathologic features, and implications for modern endovascular management[J]. Radiographics, 2015, 35(3): 879-898.

[90] Zhou X, Strobel D, Haensler J, et al. Hepatic transit time: indicator of the therapeutic response to radiofrequency ablation[J]. Br J Radiol, 2005, 78(929): 433-436.

[91] Zhou X, Yan F, Luo Y, et al. Characterization and Diagnostic Confidence of Contrast-Enhanced Ultrasound for Solid Renal Tumors[J]. Ultrasound Med Biol, 2011, 37(6): 845-853.

[92] Zhou X, Liu JB, Luo Y, et al. Characterization of Focal Liver Lesions by Means of Assessment of Hepatic Transit Time with Contrast-enhanced US[J]. Radiology, 2010, 256: 648-655.

[93] Zhou X, Luo Y, Peng YL, et al. Contrast-enhanced

Ultrasound Feature of Hepatic Perfusion Disorder Related To Focal Liver Lesions: A Correlation Study with Contrast-enhanced CT[J]. Radiology, 2011, 260: 274-281.

[94] Zhou X. Communications Response Letters to the Editor: Transient hepatic echogenicity difference at contrast-enhanced US[J]. Radiology, 2011, 261(3): 1002.

[95] Feng Y, Qin XC, Luo Y, et al. Efficacy of contrast-enhanced ultrasound washout rate in predicting hepatocellular carcinoma differentiation[J]. Ultrasound Med Biol, 2015, 41(6): 1553-1560.

[96] Yao JP, Hao YZ, Chang Q, et al. Value of Ultrasonographic Features for Assessing Malignant Potential of Complex Cystic Breast Lesions[J]. J Ultrasound Med, 2017, 36(4): 699-704.

[97] Yau T, Yao TJ, Chan P, et al. A new prognostic score system in patients with advanced hepatocellular carcinoma not amendable to locoregional therapy: Implication for patient selection in systemic therapy trials[J]. Cancer, 2008, 113(10): 2742-2751.

[98] Chou YH, Chiou HJ, Tiu CM, et al. Splenic hamartoma: Presentation on contrast-enhanced sonography[J]. J Clin Ultrasound, 2004, 32(8): 425-428.

[99] Zaky AM, Wolfgang CL, Weiss MJ, et al. Tumor-vessel relationships in pancreatic ductal adenocarcinoma at multidetector CT: different classification systems and their influence on treatment planning[J]. Radiographics, 2016, 37(1): 93-112.

[100] Zhang XY, Luo Y, Wen TF, et al. Contrast-enhanced ultrasound: Improving the preoperative staging of hepatocellular carcinoma and guiding individual treatment[J]. World J Gastroenterol, 2014, 20(35): 12628-12636.

[101] Zhao WP, Zhang J, Han ZY, et al. A clinical investigation treating different types of fibroids identified by MRI-T2WI imaging with ultrasound guided high intensity focused ultrasound[J]. Sci Rep, 2017, 7(1): 10812.

[102] Zhu W, Mai G, Zhou X, et al. Double contrast-enhanced ultrasound improves the detection and localization of occult lesions in the pancreatic tail: an initial experience report[J]. Abdom Radiol(NY), 2019, 44(2): 559-567.

[103] Zhu W, Qing X, Yan F, et al. Can the Contrast-Enhanced Ultrasound Washout Rate Be Used to Predict Microvascular Invasion in Hepatocellular Carcinoma[J]? Ultrasound Med Biol, 2017, 43(8): 1571-1580.

[104] Ziemba JB, Matlaga BR. Guideline of guidelines: kidney stones[J]. BJU Int, 2015, 116(2): 184-189.

[105] 白雪莉, 马涛, 梁廷波. 美国癌症联合委员会第8版胰腺癌分期系统更新简介及解读[J]. 中国实用外科杂志, 2017, 2: 55-57.

[106] 曹芬, 陈竹, 曾义岚, 等. 慢性乙型肝炎患者肝脏超声改变与肝损害的相关性研究[J]. 中国肝脏病杂志: 电子版, 2016, 8(3): 48-52.

[107] 陈璐, 余日胜. 胰腺癌的影像学诊断及术前可切除性和分期的影像学评估[J]. 临床肝胆病杂志 2016, 32(12): 2305-2311.

[108] 陈亚进, 张磊. 2014年美国胃肠病学会《肝脏局灶性病变诊断和管理指南》解读[J]. 中国实用外科杂志, 2015, 35(1): 20-24.

[109] 陈展洪, 董敏, 李星, 等. 五个不同分期系统对晚期肝癌患者生存的预测价值比较[J]. 中华肝脏外科手术学电子杂志, 2013, 2(2): 95-100.

[110] 杜林栋, 智静涛. 肾癌分期的新观点[J]. 中华临床医师杂志(电子版), 2011, 5(3): 1-3.

[111] 樊嘉, 潘奇, 史颖弘. 美国、亚太和中国肝癌共识比较[J]. 临床肝胆病杂志, 2011, 27(4): 346-347.

[112] 露娜. 肝动脉血流动力学检测对肝癌、肝硬化的诊断价值及临床意义[J]. 癌症进展, 2016, 14(5): 477-479.

[113] 郭子皓, 郝建宇. 急性胰腺炎感染的诊治进展及国内外指南解读[J]. 中国实用内科杂志, 2014(9): 850-852.

[114] 胡荣慧, 张良, 严睿, 等. 肾外伤的影像学分级[J]. 国外医学(临床放射学分册)2000, 6: 8.

[115] (日)幕内雅敏. 技巧与误区: 胃外科要点与盲点[M]. 段志泉, 主译. 沈阳: 辽宁科学技术出版社, 2009.

[116] 金生. 2007年美国肝病学会肝硬化食管胃底静脉曲张及出血诊治指南介绍[J]. 实用肝脏病杂志, 2008, 11(2): 73-75.

[117] 靳玉君. 脾包虫超声表现1例[J]. 中国超声医学杂志, 2009, 25(12): 1179-1179.

[118] 刘树伟, 李瑞锡. 局部解剖学[M].8版. 北京: 人民卫生出版社, 2013.

[119] Sabiston DC. Lyerly HK. 克氏外科学精要[M]. 朱壮涌, 梁金铜, 主译. 北京: 世界图书出版公司, 1998.

[120] 刘荫华, 姚宏伟, 周斌, 等. 美国肿瘤联合会结直肠癌分期系统(第8版)更新解读[J]. 中国实用外科杂志, 2017, 37(1): 6-9.

[121] 孟繁坤，杨琛，刘英，等. 慢性病毒性肝炎胆囊超声观察指标与肝脏组织病理 G、S 关系研究 [J]. 中国超声医学杂志，2010，26（8）：738-741.

[122] 金锡御，俞天麟. 泌尿外科手术学 [M]. 2 版. 北京：人民军医出版社，2004.

[123] 杨勇，李虹. 泌尿外科学 [M]. 北京：人民卫生出版社，2008.

[124] 奈特. 奈特人体解剖学彩色图谱 [M]. 3 版. 王怀经，主译. 北京：人民卫生出版社，2005.

[125] 王吉耀，廖二元，黄从新，等. 内科学（上、下册）[M]. 2 版. 北京：人民卫生出版社，2010.

[126] 倪泉兴，虞先濬，刘亮. 中国胰腺癌临床诊断标准的探讨 [J]. 中国癌症杂志，2012，22（2）：81-87.

[127] 彭承宏，郝纯毅，戴梦华，等. 胰腺囊性疾病诊治指南（2015）[J]. 中国实用外科杂志，2015，53（9）：955-959.

[128] 黎介寿，吴孟超，黄志强. 普通外科手术学 [M]. 2 版. 北京：人民军医出版社，2006.

[129] 阮之平，南克俊. 结直肠癌临床病理分期与预后的关系 [J]. 中国肿瘤，2011，20（3）：186-189.

[130] 沈琳. 中国胃肠间质瘤诊断治疗共识（2013 年版）更新要点解读 [J]. 中华胃肠外科杂志，2014（4）.

[131] 寿建忠，张瑾. 肾脏良性肿瘤的分类及诊断 [J]. 中华泌尿外科杂志，2015，36（3）：163-165.

[132] 孙备，胡继盛. 2016 年美国临床肿瘤学会《局部进展期不可切除胰腺癌临床实践指南》解读 [J]. 中国实用外科杂志，2016，36（10）：1058-1061.

[133] 孙备，苏维宏. 2013 年美国胃肠病学会《急性胰腺炎治疗指南》解读 [J]. 中国实用外科杂志，2013（9）：768-772.

[134]（美）李. 体部 CT 与 MRI 对照 [M]. 尹建忠，张江龙，译. 天津：天津科技翻译出版公司，2008.

[135] 汪定海，王先道，张心男，等. 肾创伤的诊断及外科治疗（附 185 例报告）[J]. 临床泌尿外科杂志，1998，2：76-78.

[136] 王霄英，容蓉，刘荫华. 美国放射学会直肠癌分期诊断规范解读 [J]. 中华胃肠外科杂志，2011，14（11）：839-841.

[137]（美）古德曼. 西氏内科学 [M]. 22 版. 王贤才，译. 西安：世界图书出版西安公司，2009.

[138] 柏树令，应大君. 系统解剖学 [M]. 8 版. 北京：人民卫生出版社，2013.

[139] 姚云峰. 结直肠癌的 TNM 分期 [J]. 中国医学前沿杂志（电子版），2011，3（9）：25-27.

[140] 二村雄次. 要点与盲点：胆道外科 [M]. 董家鸿，主译. 北京：人民卫生出版社，2010.

[141] 二村雄次. 要点与盲点：肝脏外科 [M]. 董家鸿，主译. 北京：人民卫生出版社，2010.

[142] 二村雄次. 要点与盲点：胰脾外科 [M]. 董家鸿，主译. 北京：人民卫生出版社，2010.

[143] 陈实. 移植学 [M]. 北京：人民卫生出版社，2011.

[144]（丹）彼得. 弗莱肯斯坦，（丹麦）特雷纳. 詹森. 影像解剖学 [M]. 郝强，陈宏颉，林玲，译. 福州：福建科学技术出版社，2003.

[145] 张万广（综述），张必翔（审校）. 肝细胞癌的分期与治疗策略 [J]. 外科研究与新技术，2013，2（4）：251-254.

[146]（美国）斯顿伯格. 诊断外科病理学（上卷）[M]. 3 版. 回允中，主译. 北京：北京大学医学出版社，2003.

[147] 中国临床肿瘤学会胰腺癌专家委员会. 胰腺癌综合诊治中国专家共识（2014 年版）[J]. 临床肿瘤学杂志，2014（4）：358-370.

[148] 中国医师协会外科医师分会包虫病外科专业委员会. 肝两型包虫病诊断与治疗专家共识（2015 版）[J]. 中华消化外科杂志，2015，14（4）：253-264.

[149] 中华人民共和国卫生部. 原发性肝癌诊疗规范（2011 年版）[J]. 临床肿瘤学杂志，2011，16（10）：929-946

[150] 中华人民共和国卫生和计划生育委员会医政医管局. 中国结直肠癌诊疗规范（2015 版）[J]. 中华普通外科学文献（电子版），2015，14（6）：783-799.

[151] 中华医学会肝病学分会，中华医学会感染病学分会. 慢性乙型肝炎防治指南（2015 更新版）[J]. 中华肝脏病杂志，2015，23（12）：888-905.

[152] 中华医学会外科学分会胰腺外科学组. 胰腺神经内分泌肿瘤治疗指南（2014 版）[J]. 临床肝胆病杂志，2014，13（12）：919-922.

[153] 中华医学会消化病学分会胰腺疾病学组，王兴鹏，李兆申，等. 中国急性胰腺炎诊治指南（2013，上海）[J]. 中华胰腺病杂志，2013，13（7）：73-78.

[154] 中华医学会消化内镜学分会. 中国早期结直肠癌筛查及内镜诊治指南（2014，北京）[J]. 中华医学杂志，2015，95（28）：2235-2252.

中英文名词索引